DICTIONNAIRE ENCYCLOPÉDIQUE DES SOINS INFIRMIERS

DICTIONNAIRE ENCYCLOPÉDIQUE DES SOINS INFIRMIERS

L'auteur

Marguerite Potier

Les relecteurs

Marie-Anne Vézié,
Jean-Luc Pradel et Jean-Claude Loraux

ISBN 2-85030-703-3

Présentation du dictionnaire

Nul n'ignore que l'intégration à un groupe professionnel passe par la maîtrise du langage technique voire du « jargon » spécifique à ce groupe.

Ce dictionnaire de soins infirmiers conçu et élaboré par une infirmière a pour objet d'aider les candidats à l'entrée en IFSI et les étudiants en formation à se familiariser avec un vocabulaire propre à l'exercice des soins infirmiers.

Les mots ont un sens précis et recouvrent des concepts infirmiers et médicaux qui doivent nécessairement être maîtrisés, pour progresser dans l'apprentissage professionnel et communiquer, efficacement, avec l'ensemble des membres de l'équipe avec lesquels on aspire à travailler.

Donner des bases solides pour appréhender plus facilement la formation et communiquer avec ses pairs et partenaires de travail est le premier objectif.

D'autres fils conducteurs que vous retrouverez dans cet ouvrage paraissent tout aussi intéressants. Au travers des techniques de soins, des références législatives et réglementaires se profilent l'évolution, l'histoire et les valeurs d'une profession qui s'efforce de gagner son autonomie par une compétence accrue. Nul doute que l'infirmière DE ne prenne du plaisir à parcourir cet ouvrage.

L'auteur et la directrice d'ouvrage souhaitent vivement que ce dictionnaire participe à fonder les connaissances en soins infirmiers sur des concepts précis et scientifiquement admis pour promouvoir la profession au meilleur niveau de compétence.

Nicole Loraux
Directrice de l'ouvrage

Liste des abréviations employées

abrév.	abréviation
adj.	adjectif
angl.	anglais
f.	féminin
m.	masculin
n.	nom
pl.	pluriel
pr.	propre
sig.	sigle
syn.	synonyme

A.A.H., sig.
ABRÉV. de allocation adulte handicapé

abaisse-langue, n. m. / *angl. : tongue spatula, tongue depressor*
Objet plat en bois léger ou en métal.

De tailles différentes pour s'adapter à la bouche du patient, les abaisse-langue présentent parfois une angulation et peuvent être stériles ou non selon la nature des soins.

L'abaisse-langue sert à maintenir la langue pendant un examen de la gorge ou pendant une aspiration. Il peut aussi servir, lorsqu'il est mince et entouré d'une compresse, à réaliser un soin de bouche.

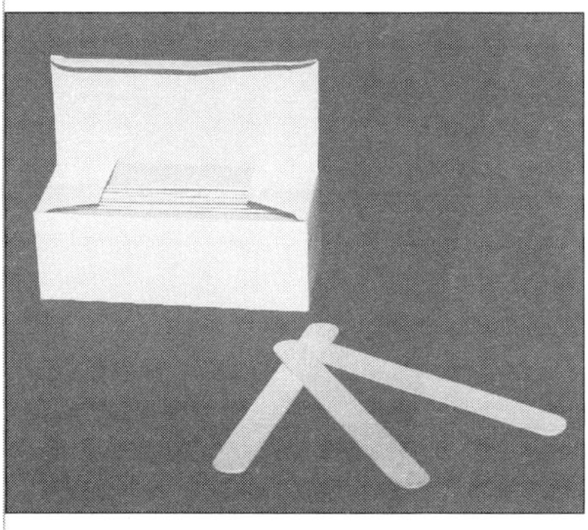

Abaisse-langues.

abandon, n. m.
Action de renoncer à quelqu'un ou à quelque chose.

1- Sens juridique et social / *angl. : desertion*
Acte volontaire et/ou écrit de renoncement, par exemple abandon d'enfant. En France, cette procédure est assortie d'un temps de réflexion (un an) pendant lequel la mère peut revenir sur sa décision ; l'enfant est ensuite déclaré adoptable. L'abandon se faisait autrefois par « exposition » d'un enfant sur les marches d'une église ou dans le « tour » d'une institution charitable, sans qu'il soit fait mention de l'identité de la mère.

2- Sens psychologique / *angl. : lack of restraint*
Confiance absolue et sans réserve, détachement total. Ce terme peut signifier « s'abandonner aux mains expertes des soignants ». L'abandon permet de se « déconnecter » des réalités pour pouvoir guérir (versant positif), ou au contraire de se laisser glisser vers la mort (versant négatif).
Voir syndrome de glissement

abcès, n. m. / *angl. : abscess*
Collection de pus dans une cavité formée le plus souvent aux dépens des tissus environnants.

abcès chaud / *angl. : acute abscess*
Collection de pus la plus fréquente dont les signes inflammatoires sont aigus. L'abcès chaud se présente localement sous forme de tumeur, avec rougeur, sensation de chaleur, changement de couleur des téguments, douleur pulsatile et insomniante, et fièvre le plus souvent.

L'abcès est dû à l'inoculation d'un germe dans un tissu. Ce germe se développe et se multiplie, entraînant une

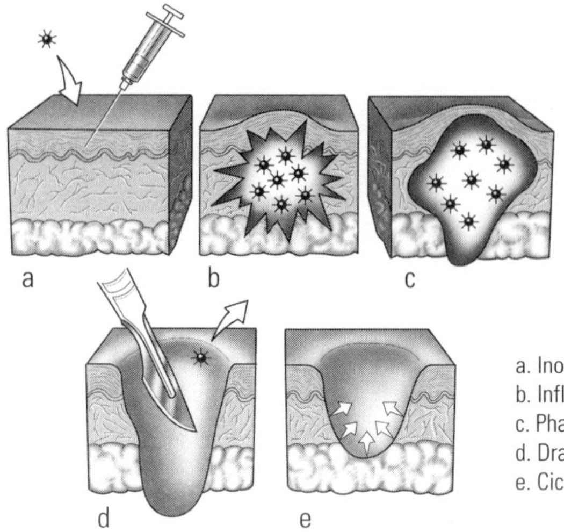

Abcès chaud.

inflammation avec comme principaux signes : dilatation des vaisseaux locaux (rougeur, chaleur), diffusion des éléments liquides dans les tissus (œdème) accompagnée de l'entrée en action des globules blancs (diapédèse). Globules blancs et germes plus ou moins altérés forment le pus qui s'entoure d'une coque fibreuse : c'est la phase de collection (l'abcès mûrit). Lorsque l'abcès est collecté, le traitement chirurgical (drainage) est possible.

La désinfection s'impose pendant toute la première période, parfois accompagnée d'une antibiothérapie par voie générale. Après drainage chirurgical, la cicatrisation commence : elle laisse toujours une cicatrice visible.

abcès (drainer ou débrider un)
Acte par lequel le chirurgien procède à la vidange d'un abcès par pose d'un drain qui permet l'écoulement du pus, ou par élargissement de l'orifice de l'abcès.
Voir clou, furoncle, phlegmon

abcès de fixation
Abcès sans microbes, déterminé par l'injection sous-cutanée d'un produit irritant tel que l'essence de térébenthine. L'inflammation ainsi générée permet une stimulation des défenses immunitaires.

abcès froid / *angl. : cold abscess*
Collection de pus à développement lent, à bas bruit, sans signes inflammatoires.

Les abcès froids sont caractéristiques d'une tuberculose pulmonaire évolutive (ils étaient anciennement appelés écrouelles).

abdomen, n. m. / *angl. : abdomen, belly*
Partie du tronc située entre le thorax et le bassin qui contient la plus grande part des appareils digestif et génito-urinaire.

En anatomie, on décrit pour la paroi antérieure et de haut en bas : les zones de l'épigastre (au centre) et les hypochondres droit et gauche, la zone ombilicale et les flancs droit et gauche, l'hypogastre et les fosses iliaques droite et gauche. Ces zones identifiées permettent de localiser les différentes douleurs abdominales.

abduction, n. f. / *angl. : abduction*
Mouvement qui éloigne un membre du corps (familièrement : « écarter » le membre).
CONTRAIRE adduction

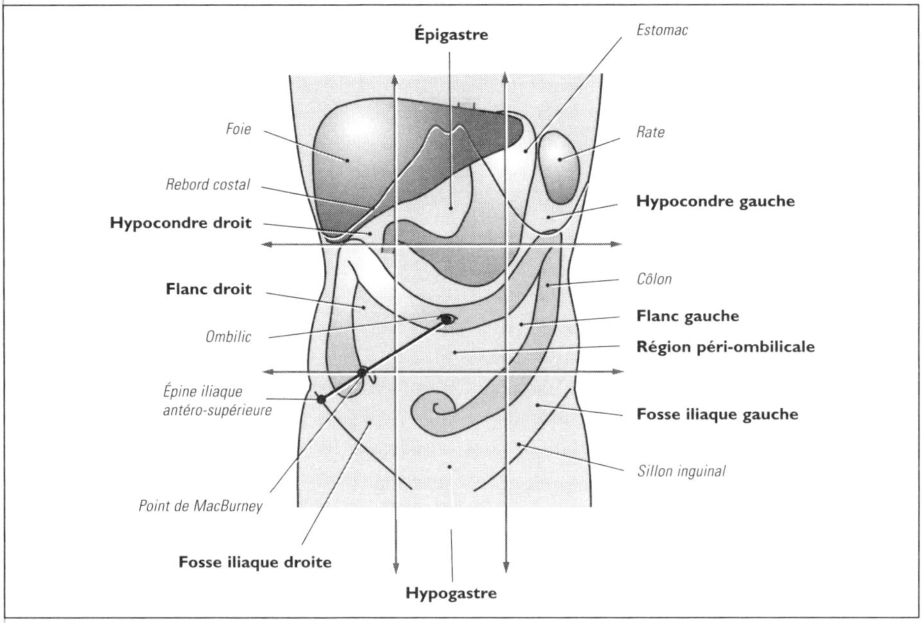

Disposition topographique de l'abdomen.

ablation, n. f. / *angl. : removal*
Action d'enlever : extraire un organe, une tumeur, etc. (en chirurgie) ou retirer un appareillage, une suture, un drain.

Pour l'infirmière, l'action (prescrite par le médecin) d'enlever des fils, des agrafes ou des drains nécessite des conditions d'asepsie stricte.

ablation de sutures / *angl. : thread removal, clips removal*
Action d'enlever des fils ou des agrafes préalablement fixés en salle d'opération par le chirurgien, après la période de cicatrisation. C'est un acte sur prescription (article 6 du décret du 11 février 2002 relatif aux actes professionnels et à l'exercice de la profession d'infirmier). C'est également un soin stérile qui requiert des manipulations respectant l'asepsie.

A.B.O.
Système de groupes sanguins : groupe A, groupe B, groupe O.

abord, n. m. / *angl. : access, approach*
Accès choisi pour parvenir à un endroit du corps.
SYN. accès, approche

abord chirurgical
Trajet choisi par le chirurgien pour approcher un organe à opérer.

abord veineux
Accès à une veine en vue d'une injection ou d'une perfusion intraveineuse.

« Préserver une voie d'abord » en cas de choc signifie garder une veine accessible avant que l'hypotension ne l'ait collabée. C'est une urgence pour l'infirmière qui branche alors un soluté isotonique sur cette veine en attendant les prescriptions du médecin.

absorption, n. f. / *angl. : intake*
Passage des produits de la digestion dans le sang et la lymphe au niveau des villosités intestinales ; de manière plus globale, action de manger, d'ingérer.

acceptation, n. f. / *angl. : acceptance*
Accord, consentement.

En psychologie, de manière élargie, attitude non critique : « reconnaître ce qui est » quels que soient ses sentiments sur l'événement.

accommodation, n. f. / *angl. : accomodation*

1- En ophtalmologie : propriété de l'œil qui adapte sa vision selon la distance de l'objet. Cette propriété diminue avec l'âge (la presbytie est une diminution de la capacité d'accommodation de l'œil).

2- En obstétrique : modification de l'attitude du fœtus qui lui permet de se loger dans la partie la plus large de l'utérus.

3- En psychologie de l'enfant, selon Piaget : capacité de l'enfant à s'adapter à un nouvel environnement, à une situation nouvelle par la modification et la régulation de son comportement. Si la condition de l'enfant s'intègre dans les schèmes (représentations mentales) existants, Piaget parle d'assimilation.

accompagnement, n. m.
Action d'être et de cheminer avec une personne, de l'entourer, de la soutenir physiquement et moralement.

On parle ainsi de soins d'accompagnement ou de soins relationnels : ils ont pour objectif d'aider une personne malade ou handicapée à passer cette période avec le moins de difficultés possibles.

accompagnement des mourants
Soin relationnel global s'adressant à une personne en fin de vie lui assurant présence, soutien, attention, disponibilité, auquel s'ajoute l'ensemble des soins indispensables de confort et de prise en charge de la douleur.

L'accompagnement des mourants prend en compte les besoins fondamentaux d'une personne, tant physiologiques que psychosociaux. Cet acte de soin doit répondre le plus justement possible aux souhaits du patient, préserver sa dignité et lui permettre d'avoir des moments de dialogue, d'échange et d'intimité avec ses proches.

Les unités de soins palliatifs se sont spécialisées dans cet accompagnement, mais tous les services hospitaliers sont concernés (y compris l'hospitalisation à domicile).

Pour les proches du malade comme pour l'équipe soignante, ce temps représente un investissement personnel très important et une grande mobilisation psychique.

accompagnement pédagogique
Action de cheminer avec l'apprenant, de réfléchir avec lui sur son présent et sur son évolution, d'évaluer ses connaissances et ses capacités.
SYN. parrainage, supervision

accouchement, n. m. / *angl. : delivery, childbirth*
Acte de mettre au monde un ou plusieurs enfants.

Depuis quelques décennies, l'accouchement se passe le plus fréquemment à l'hôpital, et depuis les années 1970, le futur père assiste souvent sa compagne.

L'accouchement n'est pas un acte infirmier mais un acte médical pouvant être réalisé soit par un médecin (obstétricien ou non), soit par une sage-femme. L'infirmière prend soin de la femme pendant sa grossesse et après l'accouchement (soins du post-partum).
SYN. couches

accouchement prématuré / *angl. : premature birth*
Naissance de l'enfant entre la date de sa viabilité et le huitième mois.

De nombreuses causes peuvent le provoquer : grossesse multiple, surmenage de la mère, par exemple.

accouchement sans douleur
Préparation à la mise au monde d'un enfant par une méthode d'entraînement psychosomatique qui permet de supprimer la peur et, par là, de diminuer les douleurs de l'accouchement.

accoutumance, n. f. / *angl. : tolerance, gradual adaptation*

1- État de l'organisme qui s'habitue progressivement à une drogue (assuétude) ou à un toxique (médicament, tabac, alcool) : ce toxique devient peu à peu sans effet, ce qui oblige à augmenter les doses pour obtenir l'effet recherché (risque d'overdose).

Cette dépendance différencie l'accoutumance à une drogue de la mithridatisation qui vise à immuniser l'organisme contre un toxique par absorption quotidienne de petites doses de cette substance.

2- État qui permet à l'individu de s'adapter aux situations nouvelles, de les intégrer. L'accoutumance peut avoir des effets bénéfiques : acculturation, adhésion à des innovations, à de nouvelles formes de vie ou de travail.
SYN. adaptation, acclimatation, habitude

accueil, n. m. / *angl. : reception*
Manière de se comporter avec une personne à son arrivée, mais aussi organisation sous-jacente qui permet d'assurer cet accueil et de préparer la personne à son séjour dans l'institution (pour un stage, pour une hospitalisation...) : il s'agit de lui présenter les différents intervenants et de lui expliquer les fonctionnements, règles de vie, ressources, etc. de l'établissement.

Plus que l'admission, simple geste administratif, l'accueil est une mise en condition ; les soignants doivent faire preuve de valeurs humanistes.

accueil des stagiaires
Réception par les services de soins des stagiaires des différentes professions de santé, et organisation des stages pour faciliter leurs apprentissages en fonction des ressources du service.

La plupart des responsables de service transmettent au stagiaire les connaissances et les techniques destinées à acquérir les objectifs du stage. Ils sont définis par l'équipe enseignante en collaboration avec les responsables du service d'accueil. Chaque stage doit faire l'objet d'une analyse qualitative afin d'évaluer le degré de réalisation des objectifs.

accueil thérapeutique
Organisation de l'accueil de la personne soignée, pour participer d'emblée à sa guérison ou au moins à son traitement (famille d'accueil thérapeutique).

acquis, adj. / *angl. : acquired*
Qui a été reçu, assimilé et subi par un individu, qui lui a été transmis au cours de la vie, par opposition à ce qui lui est naturel (qui lui vient de naissance) : dispositions, qualités...
CONTRAIRE inné

acquis (validation des)
Reconnaissance par une autorité compétente des acquisitions faites au cours du cursus professionnel, social ou autre d'une personne. Cette autorité (D.R.A.S.S. par exemple) atteste que sont acquises certaines capacités, habiletés ou aptitudes requises pour le programme demandé ou la profession souhaitée. Il est alors délivré au demandeur une « équivalence » avec un niveau scolaire ou intellectuel en vue d'une formation précise.

acromion, n. m.
Apophyse osseuse située en haut et en dehors sur la face postérieure de l'omo-

plate, qui se place au-dessus et en dehors de l'articulation scapulo-humérale.

acte, n. m. / *angl. : act*
Geste, manifestation de l'être humain ; il peut être volontaire ou réflexe.

acte conservatoire
Action permettant de maintenir en vie une personne en danger de mort.
L'acte conservatoire est accompli par un ou plusieurs soignants en l'absence d'un médecin, même si les soins nécessitent (en dehors d'une situation d'urgence) une prescription médicale : cette disposition est prévue dans l'article 13 du décret du 11 février 2002 relatif aux actes professionnels et à l'exercice de la profession d'infirmier). Ces soins doivent faire l'objet dès que possible d'un compte rendu écrit et précis au médecin.

acte infirmier / *angl. : nursing act*
Toute action mise en œuvre par une infirmière ou un infirmier.
L'acte infirmier doit suivre la méthodologie de la démarche de soins, en fonction des connaissances professionnelles de l'infirmière. Les actes professionnels infirmiers sont cités dans le décret du 11 février 2002 relatif aux actes professionnels et à l'exercice de la profession d'infirmier : ils comprennent les soins du rôle propre de l'infirmière (soins d'hygiène et de confort, soins de maintenance, surveillances diverses) et les soins du rôle sur prescription. « Les soins infirmiers préventifs, curatifs ou palliatifs sont de nature technique, relationnelle et éducative » (articles 1 et 2 du décret du 11 février 2002). La démarche de soins, la planification des soins et la tenue du dossier de soins appartiennent également au rôle propre de l'infirmière (article 3 du décret précité).

acte invasif
Action désignant un acte de soins ou un examen médical qui rend nécessaire la pénétration dans l'organisme, soit par effraction cutanée, soit par une cavité naturelle.
Cet acte peut être douloureux et/ou ressenti comme un « viol » de l'intimité ou de l'intégrité corporelle.

acte manqué
Action qui ne se fait pas alors qu'elle aurait dû se faire (ou inversement), acte dont le résultat intentionnel est remplacé par un résultat non voulu : signe repéré par un médecin ou un psychologue et révélateur de l'inconscient de la personne (exemple : lapsus).

acte (passage à l')
Conduite impulsive qui marque l'émergence de l'inconscient.
En psychiatrie, le passage à l'acte est le plus souvent violent, le patient passe sans délai ou sans réflexion de l'intention à l'action.

acte personnalisé
Action de soins mise en œuvre au bénéfice d'une personne soignée, spécifiquement adaptée à cette personne, à ses rythmes, à ses habitudes de vie, à ses besoins après une démarche de soins.
SYN. acte individualisé

acte professionnel
Action caractérisant les interventions relevant du rôle de l'infirmière (décret du 11 février 2002 relatif aux actes professionnels et à l'exercice de la profession d'infirmier).

1- Mode de codification par la Sécurité sociale des A.M.I. (actes médicaux infirmiers), des examens Z, des actes chirurgicaux K, des soins dentaires, etc., qui en facilite le remboursement aux patients.

2- Mode de rémunération des professionnels de santé libéraux (par exemple, les médecins sont payés à l'acte, ce qui signifie qu'ils reçoivent une rémunération pour chaque patient examiné, ou pour toute prescription réalisée).

3- Inscription sur un registre (ou enregistrement d'un phénomène), l'acte administratif a pour objectif de mettre en mémoire ou en archives les actes de soins effectués.

acte soignant / *angl. : care*
Action désignant les soins réalisés par tout personnel de santé à l'égard d'un patient, ou par toute personne qui prend soin d'une autre, en fonction de ses compétences du fait de sa formation.

Le groupe professionnel des soignants est élargi aux aides-soignants et auxiliaires de puériculture qui exercent au sein de l'équipe soignante, dans le cadre du rôle propre de l'infirmière, en collaboration avec elle et sous sa responsabilité. Ils contribuent à la prise en charge d'une personne ou d'un groupe, à des soins d'entretien et de continuité de la vie de l'être humain, à compenser partiellement ou totalement un manque ou une diminution d'autonomie d'une personne (en-tête du programme des études conduisant au diplôme professionnel d'aide-soignant ou d'aide de puériculture, annexe à l'arrêté du 22 juillet 1994).

acteur, n. m. / *angl. : actor*
Personne qui prend une part active dans un événement quel qu'il soit.

action, n. f. / *angl. : action, effect*
Manière d'agir d'une personne, ensemble réfléchi d'actes (de soins infirmiers) ou d'interventions obéissant à un but.

action communautaire
Intervention d'un groupe de professionnels sanitaires et sociaux au bénéfice d'une population déterminée afin de prendre en compte ses problèmes de santé.

action éducative
Intervention auprès d'une personne ou d'un groupe de personnes, visant à leur faire acquérir de nouveaux comportements qui amélioreront leur santé immédiatement ou dans l'avenir.

action éducative en milieu ouvert
Structure composée de personnels sanitaires et sociaux (médecins psychiatres, pédiatres, infirmiers en soins généraux, en psychiatrie, en puériculture, éducateurs spécialisés, assistants sociaux) qui travaillent soit dans les locaux de cette structure, soit au domicile des familles, à la demande du juge ou de la famille pour préserver la santé physique et psychique des différentes personnes concernées.
ABRÉV. A.E.M.O.

action de formation
Organisation d'un enseignement (en général formation continue mise en œuvre par un établissement) au bénéfice des salariés de cet établissement.

activité, n. f. / *angl. : activity*
Faculté d'agir, de produire un effet ; ensemble des actes coordonnés et des travaux de l'être humain ; ensemble des phénomènes physiques et psychiques correspondant aux actes des êtres vivants ; attitude correspondant à une motivation.

activité mentale
Opération de traitement des informations que l'individu utilise pour analyser, pour apprendre, comprendre, évaluer et décider : construction des connaissances, conservation des structures cognitives (connaissances et croyances), élaboration des décisions d'action et des représentations, régulation et contrôle de l'activité.

activités occupationnelles / *angl. : occupational therapy*
Actions proposées à une personne ou à un groupe de personnes vivant en institution et permettant de préserver leurs aptitudes manuelles, intellectuelles, culturelles, artistiques, et de conserver leurs capacités à assurer les actes de la vie quotidienne :

ateliers de cuisine, de couture ou de photographie, activités ménagères, travaux de jardinage, jeux de société, séances récréatives, sport ou promenades (activités à visée socio-thérapeutique aux termes de l'article 5 du décret du 11 février 2002 relatif aux actes professionnels et à l'exercice de la profession d'infirmier).

Les activités occupationnelles ont été mises en œuvre dans les services psychiatriques il y a environ deux siècles, mais ces activités ont maintenant leur place dans les maisons de retraite ou les centres d'accueil pour personnes handicapées, dans les services d'enfants malades, à l'école ou au jardin d'enfants, ainsi que dans les centres d'aide par le travail.

Les activités occupationnelles répondent au concept de dignité de la personne humaine et à ses besoins de se récréer et de se réaliser ; elles sont à différencier des activités thérapeutiques qui entrent dans les objectifs de soins et dans le projet de soins.

activités de secteur / *angl. : community mental health care*
Actions coordonnées, réalisées par l'équipe pluridisciplinaire en santé mentale, dans une zone géographique déterminée (secteur) auprès des patients habitant dans ce secteur.

activités thérapeutiques / *angl. : therapeutic activities*
Actions proposées à des patients dans le cadre du projet thérapeutique ayant pour objectif de traiter les pathologies dont ils sont atteints.

Les activités thérapeutiques sont prescrites par le médecin en fonction de leurs vertus curatives. Pour qu'elles soient thérapeutiques, les activités doivent avoir un cadre précis (matériel et temporel) ; elles doivent définir clairement la médiation utilisée ; les soignants doivent être formés à cet outil de médiation, à l'utilisation des règles, à la présence d'un regard extérieur, et doivent être fiables et pratiquer l'écoute active.

Les activités thérapeutiques comportent des temps individuels et collectifs ; elles seront évaluées par l'équipe pluridisciplinaire à chaque séance, pour chaque participant (évaluation notée dans le dossier de soins), à un rythme précis et connu.

Le plus souvent réalisées en groupe, les activités thérapeutiques mobilisent les capacités intellectuelles, affectives et psychomotrices du patient et, de ce fait, modifient son état psychique.

Bien que leurs objectifs soient identiques, il faut différencier les activités thérapeutiques de l'atelier thérapeutique dont le but est la réinsertion vers le monde professionnel.

acuité, n. f. / *angl. : keenness*
Sensibilité, finesse discriminative d'un sens : acuité visuelle ou auditive. Par extension, caractère aigu, pointu, intense d'un phénomène.

adaptateur, n. m. / *angl. : adaptor*
Dispositif permettant l'ajustement d'une tubulure à une autre, ou d'une seringue à une tubulure, ou d'un flacon médicamenteux à une poche de perfusion, en modifiant le diamètre et éventuellement en perforant les bouchons.

adduction, n. f. / *angl. : adduction*
Mouvement qui rapproche un membre du corps.

Pour l'infirmière, il est important de prendre en compte le risque de luxation d'une prothèse de hanche lors de l'adduction ou du fléchissement du membre, en évitant spécialement les mouvements en torsion. Le malade doit se tourner dans le lit « en bloc » avec un coussin entre les jambes, ainsi que pour s'asseoir au bord du lit. Pour s'asseoir ou se lever du fauteuil, le patient doit pousser sur ses

bras, bien centré sur ses jambes. Pour enfiler bas ou chaussettes ou lacer ses chaussures, il devra poser son pied sur un tabouret. L'infirmière doit enseigner au patient ces mouvements spécifiques.
CONTRAIRE abduction

adéno-hypophyse, n. f.
Hypophyse antérieure et glandulaire, elle forme avec la neurohypophyse le lien entre l'hypothalamus (ou le cerveau) et le fonctionnement périphérique de l'organisme.

Elle est le siège des hormones stimulines qui induisent les sécrétions des glandes périphériques.

adipose, n. f. / *angl. : adiposity*
Surcharge pathologique en graisse du tissu cellulaire sous-cutané.
SYN. adiposité

admission, n. f. / *angl. : admission, entrance*
Acte d'accepter, de faire entrer, ou fait qui consiste à être admis, et à entrer.

Ces différentes actions sont comprises dans le processus d'admission et impliquent un consentement mutuel, même si le patient hospitalisé ressent une obligation de se soigner (et même s'il est hospitalisé contre son gré : hospitalisation à la demande d'un tiers ou hospitalisation d'office, utilisées en psychiatrie).

admission à l'hôpital
Acte administratif qui atteste la présence d'un patient dans l'établissement.

admission en I.F.S.I.
Terme de la procédure de sélection en vue de l'entrée en Institut de formation en soins infirmiers.

L'admission en I.F.S.I. est prononcée après l'inscription de l'étudiant ayant satisfait aux épreuves de sélection. L'admission est réglementée par les textes ministériels.

adoption, n. f. / *angl. : adoption*
Acte juridique établissant entre deux personnes des relations de droit de type familial (paternité, filiation).

adoption plénière
Acte juridique impliquant une rupture complète des liens familiaux de l'adopté, s'il en existait encore.

adoption simple
Acte juridique qui laisse subsister les liens de l'adopté avec sa famille d'origine.

A.E.M.O., sig.
ABRÉV. de action éducative en milieu ouvert

aérobie, n. m. ou adj. / *angl. : aerobic*
Qui caractérise les organismes qui ont besoin d'air (donc d'oxygène) pour vivre ; ce terme est fréquemment utilisé pour les micro-organismes, et s'utilise aussi pour certains processus métaboliques.

L'infirmière qui fait un prélèvement sanguin pour rechercher des micro-organismes (hémoculture) doit réaliser ce prélèvement et l'ensemencement sur des milieux différents selon le germe recherché (aérobie ou non). Ces manipulations se font en respectant scrupuleusement les mesures d'asepsie.
CONTRAIRE anaérobie

aérosol, n. m. / *angl. : aerosol*
Suspension de très fines particules solides ou liquides dans un gaz ou dans l'air. Le brouillard ainsi formé est propulsé par un appareil permettant d'atteindre les plus fines ramifications de l'arbre respiratoire. Il y dépose l'eau utile à la fluidification des sécrétions bronchiques (administration en aérosol de produits non médicamenteux : article 5 du décret du 11 février 2002 relatif aux actes professionnels et à l'exercice de la profession d'infirmier) ou les médicaments dissous (fluidifiants, anti-inflammatoires, antibio-

tiques, etc.) prescrits dans un but thérapeutique (article 6 du décret précité).

Les appareils pour aérosols utilisent soit un gaz sous pression (air ou oxygène à une prise murale) à l'hôpital, soit l'air ambiant (à l'aide d'un moteur électrique). Cette énergie conduit l'eau ou le médicament dans un réservoir jusqu'au masque que porte la personne soignée qui respire ce brouillard. La durée du soin et le débit gazeux, ainsi que les médicaments éventuels, sont prescrits par un médecin.

affect, n. m.
Terme désignant, en psychologie, un état affectif élémentaire ou une sensation : plaisir, douleur, besoin, désir, motivation, etc. ; par extension, il est employé pour « émotion ».

affection, n. f. / *angl. : affection, sickness, illness, disease, complaint*

1- Sentiment : dans un contexte global (concept holistique, fondamental pour l'infirmière), avoir de l'affection pour quelqu'un est nécessaire à l'équilibre de la personne humaine.

2- Maladie : dans le domaine de la santé et des pathologies, une affection est une maladie et ne comporte aucune connotation affective.

affections de longue durée
Notion administrative : maladie ou hospitalisation dont le coût en examens, thérapeutiques ou journées d'hospitalisation est très important ; elle est prise en charge par la Caisse d'assurance maladie au taux de 100 % (cancer, hypertension artérielle, sida, diabète, insuffisance respiratoire, etc.).

Les démarches de demandes de prise en charge au titre de l'A.L.D. sont effectuées par le médecin et suivies par le service social. L'A.L.D. est notifiée au patient qui reçoit un ordonnancier spécifique pour les prescriptions liées à cette maladie mais ne permettant aucunement la prise en charge à 100 % d'autres traitements.

La liste des A.L.D. est limitative et évolutive par voie réglementaire. Il existe d'autres raisons permettant d'être exonéré du ticket modérateur (cette exonération ne signifie pas que la personne n'aura pas à sa charge le forfait journalier qui, éventuellement, peut être remboursé par une mutuelle).
ABRÉV. A.L.D.

affectivité, n. f. / *angl. : affectivity*
Ensemble des phénomènes qui relèvent des émotions ; capacité à ressentir plaisir, déplaisir, douleur, peine, etc.

L'affectivité est relative à ce qui est perçu, vécu, non réfléchi, à ce qui donne sens à notre environnement, à ce que nous vivons : les sentiments, les convictions et les valeurs varient en fonction de l'âge, de la maturité cognitive, des savoirs et des contextes d'expérience de chacun. Les affects sont décrits selon différentes théories et cadres conceptuels : Freud, Piaget, Wallon...

affirmation de soi, n. f. / *angl. : self-assertion*
Aptitude à manifester de manière indiscutable sa personnalité, à exprimer sereinement son point de vue, à dire oui ou non en toute indépendance d'esprit.

âge, n. m.
Temps écoulé depuis la naissance d'une personne.
SYN. âge légal, âge chronologique, âge civil

âge mental / *angl. : mental age*
Maturité psychique de l'individu mesurée par des tests psychologiques au regard d'une performance moyenne réalisée par des personnes du même âge légal.

Il s'agit d'une normalité statistique ; l'âge mental est pris en compte dans le calcul du quotient intellectuel.

âge osseux / *angl. : bony age*
Maturité physique d'un individu mesurée par l'observation radiologique de points d'ossification particulièrement repérés (au poignet) et dont l'évolution est connue.

L'âge osseux peut être différent de l'âge légal et de l'âge mental.

agent, n. m. / *angl. : agent*
Employé, personne travaillant en particulier dans un service public.

agent de service hospitalier / *angl. : orderly*
Terme utilisé dans l'administration depuis 1970 et qui désigne un (ou une) salarié(e) d'un établissement de soins qui assure des tâches matérielles (ménage, entretien et hygiène des locaux, cuisine, brancardage, etc.). Autrefois, ces salariées étaient appelées femmes de service ou filles de salle.
ABRÉV. A.S.H.

agent de service hospitalier qualifié
Grade supérieur à celui de l'A.S.H., utilisé depuis 1991 et obtenu à la suite d'une formation complémentaire (en hygiène hospitalière).
ABRÉV. A.S.H.Q.

agitation, n. f. / *angl. : unrest*
État d'une personne en proie à des émotions et à des impulsions diverses plus ou moins bien contrôlées.

agonie, n. f. / *angl. : agony*
État de transition entre la vie et la mort.

Les manifestations de l'agonie sont attribuées à une irrigation cérébrale insuffisante ; par voie de conséquence, la personne mourante présente le plus souvent une altération de l'état de conscience.

C'est un moment de plus en plus souvent vécu en institution, ce qui nécessite de la part des personnels une attention et un accompagnement particulier.

agrafe, n. f. / *angl. : clip*
Crochet métallique rond ou plat qui sert à maintenir affrontées les berges d'une plaie jusqu'à sa cicatrisation.

Les agrafes sont posées par le chirurgien en salle d'opération ; elles sont enlevées par l'infirmière sur prescription médicale.
Voir ablation de suture

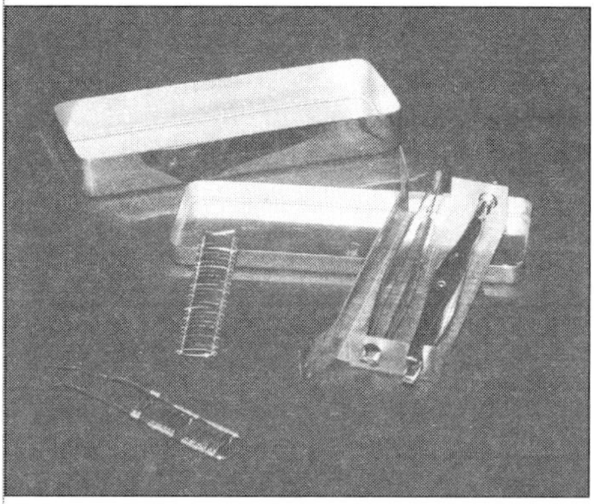

Agrafes.

Agrégation plaquettaire, n. f. / *angl. : platelet aggregation, platelet clumping*
Adhésion des plaquettes les unes aux autres, dans le but d'obturer une brèche vasculaire.

Dans les maladies où le risque de thrombose est élevé, après un infarctus du myocarde par exemple, on administre des antiagrégants plaquettaires, médicaments qui inhibent cette agrégation.

aidant, n. m. / *angl. : help*
Personne professionnelle ou non qui assure un accompagnement et une aide psychologique, sociale ou financière pour compenser une dépendance.

L'aide financière peut correspondre à la nécessité de faire appel à une auxiliaire de vie, une femme de ménage, etc. ; il faut alors savoir si les charges financières pourront être supportées très longtemps par la personne dépendante.

L'aide psychologique et sociale vise à compenser les ruptures progressives avec les amis, le voisinage, les commerçants, etc.

aidant naturel
Terme désignant le (ou les) membre(s) faisant partie de l'environnement familial et apportant l'aide indispensable à la personne soignée.

Ce rôle est particulièrement naturel pour un nouveau-né, et à la fin de la vie lorsque s'installe une dépendance progressive des personnes âgées; en début comme en fin de vie, le rôle d'aidant naturel est souvent tenu par des femmes.

L'aide psychologique envers une personne âgée s'accompagne pour l'aidant d'un sentiment de solitude, d'impuissance et de culpabilité devant l'issue irréversible, de honte liée au renversement des rôles (l'enfant devient en quelque sorte parent de son parent), de désarroi, de désespoir, voire de peur lorsque des troubles de la mémoire ou du langage se manifestent, ou qu'apparaissent des réactions agressives.

L'usure émotive de l'aidant naturel doit être détectée, et l'aidant doit être soutenu par des professionnels: des espaces de médiation devraient lui permettre de mieux comprendre la problématique de la dépendance.

aide, n. f. / *angl.: assistance*
Action d'intervenir en faveur d'une personne; personne qui apporte cette aide et instrument qui concourt à cette action.

aide à domicile
Organisation de la prise en charge à domicile des personnes physiquement ou psychiquement dépendantes, par exemple personne non mobile ou personne en début de maladie d'Alzheimer nécessitant une stimulation et une guidance pour les actes de la vie courante.

aide fonctionnelle (aide technique)
Prise en charge ou appareillage permettant d'assurer une fonction en lieu et place d'une personne (par exemple, prothèse).

aide sociale
Organisation sociale qui permet de venir en aide (en particulier financièrement) aux personnes qui en ont besoin, par exemple l'aide médicale gratuite (A.M.G.) : prise en charge des dépenses de santé pour les personnes dans l'impossibilité de les assumer.

aide sociale à l'enfance
Organisation de la prise en charge des enfants et adolescents abandonnés ou en rupture de famille.
ABRÉV. A.S.E.

aide sociale aux handicapés
Prise en charge financière et organisationnelle des besoins spécifiques d'une personne handicapée.

aide sociale aux personnes âgées
Prise en charge financière et organisationnelle des besoins spécifiques d'une personne âgée par un service public départemental, national ou municipal financé par l'impôt: hébergement, aide-ménagère, allocation compensatrice pour tierce personne.

aide et soutien psychologique
Action de soin d'ordre relationnel, elle peut être entendue comme accompagnement.

aide (d'électroradiologie), n. m. ou n. f.
Professionnel de santé dont le rôle est de faciliter le travail du médecin radiologue (prise des rendez-vous, accueil des patients, installation, développements des films, etc.).

aide (médico-psychologique), n. m. ou n. f.
Professionnel sanitaire et social dont le travail consiste à venir en aide à une personne handicapée pour ses soins person-

nels (toilette, déplacements, organisation de vie, etc.).
ABRÉV. A.M.P.

aide-ménagère, n. f. / *angl. : home help*
Personne dont le rôle professionnel est de venir en aide aux personnes dépendantes, à leur domicile, pour les gestes les plus courants ; elle assure le ménage, la cuisine, etc.
Les services des aides-ménagères, le plus souvent gérés par les municipalités ou par des associations, peuvent éventuellement être financièrement pris en charge par l'assurance maladie ou par une mutuelle.

aide-soignant, n. m. / *angl. : nursing auxiliary*
Personne qui travaille, en hospitalisation ou dans un service de soins à domicile, en collaboration avec l'infirmière et sous sa responsabilité
L'aide-soignant dispense, en fonction de ses compétences et de sa formation, des soins d'hygiène et de confort qui relèvent du rôle propre de l'infirmière.
Ce grade d'aide-soignant a été créé par l'arrêté du 10 janvier 1950. Le corps des aides-soignants comprend en outre les auxiliaires de puériculture et les aides médico-psychologiques.
La formation (programme donné en annexe du décret du 22 juillet 1994 relatif au certificat d'aptitude aux fonctions d'aide-soignant et au certificat d'aptitude aux fonctions d'auxiliaire de puériculture) dure une année et est sanctionnée par le certificat d'aptitude aux fonctions d'aide-soignant (C.A.F.A.S.).

aigu adj. / *angl. : acute*
Qui caractérise une maladie évoluant sur une période brève, ou un symptôme intense et localisé.

aine, n. f. / *angl. : groin*
Zone de transition entre la paroi abdominale antérieure et la cuisse.
SYN. pli inguinal

air, n. m.
Fluide gazeux constituant le milieu naturel des êtres vivants qui respirent.

air courant
Volume respiratoire courant.

air complémentaire
Volume de réserve inspiratoire.

air de réserve
Volume de réserve expiratoire.

air résiduel
Volume respiratoire résiduel

aisselle, n. f. / *angl. : armpit, axilla*
Zone creuse de transition entre la face interne du bras et le thorax
ADJECTIF ASSOCIÉ axillaire

albumine, n. f. / *angl. : albumin*
Protéine dont la présence est normale dans le sérum sanguin et dans d'autres liquides organiques (liquide céphalorachidien par exemple), mais anormale dans les urines. L'albuminurie est systématiquement recherchée au cours de la grossesse.
On utilise plus volontiers le terme de protéine que celui d'albumine.

alcool, n. m. / *angl. : alcohol*

1- Corps dont le radical –OH n'est pas fixé (chimie).

2- Alcool éthylique ou éthanol (langage courant).

3- Boisson alcoolique (vin, bière, etc.).

alcoolémie, n. f. / *angl. : alcoholemia*
Taux d'alcool dans le sang.

alcoolisme, n. m. / *angl. : alcoholism*
État pathologique comprenant les complications physiopathologiques et la dépendance psychique liées à l'absorption excessive d'alcool.

A.L.D., sig.
ABRÉV. de affection de longue durée

alèse (alèze) n. f. / *angl. : undersheet, alese*
Pièce de tissu (parfois en caoutchouc ou en non-tissé) placée dans un lit pour protéger le matelas.

alèses (technique des trois)
Procédé qui consiste à remplacer, dans un lit, le drap du dessous par trois alèses (une pour la tête du lit, une pour les pieds et la 3e au centre), ce qui permet de changer plus facilement et plus fréquemment l'alèse centrale sans fatiguer la personne alitée : il suffit pour cela que celle-ci se soulève ou se retourne d'un côté puis de l'autre.

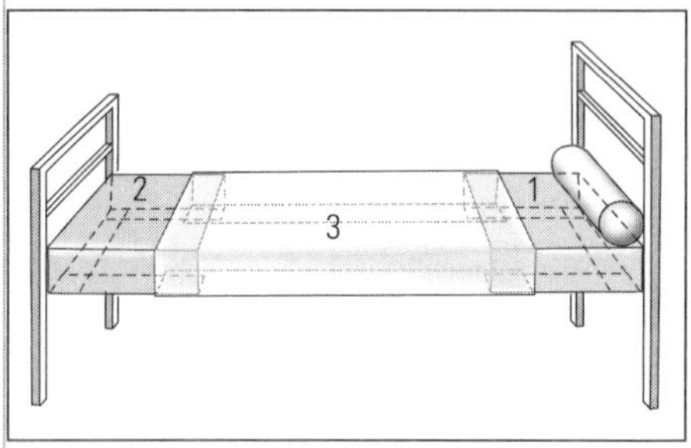

Technique des trois alèses.

algie, n. f. / *angl. : pain*
Douleur : ce terme s'emploie souvent en suffixe (névralgie, gastralgie, etc.).

aliéné, n. m. / *angl. : insane*
Personne qui souffre de troubles mentaux (folie).
Ce terme désigne aussi, plus administrativement et selon la loi de 1838, une personne internée dans un établissement de soins psychiatriques.

alimentation, n. f. / *angl. : diet, feeding*
Action de se nourrir, ou manière de le faire.
L'alimentation est une nécessité biologique, mais aussi un acte social comportant plaisir et convivialité. Ce besoin physiologique, psychologique et sociologique se manifeste dès la plus petite enfance puisque le besoin de tendresse du nourrisson est comblé pendant la tétée en même temps que ses besoins en aliments.
Les besoins physiologiques varient avec le poids de la personne et son activité (environ 2 000 calories par jour pour un adulte ayant une activité ordinaire), mais la composition des repas doit rester équilibrée : glucides, lipides, protides, sels minéraux, vitamines, oligo-éléments, fibres, eau ; la variété des aliments évite les carences et augmente le plaisir.
CONTRAIRE diète, jeûne

alimentation entérale
Nourriture qui n'est pas administrée par la bouche (alimentation par sonde gastrique ou par gastrostomie).

alimentation parentérale / *angl. : parenteral nutrition*
Nourriture prétraitée qui pénètre dans l'organisme par voie veineuse directe (en perfusion).

alitement, n. m. / *angl. : confining*
Séjour forcé d'un malade dans son lit, soit parce qu'il est incapable de le quitter, soit parce que le médecin a prescrit ce repos (strict ou non) ; on dit que la personne « garde le lit ».
Pour l'infirmière, l'alitement comporte des actions de soins de suppléance (« faire pour la personne ce qu'elle ne peut pas faire mais qu'elle ferait si elle en avait la possibilité ») : toilette et autres soins d'hygiène et de confort, mise à disposition de tout matériel utile aux besoins du malade, aide pour les repas et pour l'élimination (bassin, urinal).
L'alitement peut engendrer des problèmes de santé : risques thrombo-emboliques, de constipation, d'infection uri-

naire, d'infection bronchique, d'escarres, de désorientation temporo-spatiale tout spécialement chez les personnes âgées. Ces risques doivent être le souci permanent de l'infirmière qui mettra tout en œuvre pour faciliter la mobilisation et le retour à l'autonomie des patients.

Lorsque l'alitement prend fin (sur prescription), la surveillance infirmière est capitale, en particulier pour détecter l'hypotension orthostatique (premier lever).

allaitement, n. m.
Alimentation du nourrisson par du lait, jusqu'au sevrage.

allaitement maternel / *angl. : breast-feeding*
Alimentation du nourrisson par le lait de sa mère (tétée).

allergène, n. m. / *angl. : allergen*
Substance qui induit une allergie, avec les troubles qui y sont associés.

allergie, n. f. / *angl. : allergy*
Modification des réactions de l'organisme, sensibilité particulière de l'organisme provoquée par des substances appelées antigènes ou allergènes.

L'organisme, en réponse, produit des anticorps. Les troubles induits révèlent, lors de la seconde mise en contact avec cette substance, le conflit antigène-anticorps.
CONTRAIRE immunité

allocation, n. f.
Prestation en argent permettant de faire face à un besoin.

En France, ce terme est fréquemment utilisé sous sa forme générique pour désigner les prestations allouées par la Caisse d'allocations familiales (C.A.F.).

allocation adulte handicapé
Prestation allouée par la C.A.F. au bénéfice d'un adulte présentant un handicap, après avis de la C.O.T.O.R.E.P.
ABRÉV. A.A.H.

allocation de chômage
Prestation allouée par les A.S.S.E.D.I.C. au bénéfice d'un adulte qui n'a pas de travail mais qui a cotisé auprès de cet organisme pendant une durée déterminée.

allocation d'éducation spéciale
Prestation allouée par la C.A.F. lorsqu'un enfant présente un handicap moteur, sensoriel, mental ou autre.

allocation orphelin
Prestation allouée par la C.A.F. au bénéfice d'un enfant dont un ou les deux parents sont décédés.

allocation parent isolé
Prestation allouée par la C.A.F. lorsqu'un enfant est élevé par un seul parent.

allocation postnatale
Prestation allouée par la C.A.F. aux parents pendant les trois premières années d'un enfant vivant.

allocation prénatale
Prestation allouée par la C.A.F. à une femme pour toute grossesse déclarée.

allocation de rentrée scolaire
Prestation allouée par la C.A.F. aux parents lors de chaque rentrée scolaire d'un enfant en âge de scolarité obligatoire.

allocations familiales / *angl. : child benefit*
Prestations allouées par la C.A.F. aux familles à partir du deuxième enfant à charge.

alternative, n. f. / *angl. : alternatives*
Solution de remplacement, voire cycles successifs.

alternatives à l'hospitalisation
Organisations sociales, structures et réseaux qui permettent à une personne de recevoir des soins sans recourir à une hospitalisation ou en la réduisant au minimum.

Les alternatives à l'hospitalisation sont, par exemple, les soins et l'hospitalisation à domicile, les hôpitaux de jour et de nuit, les soins ambulatoires, les appartements thérapeutiques.

alternatives (structures)
Lieux de vie ou de soins pouvant remplacer l'hospitalisation ou l'institutionnalisation classique.

En psychiatrie ou en gérontologie, il s'agit souvent de petites unités comprenant cinq ou six patients, et offrant des conditions proches de la vie « normale » (appartements thérapeutiques, placement familial) à ces personnes fragilisées par la maladie ou par l'âge. Les structures alternatives nécessitent une sérieuse coopération et une bonne coordination entre les différents modes d'hébergement, d'accueil et d'aide qui dépendent de tutelles différentes.

alvéole, n. f.
Cavité de petite taille.

alvéole pulmonaire / *angl. : pulmonary alveolus*
Cavité terminale de chaque ramification bronchique qui permet la mise en contact de l'air avec le sang à travers une seule couche de cellules.

L'alvéole pulmonaire rend possible l'oxygénation du sang (hématose) et l'élimination du gaz carbonique.

alvéole dentaire / *angl. : dental alveolus, socket*
Cavité du maxillaire ou de la mandibule dans laquelle est implantée une dent.

ambidextre, adj. / *angl. : ambidextrous*
Se dit d'une personne qui utilise ses deux mains de la même façon.

ambulatoire, adj. / *angl. : ambulatory, out-patient*

1- Caractérise un état qui permet de marcher, qui ne nécessite pas l'hospitalisation.

Examens et soins (chimiothérapies anticancéreuses, par exemple) sont depuis longtemps organisés et réalisés

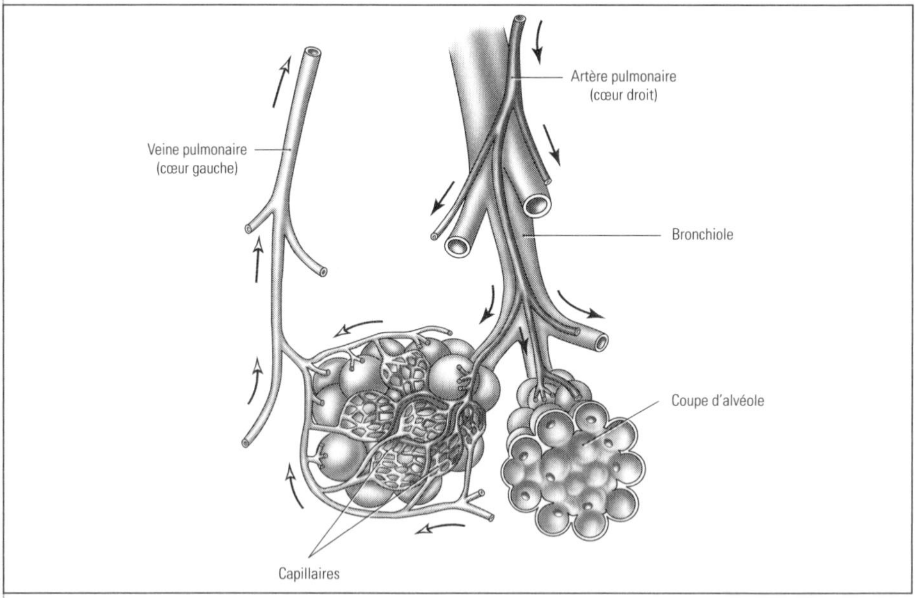

Alvéole pulmonaire.

« en ambulatoire ». Un certain nombre d'interventions chirurgicales se font actuellement sur ce mode : il est alors nécessaire que le patient soit à jeun, qu'il ait subi les examens préopératoires, et que le médecin anesthésiste l'ait rencontré et ait vu les résultats de ses examens (que l'intervention se fasse sous anesthésie générale ou locale). La surveillance postopératoire en salle de réveil est la même que pour tout opéré.

Après réveil complet ou en fin de journée et en l'absence de signes de complication, le patient rentre à son domicile ; si la situation n'évolue pas favorablement, l'hospitalisation reste possible à la fin de la journée.

2- Caractérise un malade pour lequel une hospitalisation n'est pas nécessaire.

aménorrhée, n. f. / *angl. : amenorrhea*
Absence pathologique (en dehors de toute grossesse) de menstruations chez une femme en période d'activité sexuelle.

aménorrhée primaire
Absence de menstruations depuis la puberté.

aménorrhée secondaire
Arrêt des menstruations après une mise en route pubertaire.

américain, adj.
Voir coussin américain

A.M.G., sig.
ABRÉV. de aide médicale gratuite
Voir aide sociale

amicrobien, adj.
Qui n'est porteur d'aucun microbe ou micro-organisme.

A.M.P., sig.
ABRÉV. de aide médico-psychologique

ampoule, n. f. / *angl. : phial, blister, bulb*

1- Tube de verre effilé et fermé destiné à la conservation d'un produit médicamenteux.

Certaines ampoules ont deux extrémités effilées, d'autres une seule ; certaines sont autocassables, d'autres doivent être sciées, certaines contiennent des produits buvables, d'autres des produits injectables. La dose de produit est toujours très précise. Lors de la préparation d'une injection, l'extrémité de l'ampoule doit être aseptisée avant son ouverture pour préserver les qualités stériles du produit.

2- Terme familier désignant une phlyctène (cloque).

3- Zone renflée d'un tube ou d'un canal, en anatomie.

ampoule duodénale
Première partie élargie du duodénum (après le pylore).

ampoule rectale
Dernière partie renflée du rectum avant l'anus.

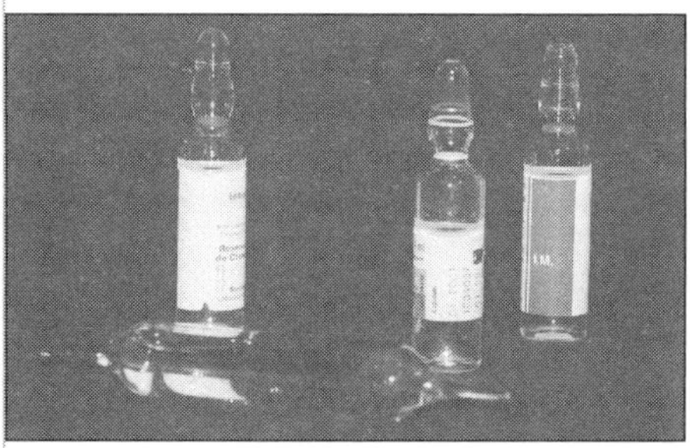

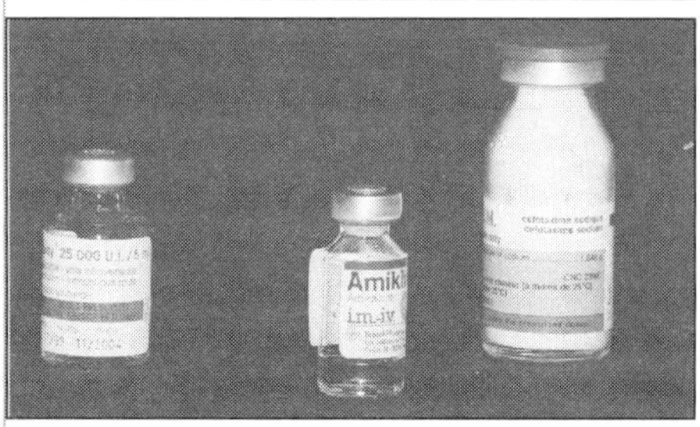

Ampoules.

ampoule de Vater
Extrémité du canal cholédoque et du canal pancréatique (de Wirsung).

amputation, n. f. / *angl. : amputation*
Intervention chirurgicale dont le but est d'enlever une partie du corps (par exemple un membre). Les soins postopératoires et l'accompagnement (capital) doivent permettre au malade de faire le deuil de la partie enlevée jusqu'à acceptation d'une nouvelle image de soi, d'un nouveau schéma corporel.

L'amputation peut laisser place au « syndrome du membre fantôme », sensation le plus souvent douloureuse localisée à la place du membre amputé par suite de la stimulation des terminaisons nerveuses au niveau du moignon.

amygdale, n. f. / *angl. : tonsil*
Organe lymphoïde bilatéral situé dans le pharynx.

Enlever les amygdales (« être opéré des amygdales ») est un des traitements de l'angine à répétition; c'était le seul moyen existant avant l'utilisation systématique des antibiotiques. Cette intervention est hémorragique.

anaérobie, adj. / *angl. : anaerobic*
Se dit des microorganismes qui se développent dans un milieu dépourvu d'air ou d'oxygène.

L'infirmière qui fait un prélèvement sanguin en vue de la recherche de microorganismes respecte scrupuleusement l'asepsie à toutes les étapes de la technique de l'hémoculture (prélèvement, ensemencement).

CONTRAIRE aérobie

analgésie, n. f. / *angl. : analgesia, painlessness*
Suppression de la douleur, qui n'altère pas les autres modes de sensibilité (du grec *an*: privation et *algos*: douleur).

Les thérapeutiques analgésiques sont par exemple: paracétamol, morphine, anesthésie péridurale.

analyse, n. f. / *angl. : analysis*

1- Action de décomposer un tout en ses éléments constitutifs en vue de déceler des caractéristiques convenues, de comprendre leurs liens et la manière dont elles s'organisent.

2- Examens de laboratoire (terme familier).

3- Traitement par psychanalyse (thérapie freudienne par exemple) : « Être en analyse », « faire une analyse ».

analyse de contenu
Examen méthodique, qualitatif et quantitatif d'un texte en vue de mettre en évidence l'importance de son contenu au regard d'une recherche.

analyse de problème
Examen des informations recueillies en vue de préciser les aspects d'une situation, de mettre en évidence les ressources existantes et de trouver les solutions les plus appropriées.

analyse de situation / *angl. : situation analysis*
Examen des informations recueillies en vue de comprendre une situation, d'établir des liens entre les différents éléments des données ou avec des éléments scientifiques, et d'identifier le (ou les) problème(s) que recèle cette situation.

L'analyse de situation est la première partie de la démarche de soins. Celle-ci se complète par l'identification des causes du (ou des) problème(s), et par le choix des objectifs de soins (article 3 du décret du 11 février 2002 relatif aux actes professionnels et à l'exercice de la profession d'infirmier).

L'analyse de situation permet à l'infirmière de mettre en œuvre un soin réfléchi, quelle que soit sa nature (technique, relationnelle, éducative).

analyse statistique / *angl. : statistic analysis*
Méthode mathématique appliquée au calcul de probabilités qui concerne des phénomènes complexes.

Ensemble de données numériques concernant une catégorie de faits suivie d'une analyse ; cette étude méthodique de faits réels par des procédés numériques appliqués aux grands nombres permet de faire des hypothèses explicatives et des prévisions concernant des phénomènes analogues. Il est important de ne pas confondre loi des grands nombres et absence de singularité de l'être humain.

La gestion des services de soins exige actuellement de la part des cadres infirmiers un minimum de manipulation et de compréhension des résultats statistiques.

analyse transactionnelle
Thérapie de groupe visant à améliorer les relations interpersonnelles considérées comme des passages entre les trois états du « Moi » : le Moi parent, le Moi enfant et le Moi adulte.

anatomie, n. f. / *angl. : anatomy*
Étude de la position, de la forme et des rapports des différents organes entre eux.

anesthésie, n. f. / *angl. : anesthesia*
Perte de la sensibilité spontanée, pathologique ou, le plus souvent, induite par un produit médicamenteux en vue d'un acte chirurgical (ou autre) douloureux.

L'anesthésie peut être générale, entraînant une perte de la conscience et de la

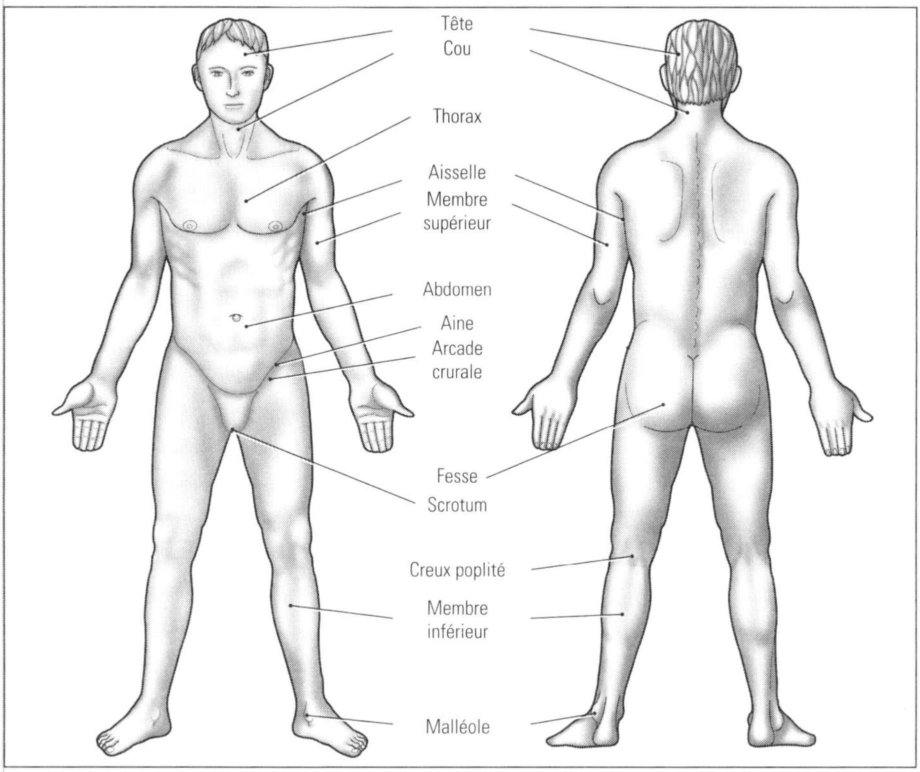

Anatomie générale.

motricité ; elle peut aussi être locale ou locorégionale, limitée à une région du corps (anesthésie péridurale, rachianesthésie).

angine, n. f. / *angl. : angina*
Inflammation ou infection du pharynx (mal de gorge) d'origine virale ou infectieuse le plus souvent (angine rouge, angine blanche, angine à fausses membranes...).

angine de poitrine / *angl. : angina pectoris*
Syndrome caractérisé par des douleurs précordiales constrictives, accompagnées d'angoisse avec sensation de mort imminente et liées à une diminution de l'irrigation du myocarde.

L'angine de poitrine peut être le précurseur de l'infarctus du myocarde.
SYN. angor ou angor pectoris

angle, n. m.
Espace limité par la rencontre de deux lignes, ou de deux surfaces.

angle de His
Zone formée par la jonction de l'œsophage et de l'estomac

angle sternal / *angl. : sternal corner*
Élément saillant en avant, formé par la jonction de deux parties du sternum : le manubrium sternal et l'appendice xiphoïde.
SYN. angle de Louis

A.N.F.H., sig.
ABRÉV. de association nationale pour la formation permanente du personnel hospitalier.

A.N.F.I.I.D.E.E., sig.
ABRÉV. de association nationale française des infirmiers et infirmières diplômés d'État et élèves

angoisse, n. f. / *angl. : anguish*
Malaise physique se manifestant par une constriction épigastrique, par l'impression d'avoir la gorge serrée, syndromes auxquels s'ajoute un malaise psychique pouvant aller de l'inquiétude à la panique.

Ces malaises trouvent leur source dans le sentiment de l'imminence d'un danger sans raison objective.

Pour l'infirmière, la prise en compte de l'angoisse d'une personne passe par l'écoute et l'accompagnement.
CONTRAIRE sérénité

angor, n. m. / *angl. : angor, angina pectoris*
Crise douloureuse constrictive d'origine coronarienne siégeant dans la région précordiale, rétro-sternale ou médiothoracique, et irradiant en particulier dans le bras gauche (bord cubital) et la mandibule gauche, survenant le plus souvent à la marche contre le vent.

L'angor est accompagné d'angoisse et de sensation de mort imminente, soulagée par une prise de trinitrine ; cette crise est le plus souvent liée à un spasme coronaire mais peut se compliquer d'infarctus du myocarde si l'oxygénation du muscle cardiaque est insuffisante.

Outre les soins sur prescription médicale, les soins aux personnes atteintes de pathologies coronaires sont centrés sur l'hygiène de vie : dormir sainement et régulièrement, manger de façon équilibrée, rétablir l'équilibre lipidique ou glucidique le plus souvent défaillant, avoir des activités physiques régulières, tenter de trouver la possibilité de travailler en évitant le stress.
SYN. angine de poitrine

animation, n. f. / *angl. : liveliness*
Action de donner vie et mouvement.

animation (activités d') / *angl. : activity*
Pratique semi-directive et participative (dans le contexte des loisirs) dont les objectifs visent la découverte de soi, l'exploitation des potentialités individuelles, la lutte contre l'exclusion et le développement de la vie sociale ; ces activités

sont mises en place particulièrement dans le contexte d'un public à risques (d'exclusion ou d'isolement) que sont par exemple les personnes âgées mais aussi les chômeurs ou les jeunes défavorisés.

Ces activités nécessitent la participation de bénévoles et de professionnels de la technique de loisirs-support (peinture, musique, poterie, etc.).

En milieu de soin, les activités d'animation ont un rôle socialisant; elles permettent de lutter contre l'ennui, d'améliorer la qualité de vie, et s'intègrent ainsi dans le projet de vie. À partir de cette définition, on peut concevoir que toutes les activités de la vie quotidienne participent à la thérapie, en psychiatrie.

animation de groupe
Méthode de conduite d'un groupe, qui favorise l'intégration et la participation de ses membres à la vie collective.

Elle suppose une implication des différents acteurs pour que l'objectif puisse être atteint.

animation (techniques d')
Méthodes qui ont pour but de favoriser les échanges, de faire préciser des points de vue, d'amener à donner des avis et à prendre des décisions; elles favorisent l'apprentissage de la vie en groupe et l'acquisition d'attitudes et de comportements sociaux correspondants.

Le rôle de l'animateur est de faciliter les apprentissages et de veiller à ce que les buts fixés avec le groupe soient atteints: il utilise, pour ce faire, le questionnement, la reformulation, l'encouragement et la synthèse. Il fait préciser les propos des participants et les illustre par des exemples.

ankylose, n. f. / *angl.: articular ankylosis*
Diminution ou impossibilité absolue de mobiliser une articulation ou un segment de membre naturellement mobile.
SYN. enraidissement
CONTRAIRE souplesse

annexe, n. f. / *angl.: appendix*
Terme indiquant ce qui est rattaché à un autre élément.

annexes du fœtus
Parties qui entourent le fœtus, c'est-à-dire l'amnios ou le liquide amniotique et le placenta.

annexes de l'utérus
Parties qui entourent l'utérus, c'est-à-dire les trompes utérines et les ovaires.

anodin, adj. / *angl.: harmless*
Qui est inoffensif, sans danger, sans toxicité, sans risque pour la santé et la vie.
SYN. bénin
CONTRAIRE malin, dangereux

annulaire, adj. ou n. m. / *angl.: ring finger*
1- Quatrième doigt de la main.
2- Qui fait un anneau ou à la forme d'un anneau.

antagoniste, adj. / *angl.: hostile*
Qui est opposé ou dont l'action s'oppose à une autre action (par exemple, la flexion et l'extension d'un segment de membre).
CONTRAIRE agoniste

antécédents, n. m. pl. / *angl.: case history*
Renseignements concernant l'histoire et les pathologies d'un patient avant sa maladie (antécédents personnels), ou l'histoire de sa famille (antécédents familiaux), et qui vont aider le médecin à établir le diagnostic de la maladie actuelle.
SYN. anamnèse

anténatal, adj. / *angl.: antenatal*
Qui précède la naissance.

antibiogramme, n. m. / *angl.: antibiogram*
Résultat de l'étude de la sensibilité (ou de la résistance) des bactéries du patient à différents antibiotiques.

Le médecin adaptera sa prescription à ce résultat.

antibiotique, adj. ou n. m. / *angl. : antibiotic*
Qui s'oppose à la vie.
Substance médicamenteuse qui empêche le développement des microbes par une action bactériostatique ou bactériolytique.

anticorps, n. m. / *angl. : antibody*
Protéine synthétisée par le corps humain, apparaissant le plus souvent en réaction à la mise en présence d'un antigène.
L'anticorps a pour but de neutraliser l'antigène et de le détruire ; ce phénomène est impossible en cas d'atteinte par le V.I.H.
Il existe des anticorps concernant les diverses bactéries et virus, des anticorps immuns, ainsi que des agglutinines, ou anticorps relatifs aux groupes ou sous-groupes sanguins.

antidote, n. m. / *angl. : antidote*
Produit qui neutralise les effets d'un médicament ou d'un toxique.
Le centre antipoison peut être consulté pour donner les noms des produits appropriés (en cas de traitements lourds par héparine, l'armoire à pharmacie du service hospitalier contient du sulfate de protamine, antidote de l'héparine).
L'administration d'un antidote ne se fait que sur prescription médicale (article 6 du décret du 11 février 2002 relatif aux actes professionnels et à l'exercice de la profession d'infirmier).
SYN. contrepoison

antigène, n. m. / *angl. : antigen*
Substance étrangère au corps, qui entraîne la production d'un anticorps spécifique dont le but est de neutraliser cet antigène.
Les antigènes connus sont les bactéries et les virus, mais également toutes les poussières.
Les antigènes du sang sont les agglutinogènes portés par les globules rouges qui déterminent les groupes sanguins.

antiphlogistique, n. m.
Substance qui agit contre l'inflammation.

antisepsie, n. f. / *angl. : antisepsis*
Méthode qui prévient ou combat l'infection en détruisant systématiquement les bactéries et les virus, par des moyens physiques ou chimiques.
L'antisepsie est un souci constant de l'infirmière, tant vis-à-vis des surfaces que de l'air, de l'eau, des mains, des tenues du personnel et des objets employés lors des soins.
CONTRAIRE contamination

antiseptique, adj. ou n. m. / *angl. : antiseptic*
Produit chimique qui permet de détruire les microbes.

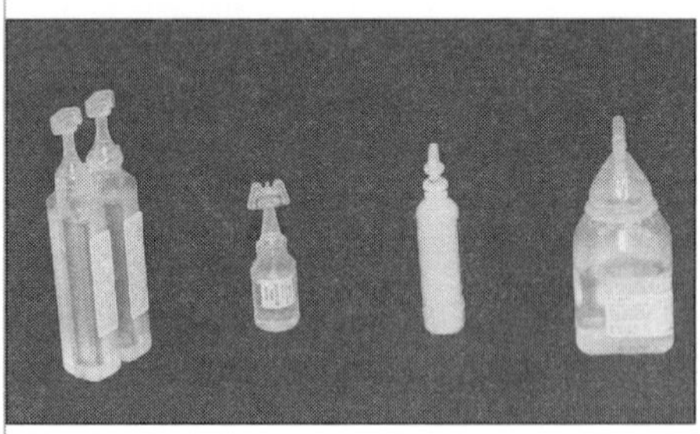

Antiseptiques.

antitoxine, n. f. / *angl. : antitoxin*
Anticorps produit par l'organisme pour combattre une toxine bactérienne.

antre, n. m. / *angl. : antrum, sinus*
Cavité (antre mastoïdien ou antre pylorique).

anus, n. m. / *angl. : anus*
Orifice terminal du tube digestif, muni d'un sphincter.

aorte, n. f. / *angl. : aorta*
Artère principale issue du ventricule gauche, assurant la vascularisation de l'ensemble de l'organisme et apportant ainsi nutriments et oxygène.

apex, n. m. / *angl. : apex*
Sommet, extrémité pointue (du poumon ou du cœur).

A.P.H.P., sig.
ABRÉV. de assistance publique – hôpitaux de Paris

apnée du sommeil / *angl. : sleep apnea syndrome*
Syndrome apparaissant pendant l'endormissement, parfois au décours des ronflements, et caractérisé par des troubles respiratoires, en général obstructifs ; elle provoque des difficultés de concentration, une somnolence diurne et peut se compliquer d'une atteinte cardiaque ou, plus rarement, d'un syndrome des jambes sans repos.

apophyse, n. f. / *angl. : apophysis*
Partie saillante, protubérance d'un os.

appareil, n. m. / *angl. : system*

1- Assemblage de pièces qui forment un tout et concourent au même but.

2- Ensemble d'organes concourant à une même fonction (en anatomie).

appareil cardio-vasculaire
Ensemble comprenant le cœur et les vaisseaux (artères, veines, capillaires, vaisseaux lymphatiques), dont le rôle est d'apporter oxygène et nutriments aux différents organes du corps, et d'éliminer le gaz carbonique et les déchets.

appareil digestif
Ensemble des organes allant de la bouche à l'anus, dont le rôle est d'ingérer les aliments puis de les traiter pour les rendre assimilables, de les assimiler et de rejeter les déchets restants.
SYN. tube digestif

appareil génital féminin
Ensemble composé des glandes sexuelles, des glandes annexes, des voies génitales permettant la mise en contact pour fécondation des gamètes mâle et femelle, du vagin et de l'utérus, réceptacle nourricier du fœtus pendant la gestation et muscle capable de se contracter pour l'accouchement.

appareil génital masculin
Ensemble composé des gonades (glandes sexuelles), des glandes annexes, des voies génitales permettant la mise en contact pour fécondation des gamètes mâle et femelle, et du pénis.

appareil de Golgi
Ensemble de corpuscules présents dans le cytoplasme de la cellule et qui participent à la synthèse des protéines ou à la production des déchets cellulaires.

L'appareil de Golgi est particulièrement développé dans les cellules à activité sécrétoire, telles les cellules du pancréas exocrine qui produisent le suc pancréatique.

L'appareil de Golgi produit les lysosomes présents dans le cytoplasme ; les lysosomes ont pour rôle de digérer tous les organites devenus inutiles et, de manière générale, les déchets produits par les cellules.

appareil psychique
Ensemble des structures nerveuses supérieures assurant la conscience, la pensée, la réflexion, les affects, les sentiments, la mémoire, etc.

appareil respiratoire
Ensemble composé des poumons, de la trachée et des bronches, dont la fonction est d'apporter l'oxygène à l'organisme (et donc à l'ensemble des cellules qui le composent), puis d'éliminer le gaz carbonique.

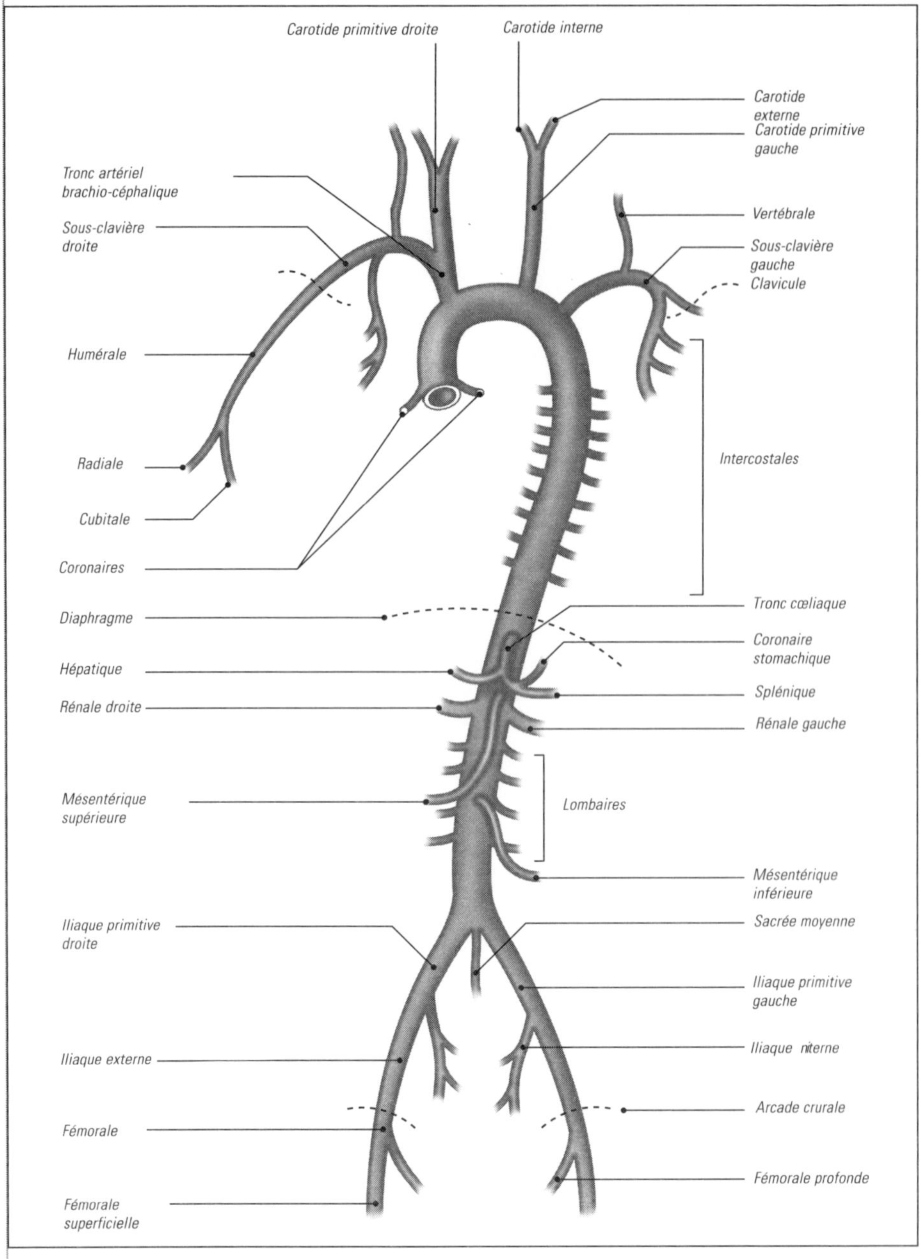

L'aorte et ses principales branches.

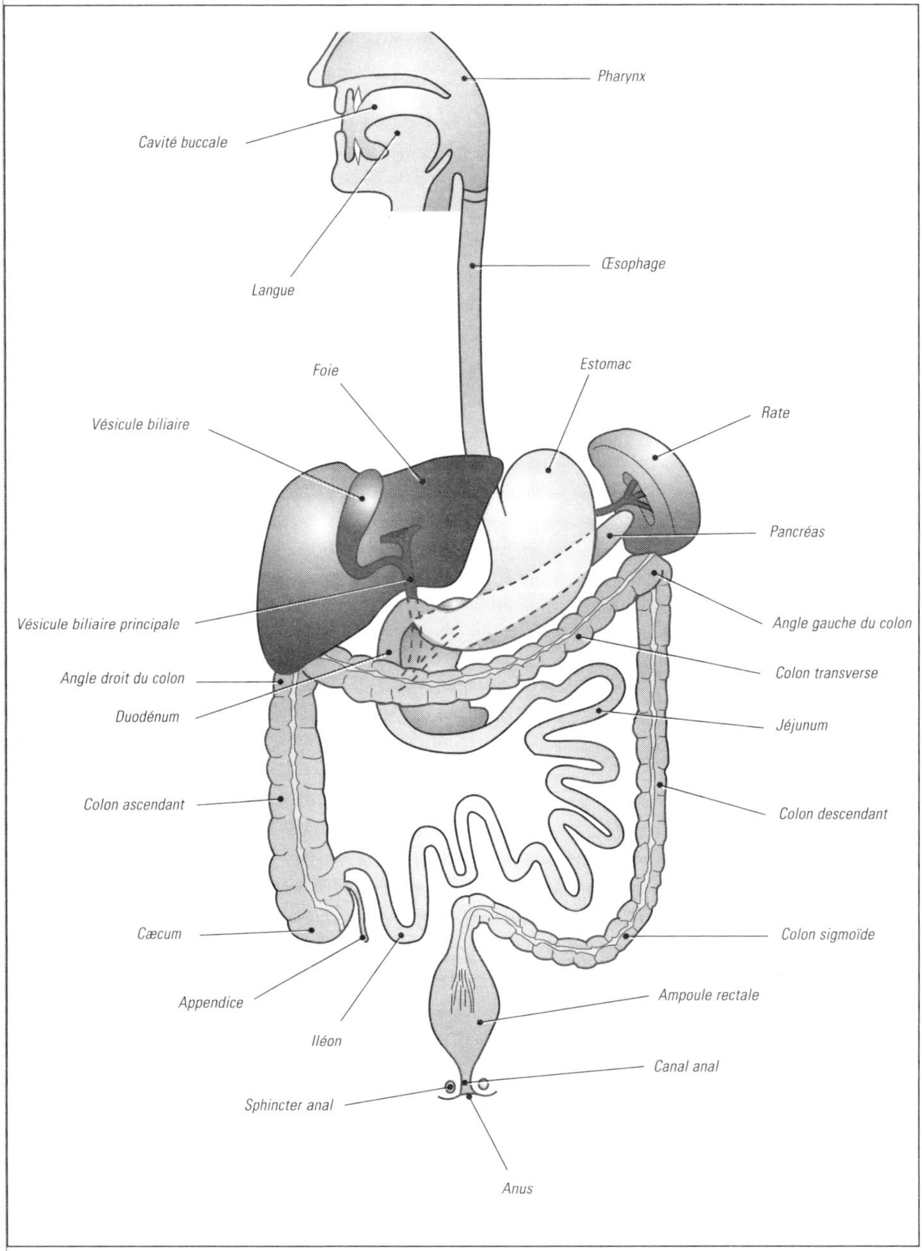

Schéma d'ensemble de l'appareil digestif.

appareil urinaire
Ensemble composé des deux reins, de leurs voies excrétrices, de la vessie et de ses canaux excréteurs, dont la fonction est l'élimination des déchets de l'organisme dans les urines sécrétées par le rein.

Chez l'homme, les voies excrétrices de la vessie et de l'appareil génital sont communes, ce qui amène à parler de l'appareil génito-urinaire.

appareillage, n. m. / *angl. : equipment*
Ensemble d'appareils (au sens technique du terme) et de leurs accessoires, le plus souvent appelés prothèses dans le monde de la santé.

appendice, n. m. / *angl. : appendice, appendix*
Prolongement d'une partie principale.

appendice vermiforme ou iléo-cæcal
Extrémité du cæcum, qui le prolonge en forme de doigt de gant.

Très riche en organes lymphoïdes, il peut être le lieu d'une infection (appendicite) et être enlevé chirurgicalement (appendicectomie).

appendice xiphoïde
Extrémité inférieure du sternum.

appertisation, n. f.
Procédé de conservation des aliments qui utilise la stérilisation par la chaleur dans des récipients hermétiquement clos.

appétit, n. m. / *angl. : appetite*
Désir de nourriture ; par extension, mouvement qui porte à rechercher la satisfaction de ce besoin.
CONTRAIRE anorexie

appréciation, n. f. / *angl. : valuation*
Action qui détermine la valeur de quelque chose ; jugement ; mesure.

appréciation ou mesure des principaux paramètres de l'état de santé des patients
Observation et mesure des caractéristiques organiques d'une personne : pouls, pression artérielle, fréquence respiratoire, température, mais aussi couleur et chaleur des extrémités, conscience, agitation (article 5 du décret du 11 février 2002 relatif aux actes professionnels et à l'exercice de la profession d'infirmier).

appréciation des réflexes de défense cutanée
Observation et mesure aussi précise que possible des réactions d'une personne inconsciente à des agressions cutanées volontaires et dosées (article 5 du décret du 11 février 2002 relatif aux actes professionnels et à l'exercice de la profession d'infirmier).

appréciation des réflexes pupillaires
Observation et mesure de la réaction des pupilles à la lumière chez une personne inconsciente (article 5 du décret du 11 février 2002 relatif aux actes professionnels et à l'exercice de la profession d'infirmier).

appréciation de stage
Prise en compte commentée, chiffrée et écrite (selon une grille normative et des critères prédéterminés) des prestations, comportements et acquisitions d'un étudiant (et non de ce qu'il est) au cours ou au terme de son stage, par les professionnels responsables de son encadrement et de ses apprentissages.

apprentissage, n. m. / *angl. : apprenticeship, training*
Fait d'apprendre un métier, d'acquérir de l'expérience et de modifier ses comportements (en particulier professionnels) grâce à cette expérience.

La situation d'apprentissage se caractérise par les interactions entre les apprenants et le formateur, par un contenu à traiter, un comportement observable à produire, une évaluation formative (la mise en situation), une stratégie, des moyens à mettre en œuvre, et le stage à effectuer.

Les étudiants infirmiers passent la moitié de leur temps de formation en stage clinique pour acquérir l'ensemble des savoirs techniques et comportementaux qui concernent les soins.

L'infirmière, dans le contexte des soins éducatifs, a pour objectif d'apprendre au patient les comportements propres à le maintenir en bonne santé.

approche globale de la personne soignée, n. f. / *angl. : holistic care approach*

Conception du soin dans laquelle la personne soignée est considérée comme un tout physique et psychique (conception holistique) ; fait d'aller « à la rencontre » d'une personne.

aptitude, n. f. / *angl. : fitness, aptitude*

Qualité attachée à l'individu, disposition naturelle ou acquise (aptitude physique, sensorielle, relationnelle, etc.).

arachnoïde, n. f. / *angl. : arachnoid*

Membrane intermédiaire des méninges, molle et avasculaire.

L'espace sous-arachnoïdien entre l'arachnoïde et la pie-mère contient le liquide céphalorachidien.

arcade crurale, n. f. / *angl. : crural arch*

Espace situé à la racine de la cuisse, en avant : c'est le lieu de passage du paquet vasculo-nerveux du membre inférieur.

arceau de lit, n. m. / *angl. : cradle*

« Tunnel grillagé » mis dans le lit, sous les draps, pour maintenir draps et couvertures afin qu'ils ne pèsent pas sur les membres inférieurs.

Il est particulièrement utile dans les pathologies traumatiques des jambes, des pieds, des genoux ainsi que lors des interventions chirurgicales sur cette zone

aréole, n. f. / *angl. : aerola*

1- Cercle pigmenté qui entoure le mamelon du sein.

2- Zone légèrement rouge ou rosée qui entoure une inflammation.

art, n. m. / *angl. : art*

Ensemble d'aptitudes, de moyens et de connaissances permettant d'exprimer un talent propre : peinture, sculpture, musique, photographie, poésie, cinéma... ; savoir-faire, habileté, créativité.

Activité de loisir et source de valorisation utilisable à tous les âges de la vie, l'art permet à l'individu de s'exprimer : il peut ainsi devenir une activité thérapeutique, notamment en psychiatrie.

Certains auteurs définissent l'art comme étant l'ensemble des connaissances et des règles de savoir-faire dans un domaine particulier et tout spécialement professionnel. En ce sens, on peut parler de l'art infirmier comme art des soins aux personnes, des vécus et du quotidien.

artère, n. f. / *angl. : artery*

Vaisseau à ramifications divergentes, qui part du cœur et conduit le sang oxygéné vers les différents organes

artère d'Adamkiewicz

Vaisseau irriguant la moelle épinière dorso-lombaire.

artère carotide

Vaisseau situé dans le cou, et qui transporte le sang vers la tête et le cerveau.

Les carotides primitives sont des ramifications de la crosse de l'aorte et donnent naissance aux carotides externes et internes : par leur position irremplaçable et les besoins importants du cerveau en oxygène, une hémorragie carotidienne est extrêmement grave; elle peut être secondaire à un accident, à une agression ou à l'évolution d'un cancer du larynx.

artère pulmonaire / *angl.: pulmonary artery*
Vaisseau qui part du ventricule droit et aboutit aux poumons afin d'éliminer le gaz carbonique et d'oxygéner le sang.

On parle de circulation fonctionnelle par opposition à la circulation systémique ou nourricière qui, dans le cas de l'appareil respiratoire, est assurée par les artères bronchiques.

artériole, n. f. / *angl.: arteriole*
Ramification fine d'une artère.

articulation, n. f. / *angl.: joint*
Zone charnière qui unit les os et permet le mouvement; elle comprend des cartilages articulaires, une membrane synoviale, des ligaments et une capsule.

Les articulations sont plus ou moins mobiles: diarthrose (articulation très mobile possédant une synoviale, comme l'articulation du genou), amphiarthrose (articulation peu mobile dont les surfaces sont jointes par du fibrocartilage, telles les articulations intervertébrales), synarthrose (articulation immobile dont l'union est faite par une structure fibreuse, cartilagineuse ou osseuse: l'exemple type est représenté par les sutures entre les os de la boîte crânienne).

L'articulation peut être le siège de pathologies variées: infectieuse (arthrite), accidentelle (entorse, hydarthrose, luxation), métabolique (goutte), ou de dégénérescence (arthrose, rhumatisme).

articulation coxo-fémorale
Partie reliant l'os iliaque et le fémur, couramment appelée hanche.

Elle est fréquemment le siège d'arthrose qui peut donner lieu à la pose d'une prothèse.

articulation sacro-iliaque
Partie reliant l'os iliaque et le sacrum.

articulation sterno-claviculaire
Partie reliant la clavicule et le sternum.

articulation scapulo-humérale
Partie reliant l'omoplate et l'humérus, ou articulation de l'épaule.

A.S.E., sig.
ABRÉV. de aide sociale à l'enfance

asepsie ou aseptie, n. f. / *angl.: asepsis*
Méthode permettant de prévenir les infections en empêchant l'introduction de microbes dans l'organisme.

L'asepsie a pour but d'éviter les maladies nosocomiales qui font partie des objectifs permanents de l'infirmière: le lavage des mains est un geste indispensable avant et après chaque soin.

A.S.H., sig.
ABRÉV. de agent de service hospitalier

A.S.H.Q., sig.
ABRÉV. de agent de service hospitalier qualifié

aspartame, n. m. / *angl.: aspartame*
Peptide à fort pouvoir édulcorant employé comme succédané de sucre (pour les régimes sans sucre).

asphyxie, n. f. / *angl.: asphyxia, suffocation*
État pathologique caractérisé par l'arrêt ou le ralentissement de la respiration (donc de l'oxygénation, en particulier du cerveau) : le patient est inconscient, cyanosé et froid.

La réanimation s'impose en urgence.

aspiration, n. f. / *angl.: aspiration*

1- Élan, désir vers quelque chose (en psychologie).

2- Action d'aspirer des sécrétions.

3- Action d'évacuer les liquides (sang principalement) du lit opératoire (profondeur de l'intervention chirurgicale) vers l'extérieur afin de permettre une meilleure cicatrisation.

4- Équivalent de « inspiration », en physiologie respiratoire.

aspiration des sécrétions d'un patient
Action de l'infirmière qui, par l'intermédiaire d'un système de dépression, aspire vers l'extérieur (bocal) des liquides ou du mucus présents dans un conduit ou un organe (par la bouche, aspiration buccale ; par le nez, aspiration nasale ; dans la trachée, aspiration trachéale ; dans l'estomac, aspiration gastrique ou naso-gastrique ; ou encore aspiration du contenu de la plèvre : aspiration pleurale, etc.).

Ces soins doivent être exécutés stérilement afin de ne pas surinfecter le patient, et de ne pas disséminer ses germes ni contaminer d'autres malades du service de soins (articles 5 et 6 du décret du 11 février 2002 relatif aux actes professionnels et à l'exercice de la profession d'infirmier).

aspirine, n. f. / *angl. : aspirin*
Médicament très connu : anti-inflammatoire, antalgique et antipyrétique, c'est également un bon antiagrégant plaquettaire.

L'aspirine entraîne des effets secondaires de deux ordres : ulcères gastriques et hémorragies ; elle est donc moins prescrite actuellement, mais reste cependant très utilisée en automédication.

A.S.S.E.D.I.C., sig.
ABRÉV. de association pour l'emploi dans l'industrie et le commerce

assimilation, n. f. / *angl. : assimilation*

1- Processus par lequel l'être vivant transforme ce qu'il mange en sa propre substance.
SYN. digestion

2- Processus par lequel des hommes ou des groupes d'humains se fondent dans un autre groupe.
SYN. intégration, acculturation

3- Processus par lequel on apprend et on mémorise.

assistance, n. f. / *angl. : assistance*
Action de venir en aide, de porter secours.

assistance éducative
Aide pour l'éducation d'un enfant ou d'un adolescent. Cette assistance peut être apportée soit en milieu ouvert (A.E.M.O.), soit en institution (milieu fermé).

assistance (non-) à personne en danger
Principe juridique du Code civil rendant répréhensible le fait de ne pas intervenir lorsqu'une personne est en danger de mort.

Ce principe est repris par le décret du 11 février 2002 relatif aux actes professionnels et à l'exercice de la profession d'infirmier dans son article 13. L'infirmière est autorisée, par ce texte réglementaire, et en l'absence de médecin, à mettre en œuvre tous les actes conservatoires qu'elle juge utiles en fonction de ses connaissances.

En application de ce même principe, toute personne en ayant connaissance peut et doit signaler des « sévices » au juge des enfants, et les professionnels de santé peuvent en ce cas être relevés du secret professionnel par le juge.

assistance publique hôpitaux de Paris
Institution assurant l'administration et la gestion de 50 hôpitaux de Paris (on parle aussi de l'assistance publique des hôpitaux de Marseille, de Strasbourg, etc.).
ABRÉV. A.P.H.P.

assistance publique (enfant de l'assistance)
Terme anciennement employé pour désigner l'Aide sociale à l'enfance (A.S.E.).

assistant hospitalier, n. m.
Grade utilisé par la hiérarchie médicale pour désigner l'adjoint du chef de service.

assistante maternelle, n. f.
Personne qui remplace la mère auprès d'un enfant, en l'absence de celle-ci, moyennant une rémunération.

Elle fut longtemps appelée « nourrice ».

assistant(e) social(e) / *angl. : social worker*
Professionnel(le) chargé(e) de l'assistance morale, financière, juridique, voire médicale, dont la fonction est de faciliter les relations d'une personne ou d'une famille avec les organismes sociaux, et qui connaît et utilise les procédures et les démarches administratives indispensables à l'attribution d'aides diverses (allocations, etc.).

Les assistants sociaux peuvent être chargés d'un secteur géographique ou être salariés d'une entreprise. Les établissements de soins publics emploient aussi des assistants sociaux chargés de faciliter les démarches administratives et la recherche de solutions pour les malades (par exemple, recherche d'une maison de convalescence).

association, n. f. / *angl. : association*
Groupement de personnes qui s'unissent dans un but déterminé (professionnel, culturel, récréatif, etc.).

Lorsque l'association est à but non lucratif, elle est régie par la loi du 1er juillet 1901 : Association nationale française des infirmiers et infirmières diplômés d'État et élèves (A.N.F.I.I.D.E.E.), Association nationale pour la formation permanente du personnel hospitalier (A.N.F.H.), Association pour l'emploi dans l'industrie et le commerce (A.S.S.E.D.I.C).

association médicamenteuse
Fait d'associer, dans une prescription ou dans une même présentation, plusieurs produits médicamenteux.

Certaines de ces associations peuvent être bénéfiques ; d'autres sont au contraire dangereuses pour l'organisme en augmentant les risques d'effets secondaires (allergies, toxicité, etc.).

assurance, n. f. / *angl. : insurance*
Contrat par lequel un assuré, moyennant une cotisation, peut espérer le paiement d'une somme convenue lors d'un événement particulier (décès, invalidité, maladie, maternité, etc.).

asthénie, n. f. / *angl. : asthenia*
Fatigue, affaiblissement physique ou moral.

astringent, adj. / *angl. : astringent*
Qui resserre les fibres des tissus vivants.

A.T.D. Quart Monde, n. pr.
Association caritative qui lutte pour le devenir des personnes et des familles très démunies et pour la valorisation de la dignité de tout être humain (Aide à toute détresse).

à terme, loc.

1- Se dit d'une grossesse qui se termine à la date prévue, soit 40 semaines.

2- Locution utilisée pour évoquer sans fixer de date la réalisation d'objectifs, un avenir prévisible.

atlas, n. m. / *angl. : atlas*
Nom donné à la première vertèbre cervicale.

atomiseur, n. m. / *angl. : atomizer, nebulizer*
Flacon qui brumise et vaporise le liquide qu'il contient.
Voir aérosol, nébulisateur

atonie, n. f. / *angl. : atony, inertia*
Diminution de la tonicité musculaire ou psychique.

atrio-ventriculaire, adj.
Qui se rapporte à la liaison entre l'oreillette ou les oreillettes et le (ou les) ventricule(s).
SYN. auriculo-ventriculaire

atrio-ventriculaire (nœud) ou nœud d'Aschoff-Tawara
Partie du système nodal qui est le système autonome de commande de la contraction myocardique.

Situé dans le myocarde à la jonction des cavités cardiaques, le nœud atrio-ventriculaire recueille les impulsions électriques de l'oreillette (générées par le nœud sinusal) et envoie l'impulsion ventriculaire dans le faisceau de His et le réseau de Purkinje.

atrophie, n. f. / *angl. : atrophy*
État des tissus dénutris, que ce soit dans une zone précise (cicatricielle par exemple) ou concernant la totalité de l'organisme.

L'atrophie est caractérisée par une diminution notable du volume et du poids du tissu ou de l'organisme atrophié.

attelle, n. f. / *angl. : splint support*
Planchette ou plaque fixée le long d'un membre pour le rigidifier.

Le but de la pose d'une attelle peut être de maintenir les éléments d'un membre fracturé ou d'allonger les segments successifs du membre pour minimiser les mouvements (par exemple quand une aiguille est placée dans une veine d'une zone articulaire).

attentat à la pudeur, n. m. / *angl. : indecent assault*
Agression sexuelle commise avec violence ou surprise ; signe d'un « passage à l'acte » réprimé par le Code pénal.

Son vécu est très perturbant pour la victime (femme ou enfant en général).

Lors des soins, l'infirmière doit respecter impérativement la pudeur des patients.

attitude, n. f. / *angl. : attitude*
Manière de tenir son corps (attitude scoliotique par exemple) ou de se positionner psychologiquement.

L'attitude correspond à la posture d'expression tout autant qu'à la prise de position ou aux rôles joués par une personne selon sa conception de la vie.

atypique, adj.
Se dit d'un élément inconstant, hors norme, original, ou d'un signe qui diffère de ceux habituellement rencontrés dans une maladie.

audition, n. f. / *angl. : hearing, audition*
Fonction de l'oreille par laquelle on perçoit les sons.
SYN. ouïe

aumônier, n. m. / *angl. : chaplain*
Professionnel du culte dont le rôle est de participer au bien-être spirituel des personnes.

Il peut être affecté dans un établissement de soins à temps plein ou à temps partiel. Ses coordonnées sont disponibles auprès du personnel.

Chaque patient, s'il le souhaite, peut faire appel au ministre du culte de sa religion : les soignants doivent l'aider à le contacter (Charte du patient hospitalisé).

auriculaire, n. m. ou adj. / *angl. : little finger, auricular*

1- Cinquième doigt (le plus petit) sur le bord interne de la main, réputé pouvoir être introduit dans l'oreille.

Voir position anatomique

2- Qui est dérivé soit de « oreille », soit de « oreillette » (en ce cas, synonyme de atrial), ou de « auricule » (partie de l'oreillette).

auscultation, n. f. / *angl. : auscultation*
Phase de l'examen clinique par le médecin, qui consiste à écouter à l'oreille ou par l'intermédiaire d'un stéthoscope les bruits de l'organisme du patient (par exemple les bruits du cœur, de la respiration ou du cœur du fœtus dans l'utérus de sa mère).

autoclave, n. f. / *angl. : autoclave*
Appareil servant à la stérilisation d'objets (de soins) par la vapeur chaude sous pression, dans une enceinte hermétique.

autocritique, n. f. / *angl. : self-criticism*
Faculté d'une personne à émettre un jugement sur elle-même, sur ses actions ou sur son état.

automatisme, n. m. / *angl. : automatism*
Série de mouvements ou d'actes réalisés sans participation de la volonté, qu'il y ait conscience ou non de ces actes.

Ce terme est étendu au sens de régularité dans l'accomplissement de certains actes ou dans le déroulement d'événements : les techniques de soins représentent dans le quotidien de l'infirmière une part d'automatismes, ce qui lui permet d'être attentive au patient pendant ce soin.

automédication, n. f. / *angl. : self-medication*
Prise de produit médicamenteux sans prescription médicale, c'est-à-dire sur décision personnelle avec le risque d'une toxicité particulière liée au produit ou à des interactions médicamenteuses.

autonomie, n. f. / *angl. : autonomy*
Capacité d'une personne à prendre des décisions en ce qui concerne sa santé, son corps, son habitat ou ses activités, en fonction de ses propres valeurs ou principes…

L'utilisation du concept d'autonomie par les infirmières est restrictive ou thématique (soins) de la notion générale d'autonomie. Elle est parfois confondue avec la notion d'indépendance (opposée à la dépendance, laquelle implique, pour une personne soignée, la nécessité de recevoir de l'aide de professionnels de santé ou de toute autre personne).

L'infirmière peut ériger le retour à l'autonomie des patients au rang des objectifs de soins, voire au rang des principes et des valeurs (concept de soins) ; cela implique alors une attention permanente de l'équipe soignante.

autonomie de l'infirmière
Capacité de l'infirmière, dans le cadre de son rôle propre, à décider des soins à réaliser ou des organisations à prévoir.

C'est uniquement dans ce cadre que l'infirmière peut déléguer des soins aux aides-soignants ou aux auxiliaires de puériculture formées.

autonomie de la personne soignée
Principe qui s'oppose à la surprotection des patients par les soignants.

autopsie, n. f. / *angl. : autopsy*
Examen et description du cadavre d'une personne récemment décédée afin de mettre en évidence, pour des raisons médico-légales ou scientifiques, les causes de sa mort.

Une autorisation ante-mortem de la personne, ou l'acceptation de sa famille, est demandée pour un examen de type scientifique ; en revanche, pour un examen médico-légal c'est la justice qui prend la décision de faire pratiquer l'autopsie.

SYN. nécropsie, examen post-mortem

auto-soin, n. m. / *angl. : self care*
Attention que l'on a pour soi-même, en particulier soin d'hygiène et de confort, et soin de son environnement.

auto-soin (déficit en)
Manque d'attention d'une personne envers elle-même : signe pertinent de pathologie mentale, en particulier de dépression.

Le déficit en auto-soin peut aussi être le signe d'une dévalorisation de l'image de soi.

auxiliaire, n. m. ou n. f. / *angl. : auxiliary*
Aide.

auxiliaire de puériculture
Professionnel de santé placé auprès de jeunes enfants (avant 3 ans) pour assurer la suppléance des soins maternels en l'absence de la maman, sur le plan physique, psychologique ou éducatif.

L'auxiliaire de puériculture est le plus souvent une femme. Sa formation, en partie commune avec les aides-soignants, dure une année. Elle est placée sous la responsabilité de l'infirmière ou de l'infirmière puéricultrice.

auxiliaire de vie
Professionnel de santé placé à domicile auprès des personnes peu valides, âgées ou handicapées, pour les seconder dans les gestes de la vie courante.

Leur formation est brève. Leurs soins ne dépassent pas ce que réaliserait un proche disponible.

aveugle, n. m. ou adj. / *angl. : blind*
Qui est privé de la vue.

aveugle (épreuve en double-)
Méthode utilisée pour les essais cliniques des médicaments en vue d'éliminer tout élément subjectif des résultats.

Cette méthode consiste à alterner le produit supposé actif avec un placebo, aussi bien à l'insu du patient qu'à celui du médecin.

axillaire, adj. / *angl. : axillary*
Qui a rapport à l'aisselle, c'est-à-dire au pli de jonction du bras sur le tronc.

axis, n. m. / *angl. : axis*
Nom donné à la deuxième vertèbre cervicale qui s'articule avec l'atlas par l'intermédiaire de la dent de l'axis (ou apophyse odontoïde).

axone, n. m.
Partie du neurone (ou cellule nerveuse) qui envoie les informations de la cellule vers la synapse suivante (en périphérie pour un nerf moteur par exemple).

azygos, adj.
Qui est seul, impair, unique (ainsi que l'est la veine azygos).

bacillaire, adj. / *angl. : bacillary*
Se dit d'une personne atteinte de tuberculose en période de contagiosité.

bacille, n. m. / *angl. : bacillus*
Bactérie en forme de bâtonnet que l'on observe souvent au microscope sous forme de chaînes, et qui produit des spores.

On parle de bacille de Koch pour la tuberculose, de bacille d'Eberth pour la typhoïde, ou d'entérobacilles pour ceux qui vivent dans l'intestin.

bactéricide, adj. / *angl. : bactericidal*
Qui tue les bactéries.

bactérie, n. f. / *angl. : bacterium*
Micro-organisme capable de se reproduire et responsable des infections.

Parmi les nombreuses espèces de bactéries, on trouve fréquemment celle des bacilles et celle des microcoques.

bactérie commensale
Micro-organisme qui se nourrit aux dépens d'un autre organisme sans lui porter atteinte.

bactérie pathogène
Micro-organisme capable d'entraîner une maladie.

bactérie saprophyte
Micro-organisme qui se nourrit aux dépens de matières mortes.

bactériostatique, adj. / *angl. : bacteriostatic*
Se dit d'une substance capable d'arrêter le développement des bactéries.

bain, n. m. / *angl. : bath*
Action de se plonger dans l'eau.
C'est un soin d'hygiène relevant du rôle propre de l'infirmière (articles 3 à 5 du décret du 11 février 2002 relatifs aux actes professionnels et à l'exercice de la profession d'infirmière).
SYN. toilette

bain de bouche / *angl. : mouthwash*
Mode de nettoyage de la bouche (des gencives, des dents et des différentes faces de la muqueuse buccale).

En général, le bain de bouche est réalisé à l'aide d'un produit antiseptique par de simples rinçages liquidiens répétés. Pour les personnes inconscientes ou celles dont les muqueuses sont spécialement recouvertes de colonies microbiennes, on complète le nettoyage en frottant les parties infectées avec une compresse imbibée d'antiseptique (la langue peut être maintenue par un abaisse-langue).

bain de lit
Toilette complète du patient dans son lit.

Le bain de lit nécessite de l'organisation, le respect des règles d'hygiène, de la douceur, une certaine rapidité (éviter la fatigue et le refroidissement) et le respect de la pudeur du malade.

Acte inscrit dans le cadre du rôle propre de l'infirmière, le bain de lit est souvent délégué aux aides-soignantes. Il est cependant un moment important d'observation et de communication. Ce temps permet d'ajouter des informations au dossier de soin. Dans tous les cas, le bain de lit est un temps important : les soignants

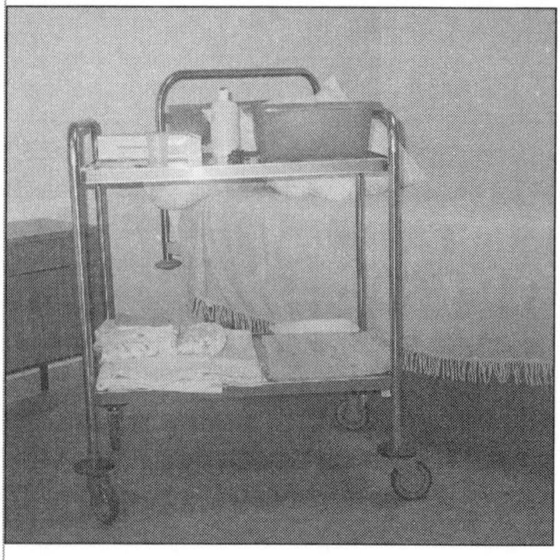

Chariot de soin pour bain de lit.

entrent dans la sphère d'intimité du patient, permettant de mieux le connaître pour répondre toujours mieux à ses besoins.

bain-marie / *angl. : water bath*
Méthode de réchauffement, par immersion dans un bain d'eau bouillante, d'un récipient contenant une préparation liquide, un aliment, un biberon, etc.

bain oculaire
Soin réalisé à l'aide d'une œillère, soit avec un médicament prescrit, soit avec de l'eau stérile, pour éliminer un corps étranger ou un liquide projeté.

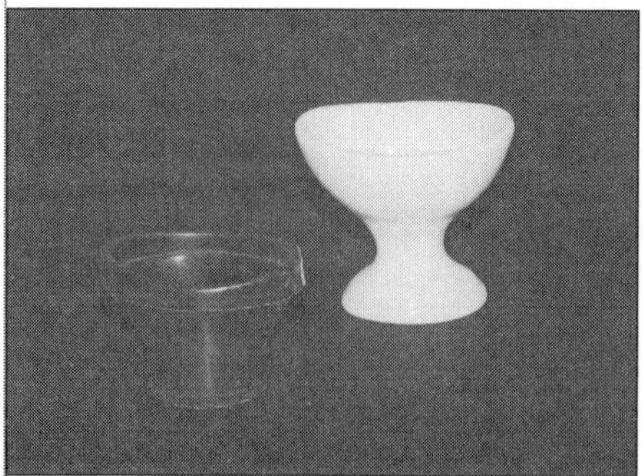

Œillères pour bain oculaire.

bain d'oreilles
Soin médicamenteux qui permet d'éliminer un bouchon de cérumen ou de désinfecter l'oreille porteuse d'une otite.

Le liquide utilisé (prescrit) doit être tiédi pour éviter toute douleur.

bain de pieds / *angl. : foot bath*
Soin d'hygiène et de confort ou bain de pieds médicamenteux prescrit.

Il peut être exécuté pour un patient assis au fauteuil ou pour un patient alité. Le rinçage et l'essuyage des espaces interdigitaux doivent être parfaits pour éviter la macération et le développement de mycoses.

Le bain de pieds se complète en général par un soin des ongles : la soignante coupe ceux-ci au carré ; les angles seront simplement limés pour être arrondis et pour éviter le risque d'ongle incarné.

À cette occasion, l'examen des pieds doit être précis et complet, à la recherche des plus petites lésions, en particulier chez les personnes diabétiques ou artéritiques.

SYN. pédiluve

bain de siège / *angl. : sitz bath*
Toilette réalisée sur un bidet.

Le bain de siège a eu une certaine vogue pour les soins d'hygiène avant la pratique des douches quotidiennes ; actuellement, il est le plus souvent médicamenteux et prescrit.

En hospitalisation, le bain de siège est souvent remplacé par une toilette génitale sur le bassin.

balbutiement, n. m. / *angl. : mumbling, stammering*

1- Pour un enfant : manière de commencer à parler, avec des hésitations et une prononciation approximative.

2- Chez la personne émue, chez le bègue ou chez l'ivrogne : reproduction de la manière de parler de l'enfant, qui représente alors un signe important pour l'anamnèse médicale.

3- Au sens figuré : commencement maladroit.

balsamique, adj.
Qui a les propriétés d'un baume, ou qui contient un baume.
SYN. calmant, adoucissant
CONTRAIRE irritant

bandage, n. m. / *angl. : bandage*
Pansement fixé par des bandes.

Cette pratique infirmière tend à être remplacée par des bandages modernes, tubulaires par exemple. Cependant, la maîtrise de ce soin est importante : le bandage doit être efficace, bien tenir sans serrer de manière exagérée et, de plus, être esthétique (signe de la régularité de la pression du bandage).

bandage abdominal
Bandage de l'abdomen après une intervention.

Le bandage abdominal est le plus souvent un bandage « de contention » pour éviter le lâchage des sutures (au cours des efforts de toux ou de vomissements).

bandage compressif
Bandage prescrit dont le but est de comprimer les tissus pour empêcher un œdème post-traumatique par exemple.

bandage de contention / *angl. : compression bandage*
Bandage qui maintient fermement.

bandage herniaire / *angl. : truss*
Bandage du bas abdomen, dont l'objectif est d'empêcher une hernie inguinale ou ombilicale de s'extérioriser.

bandage mammaire
Bandage dont l'objectif était la compression des seins d'une jeune accouchée pour empêcher la montée laiteuse. Il est tombé en désuétude grâce aux prescriptions de Parlodel® (inhibiteur de la montée laiteuse).

bande, n. f. / *angl. : band, dressing*
Tissu long et relativement étroit dont on se sert pour maintenir un pansement.

Sa largeur varie de 2 cm à 20 cm et plus ; la nature du tissu est, elle aussi, variable.

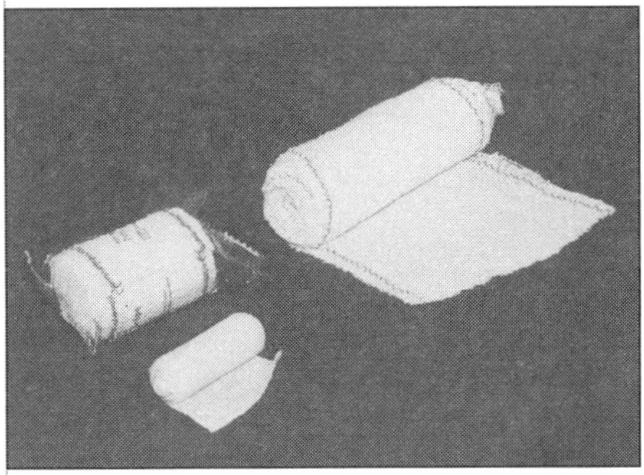

Bandes.

bande plâtrée / *angl. : plaster bandage*
Toile légère contenant et retenant de la poudre de plâtre qui, humidifiée, sera moulée sur le membre pour maintenir une fracture.

bande de toile
Toile fine de maintien.

bande à varices
Tissu élastique ferme destiné (en enveloppant la jambe ou le membre inférieur) à compenser les insuffisances veineuses et à favoriser le retour veineux.

bande Velpeau / *angl. : crepe bandage, Velpeau bandage*
Tissu élastique plus ou moins souple qui permet une certaine contention.

bandelette réactive, n. f. / *angl. : test strip*
Petite bande de papier imbibée de produit réactif destinée à mesurer un élément chimique présent dans le liquide de

contact (sang ou urine) très simplement par changement de la couleur du papier : un étalonnage permet la mesure.

banque, n. f.
Établissement qui recueille des matières organiques.

banque du sang / *angl. : bloodbank*
Établissement habilité à collecter, préparer, conserver et redistribuer le sang et les produits dérivés du sang.

Cet établissement fait partie du réseau sanitaire et participe au service public.

banque du sperme / *angl. : sperm bank*
Établissement habilité à collecter, conserver et redistribuer le sperme en vue d'une fécondation médicalement assistée.

Cet établissement fait partie du réseau sanitaire et participe au service public.

barbiturique, n. m. / *angl. : barbiturate*
Produit médicamenteux aux vertus sédatives (qui calment), hypnotiques (qui induisent le sommeil) et anticonvulsivantes, employé parfois pour les anesthésies générales.

barrière de protection, n. f. / *angl. : barrier of protection, side rail*
Matériel de sécurité qui, attaché sur les côtés du lit, empêche un patient agité de tomber.
SYN. bas-flanc, ridelle, barres de lit

bassin, n. m. / *angl. : basin, bed pan*
Récipient que l'on place sous le siège d'un patient alité pour lui permettre d'éliminer urines ou selles.

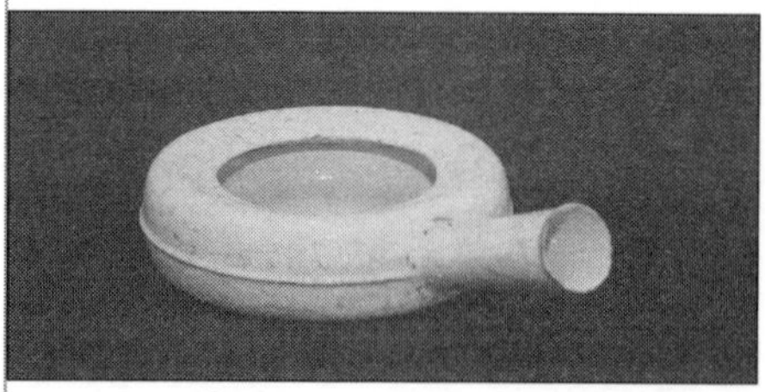

Ancien bassin de lit.

Lors de l'installation du patient, il faut d'une part veiller à son confort, d'autre part préserver sa pudeur

Primitivement rond et épais (bassin de lit), le bassin fut progressivement aplati et allongé (plat-bassin) pour augmenter le confort des patients.

Fait de différents matériaux (émail, plastique, acier inoxydable…), le bassin peut être muni d'un couvercle qui rend le transfert des matières plus discret.

La désinfection du bassin doit être soigneuse après chaque utilisation ; un appareil spécifique, qui automatise cette opération, existe dans la plupart des services.

bassin ou ceinture pelvienne
Ensemble de trois os : deux os iliaques (droit et gauche) unis en avant par une articulation (la symphyse pubienne) et réunis en arrière par le sacrum.

Étroit en bas et élargi en haut, le bassin comprend deux espaces intérieurs dans la cavité abdominale ; le petit bassin est la partie la plus basse qui renferme les organes génitaux internes.

bassinet, n. m. / *angl. : pelvis*
Partie élargie des voies excrétrices du rein, qui recueille l'urine en provenance des grands calices et la dirige vers les uretères (et la vessie).

baume, n. m. / *angl. : balsam*
Préparation médicamenteuse adoucissante (proche d'une pommade) à base de résine odoriférante (sapin, benjoin, etc.).

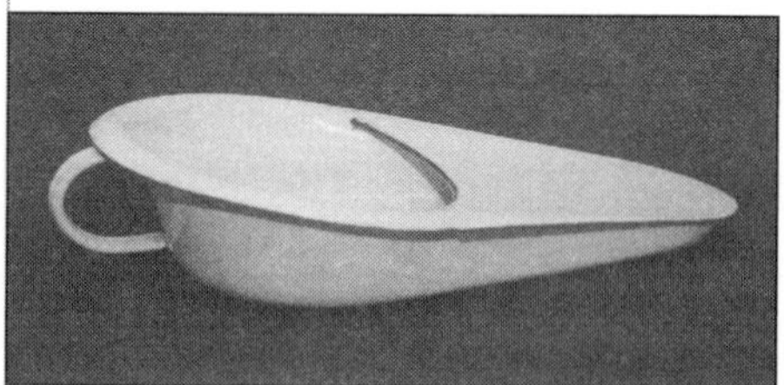

Plat bassin émail.

Par extension, s'utilise en parlant de tout moyen qui adoucit une douleur physique ou morale.

bavette, n. f. / *angl.: bib*

1- Pièce de tissu qui protège la bouche ou ce qui en tombe.

2- Pièce de tissu qui protège une trachéostomie en filtrant et humidifiant l'air, et en retenant les sécrétions.

SYN. masque, serviette

bégaiement, n. m. / *angl.: stuttering*
Trouble de l'élocution qui se manifeste par la répétition involontaire d'une syllabe ou d'un mot.

bénévolat, n. m. / *angl.: voluntary work*
Travail accompli gratuitement sans y être obligé.

Le bénévolat est une manifestation spécifique de participation des citoyens à la vie collective, aussi bien dans le domaine du sport, des loisirs ou de la culture que dans celui du militantisme syndical, politique ou social.

Le bénévolat trouve sa place à côté des formes traditionnelles d'entraide familiale ou de voisinage. Il répond à des motivations altruistes: il est non seulement un engagement religieux, philanthropique ou civique, mais aussi la recherche d'un enrichissement personnel, la volonté de vivre pleinement sa vie.

bénin, igne, adj. / *angl.: benign, not malignant*
Se dit d'un trouble sans gravité, dont l'évolution sera favorable.

SUBSTANTIF bénignité

CONTRAIRE malin

béquilles, n. f. pl. / *angl.: crutches*
Dispositif de soutien qui permet à une personne blessée de se mettre debout et d'avancer.

Anciennement, les béquilles étaient en bois, avec un appui sous-axillaire. Actuellement, en métal ou en matériau composite, elles sont de plus en plus légères; le maintien est assuré par un bracelet partiel qui retient l'avant-bras.

Leur longueur peut être adaptée à la taille de la personne qui les utilise.

SYN. cannes anglaises

besoin, n. m. / *angl.: requirement, necessity*
Nécessité.

besoins fondamentaux / *angl.: basic need*
Nécessité vitale de tout être humain.

Les besoins fondamentaux varient d'une personne à l'autre en fonction de ses caractéristiques personnelles, familiales, culturelles, de son histoire et de son état de santé. Si les premières expressions théoriques des besoins (*voir*: théories de soins) sont anglo-saxonnes et datent de la moitié du XXe siècle, de nombreux auteurs infirmiers (Dorothée Orem, Mira Levin, etc.) et des psychologues (Maslow) ont tenté de les décrire.

L'approche d'une personne par l'étude de ses besoins fondamentaux prend en compte la personne dans sa globalité (prise en charge holistique) et choisit pour cela de décrire l'ensemble de son fonctionnement physiologique, psychologique et relationnel en fonction de ses habitudes de vie et de son adaptation à son environnement.

L'étude des perturbations des besoins fondamentaux d'une personne est un outil au service de la démarche de soins. Identifier les besoins d'une personne pour élaborer des diagnostics infirmiers et proposer des objectifs de soins correspond à l'article 3 du décret du 11 février 2002 relatif aux actes professionnels et à l'exercice de la profession d'infirmier.

Dans le contexte d'une prise en charge hospitalière, l'étude des besoins fondamentaux est le support des actions visant :

– soit à « faire pour la personne ce qu'elle ne peut actuellement réaliser mais qu'elle ferait elle-même si elle le pouvait, le voulait, le savait ou si son environnement le lui permettait » (soins coutumiers, soins d'hygiène et de confort) ;

– soit à faire un projet de soins et mettre en place des objectifs de soins visant à redonner à la personne son autonomie la plus complète possible.

Bien que le modèle décrit par Virginia Henderson soit légalement inscrit au programme des études infirmières depuis 1992, il n'est ni le seul, ni toujours le plus fonctionnel; il s'organise en 14 besoins fondamentaux : besoins de respirer, de boire et manger, d'éliminer, de se mouvoir, de dormir et de se reposer, de se vêtir, de maintenir la température de son corps dans les limites physiologiques, d'être propre et de protéger ses téguments d'éviter les dangers, de communiquer, d'agir selon ses croyances et ses valeurs, de s'occuper en vue de se réaliser, de se récréer, d'apprendre.

Abraham Maslow, psychologue et humaniste, énonce que l'individu est un tout qui éprouve le besoin permanent de développer son potentiel. On ne peut l'analyser que globalement, à la lumière des buts poursuivis par la plupart des individus. Les besoins s'organisent en cinq niveaux, selon une pyramide ascendante : besoins physiologiques (faim, soif, sexualité, sommeil, mobilité, hygiène...), besoins de sécurité physique, économique et psychologique (prévoir, avoir des rites, des repères spatio-temporels...), besoins d'appartenance (aimer, être aimé, avoir des sentiments négatifs sans culpabiliser, appartenir à un groupe, avoir des informations, donner son point de vue), besoins d'estime (respect, confiance en soi, compétence, maîtrise, influence, autonomie...) et enfin besoins de réalisation de soi (croissance personnelle, développement de son potentiel, autoactualisation de soi, satisfaction métaphysique, désir de nouveauté...).

Dans des services de gériatrie, de psychiatrie, d'orthopédie ou dans les services à tendances sociales, les orientations et les concepts de référence peuvent être différents, et la recherche d'une meilleure compréhension de la personne peut amener à associer diverses théories.

besoins de la personne soignée
Ensemble des besoins fondamentaux et des besoins spécifiques d'une personne.

besoins prioritaires
Besoins dont la satisfaction ne peut être différée.

besoins de santé
Besoins d'une personne ou d'un groupe en matière de santé.

besoins de soins
Besoins qui ne peuvent être satisfaits que grâce à l'aide d'un soignant.

besoins spécifiques
Besoins qui ne sont pas généralisables à tous les individus, qui sont caractéristiques d'une personne.

biberon, n. m. / *angl. : bottle*
Petit flacon gradué de 100 ou de 250 ml, en verre ou en plastique, muni d'une tétine permettant d'alimenter un enfant.

La stérilisation des biberons et des tétines, à chaud ou à froid, doit être rigoureuse afin d'éviter le muguet buccal.

À la naissance de l'enfant, les soignantes doivent apprendre à la jeune mère :

– la méthode de stérilisation des biberons et leur préparation (pour du lait maternisé : une mesurette dans 30 g d'eau) ;

– les précautions de réchauffage : chauffe-biberon ou, plus fréquemment, four à micro-ondes (avec le risque de trop chauffer le lait) ;

– les moyens de vérifier la température du lait (quelques gouttes sur la face antérieure du poignet) ;

– l'installation de l'enfant (au calme, en le faisant respirer de temps en temps) ;

– l'intérêt de ne pas remuer l'enfant après le repas et de le tenir droit (promenade du rot).

bicarbonate, n. m. / *angl. : bicarbonate*
Produit chimique fréquemment employé en poudre per os pour neutraliser les acidités (gastriques), en perfusions intraveineuses pour équilibrer les acidoses (sanguines) ou en bains de bouche pour traiter la muqueuse buccale.

Les bicarbonates sont mesurés par la réserve alcaline; ils sont indispensables à l'équilibre intérieur.

biceps, n. m. / *angl. : biceps*
Muscle qui doit son nom à l'existence de deux chefs ou insertions principales: le biceps brachial ou muscle fléchisseur de la face antérieure du bras, antagoniste du triceps brachial.

bicuspide, adj.
Qui possède deux pointes, deux valvules.

bilan, n. m. / *angl. : assessment*
Inventaire périodique d'une situation.

bilan de santé / *angl. : checkup*
Examen de l'état de santé d'une personne.

bilan de stage
Examen des acquis d'un étudiant (réalisés au cours d'un stage) et des manques encore existants.

bilatéral, adj. / *angl. : bilateral, two-sided*
Qui a deux côtés ou qui intéresse les deux côtés (du corps par exemple).

bile, n. f. / *angl. : gall, bile*
Liquide jaune-verdâtre et plus ou moins visqueux, sécrété par le foie et stocké dans la vésicule biliaire.

La bile est évacuée par le canal cholédoque vers le duodénum pour faciliter la digestion des graisses.

En cas de mauvaise élimination, la bilirubine (composant de la bile) donne une teinte jaune à la peau et aux muqueuses, c'est l'ictère.

biopsie, n. f. / *angl. : biopsy*
Prélèvement d'un fragment d'organe ou de tumeur dans le but de l'examiner au microscope, d'identifier le type de cellules dont il est composé, et de savoir de quelle pathologie il est éventuellement question.

bistouri, n. m. / *angl. : bistoury, scalpel*
Instrument chirurgical tranchant destiné à effectuer les incisions.

Les infirmières utilisent les bistouris soit pour parer une plaie soit pour couper des fils (attention, il faut ici couper le fil au ras de l'orifice cutané, parallèlement à la peau).

Les lames de bistouri ou les bistouris à usage unique utilisés, donc contaminés, doivent être éliminés dans une boîte de sécurité spécialement conçue à cet usage.
SYN. scalpel

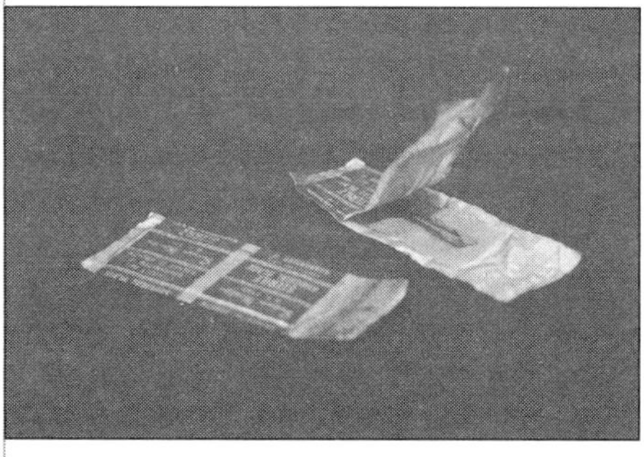

Lames pour bistouri.

bistouri électrique
Instrument utilisé pour sectionner les tissus par l'effet de la chaleur dégagée par un courant électrique de haute fréquence.

blaste, n. m.
Cellule jeune qui n'est pas arrivée à maturité : lymphoblaste, myéloblaste, ostéoblaste…

L'importance des blastes se retrouve en pathologie oncologique lorsque, par exemple, une personne atteinte de leucémie présente un fort taux de cellules jeunes et anormales (cancéreuses), ce qui prouve une atteinte grave des lignées sanguines.

blessure, n. f. / *angl. : injury*
Lésion des tissus, quel que soit son type ou son origine (plaie, piqûre, brûlure, fracture, luxation, etc.).

Par extension, on appelle aussi blessure toute atteinte morale.

bleu de méthylène, n. m. / *angl. : methylene blue*
Liquide colorant bleu aux vertus antiseptiques et asséchantes.

test au bleu
Recherche d'une fistule œso-trachéale chez une personne laryngectomisée totale, après absorption orale de bleu de méthylène. L'observation d'une coloration bleue dans les sécrétions trachéales signe la fistule trachéale.

blister, n. m.

1- Bulle, vésicule, ampoule, cloque, cloche, phlyctène.

La blister fever est un pemphigus aigu fébrile.

Le fever blister est un bouton de fièvre ou herpès labial.

Blistering (adjectif) se traduit par vésicant ou phlycténulaire, et blistering (nom) signifie « vésication » (formation d'ampoules sur la peau).

2- Conditionnement de comprimés sous matière plastique thermoformée.

bloc auriculo-ventriculaire, n. m.
Trouble du rythme cardiaque.

bloc opératoire, n. m. / *angl. : operating room*
Ensemble de salles dans lesquelles se pratiquent les interventions chirurgicales, et de pièces annexes servant à la préparation des patients et à leur surveillance, ainsi qu'à la préparation du matériel stérile indispensable.

Ces pièces doivent être indemnes de contamination, c'est pourquoi elles sont regroupées et isolées de l'extérieur ; il est nécessaire de les désinfecter.

bock, n. m.
Récipient muni d'un tuyau à sa base ; relié à une canule, le bock permet d'injecter par voie rectale un lavement ou un produit médicamenteux.

Autrefois en émail (ou autres matières) permettant sa désinfection entre chaque usage, le bock est devenu à usage unique (kit pour lavement).

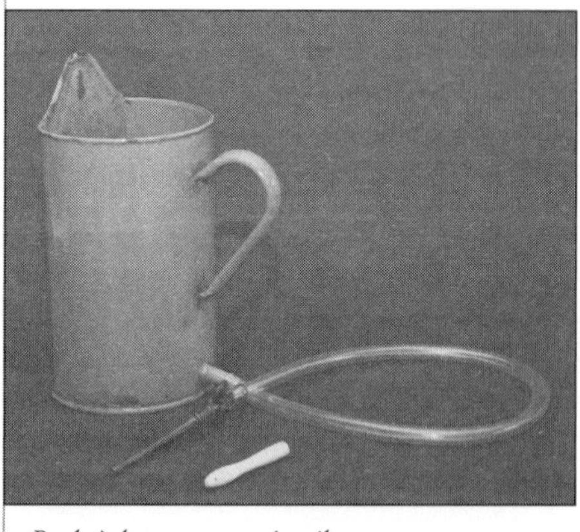

Bock à lavement en émail.

L'injection dans le tube digestif bas se fait par effet de la force de gravité (pression atmosphérique) ; la dénivellation entre le réservoir d'eau et le plan du corps du patient assure le réglage du débit.

boisson, n. f. / *angl. : drink*
Liquide qui se boit.
Les besoins hydriques physiologiques d'une personne sont environ de 1,5 à 2 litres par jour.
Boire plus de 2 litres, sauf conditions météorologiques particulières, est le plus souvent un signe pathologique.
L'absence de boisson (eau) peut, surtout aux âges extrêmes de la vie, entraîner une déshydratation. En revanche, le médecin peut prescrire aux insuffisants cardiaques ou rénaux, par exemple, une restriction hydrique en indiquant le volume limite autorisé pour 24 heures.
L'infirmière peut être amenée à réaliser une évaluation quotidienne des boissons réellement absorbées : elle mesure alors les quantités mises à la disposition du patient, en soustrait les restes et prend en compte les potages dans les boissons.

boîte crânienne, n. f. / *angl. : skull*
Ensemble des os du crâne : occipital, sphénoïde, ethmoïde, temporaux (2), pariétaux (2) et frontal, formant un tout fermé et dont les articulations ne sont pas mobiles (sutures ou symphyses).
La boîte crânienne contient les hémisphères cérébraux.

boîte de Petri, n. f. / *angl. : Petri dish*
Récipient contenant un gel nutritif.
La boîte de Pétri est utilisée en laboratoire de bactériologie pour « faire pousser » les souches bactériennes qu'on y dépose.

bol alimentaire, n. m. / *angl. : food bolus*
Contenu du tube digestif après le repas.
Le bol alimentaire est traité progressivement par les différents sucs digestifs et les enzymes qui le transforment en éléments simples et assimilables.
Le péristaltisme fait progresser le bol alimentaire tout au long du tube digestif.

borgne, adj. / *angl. : one-eyed*
Se dit d'une personne qui ne voit que d'un seul œil.
Par extension, se dit d'un conduit qui ne possède qu'une seule ouverture (cul-de-sac).

bouche, n. f. / *angl. : mouth*
Segment initial du tube digestif.
La bouche permet la mastication, la dégustation et les premières transformations des sucres lents. Elle participe également à la respiration et à la phonation.

bouche-à-bouche / *angl. : kiss of life, mouth to mouth ventilation*
Procédé de respiration artificielle par lequel une personne insuffle directement l'air de ses voies respiratoires dans celles du blessé.

bouche œsophagienne
Orifice haut de l'œsophage, juste en arrière du carrefour aéro-digestif.

bouchon de transfert ou capuchon de transfert, n. m.
Voir capuchon de transfert

bouffée de chaleur, n. f. / *angl. : hot flush*
Sensation brutale de chaleur qui arrive au visage et qui éventuellement « coupe » la respiration.
Les femmes ressentent souvent des bouffées de chaleur pendant la période de la ménopause. Ces sensations sont dues à des modifications hormonales irrégulières.

bouillon de culture, n. m. / *angl. : culture medium*

Liquide dont on se sert en bactériologie pour ensemencer les bactéries d'un prélèvement, pour les faire se multiplier et les identifier.

La composition du bouillon de culture est variable selon les bactéries à privilégier (eau, viande de bœuf, peptone, sodium, etc.).

bouillotte, n. f. / *angl. : hot water bottle*
Récipient étanche que l'on remplit d'eau bouillante afin de chauffer un lit.

Initialement en cuivre, en poterie, etc., les bouillottes sont actuellement en caoutchouc.

Il existe un danger à mettre une bouillotte dans un lit car le récipient peut s'ouvrir par accident; la bouillotte peut également provoquer une brûlure par contact direct des pieds sur le récipient (d'où la nécessité d'envelopper la bouillotte dans des linges).

Actuellement, on préfère utiliser une couverture électrique qui chauffe le lit avant l'arrivée du malade ou de l'opéré.

bourgeonnement, n. m. / *angl. : budding*
Formation d'excroissances de chair appelées « bourgeons charnus »: c'est un mode de cicatrisation des plaies ouvertes (cicatrisation de seconde intention).

Parfois, ce bourgeonnement est excessif; il sera alors contrôlé, par exemple, par des applications de nitrate d'argent.

bourse, n. f.
Petit sac arrondi.

Peut désigner la manière dont le chirurgien ferme un conduit en cul-de-sac.

bourse synoviale / *angl. : bursa*
Séreuse intra-articulaire dont la sécrétion (synovie) permet le glissement des surfaces articulaires.

bourses, n. f. pl. / *angl. : scrotum*
Enveloppe cutanée des testicules.
SYN. scrotum

bouton, n. m. / *angl. : spot, pimple*
Petite lésion en relief sur la peau (terme familier).
Voir vésicule, papule, pustule

bouton de fièvre / *angl. : cold sore, fever blister*
Ensemble vésiculeux dû au virus de l'herpès ou à d'autres micro-organismes.

Le bouton de fièvre apparaît à l'occasion d'un accès fébrile.

brachial, adj. / *angl. : brachial*
Qui se rapporte au bras.

bradycardie, n. f. / *angl. : bradycardia*
Ralentissement du rythme du cœur.

brancard, n. m. / *angl. : stretcher*
Civière transportable, parfois roulante, sur laquelle on déplace malades et blessés.

On doit être particulièrement attentif, lors du transfert du patient sur un lit, sur une table d'examen ou sur une table d'opération. Ne pas faire de manipulations intempestives, notamment en cas de traumatisme du rachis ou du col du fémur, par exemple.

bras, n. m. / *angl. : arm*
Segment proximal du membre supérieur.
ADJECTIF ASSOCIÉ brachial

bredouillement, n. m. / *angl. : mumbling*
Manière de parler confuse et peu distincte dans laquelle les mots se précipitent les uns à la suite des autres.

bronche, n. f. / *angl. : bronchus, bronchial tube*
Conduit aérien par lequel l'air de l'extérieur se dirige vers les alvéoles pulmonaires et inversement.

Les bronches possèdent un revêtement muqueux (interne) muni de cils dont le rôle est capital pour évacuer les poussières et les sécrétions. Ces cils peuvent se paralyser, en particulier chez les fumeurs : ceux-ci excrètent alors moins bien des sécrétions plus volumineuses.

L'atteinte bactérienne (bronchite) ou virale (chez l'enfant : bronchiolite) des bronches est fréquente, surtout en hiver. La bronchite chronique (au moins trois années consécutives) peut déboucher sur une insuffisance respiratoire parfois lourde.

bronchiole, n. f. / *angl. : bronchiole*
Bronche de petit calibre qui conduit l'air des alvéoles pulmonaires vers l'extérieur, ou inversement.

bronchoconstriction, n. f.
Contraction des muscles bronchiques.

Elle est pathologique en cas de bronchospasme (par exemple dans le cas de l'asthme).

brûlure, n. f. / *angl. : burn, scald*
Lésion produite sur la peau ou sur les muqueuses par l'effet d'une flamme, de la chaleur, du froid, de l'électricité, de radiations ou d'une substance corrosive.

La brûlure peut, selon son étendue et sa profondeur, être décrite en trois stades et être de gravité variable.

bulbe, n. m. / *angl. : root*
Renflement présent sur un organe long (par exemple, bulbe duodénal ou bulbe rachidien).

cachexie, n. f. / *angl. : cachexia*
État de fatigue physiologique extrême, avec amaigrissement et altération de l'état général.

cadre, n. m. / *angl. : frame*

1- Ce qui circonscrit un espace (éventuellement théorique).

2- Personnes chargées, dans une institution, de l'encadrement et du contrôle, et qui a d'autres personnes sous sa responsabilité.

cadre conceptuel / *angl. : conceptual framework*
Système organisé comprenant un ensemble de références théoriques (bibliographiques par exemple) qui, en apportant des connaissances fondamentales, soutiennent et enrichissent la réflexion.

Le cadre conceptuel est indispensable à toute recherche professionnelle : travail de fin d'études, travaux sur des protocoles de soins, ou recherches théoriques.

cadre infirmier enseignant
Enseignant en I.F.S.I., formateur qui possède non seulement une expérience de soins mais aussi une formation de cadre à vocation pédagogique.

Capable de gérer et d'animer un groupe, cet enseignant assure la formation en soins et évalue les acquis des étudiants, sous l'autorité du directeur de l'I.F.S.I., et avec d'autres enseignants infirmiers.

cadre infirmier surveillant de service de soins / *angl. : ward manager*
Infirmier cadre (anciennement appelé « surveillant des services de soins ») qui a pour mission de gérer (et évaluer) une équipe de soignants. Son objectif est d'assurer la qualité des soins aux patients du service, sous la responsabilité du directeur des services de soins (infirmier général).

Il a également pour mission d'accueillir, d'encadrer et d'évaluer les étudiants (infirmiers entre autres) de son service.

cæcum, n. m. / *angl. : caecum*
Extrémité en cul-de-sac du côlon droit, en dessous de la valvule iléo-cæcale.

Le cæcum reçoit le contenu intestinal après absorption des principaux nutriments au niveau de l'intestin grêle. Il est porteur de l'appendice (vermiforme), organe lymphoïde pouvant s'infecter (appendicite).

C.A.F., sig.
ABRÉV. de caisse d'allocations familiales

C.A.F.A.S., sig.
ABRÉV. de certificat d'aptitude aux fonctions d'aide-soignant
Voir aide-soignant

caféine, n. f. / *angl. : caffeine*
Alcaloïde présent dans le café, le thé et le chocolat.

La caféine a des vertus stimulantes et antimigraineuses.

caillot, n. m. / *angl. : clot*
Masse formée par des globules rouges enserrés dans des filaments de fibrine for-

mée au cours du processus de coagulation.

Son rôle naturel est de colmater les brèches des vaisseaux sanguins pour stopper une hémorragie.

Lorsque le caillot se constitue spontanément ou à la suite d'un ralentissement circulatoire, il peut faire obstacle à la circulation et entraîner des troubles : caillot veineux générateur de phlébite et d'embolie pulmonaire, et caillot artériel générateur de gangrène des membres inférieurs ou d'accident vasculaire cérébral, par exemple.

caisse, n. f.
Organisme public ou privé qui gère des fonds et les répartit.

caisse d'allocations familiales
Établissement de répartition de fonds publics au bénéfice des familles.

La C.A.F. distribue des allocations familiales, les allocations pré- et postnatales, l'allocation de rentrée scolaire, l'allocation logement, l'allocation de parent isolé, l'allocation d'éducation spéciale, etc.
ABRÉV. C.A.F

caisse nationale d'assurance maladie / *angl. : national health insurance*
Établissement qui gère au niveau national les fonds réservés aux dépenses de santé, et répartit ces fonds entre les régions.

La C.N.A.M. négocie avec les représentants des professionnels de santé et les établissements de soins pour optimiser les dépenses de santé.
ABRÉV. C.N.A.M.

caisse primaire d'assurance maladie
Établissement assurant le remboursement des dépenses de santé aux usagers, au niveau départemental.

Ce type d'établissement a une fonction de contrôle (médecins contrôleurs, médecins conseils, dentistes conseils, etc.) en ce qui concerne les prescriptions avec accord préalable, les thérapeutiques onéreuses et les arrêts de travail de longue durée.
ABRÉV. C.P.A.M.

caisse du tympan / *angl. : middle ear*
Chambre de résonance située en arrière du tympan.

Elle contient la chaîne des osselets et assure la transmission des vibrations sonores. La caisse du tympan communique avec l'arrière-nez par la trompe d'Eustache (ce qui explique les otites infectieuses).
SYN. oreille moyenne

cal, n. m. / *angl. : callus*
Formation osseuse assurant la soudure d'un os fracturé.

Le cal peut être exubérant, mal placé, vicieux, etc.

calcification, n. f. / *angl. : calcification*
Dépôt de calcium sous différentes formes dans un tissu (par exemple dans un tendon ou un ligament).

calcification osseuse
Dépôt de calcium dans l'os et mécanisme indispensable qui permet à l'os de se renouveler.

calcul, n. m. / *angl. : calculus, stone*
« Caillou » formé de minéraux ou de matériaux organiques solidifiés (cholestérol, sels biliaires), dans le canal excréteur d'une glande ou d'un organe (calcul salivaire, vésiculaire, biliaire, urétéral, vésical, etc.). Ce calcul peut créer divers désagréments ou troubles (douleur, ictère, rétention de liquides organiques, etc.) nécessitant l'intervention d'un chirurgien pour le broyer ou l'extraire.
SYN. lithiase

calendrier vaccinal, loc. / *angl. : vaccination calendar*
Récapitulatif, présenté sous forme de liste ou de tableau, des différentes dates des vaccins à effectuer et de leurs rappels.

L'infirmière intervient au début de la vie d'un enfant en aidant la mère à prendre en compte les impératifs des vaccinations; elle intervient ensuite en veillant au respect de ces dates et tout particulièrement en vérifiant, lors d'une blessure ou d'une intervention chirurgicale, que les vaccinations antitétaniques sont à jour.

calleux, adj. / *angl. : callous*
Qui présente un épaississement localisé de la peau.

calleux (corps)
Bande médiane de substance cérébrale blanche, qui relie les deux hémisphères cérébraux.

callosité, n. f. / *angl. : callosity, callus*
Épaississement et durcissement de la couche cornée de l'épiderme, due le plus souvent à des frottements répétés (port de chaussures, utilisation d'un outil, etc.).

calvitie, n. f. / *angl. : baldness*
Absence totale ou partielle de cheveux.
SYN. alopécie

canal, n. m. / *angl. : duct*
Conduit membraneux qui sert à l'écoulement d'un liquide organique ou qui laisse passer un vaisseau, un nerf, etc., dans une structure plus ou moins compacte.
Son orifice se nomme méat.

canal artériel / *angl. : arterial duct*
Vaisseau qui, pendant la vie utérine, permet la circulation du sang depuis l'artère pulmonaire vers l'aorte.
Sa persistance après la naissance est pathologique.

canal cholédoque / *angl. : bile duct*
Conduit qui véhicule la bile depuis la jonction entre le canal hépatique et le canal cystique vers l'ampoule de Vater.

canal cystique / *angl. : cystic duct*
Conduit qui relie la vésicule biliaire au canal cholédoque.

canal déférent / *angl. : vas deferens*
Conduit excréteur du testicule.
Long d'environ 40 cm, le canal déférent fait suite au canal épididymaire. Sa partie terminale en ampoule sert de réservoir au sperme dans l'intervalle des éjaculations.

canal dentaire
Conduit central de la racine dentaire.
Il contient les vaisseaux nourriciers et le nerf dentaire.

canal éjaculateur
Conduit qui fait suite au canal déférent après son union à la vésicule séminale.
Il se termine dans l'urètre prostatique et véhicule le sperme au cours de l'éjaculation.

canal galactophore
Conduit de la glande mammaire (sein) qui sécrète le lait et le mène vers l'extrémité du mamelon.

canal hépatique
Conduit qui véhicule la bile depuis le foie vers le confluent du canal cystique et du canal cholédoque.

canal médullaire
Partie centrale de l'os long qui contient la moelle osseuse.

canal pancréatique
Conduit qui mène le suc pancréatique (sécrétion exocrine d'utilisation digestive) depuis le pancréas vers l'ampoule de Vater.

canal rachidien
Partie centrale du rachis formée par la succession des trous vertébraux, et qui contient la moelle épinière.

canal thoracique
Conduit principal de la lymphe, qui traverse le thorax pour se jeter dans la veine sous-clavière gauche.

canaux semi-circulaires
Organes osseux et membraneux de l'oreille interne, au nombre de trois.

Ils sont responsables en grande partie de l'équilibre.

canard, n. m.
Gobelet en plastique (antérieurement en poterie ou en céramique), dont l'ouverture est étroite, en forme de bec, ou qui possède un couvercle muni d'un bec.

Grâce à ce récipient fermé, la personne alitée peut boire sans renverser les liquides.

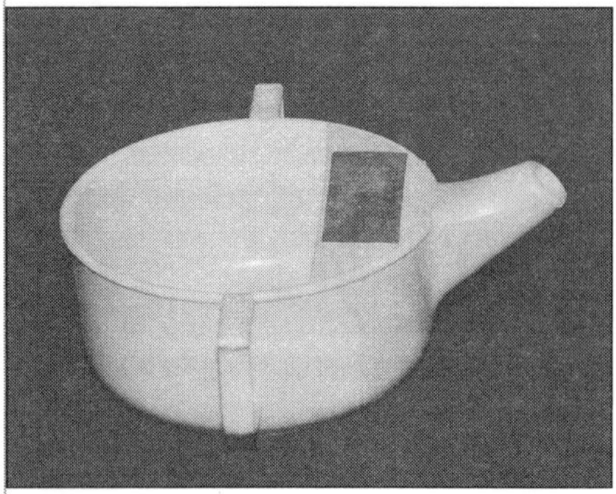

Canard.

canine, n. f. / *angl. : canine tooth*
Dent pointue munie d'une seule racine, qui est placée entre les incisives (en avant) et les prémolaires (en arrière).

canne, n. f. / *angl. : cane, walking stick*
Bâton façonné sur lequel on s'appuie en marchant.

cannes anglaises / *angl. : crutches*
Béquilles munies d'un soutien pour l'avant-bras et permettant le déplacement d'une personne handicapée ou blessée.

capacité, n. f. / *angl. : ability*
Ensemble de savoirs et de savoir-faire maîtrisés, c'est-à-dire d'opérations mentales qui permettent l'utilisation des savoirs et des savoir-faire.

Une capacité peut nécessiter plusieurs compétences conjointes.

Les capacités d'une personne définissent son niveau de qualification.

capacité vitale / *angl. : vital capacity*

1- Volume de gaz maximal que peuvent rejeter les poumons à la suite d'une expiration forcée qui suit une inspiration forcée.

Ce volume est en fait composé du volume courant (volume gazeux mobilisé habituellement par une inspiration ou une expiration normale, soit environ 400 à 600 ml), du volume de réserve inspiratoire (quantité de gaz qui peut encore pénétrer dans les poumons après une inspiration normale, soit de 1 900 à 2 400 ml) et du volume de réserve expiratoire (quantité de gaz qui peut encore être expulsé des poumons après une expiration normale, soit 750 à 1 300 ml).

Cette notion physiologique est utilisée également dans les épreuves fonctionnelles respiratoires : ces épreuves sont un ensemble d'examens réalisés pour diagnostiquer l'asthme et les insuffisances respiratoires, ainsi que pour la surveillance des sportifs.

2- Force intérieure ou dynamisme qui permet à une personne de participer à l'évolution de ce qui l'entoure (en psychologie : « capacité de vie » ou « capacité à vivre »).

capillaire, n. m. ou adj. / *angl. : capillary*

1- Vaisseau très fin qui permet les échanges entre le sang et le milieu extracellulaire.

Les capillaires sont issus de la ramification extrême des artères et se transforment en veines pour assurer le retour sanguin.

2- Fin comme un cheveu : ce terme qualifie un tube dans lequel les liquides montent par capillarité.

On l'utilise souvent pour prélever le sang qui sera analysé par microméthode, c'est-à-dire sur de très petites quantités.

capillarité, n. f. / *angl. : capillarity*
Phénomène de tension superficielle des liquides, qui leur permet de monter dans des conduits étroits.

capiluve, n. m. / *angl. : shampoo*
Soin d'hygiène des cheveux et de la tête.

Il peut être réalisé au lavabo ou au lit, et nécessite alors un matériel spécialisé. La soignante veille tout spécialement au confort du patient, par une bonne position de la tête pendant le soin (douleurs cervicales possibles), puis elle sèche rapidement les cheveux afin d'éviter que la personne ne prenne froid.
SYN. shampooing

capsule, n. f. / *angl. : capsule*

1- Élément anatomique qui enveloppe un organe.

2- Forme pharmaceutique : gélule pouvant contenir des médicaments en poudre ou liquides et se dissoudre plus ou moins rapidement dans le tube digestif (estomac ou intestin grêle).

capsule articulaire
Enveloppe de l'articulation.

capsule surrénale
Enveloppe de la glande surrénale.

capsule de Tenon
Enveloppe de l'œil.

capuchon de transfert, n. m. / *angl. : transfert cap*
Matériel intermédiaire entre un flacon de solvant et un autre flacon qui contient le produit médicamenteux en poudre devant être dilué.

Muni de trocarts dans les deux directions, le capuchon de transfert réunit les flacons, et permet la mise en présence des deux produits et leur dilution. Il assure une bonne asepsie (les produits n'étant pas manipulés) et évite un risque d'infection nosocomiale.

caractère, n. m. / *angl. : character*
Signe distinctif, attribut, particularité.

Le caractère d'une personne est ce qui définit son comportement, sa manière habituelle de réagir.

« Avoir du caractère » signifie savoir exprimer ses convictions et prendre des décisions ; le contraire est appelé « manquer de caractère ».

« Avoir mauvais caractère » signifie que le comportement d'une personne est perçu comme difficile à vivre ; l'attitude contraire est la marque d'un « heureux caractère ».

caractère sexuel
Marque du sexe d'une personne.

Les caractères sexuels primaires sont les gonades (glandes sexuelles), et les caractères sexuels secondaires sont les particularités morphologiques (bassin large ou étroit par exemple), physiologiques (cycle menstruel féminin par exemple) ou psychologiques, caractéristiques du sexe.

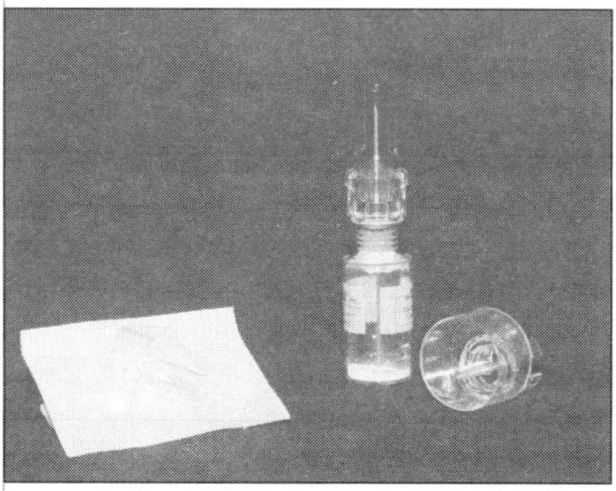

Capuchon de transfert.

caractériel, adj. / *angl. : emotionally disturbed*
Qualifie une personne qui présente des troubles du caractère.

cardia, n. m.
Porte d'entrée dans l'estomac, abouchement de l'œsophage dans l'estomac.
Sa configuration est angulée (angle de His) de telle manière que, bien que le cardia ne soit pas un sphincter, le liquide gastrique ne peut normalement pas refluer de l'estomac dans l'œsophage (le reflux gastro-œsophagien est une pathologie).

cardio-vasculaire, adj. / *angl. : cardiovascular*
Qui concerne le cœur et les vaisseaux (sanguins).

cardio-vasculaire (appareil)
Ensemble composé du cœur et des vaisseaux (artères, veines, capillaires, vaisseaux lymphatiques) dont le rôle est d'apporter l'oxygène et les nutriments vers les différents organes du corps, et d'emmener pour élimination le gaz carbonique et les déchets.

cardio-vasculaires (maladies)
Affections statistiquement très fréquentes dans les sociétés industrialisées où le tabagisme et une alimentation trop riche en graisses sont responsables du durcissement des artères par dépôt de cholestérol sur la paroi interne des artères (athérome). Ce dépôt de cholestérol réduit la lumière de l'artère et peut la boucher.
Les maladies cardio-vasculaires engendrent : hypertension artérielle, artérite des membres inférieurs, coronarite, angine de poitrine, infarctus du myocarde, accidents vasculaires cérébraux et impuissance.

carpe, n. m. / *angl. : carpus*
Ensemble des huit os du poignet qui relient l'avant-bras à la main
Le carpe comprend, sur la ligne proximale (près de l'avant-bras), de l'extérieur (côté pouce) vers l'intérieur : scaphoïde, semi-lunaire, pyramidal et piriforme, et sur la ligne distale (près du métacarpe), de dehors en dedans : trapèze, trapézoïde, grand os et os crochu.
Les os du carpe sont assez mal irrigués ce qui, en cas de fracture, rend leur ossification difficile et parfois impossible (pseudarthrose).
La radiographie du carpe chez l'enfant est bien codifiée : elle permet de surveiller (à des dates précises) l'apparition des points d'ossification et de déterminer ainsi l'âge osseux de l'enfant, ce qui est utile tant dans les pathologies de retard de croissance que pour préciser l'âge d'un enfant dont la date de naissance est inconnue (en cas d'adoption par exemple).
Voir position anatomique

carte Vitale, n. f.
Support informatique individuel, dans lequel sont mémorisées des informations personnelles concernant un individu et permettant de justifier son affiliation à la Sécurité sociale.
Lors des consultations médicales, d'examens divers, d'achat de médicaments, etc., le patient remet cette carte au praticien qui l'insère dans un lecteur informatique : les informations directement transmises à la Caisse primaire d'assurance maladie suppriment les démarches administratives.
L'utilisation de la carte Vitale est encore limitée, dans la mesure où tous les praticiens ne sont pas équipés du système de lecture et de télétransmission.

cartilage, n. m. / *angl. : cartilage*
Tissu conjonctif, résistant, translucide et élastique.
Il précède ou parfois remplace les os (nez, trachée, pavillon de l'oreille). Le

cartilage peut s'ossifier (points d'ossification).

cartilage articulaire / *angl. : joint cartilage*
Tissu qui recouvre les surfaces articulaires des os et qui permet la mobilisation.

cartilage de conjugaison
Partie de la charpente située entre la diaphyse et l'épiphyse, et qui permet l'accroissement en longueur des os longs (chez l'enfant).

caryotype, n. m. / *angl. : chromosomic chart*
Organisation des chromosomes du noyau cellulaire, spécifique de l'espèce.

Chez l'homme, le caryotype comprend 23 paires de chromosomes dont une paire de gonosomes, ou chromosomes sexuels, différents pour la femme (deux chromosomes X) et pour l'homme (un chromosome X et un chromosome Y), et 22 paires d'autosomes. Ils sont tous responsables des caractéristiques d'une personne et sont transmis par les parents (moitié par le spermatozoïde du père et moitié par l'ovule de la mère).

Il est intéressant de mettre en évidence le caryotype pour visualiser les maladies chromosomiques (par exemple la trisomie 21 ou mongolisme). L'évolution scientifique permet de mettre progressivement en évidence des anomalies situées sur une partie d'un chromosome en cas de maladies génétiques, ce qui aboutira peut-être à trouver un traitement pour celles-ci.
Voir chromosome

cas concret, n. m. / *angl. : case study*
Travail de réflexion dont le point de départ est une situation clinique tenue pour réelle, c'est-à-dire qui a été rencontrée en service de soins.

L'étudiant doit se poser toutes les questions nécessaires à la compréhension de la (ou des) difficulté(s) sous-jacente(s) et doit chercher dans les enseignements théoriques ou pratiques les explications qui lui manquent (méthode inductive).

Ce même exercice peut être utilisé pour une évaluation écrite pendant la formation infirmière : le cas concret présente la situation d'une ou plusieurs personnes que l'étudiant infirmier, aidé par des questions que les enseignants ont choisies comme fil conducteur, doit (sur le papier) prendre en charge ; il démontre ainsi ses capacités à analyser et à réfléchir, au regard de la mobilisation de ses connaissances.

casaque, n. f. / *angl. : blouse*
Blouse permettant une protection surtout au cours de soins effectués en chambre d'isolement (septique ou protecteur) ou en salle d'opération (casaques stériles).

La casaque empêche la transmission de germes au patient, ou la transmission des germes du patient aux autres personnes. Dans tous les cas, la casaque reste dans la chambre (ou dans l'antichambre) du patient et doit être changée au minimum une fois par 24 heures. Selon les circonstances, soignants, médecins, famille peuvent revêtir cette casaque.
SYN. surblouse

castration, n. f. / *angl. : castration*
Ablation des gonades ou glandes sexuelles (testicule ou ovaire) quel qu'en soit le moyen (chirurgical, radiologique, chimique, etc.) qui aboutit à une privation de la capacité à se reproduire.
SYN. stérilisation

castration (complexe ou angoisse de) / *angl. : castration complex*
Notion psychanalytique liée, chez le jeune garçon, à la menace imaginaire d'une castration (suppression de son pénis) par son père.

L'origine de cette angoisse se retrouve dans l'éducation de l'enfant : soumis à la loi (représentée par son père), il est bloqué dans son affirmation de soi et dans sa capacité d'émancipation.

C.A.T., sig.
ABRÉV. de centre d'aide par le travail

cataplasme, n. m. / *angl. : cataplasm, fomentation, poultice*
Préparation médicinale de la consistance d'une bouillie épaisse, enveloppée dans un linge et appliquée sur la peau.

Le cataplasme a pour but de diminuer une inflammation.
SYN. emplâtre

catgut, n. m. / *angl. : gut*
Fil utilisé en chirurgie et obtenu à partir de boyaux de moutons ou d'autres animaux.

Ce fil est résorbé par l'organisme : utilisé pour les sutures chirurgicales, il n'aura pas à être enlevé à l'issue de la cicatrisation.

En cas de température corporelle élevée ou en présence d'autres facteurs de macération, le catgut peut se résorber avant cicatrisation complète.

cauchemar, n. m. / *angl. : nightmare*
Rêve pénible, effrayant et angoissant.

Le cauchemar peut être le symptôme de certains troubles (par exemple le delirium tremens, décompensation d'un manque au cours de l'intoxication alcoolique).

caustique, adj. / *angl. : caustic*
Liquide ou solide qui attaque et qui blesse ; qui détruit les tissus vivants.

Terme s'utilisant au sens propre (brûlure par la soude caustique) et au sens figuré, par exemple quand les moqueries d'une personne sont blessantes pour son interlocuteur.

Certains détergents et certains savons sont tout particulièrement caustiques, et le personnel soignant devra s'en protéger. Les soignantes qui doivent se laver les mains avant et après chaque soin ont souvent les mains abîmées, surtout lorsqu'elles ne sont pas bien rincées ou si elles sont mal essuyées.

Il est également important de signaler les caractéristiques caustiques des produits pour la douche ou le bain qui réduisent les surfaces protectrices de la peau et font le lit d'affections cutanées diverses.

cautère, n. m. / *angl. : cautery*
Instrument métallique chauffé au rouge, destiné à brûler les tissus.

Le cautère était autrefois utilisé pour nettoyer les blessures et éviter l'infection. Il peut servir à l'hémostase d'une plaie (thermocautère).

cavité, n. f. / *angl. : cavity*
Espace vide à l'intérieur d'un corps solide ; anfractuosité ou partie creuse d'un organe.

cavité abdominale
Intérieur de l'abdomen contenant les organes digestifs.

C'est une cavité sans volume, virtuelle, puisque l'air ne pénètre pas dans l'abdomen.

cavité articulaire / *angl. : articular cavity*
Espace virtuel entre les cartilages articulaires de deux os qui se suivent.

cavité buccale / *angl. : oral cavity*
Intérieur de la bouche comprenant les dents, les gencives, la langue, l'intérieur des joues et le palais.

cavités cardiaques
Ensemble des deux ventricules et des deux oreillettes du cœur.

cavité cotyloïde
Espace articulaire placé sur l'os iliaque et recevant la tête du fémur.

cavité glénoïde
Espace articulaire de l'omoplate recevant la tête de l'humérus.

cavité naturelle
Espace creux de l'organisme : bouche, nez, orbites, oreilles, vagin, etc.

cavum, n. m.
Cavité.

Terme utilisé plus spécifiquement pour désigner la cavité en arrière des fosses nasales.

C.D.E.S., sig.
ABRÉV. de commission départementale d'éducation spécialisée

ceinture, n. f. / *angl. : belt*
Terme désignant ce qui entoure.

1- Tour de taille d'une personne.

2- Terme employé en anatomie pour désigner l'ensemble des structures osseuses qui rattachent les membres au tronc.

ceinture pelvienne / *angl. : pelvic girdle*
Ensemble des deux os iliaques, unis en avant par le pubis, reliés au sacrum en arrière.

La ceinture pelvienne rattache les membres inférieurs au bas du tronc.

ceinture scapulaire / *angl. : scapular arch*
Ensemble des deux omoplates et des deux clavicules (reliées au sternum en avant) reposant sur le haut du tronc.

La ceinture scapulaire rattache les membres supérieurs au thorax.

cellulose, n. f. / *angl. : cellulose*
Substance principale de la paroi des végétaux.

Absolument non digestible, la cellulose est indispensable à la constitution du chyme intestinal et au péristaltisme intestinal ; on l'appelle aliment de lest. Son absence peut provoquer une constipation, voire une occlusion intestinale.

Dans un régime « sans résidu », la cellulose doit être supprimée afin de minimiser le travail intestinal.

centre, n. m.
Institution permettant un rassemblement significatif de personnes ou d'activités.

centre d'aide par le travail (C.A.T.)
Institution qui accueille à la journée (sur décision de la C.O.T.O.R.E.P.) des personnes handicapées, et leur fournit un travail adapté à leur handicap grâce à un encadrement spécialisé.

Le C.A.T. a pour but la réinsertion sociale des personnes handicapées, par le biais du travail qui donne lieu à une rémunération.

Les critères industriels de rentabilité ne sont alors pas prédominants et font place à un objectif de réalisation de soi par le travail. Pour fonctionner, ces centres sont obligatoirement subventionnés par la société, et les personnes qui travaillent perçoivent non pas un salaire mais une allocation.

centrifugeur, n. m. / *angl. : centrifuge*
Appareil permettant, par une rotation rapide, une séparation des composants d'un mélange, en fonction de leurs poids relatifs.

La centrifugation du sang, par exemple, met en évidence les globules ou les éléments figurés par opposition au sérum.

céphalée, n. f. / *angl. : headache*
Douleur violente et tenace située dans la boîte crânienne.

Une céphalée doit être différenciée de la migraine.

céphalorachidien, adj.
Qui concerne la tête et le rachis, l'encéphale et la moelle épinière.

Le liquide céphalorachidien est le liquide qui entoure l'ensemble des structures nerveuses de la tête et du rachis.

cérébelleux, adj. / *angl. : cerebellar*
Qui a trait au cervelet.

Le syndrome cérébelleux témoigne de troubles du cervelet; les mouvements de la personne atteinte ne sont alors pas coordonnés.

cérumen, n. m. / *angl. : cerumen*
Sécrétion jaune et grasse des glandes sébacées du conduit auditif externe.

cérumen (bouchon de)
Masse desséchée de cérumen dans le conduit auditif externe.

Le bouchon de cérumen peut diminuer l'audition. Il se forme lorsque le cérumen est repoussé dans le conduit auditif, à l'aide par exemple de cotons-tiges auxquels on préfère un spray.

cerveau, n. m. / *angl. : brain*
Partie antéro-supérieure de l'encéphale située dans la boîte crânienne, composée de deux hémisphères (et de leurs enveloppes, les méninges) réunis par le corps calleux.

Le cerveau est l'organe essentiel du système nerveux central et le siège des fonctions supérieures de l'homme (penser, décider, parler, ressentir, etc.).

cervelet, n. m. / *angl. : cerebellum*
Partie postéro-inférieure de l'encéphale située dans la boîte crânienne, composée de deux lobes latéraux et d'un lobe central (le vermis) entourés des méninges.

Le cervelet est le centre de la coordination des mouvements et de l'équilibre.

cervical, adj. / *angl. : cervical*
1- Qui a trait à la région du cou (vertèbre cervicale par exemple).
2- Qui a trait au col d'un organe: col de l'utérus, col de la vessie, col du fémur, etc.

cervico-brachial, adj.
Qui a trait à la région du cou et du bras (névralgie cervico-brachiale par exemple).

césarienne, n. f. / *angl. : caesarian section*
Intervention chirurgicale consistant à extraire un enfant de l'utérus de sa mère par voie haute, c'est-à-dire par voie abdominale et non par les voies naturelles.

Ce nom aurait été donné à cette intervention en référence à Jules César, né de cette manière, selon la légende.

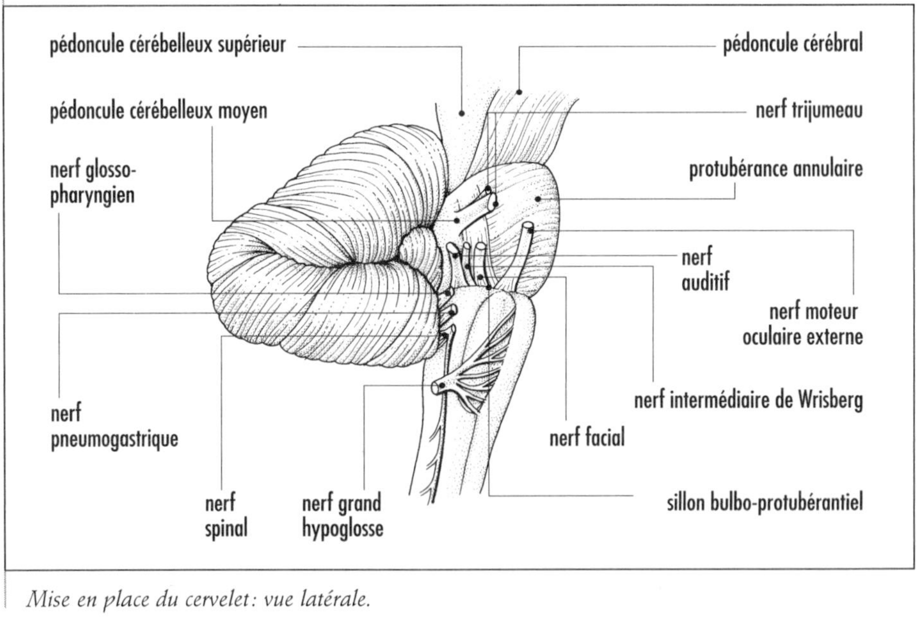

Mise en place du cervelet: vue latérale.

La césarienne se réalise soit en incisant la paroi antérieure de l'abdomen par une incision médiane et verticale (en situation d'urgence) soit, plus souvent, par une incision basse, horizontale et sus-pubienne, traversant les muscles grands droits de l'abdomen, et dont la cicatrice est plus discrète.

La décision de pratiquer une césarienne vient pallier une différence entre les diamètres intérieurs du bassin maternel et le diamètre de la tête de l'enfant; la césarienne permet l'extraction d'un enfant qui se présente par le siège, ou son extraction rapide afin de traiter une pathologie maternelle ou infantile. La césarienne peut être faite sous anesthésie générale (en urgence) ou locorégionale (péridurale) si l'on dispose de plus de temps.

La césarienne est parfois vécue par la jeune maman comme un échec de l'accouchement normal et, si elle est pratiquée sous anesthésie générale, comme une frustration de ne pas voir naître son enfant et de ne pas avoir participé à cette naissance.

Les soins d'une femme césarisée dépendent du mode d'anesthésie choisi; ils sont les mêmes que ceux pratiqués après une intervention abdominale et que ceux apportés à toute femme qui vient d'accoucher (soins du post-partum).

chagrin, n. m. / *angl. : grief, sorrow*
Sentiment de tristesse et de peine.
SYN. deuil

chagrin anticipé
Tristesse causée par un événement précis, par exemple une amputation ou la proximité de sa propre mort.

chagrin dysfonctionnel
Processus de deuil particulièrement intense, expansif et long.

Le travail de deuil peut être accompagné par un professionnel de santé (infirmière, psychologue, etc.).

chaîne sympathique, n. f. / *angl. : sympathetic nervous system*
Suite des ganglions du système nerveux sympathique, parallèle au rachis.

La chaîne sympathique est une des parties du système nerveux autonome (ou végétatif), par opposition au système nerveux central.

Le système nerveux autonome agit par l'intermédiaire de deux médiateurs chimiques, l'adrénaline et la noradrénaline, et contrôle le fonctionnement involontaire des différents viscères (tube digestif, cœur, etc.).

chaise, n. f.
Siège individuel à dossier.

chaise percée / *angl. : night commode*
Appareillage permettant à une personne assise (installée avec l'aide de soignants) de satisfaire ses besoins naturels (urines et selles) sans se déplacer.

Le fauteuil (la chaise ou le support) est muni d'un seau pour recueillir les excréments. Ce récipient doit être vidé et désinfecté régulièrement par les soignants.

chaleur, n. f. / *angl. : heat*
Température produite physiologiquement par le corps.

La production de chaleur est un des effets de la transformation des aliments et/ou de l'activité dans l'organisme. Elle est transportée par le sang dans l'ensemble des organes. Le centre de thermorégulation (centre nerveux) en assure le contrôle.

La surveillance de la température corporelle se fait à l'aide d'un thermomètre (anal, buccal ou frontal) ou d'une sonde thermique. Une personne à jeun est sensible à la température ambiante; c'est pourquoi, dans les différents temps qui environnent une intervention chirurgicale, il est indispensable de surveiller la température corporelle du patient.

chaleur (bouffées de)
Sensations soudaines de chaleur ressenties par certaines femmes au cours de la ménopause, dues à l'absence de progestérone.

chaleur (coup de)
Trouble organique provoqué par des circonstances extérieures, comme un très grand ensoleillement, et dont les conséquences peuvent être graves : insolation ou déshydratation.

chaleur humaine
Relation qui répond à une conception humaniste indispensable au bien-être du patient.

chaleur sèche ou chaleur humide
Traitements permettant d'éliminer les micro-organismes.

Ce principe est à l'origine de nombreux moyens de stérilisation des objets en milieu hospitalier, dont le « Poupinel » (chaleur sèche), ou de stérilisation familiale (biberons, conserves) : faire bouillir signifie utiliser la chaleur humide.

chaleur des extrémités (surveillance de la)
Paramètre important pour l'infirmière : lorsque les artères sont bouchées, déficientes ou comprimées, les extrémités du corps (mains, pieds, lobes des oreilles, lèvres) sont froides.

Lors d'une intervention sur un membre, d'une immobilisation par plâtre, d'une artérite des membres inférieurs ou d'une gelure, une surveillance s'impose : la chaleur des extrémités ainsi que leur couleur, leur motricité, leur sensibilité et le fait qu'elles peuvent être douloureuses doivent être pris en compte.

chambre, n. f. / *angl. room, chamber*

1- Pièce, local.

2- Cavité.

chambre antérieure de l'œil, chambre postérieure de l'œil
Cavités séparées par l'iris.

La chambre antérieure de l'œil contient l'humeur aqueuse.

chambre implantable
Accès veineux à partir d'un petit réservoir situé sous la peau, à l'abri des contaminations.

La chambre implantable permet d'injecter facilement certains traitements (lourds) sans qu'il soit nécessaire de trouver une veine périphérique, puisque ce site a été posé chirurgicalement et raccordé à une veine ayant un calibre adéquat. Il est utile de signaler la très grande amélioration apportée par la chambre implantable aux conditions de soins pour les patients concernés.

Les chambres implantables doivent être manipulées avec de grandes précautions d'asepsie, évitant aussi bien le reflux du sang (manipulation sous pression positive) que l'appel de bulles d'air vers ces grosses veines centrales en dépression. La chambre implantable doit être héparinée pour éviter que le sang ne coagule dans le cathéter.

chambre d'inhalation
Dispositif permettant le traitement par aérosol-thérapie.

La chambre d'inhalation permet de doser avec précision le produit à absorber par voie aérienne et de le conduire au niveau des alvéoles pulmonaires.

chambre d'isolement / *angl. : isolation room*
Pièce utilisée en psychiatrie pour accueillir, sur prescription de 24 heures renouvelables, une personne agitée, dangereuse pour elle-même et surtout pour les autres.

La chambre d'isolement n'est meublée que d'objets non dangereux, et son architecture est pensée en ce sens.

Il est indispensable, devant l'inhumanité de la situation, d'organiser au plus vite l'installation dans une autre chambre dès que le traitement dont bénéficie le patient lui aura permis de retrouver le calme.

Il est aussi capital, compte tenu des risques pour la personne soignée, d'assurer une surveillance attentive et un accompagnement de ce malade.

chambre du malade / *angl. : bedroom*
Pièce où est installé un patient hospitalisé.

La chambre du malade doit comporter au minimum un lit, une table adaptable, une chaise et/ou un fauteuil ; elle est équipée du matériel nécessaire à la réalisation des soins du patient. L'équipe soignante doit tout mettre en œuvre pour que le malade s'y sente bien et que ce soit pour lui un espace de repos et de sérénité, doté du confort indispensable (toilettes, salle de bains, télévision, etc.).

Bien que cette pièce fasse partie des pièces du service de soins, il semble utile qu'elle soit considérée comme un lieu privatif ; au minimum, il sera bienvenu de frapper à la porte et d'attendre l'autorisation d'entrer.

Cette conception est d'emblée rendue difficile lorsque la chambre accueille plusieurs personnes obligées de cohabiter. La gestion des lits, assurée par le cadre infirmier du service, doit tenir compte des possibilités d'association des personnes devant vivre dans la même pièce.

La conception de la chambre comme espace privatif est difficile à mettre en œuvre dans un service de soins intensifs ou de réanimation, où les chambres sont souvent réduites à de simples boxes éventuellement séparés par des rideaux ou des cloisons basses.

L'hygiène de l'environnement est un acte quotidien, qui passe des objets aux surfaces et maintient des conditions de soins correctes. Au départ de la personne soignée, une désinfection totale est nécessaire pour éviter les infections nosocomiales.

chambre stérile
Pièce stérile installée pour les besoins de certains traitements immunodépresseurs.

La chambre stérile est munie d'un sas (antichambre) permettant la désinfection des objets et leur conditionnement (l'habillage des soignants avec des vêtements stériles, par exemple).

Cette chambre stérile peut être conçue comme une « bulle », c'est-à-dire que la chambre du patient est entièrement incluse dans une autre pièce. Les soignants n'entrent pas dans cette pièce ; ils assurent les soins par l'intermédiaire de hublots.

champ, n. m. / *angl. : drape*
Espace.

champ opératoire / *angl. : surgical steril field drape*
Espace cutané laissé libre au centre de zones isolées par des champs stériles.

La peau du champ opératoire et la peau cachée par les champs stériles ont préalablement été préparées et aseptisées pour limiter au mieux les risques d'infection peropératoire.

champ stérile / *angl. : steril field drape*
Tissu ou drap non tissé plus ou moins grand selon les besoins.

Il permet de protéger ou d'emballer, en situation d'urgence, une partie blessée du corps avant prise en charge par le chirurgien.

champ troué
Tissu stérile muni d'un orifice central qui permet, en salle d'opération ou pour des soins particuliers (pose d'une sonde urinaire par exemple) d'isoler une zone cutanée à risque.

champ visuel / *angl. : vision field*
Espace couvert par le regard qui fixe un point.

Une personne exercée peut élargir son champ visuel, par exemple pour enregistrer plus de signes en lisant d'un seul coup d'œil.

change, n. m. / *angl. : disposable nappy*

1- Protection périnéale (appelée couche chez l'enfant) qui assure la propreté chez une personne incontinente.

2- Moment de changer cette protection.

changement, n. m. / *angl. : change*

Transformation, évolution.

changement social

Ensemble des mécanismes qui permettent à une société d'évoluer et non de se reproduire.

chariot, n. m.

Objet roulant.

chariot élévateur / *angl. : lift-truck*

Dispositif qui permet aux soignants de soulever sans effort une personne non mobile (par exemple paralysée) de la surface de son lit ou de son fauteuil, pour effectuer des soins (bain, pesée, prévention d'escarres, réfection du lit, etc.).

Le chariot élévateur peut, après désinfection, servir pour un autre patient.

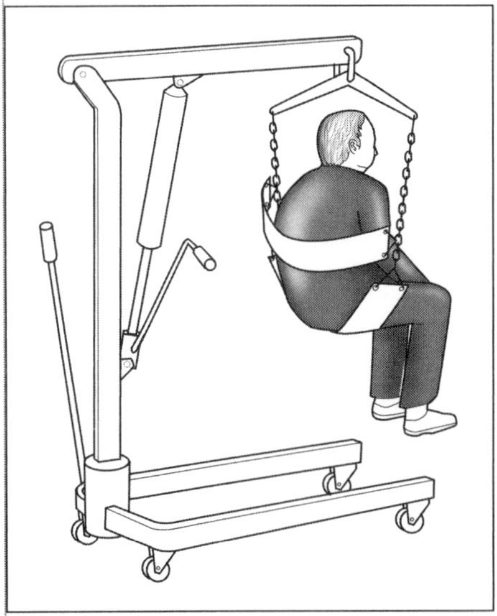

Chariot élévateur.

chariot à pansement, chariot de soins / *angl. : dressing cart*

« Table roulante » parfois appelée guéridon, qui permet aux soignants de rassembler l'ensemble du matériel nécessaire aux soins qu'ils s'apprêtent à exécuter.

Ce chariot doit être désinfecté entièrement avant et après usage. Par principe, il ne doit pas entrer dans une chambre.

Il est habituel, selon un raisonnement hygiénique, de mettre le matériel propre, voire stérile, sur l'étagère la plus haute ou sur l'étagère moyenne dite de réserve ; l'étagère basse est réservée aux objets ayant servi et aux poubelles.

charte, n. f. / *angl. : charter*

Ensemble des règles fondamentales régissant une situation.

En milieu de soins, les chartes ont pour objet de protéger les personnes en situation de vulnérabilité. Elles définissent les droits et les devoirs de chaque partenaire (exemples : Charte du patient hospitalisé, Charte de l'enfant, Charte de la personne âgée dépendante).

check-up, n. m.

Examen de santé systématique pratiqué pour faire le bilan de santé périodique d'une personne (terme d'origine anglaise).

chef, n. m.

Extrémité, tête, dirigeant.

chef de la bande / *angl. : head*

Extrémité de la bande que l'on voit et que l'on peut dérouler (le rouleau s'appelle un globe).

Pendant le bandage, pour éviter que la bande ne tombe et se déroule, le globe tenu dans la main directrice est placé au-dessus du chef de la bande.

chef d'un muscle

Extrémité d'un muscle.

Le biceps, par exemple, est composé de deux chefs ou insertions principales.

chef de service / *angl. : departmental manager*
Médecin responsable de l'activité du service.

Ce terme est également utilisé pour désigner le cadre infirmier responsable des soins dans le service.

cheveu, n. m. / *angl. : hair*
Poil poussant sur la tête.

L'aspect des cheveux reflète l'état de santé d'une personne (fatigue).

Les cheveux nécessitent une hygiène rigoureuse (capiluve).

La chute des cheveux est fréquente chez l'homme, surtout âgé (calvitie).

Au cours des chimiothérapies anticancéreuses, les cheveux tombent (alopécie) : il est possible d'utiliser un casque réfrigérant pour ralentir leur chute. De plus, la modification de l'image de soi justifie la possibilité pour le médecin de prescrire une prothèse capillaire remboursée par la Sécurité sociale.

cheville, n. f. / *angl. : ankle*
Articulation située à la jonction de la jambe et du pied.

Elle met en relation le tibia et le péroné d'une part, et l'astragale (reposant sur le calcanéum) c'est-à-dire le tarse d'autre part.

Sur cette articulation repose l'ensemble du poids du corps ; elle est donc très sollicitée et sujette à de nombreuses pathologies dont la plus connue est l'entorse.

Extérieurement, la cheville est repérable par les malléoles interne et externe, saillies osseuses des extrémités inférieures du tibia en dedans et du péroné en dehors.

chiasma optique, n. m.
Entrecroisement des nerfs optiques en arrière des globes oculaires, à la base de l'encéphale, avant que ces nerfs ne rejoignent le cortex cérébral dans le lobe occipital.

chirurgie, n. f. / *angl. : surgery*
Ensemble des thérapeutiques qui comportent une intervention manuelle et/ou instrumentale.

Les interventions chirurgicales sont le plus souvent sanglantes.

chirurgie (petite)
Ensemble des interventions comprenant les actes les plus simples : plâtres, ponctions, sondages, etc.

chirurgie générale
Ensemble des spécialités des différents appareils : chirurgie digestive, urologique, gynécologique, thoracique, cardiaque, vasculaire, traumatologique, orthopédique, plastique, pédiatrique, gérontochirurgie, neurochirurgie, etc.

chirurgie viscérale
Ensemble des interventions pratiquées sur les « organes mous » ou viscères : chirurgie digestive, gynécologique, urinaire, etc.

chirurgie osseuse
Ensemble des interventions comprenant la chirurgie traumatologique (liée aux accidents) et la chirurgie orthopédique.

Elle intervient sur les os, les articulations, les muscles et les tendons éventuellement.

chirurgie plastique
Longtemps appelée « chirurgie esthétique », la chirurgie plastique est parfois aussi nommée chirurgie réparatrice (suppression de cicatrices disgracieuses par exemple).

choanes, n. f. pl.
Orifices postérieurs des fosses nasales.

Les choanes mettent en relation les fosses nasales avec le nasopharynx.

chômage, n. m. / *angl. : unemployement*
Inactivité forcée d'une personne par suite d'un manque de travail dans sa spécialité, sa région, ou en raison de son niveau de compétence.

Cette situation peut être socialement prise en compte, par exemple par les allocations chômage. Cependant, elle entraîne non seulement une précarité de la vie quotidienne d'une personne et éventuellement de sa famille, mais aussi une réaction psychologique avec sentiment de dévalorisation et souvent dépression. Ces réactions, jointes à la précarité, peuvent engendrer diverses pathologies.

chondral ou condral, adj.
Qui est relatif au cartilage

chromosome, n. m. / *angl. : chromosome*
Élément du noyau cellulaire, visible au moment de la division cellulaire.

Chacun des chromosomes est constitué d'une double hélice d'acide désoxyribonucléique (A.D.N.) et est porteur des gènes, séquences spécifiques d'A.D.N.

Dans l'espèce humaine, on compte 23 paires de chromosomes : 22 paires d'autosomes qui régissent les caractères d'une personne et une paire de gonosomes ou chromosomes sexuels différenciés (2 X chez la femme, 1 X et 1 Y chez l'homme).

Les chromosomes sont transmis pour moitié par la mère et pour moitié par le père. La division des chromosomes parentaux se fait au moment de la méiose ou réduction chromosomique lors de la genèse des gamètes.

La connaissance des chromosomes (ou caryotype) permet de mettre en évidence les anomalies chromosomiques, tant en nombre (trisomie par exemple) que par leur forme. Chaque anomalie est spécifique d'une maladie chromosomique. Les découvertes scientifiques font espérer que l'on aboutira à la connaissance progressive de l'ensemble des gènes portés par chaque chromosome, donc à une meilleure connaissance des maladies génétiques.

chronicisation, n. f.
Passage de l'état aigu à l'état chronique.

chronicité, n. f. / *angl. : chronic nature*
État de ce qui dure.

chyle, n. m.
Liquide contenu dans les vaisseaux lymphatiques de l'appareil digestif pendant la digestion.

Il est constitué de lymphe et de graisses ; son aspect est laiteux.

chyme, n. m. / *angl. : chyme*
Produit de la digestion (bol alimentaire) à partir de son entrée dans le duodénum.

cicatrice, n. f. / *angl. : scar, cicatrix*
Marque laissée par la fermeture d'une plaie.

Formation de tissu destiné à combler une blessure par un mécanisme inflammatoire. Le tissu cicatriciel est toujours fibreux.

Une cicatrice est de plus ou moins bonne qualité : avant toute ablation de sutures (sur prescription), l'infirmière doit contrôler la qualité de la suture. Il est recommandé de ne pas exposer au soleil une cicatrice récente car elle prend alors une couleur brune indélébile.

La cicatrice peut bourgeonner, être exubérante ou chéloïde (boursouflée, indurée, inesthétique).

cicatrisation, n. f. / *angl. : scarring, healing*
Processus physiologique par lequel une plaie se comble et se referme.

La cicatrisation de première intention est celle d'une plaie chirurgicale nette et non inflammatoire dont les berges (bords) sont accolées. La cicatrisation de deuxième intention est celle, plus lente, d'une plaie ouverte qui nécessite le recouvrement progressif (épidermisation) de la zone lésée à partir de ses berges.

Il faut noter que certaines plaies n'ont aucune tendance naturelle à cicatriser : ce sont les plaies atones et les ulcères.

cil, n. m. / *angl. : eyelash, cilium*
Poil.

1- De manière courante, il s'agit de l'ensemble des poils implantés sur le bord des paupières.

2- Plus finement, il s'agit de l'ensemble des filaments vibratiles de certaines cellules épithéliales des bronches et de l'intestin, dont le rôle est de favoriser le glissement du mucus à leur surface.

circonvolution cérébrale, n. f. / *angl. : cerebral circonvolution*
Repli sinueux du cortex cérébral.

Le rôle des différentes zones du cerveau peut être décrit à partir d'une cartographie des circonvolutions.

circuit, n. m. / *angl. : tour*
Chemin parcouru pour atteindre un lieu, chemin que l'on fait prendre aux divers matériels dans un établissement.

circuit propre
Chemin que l'on fait prendre (compte tenu des risques infectieux en milieu hospitalier) au linge, aux matériels de soins (et surtout au matériel stérile), à l'alimentation, etc., pour qu'ils parviennent dans les services de soins jusqu'au patient sans risquer d'être en contact avec du matériel contaminé.

circuit sale
Chemin que l'on fait prendre aux poubelles, au linge sale, aux matériels contaminés... pour repartir des services de soins sans croiser les matériels propres.

La séparation absolue des circuits est particulièrement importante dans le contexte des salles d'opérations ou auprès des patients immunodéprimés.

circulaire, n. f. ou adj. / *angl. : circular*

1- Tour de bande au cours d'un bandage.

2- Lettre administrative contenant une même information et adressée à plusieurs destinataires.

3- Qui fait le tour de...

circulaire du cordon
Enroulement du cordon ombilical autour du cou du fœtus au moment de l'accouchement.

Selon que ce tour de cou est lâche ou serré, la vie du bébé peut être menacée ou l'enfant peut être en hypoxie (cérébrale) avec éventuellement de graves séquelles (infirmité motrice cérébrale, I.M.C.).

circulation, n. f.
Mouvement en boucle.

circulation artérielle
Part de la circulation générale qui passe dans les artères et qui conduit le sang oxygéné vers les différents organes.

circulation capillaire ou circulation périphérique
Part de la circulation générale qui passe dans les capillaires où ont lieu les échanges gazeux et nutritifs avec les organes.

circulation collatérale
Circulation supplémentaire qui s'instaure lorsque le circuit porte est insuffisant (zone œsophagienne, zone anale et paroi abdominale en cas de cirrhose du foie).

circulation extracorporelle
Dérivation totale ou partielle de la circulation sanguine à l'extérieur du corps, soit pour une épuration du sang (rein artificiel), soit pour un temps de repos cardiaque (chirurgie à cœur ouvert).

circulation (grande) ou circulation systémique ou circulation générale
Part de la circulation qui conduit le sang du cœur gauche par l'aorte et les artères

vers la périphérie, apportant les nutriments et l'oxygène vers les différents organes, avec retour vers le cœur droit par les veines jusqu'aux veines caves, et remportant les déchets et le gaz carbonique.

circulation lymphatique
Part de la circulation qui ramène la lymphe de la périphérie par les vaisseaux lymphatiques vers le canal thoracique puis la veine sous-clavière gauche où elle rejoint la circulation sanguine.

circulation (petite) ou circulation pulmonaire ou circulation fonctionnelle
Part de la circulation qui assure le transport du sang de retour du cœur droit vers les poumons par l'artère pulmonaire jusqu'aux capillaires pulmonaires (paroi des alvéoles pulmonaires) où se jouent les échanges gazeux (élimination du gaz carbonique et enrichissement en oxygène), suivi du retour du sang oxygéné vers le cœur gauche par les veines pulmonaires.

circulation porte
Part de la circulation qui draine les nutriments au niveau du tube digestif et les emmène vers le foie pour y être traités.

circulation sanguine / *angl. : circulation of blood*
Transport du sang dans les vaisseaux.

On peut distinguer la grande et la petite circulation.

circulation veineuse
Part de la circulation générale qui passe par les veines et qui conduit le sang des organes vers les lieux d'élimination des déchets (poumons et reins).

ciseaux à fils, n. m. pl. / *angl. : thread scissors, suture scissors*
Instruments fins et pointus destinés à couper les fils des sutures.

Les ciseaux doivent être stérilisés pour enlever les fils. Pour le patient, l'ablation des fils peut être anxiogène (crainte de la douleur ou d'être coupé).

citrin, adj. / *angl. : lemon yellow*
Qui est de couleur jaune ; clair et transparent.

clamp, n. m. / *angl. : clip, clamp*
Pince longue munie d'un cran d'arrêt.

clamper, v. / *angl. : to clip*
Fermer un conduit à l'aide d'une pince spéciale.

clapping, n. m.
Technique de kinésithérapie respiratoire qui fait intervenir des vibrations dont l'objectif est de décoller les sécrétions bronchiques des parois des bronches pour en faciliter l'élimination (terme anglo-saxon).

clavicule, n. f. / *angl. : collar-bone*
Os plat situé à la partie antérieure de la ceinture scapulaire, entre le sternum en dedans et l'omoplate en dehors.

C.L.I.N., sig.
Le C.L.I.N. est chargé d'organiser la lutte contre les infections nosocomiales à l'hôpital.
ABRÉV. de comité de lutte contre les infections nosocomiales

clinique, n. f. ou adj. / *angl. : clinical*
1- Établissement hospitalier privé (polyclinique).

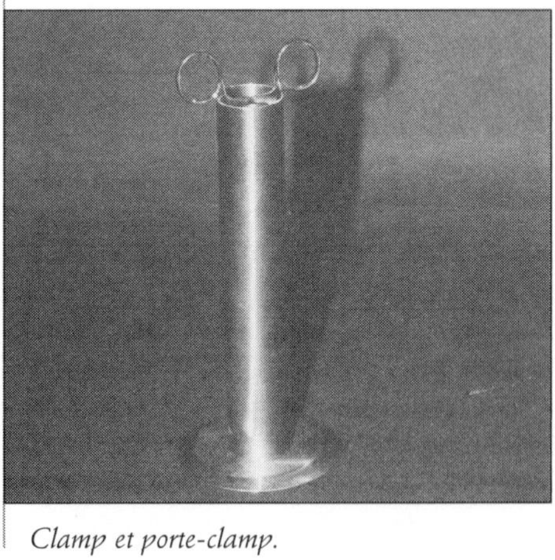

Clamp et porte-clamp.

2- Qui concerne ce qui se pratique au lit ou au chevet du malade.

clinique (diagnostic)
Identification de la pathologie à partir des signes directement observés auprès du malade, sans qu'il soit besoin de procéder à des examens complémentaires.

clinique (enseignement)
Enseignement dispensé près du lit du malade.

clinique (examen)
Relevé des signes pathologiques par le médecin et au lit du malade.

cliniques (signes)
Manifestations de la maladie observées par le médecin et qui l'aident à préciser le diagnostic.

clip, n. m. / *angl. : clip*
Pince ou agrafe formant ressort, utilisée en chirurgie.
Le clip permet d'oblitérer un vaisseau, par exemple.

clitoris, n. m. / *angl. : clitoris*
Organe érectile de la vulve situé à la jonction antéro-supérieure des petites lèvres.
L'ablation du clitoris (excision) est une pratique culturelle de certains pays (Afrique en particulier) extrêmement invalidante pour les femmes, sans compter les risques infectieux et hémorragiques parfois mortels.

cloque, n. f. / *angl. : blister, vesicula*
Boursouflure de la peau emplie de sérosité faisant suite à une irritation.
SYN. ampoule, phlyctène

clou, n. m. / *angl. : boil, carbuncle, fracture nail*
1- Familièrement, furoncle ou abcès.
2- En chirurgie osseuse : appareillage métallique allongé qui peut être inséré dans un os fracturé pour le consolider.
Dans un premier temps postopératoire, l'os est suffisamment solide pour que le chirurgien prescrive rapidement la mise en charge (le patient peut s'appuyer sur son membre). Dans un second temps, après ossification, l'appareillage est enlevé et l'os retrouve son intégrité.
Chez l'enfant, les chirurgiens évitent de poser des clous ou des broches qui risqueraient de léser les cartilages de conjugaison, compromettant la croissance ultérieure de ce membre.

club, n. m. / *angl. : club*
Cercle d'habitués, association de structure très souple, voire informelle, dont les membres se réunissent dans un but commun : jouer, bavarder, etc.

club du 3e âge
Réunion de personnes du 3e âge (les retraités parmi les plus jeunes et les plus actifs) pour bavarder, jouer, faire du sport ou voyager.
Ces activités sont organisées par des membres bénévoles du club et proposées à l'ensemble du groupe ; elles permettent à chacun selon ses possibilités et ses goûts de se distraire, voire d'apprendre et de se réaliser… et elles évitent souvent les dépressions liées à la solitude et au fait de se sentir inutile.

C.M.E., sig.
ABRÉV. de commission médicale d'établissement

C.N.A.M., sig.
ABRÉV. de caisse nationale d'assurance maladie

coagulabilité, n. f.
Propriété de ce qui peut se solidifier.

coagulation, n. f. / *angl. : clotting, coagulation*
Transformation d'une substance organique liquide en une masse gélatineuse ou plus ou moins solide.

Le sang et le sérum sont les liquides organiques coagulables de l'être humain. Leur coagulation exige l'action de nombreux facteurs et de nombreuses enzymes.

coccyx, n. m. / *angl. : coccyx*
Os situé à l'extrémité basse du rachis, articulé à l'extrémité inférieure du sacrum.

Le coccyx est composé de trois à cinq vertèbres peu développées et soudées.

codex, n. m.
Registre officiel des médicaments ou des préparations pharmaceutiques autorisés.

La formule chimique et les dosages des médicaments sont également inscrits au répertoire. Ce sont les seuls médicaments à pouvoir être délivrés par le pharmacien.

cœliaque, adj. / *angl. : coeliac*
Qui se rapporte aux intestins.

cœliaque (maladie)
Manifestation de l'intolérance au gluten chez le jeune enfant (de 3 à 18 mois environ).

L'enfant souffre alors de diarrhée chronique, d'amaigrissement, voire de dénutrition par un mécanisme probablement allergique. Par ailleurs, sa muqueuse intestinale est entièrement abrasée.

L'arrêt des farines contenant du gluten permet la guérison en quelques mois (le gluten est un composant de certaines céréales, dont le blé). La réintroduction du gluten sera tentée vers l'âge de 6 ans sous contrôle médical et, en cas d'échec, tous les 18 mois. Le gluten est présent dans le pain et de nombreuses préparations industrielles, ce qui rend le régime très difficile à suivre. Ce régime est pourtant nécessaire au temps de maturation du système immunitaire.

cœur, n. m. / *angl. : heart*
Organe central de la circulation, ce muscle creux se contracte au rythme de sa commande autonome (tissu nodal ou système cardionecteur) ; cette contraction propulse le sang vers les vaisseaux.

Le temps de contraction se nomme systole ; le temps de relâchement est la diastole.

Le cœur est composé de quatre cavités (deux droites et deux gauches) séparées par le septum. À droite comme à gauche, se trouvent une oreillette et un ventricule.

Le sang arrive de la périphérie dans l'oreillette droite par les veines caves, passe au travers de la valvule tricuspide dans le ventricule droit, puis par la valvule sigmoïde pulmonaire dans l'artère pulmonaire vers la circulation fonctionnelle respiratoire. Le sang oxygéné, de retour des poumons par les veines pulmonaires, arrive dans l'oreillette gauche et passe par la valvule mitrale dans le ventricule gauche, pour en être éjecté à travers la valvule sigmoïde aortique vers l'aorte et la circulation générale.

Le rythme des contractions varie selon l'activité de la personne (régulation par le système nerveux autonome – sympathique et parasympathique).

La face interne du myocarde est tapissée par l'endocarde. Ce tissu est sensible à l'inflammation et aux infections (endocardites). La face externe du cœur est tapissée par une séreuse, le péricarde, qui assure les glissements avec les tissus voisins.

Le myocarde est irrigué par les artères coronaires qui prennent naissance dès la base de l'aorte. Les artères coronaires sont fréquemment le siège d'obstructions (maladie athéromateuse, angor, infarctus du myocarde).

coiffe, n. f. / *angl. : nurses' cap*

1- Voile, bonnet : ces différentes coiffures étaient autrefois obligatoires et tiraient leur origine du voile des religieuses infirmières.

Les coiffures sont indispensables dans les services à risque, pour les infirmières comme pour les autres intervenants (médecins et soignants) ; elles doivent recouvrir en totalité la chevelure. Les coiffes sont actuellement abandonnées dans les autres services.

Ces coiffes sont le plus souvent en non-tissé à usage unique : bonnets, calots ou charlottes plus ou moins emboîtantes (elles peuvent parfois se nouer sous le menton et enserrer la barbe).

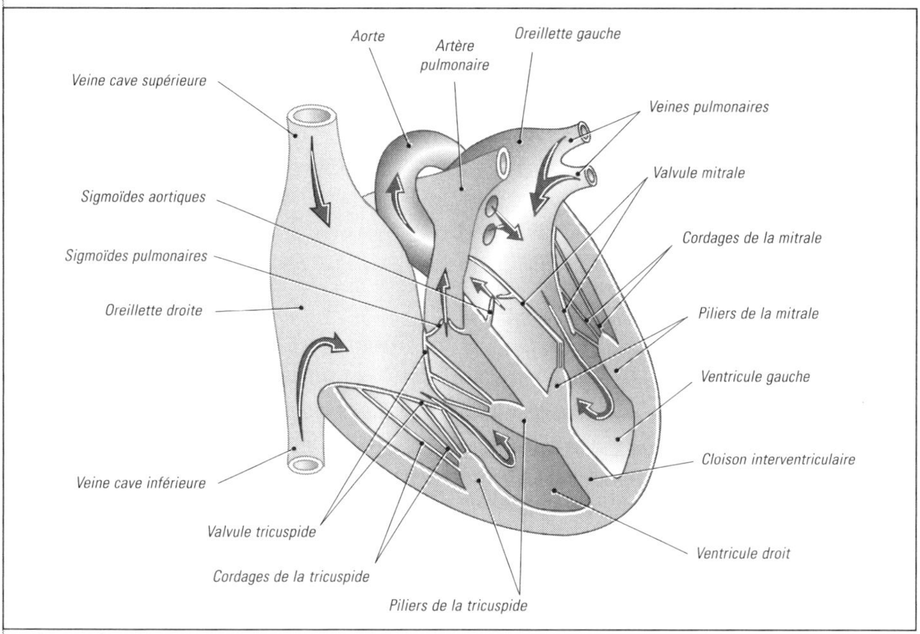

Coupe du cœur.

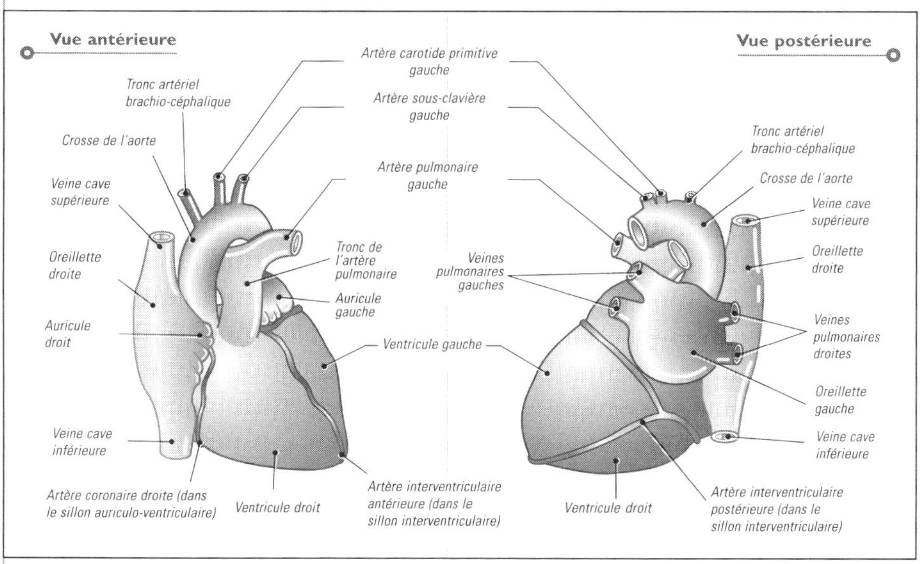

Configuration extérieure du cœur.

2- Résidu de la membrane amniotique qui peut rester sur la tête du bébé au moment de l'accouchement (expulsion) : « enfant né coiffé ».

3- Renforcement de la capsule articulaire par les muscles qui y adhèrent (par exemple à l'épaule).

coït, n. m. / *angl. : coitus*
Accouplement du mâle avec la femelle; rapport sexuel.

coït interrompu
Méthode longtemps utilisée comme moyen de contraception (retrait du pénis des voies génitales de la femme avant éjaculation). On parlait de « se retirer » ou « faire attention ». Cette méthode donne des résultats peu fiables.

coït anal
Pénétration de l'anus et du rectum par le pénis (sodomie).

col, n. m. / *angl. : neck*
Partie étroite d'un organe.

col de l'utérus / *angl. : cervix uteri*
Partie basse et rétrécie de l'utérus qui rejoint le vagin.

col du fémur
Partie rétrécie du fémur reliant la diaphyse et le massif trochantérien à la tête du fémur, zone articulée avec l'os iliaque. Ce col fait un angle avec l'axe du fémur et supporte tout le poids du corps, ce qui explique les nombreuses fractures qui atteignent surtout les personnes âgées ayant une structure osseuse affaiblie.

coliques, n. f. / *angl. : colic*
Douleur le plus souvent spasmodique du côlon; par extension, douleur d'un organe abdominal.

On peut parler de colique hépatique, douleur du foie ou plus exactement des voies biliaires et de la vésicule biliaire *(angl. : biliary colic, gallstone colic)*, ou de colique néphrétique *(angl. : nephretic colic)*, douleur du rein ou plus précisément de l'uretère.

collaboration, n. f. / *angl. : co-operation*
Travail en commun de deux ou plusieurs personnes ayant des objectifs semblables.

collatéral, adj. / *angl. : collateral*
Qui est situé sur le côté; qui dérive de.
Voir circulation collatérale

colloïdal, adj. / *angl. : colloidal*
Qui se rapporte à une substance gélatineuse (la colle par exemple).

collutoire, n. m. / *angl. : mouth wash*
Forme médicamenteuse destinée à la cavité buccale, aux gencives et au pharynx quelle que soit la famille de médicaments à laquelle appartient ce produit.

collyre, n. m. / *angl. : eye drops*
Forme médicamenteuse destinée à la muqueuse de l'œil et à la conjonctive, quelle que soit la famille de médicaments à laquelle appartient ce produit.

côlon, n. m. / *angl. : colon*
Gros intestin (familièrement) : dernière grande partie du tube digestif, le côlon débute à la valvule iléo-cæcale au-dessus du cæcum et se termine au rectum.

Il se compose du côlon ascendant à droite, du côlon transverse en haut, du côlon descendant à gauche puis du côlon sigmoïde. Il transporte le chyme intestinal de l'iléon jusqu'au rectum. Le côlon a pour fonction la dernière phase de la digestion, avec réabsorption de l'eau et destruction des matières non digestes par des bactéries.

colonie, n. f. / *angl. : colony*
Population d'organismes semblables issus du même individu et vivant en relation étroite.

colonie bactérienne
Développement de bactéries dans un organe ou sur des milieux nutritifs de laboratoire.

colonne vertébrale, n. f. / *angl.: spin-cervical vertebrae, dorsal vertebrae, lumbar vertebrae, sacrum, coccyx*
Ensemble des vertèbres empilées qui forment l'armature centrale du squelette (du haut vers le bas: 7 vertèbres cervicales, 12 vertèbres dorsales, 5 vertèbres lombaires, sacrum et coccyx) ; le canal central laisse passer la moelle épinière.

Les vertèbres sont articulées sur un disque intervertébral et présentent physiologiquement des courbures d'avant en arrière (lordose cervicale, cyphose dorsale ou lordose lombaire qui peuvent s'exagérer ou s'aplanir) mais aucune courbure dans le plan frontal (la scoliose est toujours pathologique).

Au niveau de chaque trou vertébral se trouve une paire de nerfs rachidiens, lesquels sont responsables de douleurs lombo-sciatiques lorsque les disques intervertébraux sont usés

SYN. rachis

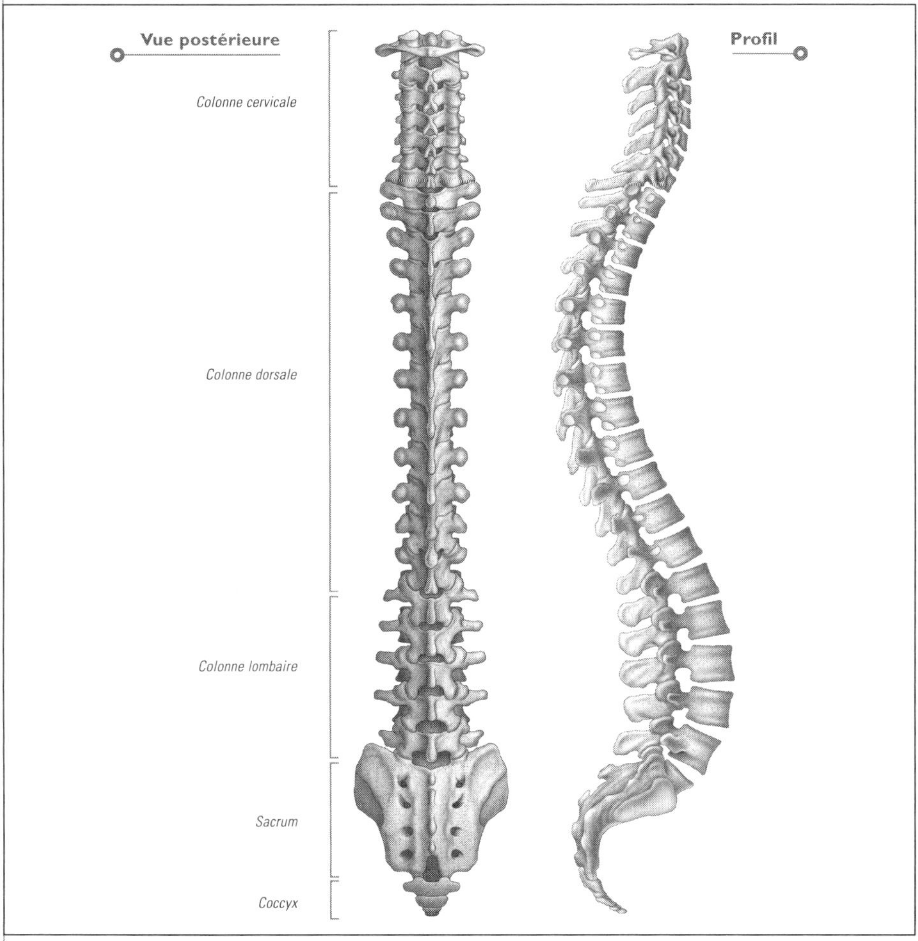

Colonne vertébrale.

colostrum, n. m. / *angl. : colostrum*
Liquide excrété par la glande mammaire avant la sécrétion de lait.

Riche en protéines et surtout en anticorps maternels, le colostrum représente le principal apport de défenses immunitaires passives du bébé jusqu'à ce qu'il produise ses propres anticorps.

commensal, adj. / *angl. : commensal*
Se dit d'un micro-organisme qui se nourrit aux dépens d'un autre organisme sans lui causer de dommages.

Cette notion est utilisée en hygiène, surtout hospitalière.

Le lavage des mains simple a pour objectif de supprimer la flore commensale des mains du personnel afin de ne pas transmettre ces germes aux patients.

commission, n. f. / *angl. : commission*
Réunion de personnes ayant reçu mandat de préparer un projet, de contrôler un travail ou de prendre des décisions.

commission départementale d'éducation spécialisée
Commission nommée par le préfet, qui a pour mission de trouver des solutions pour assurer l'enseignement primaire et secondaire des enfants présentant un handicap, quel qu'il soit.
ABRÉV. C.D.E.S.

commission technique d'orientation et de reclassement professionnel
Commission indépendante qui a reçu pour mission (depuis la loi de 1975) de regrouper les formalités concernant les adultes handicapés.

Elle est saisie par les personnes elles-mêmes ou par les médecins, les assistantes sociales, etc. Elle est souveraine (il n'y a aucun recours) et révise ses décisions tous les cinq ans. Elle siège dans un lieu indépendant. La liste de ses membres est arrêtée par le ministère de la Santé.

Son instance technique est chargée de reconnaître et d'évaluer les différentes classes de handicaps (de A/léger à C/lourd) et les pourcentages correspondants.

Son instance administrative est composée de membres des organismes payeurs dont la Sécurité sociale, le ministère de la Santé, la direction départementale du travail, la direction départementale de l'action sanitaire et sociale, l'A.N.P.E, etc.

Elle attribue les prestations financières (allocation adulte handicapé : A.A.H., et allocations complémentaires pour tierce personne) qui découlent du handicap évalué par la commission technique, allocations qui sont versées par la Caisse d'allocations familiales.

Cette même instance administrative est chargée de l'orientation vers une formation professionnelle adaptée au handicap, formation subventionnée par la Caisse d'assurance maladie et par l'État.

Elle se préoccupe enfin de faciliter l'insertion professionnelle des handicapés.

Pour les enfants, il existe une commission équivalente, la C.D.E.S.

La reconnaissance des handicaps, l'aide financière et l'aide à l'insertion des personnes handicapées répondent aux valeurs humaines de l'infirmière mais ne sont pas utilisées de la même manière dans tous les milieux de travail (elles seront plus utilisées dans les services de rééducation et les hôpitaux psychiatriques, par exemple).
ABRÉV. C.O.T.O.R.E.P.

commission du service de soins infirmiers
Commission composée d'aides-soignants, d'infirmiers et de cadres infirmiers d'un établissement de soins, sous l'autorité du directeur du service de soins infirmiers.

Elle se réunit pour traiter de l'organisation et de la qualité des soins dans l'établissement.

Ses membres sont tirés au sort sur candidature personnelle et nommés par le directeur de l'établissement pour 3 ans. Le directeur de l'I.F.S.I. et un étudiant de 3e année participent à ses travaux.

La C.S.S.I. est représentée au conseil d'administration de l'établissement et à la commission médicale d'établissement ; elle accueille à ses travaux un représentant de la C.M.E.

ABRÉV. C.S.S.I.

commission médicale d'établissement
Réunion de médecins élus par leurs pairs dans chaque catégorie, grade, etc.

Cette commission est placée sous l'autorité d'un médecin élu par le groupe. Elle traite de toutes les questions intéressant les médecins : organisation et développement des services, financement, organisation des soins, formations médicales et paramédicales. Elle accueille à ses travaux le directeur du service de soins infirmiers et le représentant de la C.S.S.I.

ABRÉV. C.M.E.

commissure, n. f. / *angl. : commissure, corner*
Point de jonction de deux éléments anatomiques semblables (lèvres, paupières, valvules, etc.).

commotion, n. f. / *angl. : concussion*
Ébranlement soudain et violent de l'organisme ou d'un organe par un choc entraînant des troubles divers.

communication, n. f. / *angl. : communication*

1- Relation entre deux personnes (au moins), quel qu'en soit le moyen ou l'objet.

Par extension, ce mot désigne également un message transmis. La communication est un élément déterminant dans la vie d'un groupe. L'infirmière développe plutôt la communication duelle ou interpersonnelle directe, mais tous les médias participent à la communication sociale.

2- Orifice ouvert entre deux espaces. Par exemple, communication interauriculaire (entre les oreillettes, *angl. : atrio-septal defect*), communication interventriculaire (entre les ventricules).

communication (schéma de la)
Principe général de communication mis en évidence par Claude Shannon, représentant la communication par un émetteur, un récepteur et des voies de communication les reliant et associant la « réponse » du récepteur ou (feedback) qui permet la correction en boucle de la communication.

communication non verbale
Relation par tout autre moyen que les mots (gestes, mimiques, modulations de la voix), elle s'étend aux mouvements (communication kinésthésique), à la distance (communication proxémique), au paralangage (bruits divers) et fait intervenir tous les sens.

La communication non verbale s'enrichit de l'image donnée par le locuteur (par exemple : tenue vestimentaire et accessoires).

L'harmonie de la communication facilite le passage des messages, ce qui explique le développement de la programmation neuro-linguistique (P.N.L.), dont l'objectif est de synchroniser les messages non verbaux des locuteurs.

communication verbale
Transmission orale qui exige des interlocuteurs la possibilité de former des mots et de les entendre. La communication verbale est étendue à l'usage des mots par l'écriture.

compartiment, n. m.
Subdivision, partie cloisonnée d'un espace.

compartiments liquidiens, n. m. pl. / *angl. : fluid compartment*
Subdivision de la répartition de l'eau et des liquides dans l'organisme.

On distingue principalement les compartiments vasculaire et interstitiel, et les compartiments extracellulaire et intracellulaire.

L'eau se déplace de l'un à l'autre selon des règles connues et transporte avec elle, vers les cellules, les nutriments, l'oxygène et, dans le sens inverse, les déchets et le gaz carbonique.

compatibilité, n. f. / *angl. : compatibility*
Accord, harmonie.

compatibilité sanguine
Harmonie entre le sang du receveur et celui du donneur, qui rend possible la transfusion sanguine sans accident dans le système A.B.O. et dans le système Rhésus (groupes sanguins).

La compatibilité est une exigence légale que le centre de transfusion distributeur du flacon de sang vérifie, et que l'infirmière vérifie ensuite au lit du malade sous la responsabilité du médecin prescripteur juste avant la transfusion. Cette vérification par la méthode de Beth-Vincent donne lieu à traçabilité, c'est-à-dire que le carton de test est conservé jusqu'à 48 heures après transfusion.

compensé, adj. / *angl. : compensated*
Se dit d'un trouble dont les effets nuisibles ont été supprimés.
SYN. équilibré

compétence, n. f. / *angl. : ability*
Aptitude reconnue par l'autorité ; plus couramment, connaissance approfondie qui confère le droit de décider.

complément familial, n. m.
Allocation versée aux familles par la caisse d'allocations familiales.

complication, n. f. / *angl. : complication*
Conséquence d'une maladie qui s'aggrave.

comportement, n. m. / *angl. : behaviour*
Ensemble des réactions objectivement observables d'un individu.

compréhension, n. f. / *angl. : understanding*
Aptitude à comprendre autrui et à se mettre à sa portée.

Le soignant doit développer sa capacité d'écoute et la confiance de la personne soignée pour permettre à celle-ci d'exprimer ses besoins, ses soucis, ses difficultés et ses troubles.
SYN. empathie

compresse, n. f. / *angl. : compress, pad*
Tissu léger replié en carré sur lui-même de manière qu'aucun fil ne dépasse, ou carré non tissé replié.

La compresse stérilisée sert à nettoyer ou à protéger les plaies (technique du pansement).

La compresse sert aussi au cours des interventions chirurgicales ; il est alors important de dénombrer les compresses utilisées afin de n'en oublier aucune dans la plaie chirurgicale : c'est une des responsabilités de l'infirmière de salle d'opération.

compression, n. f. / *angl. : compression*
Action d'appuyer, d'exercer une pression sur quelque chose.

La compression faite sur une artère permet d'arrêter une hémorragie, par exemple.

comprimé, n. m. ou adj. / *angl. : tablet, compressed*
1- Forme médicamenteuse constituée de poudre compressée.

Le comprimé est le plus souvent destiné à l'absorption par voie orale d'un médicament. Cette forme devra être différenciée des cachets, pilules ou gélules. On trouve également des comprimés gynécologiques destinés à être placés dans le vagin.

2- Ce qui a été compressé, aplati, enserré.

Un membre comprimé dans un plâtre (œdème post-traumatique) ne peut être correctement vascularisé ou innervé, mais une compression mesurée, sur prescription (pansement compressif) permet d'aider à drainer un œdème. Sentir son thorax ou son cœur comprimé indique que quelque chose ne va pas.

comptage, n. m. / *angl. : counting*

Fait de dénombrer (par exemple les jours d'incubation d'une maladie).

compte-gouttes, n. m. / *angl. : dropping tube, dropper*

Pipette en verre ou en plastique destinée à compter les gouttes d'un liquide.

Le compte-gouttes est calibré et contient un nombre déterminé de gouttes d'un volume connu pour chaque produit. On peut donc calculer la dose de produit à administrer.

Les liquides à prendre par voie orale sont administrés de cette façon, mais les liquides à administrer par voie parentérale (veineuse par exemple) dont on calcule avec précision le débit en gouttes par minute sont dosés par un stilligoutte.

concept, n. m. / *angl. : concept*

Représentation mentale d'un objet, d'un groupe d'objets ou d'une idée.

concept de santé / *angl. : health-concept*

Notion philosophique, représentation mentale et abstraite qui définit ce que chacun entend par le terme « santé ».

Pour une infirmière, la représentation mentale de sa profession passe par l'élaboration de concepts de l'homme, de la santé, de la maladie et du soin, qui vont ensuite permettre d'argumenter les choix professionnels.

conception, n. f.

Action de concevoir c'est-à-dire de créer.

1- Rencontre d'un spermatozoïde avec un ovule (conception d'un enfant), qui donne la vie à un être nouveau différent de chacun de ses parents.

2- Opération mentale qui permet de créer un concept.

conception de soin / *angl. : conceptual view of nursing*

Manière dont un soignant envisage les soins et les organise en fonction de cette échelle de valeurs.

La conception du soin se réfère à différentes philosophies humanistes et de soin.

En pratique, la conception du soin est un compromis entre les choix philosophiques du soignant et les aspects réglementaires qui régissent l'institution (charte du patient hospitalisé).

concubinage, n. m. / *angl. : cohabitation*

Situation d'un couple qui vit sous le même toit sans être marié.

Ce couple peut faire établir en mairie un certificat de concubinage qui lui ouvre des possibilités légales.

Dans un service d'enfants, il est important de bien étudier la situation légale de l'enfant qui peut être sous l'autorité parentale de la mère, du père ou des deux parents (mariés, concubins, divorcés) afin de ne pas laisser partir cet enfant avec une personne n'ayant pas autorité sur lui.

conditionnement, n. m. / *angl. : conditionning*

1- Mode de présentation d'un ensemble d'objets (par exemple, paquet de cinq compresses ou sonde stérile sous double sachet).

2- Action de provoquer chez une personne des habitudes de vie ou de pensée, des réflexes propres à atteindre un but déterminé (par exemple, éducation vésicale permettant une miction régulière chez une personne n'ayant plus la maîtrise de ses sphincters).

condom, n. m. / *angl. : condom*
Préservatif masculin qui évite tout contact du sperme avec les voies génitales féminines.

Le condom est utilisé aussi bien dans un but de contraception que pour prévenir les maladies sexuellement transmissibles. Il doit être posé sur la verge en érection avant toute pénétration, et l'homme doit se retirer des voies génitales féminines avant toute déturgescence. Ces précautions sont indispensables pour la fiabilité du procédé (correctement employé, le condom est fiable entre 95 % et 98 %).
SYN. capote anglaise, préservatif masculin

conduit, n. m. / *angl. : duct*
Canal étroit.

conduit auditif externe
Canal qui permet la diffusion du son de l'extérieur (conque de l'oreille) vers le tympan.

conduites, n. f. pl. / *angl. : behaviour*
Comportements, manières d'agir, de réagir et de se diriger soi-même, en fonction de ses propres valeurs morales.

Les conduites et les comportements sont un ensemble de réactions objectivement observables, conscientes ou inconscientes, influencées par des expériences passées en fonction de la situation actuelle et de la manière d'anticiper les événements.

condyle, n. m. / *angl. : condyle*
Surface articulaire qui forme une saillie arrondie à l'extrémité d'un os (par exemple, condyle huméral et condyle fémoral).

conflit, n. m. / *angl. : conflict, dispute*
Lutte entre des personnalités qui s'opposent : conflit de générations, conflit social, conflit conjugal, conflit d'équipe.

Le conflit trouve son origine dans les divergences d'intérêt de plusieurs personnes : intérêts individuels, échelles de valeurs différentes, etc.

La gestion des conflits d'équipe est un art au quotidien : c'est le rôle du cadre infirmier responsable du service de soins.

Les conflits sociaux se gèrent au niveau des directions d'établissement et des syndicats ; les infirmières y participent relativement peu (moins de 5 % d'infirmières sont syndiquées).

confort, n. m. / *angl. : comfort*
Bien-être physique et/ou psychique de la personne soignée.

Les soignants ont pour mission, dans le cadre de leur rôle propre (défini par le décret du 11 février 2002 relatif aux actes professionnels et à l'exercice de la profession d'infirmier), de se préoccuper du bien-être des patients au travers de toutes leurs interventions de soins. Il s'agit de veiller à ce que l'installation soit ergonomique, d'approcher du patient la sonnette ou les objets personnels, de se soucier du cadre de vie (lumière, chaleur, calme, bruit, etc.).

confort (médicament de)
Substance pharmaceutique dont le but est d'aider une personne à supporter un symptôme désagréable, que son action soit physique ou psychique.

confort (soins d'hygiène et de)
Soins quotidiens que la personne ferait pour elle-même si elle le pouvait, c'est-à-dire toilette, shampoing, habillage, etc. Il s'agit aussi de l'aide aux repas et à l'élimination, de l'installation dans une position confortable, etc. (article 5 du décret du 11 février 2002 relatif aux actes professionnels et à l'exercice de la profession d'infirmier).

congélation, n. f. / *angl. : freezing*
Action d'utiliser le froid pour conserver certains produits de façon prolongée.

Les produits sont soumis à une température inférieure à – 18 °C (aliments par esemple).

Au C.E.C.O.S., le sperme ou les embryons sont congelés dans un environnement d'azote liquide, jusqu'à utilisation.

congénital, adj. / *angl. : congenital*
Qui est présent dès le moment de la naissance.

Ce terme est à différencier de ce que l'enfant acquiert ensuite (caractères acquis). On parle d'une caractéristique congénitale (yeux bleus par exemple), d'une malformation congénitale (tétralogie de Fallot par exemple) ou d'une maladie congénitale (mucoviscidose par exemple).

conjonctive, n. f. / *angl. : conjunctiva*
Membrane muqueuse transparente recouvrant l'intérieur des paupières et la face antérieure du globe oculaire.

L'opacification de cette membrane peut provenir d'une inflammation (conjonctivite).

conque, n. f. / *angl. : conch*
Coquille en forme de spirale.

conque de l'auricule
Partie centrale déprimée du pavillon de l'oreille, qui se continue en dedans par le conduit auditif externe.

conque de l'oreille / *angl. : external ear*
Pavillon de l'oreille externe.

conscience, n. f. / *angl. : conscience*
Connaissance par une personne de sa propre activité physique, psychique ou sensorielle ; perception immédiate des événements.

Dans le langage courant, ce terme est quasi équivalent de lucidité, ce qui renvoie à la formule « il a toute sa conscience ».

conscience collective / *angl. : collective consciousness*
Ensemble des valeurs, des références et des réalités qui forment le patrimoine des connaissances d'un groupe ou d'une société ; sentiment d'appartenance qui en découle.

conscience morale
Faculté de porter un jugement de valeur sur ses propres actes.

conscience (perdre) / *angl. : to lose consciousness*
Subir un malaise caractérisé non par l'arrêt de la respiration ou autre, mais par l'arrêt de toute fonction supérieure (penser, parler, ressentir, décider, etc.).
SYN. s'évanouir

conscience (prise de)
Action de faire accéder à la conscience des phénomènes refoulés qui déterminent la conduite d'une personne.

conscience professionnelle / *angl. : professional integrity*
Faculté de travailler avec soin, voire avec minutie, « dans les règles de l'art ».

conscience de soi / *angl. : self-awareness*
Connaissance intime des valeurs, des références et des réalités qui conduisent ses propres choix et comportements.

conscient, n. m. ou adj. / *angl. : conscious*

1- Ensemble des informations immédiatement accessibles à la connaissance (au sens psychologique), par opposition à l'inconscient et au subconscient.

2- Qui a toute sa connaissance.

conseil, n. m. / *angl. : council*
Réunion de personnes en vue de délibérer, de donner un avis ou de trouver un consensus *(angl. : counsel)*.

conseil de discipline
Assemblée qui se réunit lorsque des questions de discipline concernant un étudiant se posent soit à l'école soit, le plus souvent, en stage.

La composition du conseil de discipline est issue de celle du conseil technique, mais il comprend pour moitié des représentants des étudiants.

conseil technique
Assemblée qui donne son avis sur le fonctionnement d'un établissement, sur le projet pédagogique et sur la situation des étudiants, notamment en difficulté, ou sur les résultats aux examens.

Le conseil technique se compose de représentants des étudiants, de cadres infirmiers enseignants, d'intervenants enseignants, de surveillants accueillant des étudiants en stage, de représentants des tutelles (directeur général, directeur du service de soins infirmiers et représentant des médecins de l'établissement hospitalier gestionnaire, médecin inspecteur départemental, conseillère pédagogique régionale).

consentement, n. m. / *angl. : consent*
Acquiescement donné à un projet, adhésion ou accord.

consentement éclairé
Procédure qui permet au patient de garder son autonomie de décision, en d'autres termes de participer aux décisions de soins le concernant.

Le consentement éclairé implique que les médecins et les soignants expliquent clairement leur projet de soins.

consentement aux soins
Règle déontologique, plus ou moins appliquée dans notre culture, selon laquelle un patient doit donner son accord pour recevoir un traitement ou des soins.

On parle de consentement éclairé puisque le patient ne doit prendre sa décision qu'après avoir été précisément informé des buts poursuivis, des procédures utilisées et des risques encourus.

conservation, n. f. / *angl. : preserving*
Action de maintenir intactes les caractéristiques d'une chose ou d'une personne, ses capacités et son autonomie.

consolidation, n. f. / *angl. : strengthening*
Action de rendre plus stable.

consolidation osseuse
Aboutissement de la réparation d'un os fracturé.

consolidation des blessures
Situation dans laquelle les blessures sont stabilisées, non évolutives bien que non guéries (sens médico-légal).

La lésion prend alors un caractère permanent : il est possible de calculer un taux d'incapacité.

constantes biologiques, n. f. pl. / *angl. : biological constants*

1- Relevés chiffrés permettant de savoir comment se porte une personne : pouls, pression artérielle, température, éventuellement diurèse, fréquence respiratoire, courbes de poids et des crachats, etc.

L'infirmière surveille ces constantes, les inscrit sur la feuille de surveillance ou sur la feuille de température, repère les anomalies, au regard de normes connues, pour les signaler rapidement au médecin (article 5 du décret du 11 février 2002 relatif aux actes professionnels et à l'exercice de la profession d'infirmier).

2- Résultats sanguins, urinaires ou autres, qui s'ajoutent aux chiffres cliniquement repérables et qui permettent d'apprécier l'équilibre du milieu intérieur d'une personne. Les résultats de laboratoire, lorsque la personne se porte bien, sont constants (référence à des normes haute et basse, c'est-à-dire « fourchette normale »).

constipation, n. f. / *angl. : constipation*
Transit intestinal lent qui produit des selles compactes.

Lorsqu'elles sont très compactes, les selles peuvent donner lieu à un fécalome difficile à éliminer.

La constipation peut être passagère ou chronique (elle entraîne alors une inflammation du côlon) ; elle peut aussi être à l'origine de différentes pathologies.

L'alitement, une alimentation peu diversifiée (sans fibres et sans absorption suffisante de liquides) ou certains médicaments (morphiniques en particulier) peuvent favoriser la constipation.

Pour lutter contre la constipation, il est bon d'introduire dans l'alimentation des fibres, de la cellulose (légumes verts cuits ou crus, fruits, son...), de l'eau en quantité suffisante (2 litres par jour), et de maintenir une activité physique stimulante. On peut utiliser des laxatifs naturels, tels poireaux, asperges, rhubarbe ou pruneaux, et des médicaments laxatifs sur prescription, mais leur abus irrite les intestins.

CONTRAIRE diarrhée

constrictif (ve), adj. / *angl. : constrictor*
Qui assure le resserrement ou la fermeture d'un conduit : muscles lisses des artères par exemple, mais surtout muscles orbiculaires (par exemple des lèvres ou des paupières) ou sphincters (pylore, sphincter anal, etc.).

constriction, n. f. / *angl. : constriction*
Action de resserrer en anneau (vasoconstriction des artères : diminution de leur calibre par action des muscles lisses de leur paroi).

Le calibre diminuant, la pression intérieure du conduit augmente ; c'est un des mécanismes possibles de la genèse de l'hypertension artérielle.

CONTRAIRE dilatation

consultant, n. m. / *angl. : consultant*
Personne présente à une consultation : ce peut être le praticien qui examine et donne des conseils (médecin consultant), ou ce peut être celui qui demande conseil (patient non hospitalisé).

consultation, n. f. / *angl. : consultation*
Action de prendre un avis.

Dans l'univers de la santé, ce terme recouvre la situation dans laquelle une personne rend visite à un médecin qui l'examine, fait un diagnostic et donne des conseils et un traitement.

consultation externe / *angl. : out-patients department*
Situation dans laquelle un médecin hospitalier reçoit un patient dans son bureau ou dans une salle d'examen alors que la personne n'est pas hospitalisée (par opposition à la consultation au lit du malade).

consultations prénatale et postnatale
Examens permettant le suivi de la femme enceinte et de la jeune accouchée dans le but de prévenir des risques ou des complications pour la mère ou pour l'enfant.

Démarches de santé publique, les consultations pré- et postnatales sont financièrement entièrement prises en charge par la Sécurité sociale.

contage, n. m.
Vecteur de la contagion (contagion indirecte), mais aussi histoire naturelle de la maladie ou de l'épidémie.

Ce terme est à différencier de comptage (dénombrement des jours d'incubation de la maladie).

contagion, n. f. / *angl. : contagion*
Transmission interpersonnelle d'une maladie, soit par contamination directe, soit par contage.

La propagation de la contamination peut être empêchée par des mesures appropriées, par exemple mise en quarantaine ou isolement septique.

Le principal vecteur de contagion en milieu hospitalier est le personnel de soins qui transporte les germes sur ses mains et sur sa tenue : les premières mesures de prévention de la contamination sont représentées par le lavage des mains.

contaminer, v. / *angl. : to contaminate, to infect*
Transmettre les germes d'une maladie.

contention, n. f. / *angl. : setting*
Action de maintenir, d'immobiliser.

1- Immobilisation d'un membre fracturé à l'aide d'une gouttière, d'une attelle, d'un plâtre, ou par ostéosynthèse.

2- Moyen physique (camisole) utilisé pour immobiliser un patient agité.

contention (bas ou bande de)
Tissu épais et élastique enserrant les jambes, utilisé pour la prévention des phlébites (article 5 du décret du 11 février 2002 relatif aux actes professionnels et à l'exercice de la profession d'infirmier).

continence, n. f. / *angl. : continence*
État d'un sphincter qui ne laisse pas s'écouler le liquide contenu dans le réservoir sus-jacent, mais l'évacue par relâchement volontaire de ce sphincter (par exemple, sphincter vésical ou anal).
CONTRAIRE incontinence

continuité des soins, n. f. / *angl. : continuity of care*
Notion qui prend en compte la réponse indispensable à l'ensemble des besoins des malades sur la totalité des 24 heures de la journée ou des sept jours de la semaine.

La continuité des soins implique une organisation de l'équipe soignante (responsabilité du groupe d'infirmières) : répartition des horaires de travail et connaissance de l'évolution des besoins et des objectifs concernant les patients (transmissions inter-équipes).

La continuité des soins et sa mise en œuvre au quotidien représentent la responsabilité majeure du cadre infirmier (surveillant des services de soins).

contraception, n. f. / *angl. : birth control*
Ensemble des moyens physiques (préservatif masculin, diaphragme, cape cervicale, stérilet) et chimiques (contraceptifs oraux, gels spermicides), ou des méthodes dites « naturelles » (méthode des températures, méthode Ogino, etc.), employées pour éviter la conception d'un enfant (la fécondation de l'œuf, donc la grossesse), que ce moyen soit porté ou utilisé par l'homme ou par la femme.

La contraception doit être formellement différenciée de l'interruption de grossesse (élimination d'un œuf déjà fécondé) ou de la stérilisation (qui a pour but d'empêcher définitivement la conception).

L'infirmière, dans sa fonction d'éducatrice de santé, peut être amenée à faire connaître les différents moyens contraceptifs à une personne, un couple ou un groupe ; elle doit mettre en évidence les avantages et les inconvénients de chaque moyen. La personne ou le couple fera son choix en fonction de sa propre échelle de valeurs, de son vécu, de son histoire : un moyen contraceptif est par définition réversible et évolue selon les différentes étapes de la vie.

contraception orale
Médication absorbée par voie digestive dans le but d'éviter la conception d'un enfant.
SYN. pilule contraceptive

contractilité, n. f.
Propriété des cellules musculaires: capacité à réduire leurs dimensions (se raccourcir principalement).

contraction, n. f. / *angl. : contraction*
Diminution de volume ou de dimensions, sans modification de la masse.

Une contraction brève est une crispation, une contraction prolongée est une contracture (ou de la tétanie), et la contraction violente et imprévue est un spasme.

La contraction du muscle cardiaque est appelée systole. La contraction des muscles du visage produit un rictus.

Les contractions de l'utérus permettent l'accouchement; les contractions douloureuses de l'utérus pendant le post-partum se nomment tranchées.

contrat, n. m. / *angl. : contract*
Convention qui lie plusieurs personnes entre elles et qui décrit ce que donne et ce que reçoit chacune.

contrat pédagogique / *angl. : educational agreement*
Convention établie entre un ou plusieurs enseignants et un ou plusieurs étudiants.

Ce contrat personnalise le projet pédagogique de l'I.F.S.I. et l'adapte aux particularités, aux difficultés ou aux désirs de ces étudiants dans le respect des moyens et des possibilités de l'institution. Le contrat pédagogique est évalué au cours du suivi pédagogique.

contrat de soins / *angl. : care contract*
Entente plus ou moins formalisée entre l'équipe de soins, l'infirmière, le patient et son entourage, en ce qui concerne les objectifs de soins à atteindre et les moyens à utiliser pour cela.

Au terme d'une démarche de soins, la soignante peut faire des propositions à une personne qui, informée et autonome, fera ses choix. On peut ainsi évoquer le patient-client qui attend un service précis de la part des soignants.

controlatéral, adj.
Qui est du côté opposé.

convalescence, n. f. / *angl. : recovery, convalescence*
Période qui suit la maladie et pendant laquelle le patient se repose et rétablit progressivement un fonctionnement normal de tous ses organes et appareils.

C'est la période de transition vers la guérison.

maison de convalescence / *angl. : nursing home*
Établissement de santé qui accueille des personnes pendant la période qui suit leur maladie.

convention, n. f. / *angl. : agreement*
Accord entre deux parties.

convention de stage / *angl. : training period agreement*
Accord passé entre l'institution formatrice et le lieu de stage (enseignement clinique) qui accueille pour un temps déterminé un étudiant dans un service de soins.

Chaque institution est représentée par son directeur ou son autorité de tutelle. La convention de stage stipule les responsabilités, les attentes des uns et des autres, les devoirs et les obligations de chacun, etc. L'étudiant, informé des termes de la convention et signataire de cette convention, est tenu de respecter cet accord.

coopération, n. f. / *angl. : cooperation*
Action de participer à une œuvre commune, et attitude qui le permet.

Les obstacles à la coopération sont ceux de toute vie de groupe: compétition, égocentrisme, non-considération d'autrui, etc.

cor, n. m. / *angl. : corn, heloma*
Callosité faite de matière cornée (kératine), dure et douloureuse, siégeant en général sur les articulations des orteils.
Lorsque cette callosité siège entre les orteils, c'est un œil-de-perdrix.
SYN. durillon

corde, n. f. / *angl. : string*
Lien long et fin.

corde du tympan
Branche du nerf facial passant par le tympan et innervant les glandes sublinguale et submandibulaire et les deux tiers antérieurs de la langue.

corde vocale / *angl. : vocal cord*
Repli musculaire bilatéral du larynx capable de vibrer pour donner naissance à des sons variant en fonction de ses mouvements ou de sa tension.

cordon, n. m.
Corde fine, cylindrique et pleine.

cordon ombilical / *angl. : umbilical cord*
Cordon reliant le fœtus et le placenta pendant la gestation ; il contient deux artères et une veine.
Le cordon ombilical est coupé au moment de la naissance lorsque la respiration de l'enfant devient autonome ; on en laisse subsister quelques centimètres qui tombent après avoir séché. Les soins de cordon (aseptiques) durent environ 10 jours et permettent d'éviter les surinfections locales.
Le ligament rond qui relie l'ombilic au foie est le vestige fibreux du cordon ombilical.

cordon spermatique
Cordon comprenant le canal déférent ainsi que des artères, veines et nerfs.

cornée, n. f. / *angl. : cornea*
Couche cellulaire transparente qui recouvre l'œil en avant.
Son inflammation est une kératite ; son opacification empêche la vision.

cornet, n. m. / *angl. : scroll, turbinate bone*
Objet en forme de petite trompe.

cornets du nez
Lamelles osseuses arrondies situées dans les fosses nasales.

coronaire, adj. / *angl. : coronary*
Qui se rapporte aux vaisseaux du cœur, ou à la couronne dentaire.

coronarien, adj. / *angl. : coronary*
Qui se rapporte aux vaisseaux du cœur : spasme coronarien par exemple, ou insuffisance coronarienne se traduisant par une angine de poitrine (angor).

corps, n. m. / *angl. : body, corpus*

1- Organisme.

2- Objet matériel.

corps calleux
Tissu nerveux situé entre les hémisphères cérébraux.

corps caverneux, corps spongieux
Organes érectiles du pénis ou du clitoris.

corps jaune
Vestige du follicule ovarien après la chute de l'ovule.
Le corps jaune produit la progestérone (hormone qui aide à la nidation de l'œuf).

corps étranger
Objet anormalement apporté en un point de l'organisme ou formé par celui-ci.

côte, n. f. / *angl. : rib*
Os plat de la cage thoracique.
L'homme possède 12 paires de côtes reliées en arrière aux vertèbres dorsales et en avant au sternum (sauf les deux dernières paires de côtes qui sont flottantes).

coton, n. m. / *angl. : cotton*
Matière végétale produite par le cotonnier.

coton cardé
Coton peu traité, anciennement utilisé pour ses capacités non absorbantes (hydrofuges).
Sa particularité d'être un lieu de développement microbien l'a fait abandonner.

coton hydrophile / *angl. : absorbent cotton*
Matière faite de filaments de coton débarrassés de leurs impuretés, ce qui permet de l'utiliser pour absorber les liquides pendant les soins (par exemple tampon alcoolisé) ou pour maintenir au chaud ce qu'elle recouvre.
SYN. ouate

C.O.T.O.R.E.P., sig.
ABRÉV. de commission technique d'orientation et de reclassement professionnel

cotyle, n. m.
Cavité arrondie en forme de sphère creuse de l'os iliaque, qui reçoit la tête du fémur.
SYN. acétabulum, cavité cotyloïde

cou, n. m. / *angl. : neck*
Partie rétrécie située entre la tête et le thorax.

couches, n. f. pl. / *angl. : napkin, confinement*

1- Linges, ou culottes absorbantes à usage unique, utilisés pour recevoir les urines et les selles du bébé qui, du fait de son âge, ne peut maîtriser ses sphincters.
Il est bon de ne pas utiliser ce terme mais celui de « protection » lorsque les couches sont utilisées par des personnes adultes devenues incontinentes, ce qui participe au respect de leur dignité.

2- Période qui suit l'accouchement (terme désuet).
SYN. post-partum

couches (en) / *angl. : in labour*
État d'une femme qui est en train d'accoucher.

couches (fausses) / *angl. : miscarriage*
Avortements spontanés avant la période de viabilité de l'enfant.

coude, n. m. / *angl. : elbow*

1- Partie du membre supérieur qui forme l'articulation entre l'humérus, et le radius et le cubitus.

2- Tout angle anormal d'un segment habituellement rigide.

3- Toute pliure d'une tubulure (drain, perfusion, etc.) qui provoque son oblitération, donc son inefficacité ; l'infirmière doit en conséquence assurer une surveillance attentive des tubulures.

couleur, n. f. / *angl. : colour*
Teinte naturelle de la peau *(angl. : colour of the skin)*, des muqueuses ou des conjonctives.
L'infirmière doit être attentive aux évolutions de cette couleur :
– pâle : moins coloré qu'à l'habitude, signifiant une moindre quantité de globules rouges soit localement, soit dans l'organisme ;
– cyanosé : bleu-violacé, signifiant un manque d'oxygénation ;
– gris : alliant la pâleur et la cyanose ;
– rouge ou érythrosique : évoquant un afflux sanguin, par exemple en cas d'inflammation ;
– jaune ou ictérique : signifiant la présence de bilirubine dans le sang.
Par ailleurs, la couleur des urines ou des selles, la couleur des liquides aspirés peuvent également être importantes à surveiller.
Les effets de la couleur sur l'humeur sont connus, et certains chercheurs évoquent des traitements par chromatothéra-

pie. Différentes études en architecture intérieure et en décoration pourraient être utilisées dans les établissements de soin.

couleur des extrémités (surveillance de la)
Témoin de l'oxygénation générale du corps, la couleur des extrémités (doigts, orteils, lèvres, lobes des oreilles) réclame une surveillance importante après une intervention ou quand le patient risque un collapsus.

En cas d'oblitération veineuse ou artérielle, pour un membre opéré ou plâtré, la surveillance se fait par comparaison avec le membre controlatéral.

coupole, n. f. / *angl. : dome*
Voûte hémisphérique.

coupole diaphragmatique
Voûte formée par le muscle du diaphragme.

La coupole diaphragmatique est située entre le thorax et l'abdomen, plus précisément au-dessus du foie, de l'estomac et de la rate.

coupure, n. f. / *angl. : wound, incision*
Blessure, entaille faite par un objet tranchant.

courbature, n. f. / *angl. : ache, stiffness*
Sensation de fatigue douloureuse des muscles, liée soit à un effort intense et prolongé, soit à un état fébrile (grippal).

courbe, n. f. / *angl. : diagram*
Ligne représentant l'évolution d'un phénomène.

courbe thermique / *angl. : thermal diagram*
Représentation de l'évolution de la température corporelle lors d'un état fébrile (maladie infectieuse par exemple) ou pour mettre en évidence l'imprégnation hormonale d'une femme en âge de procréer.

La courbe thermique peut comporter un point par 24 heures (surveillance hormonale) ou, en situation d'infection, deux points par 24 heures, et un point pour trois heures ou pour une heure (surveillance intensive).

Le graphique se fait sur du papier millimétré (maladies infectieuses), ou sur du papier à carreaux réguliers (surveillance hormonale).

couronne dentaire, n. f. / *angl. : crown*

1- Partie de la dent qui émerge de la gencive.

ADJECTIF ASSOCIÉ coronaire

2- Capsule métallique dont on entoure une dent pour la consolider.

court séjour, loc.

1- Statut d'une personne hospitalisée pour un temps limité (en principe inférieur à trois semaines) dans un service où l'on prend en charge les situations aiguës.

2- Service (par extension) où une personne ne séjourne que pour un temps limité.

coussin, n. m. / *angl. : cushion*
Objet constitué d'une enveloppe souple et d'un rembourrage servant à supporter une partie du corps.

coussin américain
Pansement formé de gaze enveloppant du coton hydrophile et servant à absorber les écoulements des plaies suintantes.

On dit aussi « pansement américain » ou simplement « américain ».

coussin anti-escarres / *angl. : foam invalid cushion*
Moyen de prévention des escarres, dont l'objectif est de modifier les conditions

d'appui d'une personne alitée et de faciliter ainsi la microcirculation locale.

couveuse, n. f. / *angl. : incubator*
Appareil qui sert à mettre un nouveau-né fragile à l'abri du froid, des microbes et de l'oxygéner, et qui permet de le faire se développer au mieux.
SYN. incubateur (familier)

C.P.A.M., sig.
ABRÉV. de caisse primaire d'assurance maladie

crachoir, n. m. / *angl. : spittoom, sputum cup*
Récipient muni d'un couvercle, dans lequel peut cracher une personne qui a des sécrétions bronchiques abondantes.

Antérieurement, fait de matériaux les plus divers, à usages multiples, le crachoir nécessitait une désinfection quotidienne; il est actuellement remplacé par des récipients à usage unique, en plastique ou en carton verni. Le couvercle doit impérativement être rabattu entre deux utilisations.

Il peut être nécessaire de comptabiliser le volume des sécrétions et d'en établir une courbe, ou simplement d'observer leur aspect (liquide, filant ou épais), leur couleur (incolore, jaune, verte ou sanglante), leur odeur (fade ou fétide).

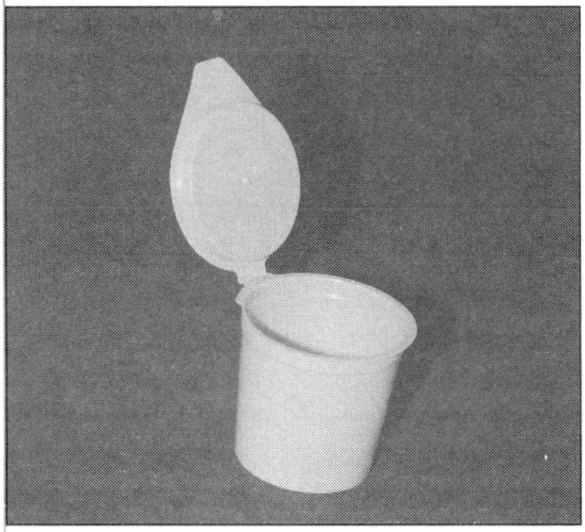

Crachoir.

Lorsqu'on veut faire un examen cytobactériologique des crachats, il est indispensable d'utiliser un récipient stérile où l'on recueille une seule expectoration et que l'on envoie rapidement au laboratoire.

crack, n. m. / *angl. : crack*
Dérivé de la cocaïne, très concentré, sous forme de cristaux et violemment toxique, utilisé par les toxicomanes.

C.R.A.M., sig.
ABRÉV. de caisse régionale d'assurance maladie

crampe, n. f. / *angl. : cramp*
Contraction involontaire, passagère et très douloureuse d'un muscle.

crâne, n. m. / *angl. : skull*

1- Partie postéro-supérieure de la tête contenant les hémisphères cérébraux.

2- Parois osseuses de la partie supéro-postérieure de la tête, ou boîte crânienne.

Les os du crâne ont pour rôle de protéger la substance nerveuse. Ils comprennent : en avant le frontal puis latéralement les pariétaux surmontant les temporaux, en arrière l'occipital, en bas l'ethmoïde et le sphénoïde. Le crâne osseux est inextensible, ce qui explique les signes de compression intracrânienne en cas d'œdème cérébral ou d'hémorragie méningée.

crèche, n. f. / *angl. : creche, day-nursery*

1- Établissement dont la fonction est la garde des enfants de moins de trois ans en bonne santé, dont les parents travaillent.

Les crèches ont des modes de gestion variables : crèche publique, crèche d'entreprise, crèche collective, crèche familiale, crèche parentale... Il peut être nécessaire pour une future maman de retenir une place avant même la naissance de l'enfant dans les villes où la demande est importante. Comme lors de toute entrée en collectivité, l'enfant doit être vacciné pour être admis à la crèche. Les professionnelles de la crèche assurent, en l'absence des parents, les soins de l'enfant (hygiène, repas, sommeil, surveillance, jeux, câlins, etc.).

2- Service annexé à un service de maternité ou à une chambre, pouvant recevoir l'enfant sous surveillance en dehors de la chambre de sa mère.

crème, n. f. / *angl. : cream*
Préparation pharmaceutique onctueuse, plus riche en eau que la pommade, et destinée à l'usage externe.

crête, n. f. / *angl. : crest*
Arête supérieure d'un objet ou d'un lieu.

crête iliaque
Zone supérieure et arrondie de l'aile iliaque sur laquelle s'insèrent les muscles fessiers.
La crête iliaque contient de la moelle osseuse et peut être un site de ponction de moelle.

creux, n. m. / *angl. : hollow*
Concavité, renfoncement.

creux axillaire
Renfoncement situé sous l'aisselle entre le tronc et le bras.

creux poplité
Renfoncement situé derrière le genou et qui forme un pli entre la cuisse et la jambe.

creux sus-claviculaire
Renfoncement situé au-dessus de la clavicule, en avant du bord supérieur de l'omoplate.

crevasse, n. f. / *angl. : crack*
Fente ou fissure située sur une surface cutanée, souvent inflammatoire et douloureuse.
Une crevasse se situe le plus souvent sur les doigts, les lèvres *(angl. : craked lips)* et les seins pendant l'allaitement. Son apparition est favorisée par la macération, le froid et l'humidité.

crise, n. f. / *angl. : crisis*
Période de changement soudain dans l'évolution de la santé d'une personne, à caractère le plus souvent décisif par exemple crise cardiaque *(angl. : heart attack, cardiac crisis)*.
On parle de la phase critique d'une maladie.

crise d'adolescence
Changement subit du comportement d'une personne à une étape décisive de sa vie, entre l'enfance et l'âge adulte.

crise d'identité
Remise en cause de ce que l'on est.

crise de nerfs
Manifestation émotive soudaine.

cristallin, n. m. / *angl. : crystalline lens*
Lentille transparente biconvexe de l'œil située entre le corps vitré et l'iris, en arrière de la pupille.
Les modifications de courbure de cette lentille, par contraction du muscle ciliaire (accommodation), permettent d'adapter la vision. Les défauts de cette courbure entraînent myopie, astigmatisme, hypermétropie, presbytie. La disparition de la transparence du cristallin (cataracte) peut évoluer jusqu'à la cécité.

critère, n. m. / *angl. : criterion*
Signe distinctif qui sert de base pour un jugement.
Un critère traduit les valeurs inhérentes à une culture, qui conditionnent les choix, les modes de vie et les opinions. Il est constitué d'un faisceau d'indicateurs qui, repérés, donnent l'information recherchée.

critère d'évaluation
Signe qui permet, au cours d'un temps déterminé, d'objectiver les performances

des étudiants ou celles d'une institution au regard des objectifs prédéterminés.

critère de soin / *angl. : nursing criterion*
Signe qui permet d'objectiver l'état de santé d'une personne ou d'un groupe et d'évaluer les objectifs de soins.

croissance, n. f. / *angl. : growth*
Fait de grandir, de se développer et de mûrir, tant pour un individu que pour un organe, une entreprise ou une société.

croissance affective
Maîtrise progressive des émotions, des sentiments, des désirs et des motivations.

croissance intellectuelle
Évolution des mécanismes d'apprentissage, de raisonnement, de mémorisation et de retransmission.

croissance des os
Évolution des os soit en longueur soit en épaisseur.

croissance psychomotrice
Acquisition de séquences gestuelles associées à une évolution neurologique, cérébrale ou non.

croissance staturo-pondérale
Évolution de la taille et du poids.

croyance, n. f. / *angl. : belief*
Certitude parfois irrationnelle, individuelle ou collective ; attitude mentale et affectivo-émotionnelle d'adhésion à un système d'affirmations.

Les croyances (notre système de valeurs) s'édifient dans l'enfance ; elles ont pour fonction de guider nos actes puisqu'elles permettent d'éclairer le sens de notre vie. Les croyances sont différentes d'un individu à l'autre, et d'un groupe ou d'une société à l'autre.

crural, adj.
Qui est relatif à la cuisse

C.S.S.I., sig.
ABRÉV. de commission du service de soins infirmiers

cubital, adj. / *angl. : ulnar*
Qui appartient au coude ou qui concerne le cubitus.

cubitus, n. m.
Os de l'avant-bras (os cubital).

cuillère, n. f. / *angl. : spoon*

1- Ustensile ménager utilisé en diététique.

2- Objet chirurgical dénommé ainsi par analogie avec l'ustensile ménager (par exemple la cuillère du forceps en obstétrique).

cuillerée, n. f. / *angl. : spoonful*
Contenu d'une cuillère utilisé comme mesure, en particulier en ce qui concerne la préparation des repas du nourrisson ou la prescription de sirops médicamenteux. 1 cuillère à soupe *(angl. : tablespoon)* = 15 ml ; 1 cuillère à dessert = 10 ml ; 1 cuillère à café *(angl. : teaspoon)* = 5 ml.

cuisse, n. f. / *angl. : thigh*
Partie supérieure du membre inférieur la plus proche du tronc ; elle est limitée par la hanche en haut et par le genou en bas.

cul-de-sac, n. m. / *angl. : cul-de-sac*
Voie sans issue.

cul-de-sac de Douglas
Repli du péritoine situé en bas de la cavité abdominale, en avant du rectum et en arrière du vagin et de la vessie.

Le cul-de-sac de Douglas est, par sa situation, exposé à recevoir toutes les sécrétions présentes dans l'abdomen (en particulier le pus en cas de péritonite). Le médecin recherche par le toucher rectal la sensibilité de ce cul-de-sac pour identifier une inflammation.

culpabilité, n. f. / *angl. : guilt*

1- Situation légale de la personne coupable d'un acte répréhensible.

2- Sentiment d'indignité de sa propre personne qui résulte de la critique du Moi par le Surmoi, qu'une personne soit ou non coupable.
SYN. mauvaise conscience

culture, n. f. / *angl. : culture*

1- Ensemble des institutions, des croyances, des tabous, des règles, des pratiques et des rôles attendus ou prescrits à chacun, caractérisant une société au regard des autres ; plus généralement, degré de développement intellectuel, scientifique, artistique, esthétique ou socio-moral d'une société.

Ce terme est utilisé en sociologie comme en anthropologie.

2- Méthode consistant à faire croître et se multiplier des cellules, et à cultiver des tissus ou des micro-organismes sur des milieux appropriés.

culture (bouillon de) / *angl. : culture medium*
Milieu approprié à la culture de certaines cellules ou micro-organismes.

culture d'entreprise / *angl. : corporate culture*
Ensemble de valeurs, de normes, de langages et de rites ; ensemble historiquement constitué, repérable et partagé par les membres d'une même entreprise.

culture professionnelle
Ensemble de valeurs, de normes, de langages et de rites communs aux membres d'un même groupe professionnel.

La culture professionnelle apporte des modèles de conduite et oriente les pratiques.

Les infirmiers possèdent une culture commune de soignants, mais aussi une culture d'entreprise du fait de leur établissement de référence, ce qui ne les empêche aucunement de se référer à une culture nationale ou éthique, ou dérivée d'une religion.

cupule, n. f. / *angl. : bowl*
Récipient creux en verre, en faïence, en acier inoxydable (inox) ou en plastique permettant de recueillir des liquides.

La cupule est en général stérile lorsqu'on doit effectuer des pansements, et sert à recevoir les antiseptiques avant le nettoyage d'une plaie.

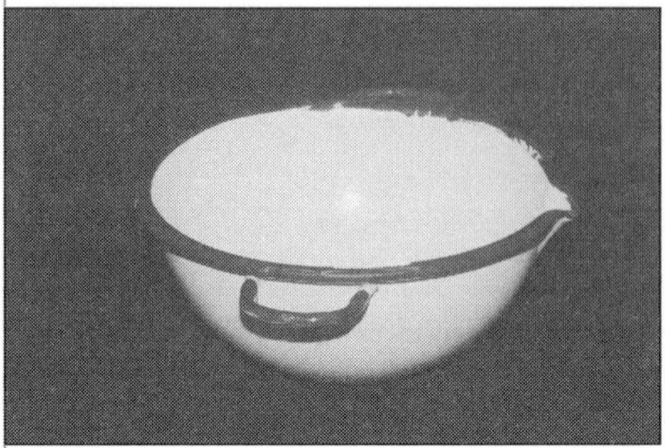

Cupule.

curage, n. m. / *angl. : clearing out, flushing*
Évacuation par le chirurgien du contenu normal ou pathologique d'une cavité à l'aide des doigts (par exemple, curage ganglionnaire permettant d'éliminer des ganglions lymphatiques).

curarisation, n. f. / *angl. : curarisation*
Procédure accompagnant l'anesthésie et utilisant des curares (dérivés de plantes dont l'action paralyse les muscles).

La curarisation d'un opéré permet le relâchement des muscles striés pendant l'intervention, ce qui implique en contrepartie une intubation trachéale, une assistance ventilatoire et une surveillance des constantes, en particulier du fonctionnement cardiaque.

curatif, adj. / *angl. : curative*
Qui a pour but la guérison.

cure, n. f. / *angl. : cure, treatment*
Traitement dont l'objectif est la guérison, ou au moins l'amélioration des symptômes d'une maladie.
SYN. traitement, thérapie

cure d'amaigrissement
Traitement ayant pour objectif la diminution du poids d'une personne.

cure de sommeil
Induction du sommeil par diverses techniques.

cure thermale
Utilisation des différentes propriétés des sources thermales, pour améliorer l'état de santé d'une personne.

curetage, n. m. / *angl. : curetting, curettage*
Évacuation par le chirurgien du contenu normal ou pathologique d'une cavité à l'aide d'un instrument (curette), par exemple curetage utérin après une fausse couche ou curetage d'un abcès.

curette, n. f. / *angl. : curette*
Instrument chirurgical en forme de cuillère, et qui sert à un curetage.

cutiréaction, n. f. / *angl. : skin test, von Pirquet's test*
Test pratiqué en introduisant un antigène sous la peau pour observer la réaction inflammatoire de l'organisme d'un sujet sensibilisé.
La cutiréaction s'utilise lors de tests allergéniques pour déceler l'allergène sensibilisant, mais aussi pour détecter la sensibilisation à la tuberculose (cutiréaction à la tuberculine).

cyanose, n. f. / *angl. : cyanosis*
Coloration bleue de la peau et des muqueuses, due à la diminution du taux d'oxygène dans le sang (dérivé de cyan : couleur bleu sombre).

cycle, n. m.
Suite de phénomènes qui se reproduisent immuablement et sans discontinuité dans le même ordre, en boucle.
On parle du cycle de la vie ou du cycle de production des hormones (par exemple stéroïdes).

cycle menstruel / *angl. : menstrual cycle*
Période d'environ 28 jours au cours de laquelle les hormones ovariennes préparent l'utérus et l'organisme à une éventuelle gestation, depuis la maturation du follicule ovarien jusqu'à la chute de l'ovule et à l'épaississement de la muqueuse utérine.

cycle du sommeil
Retour environ toutes les 24 heures du besoin de dormir pendant 6 à 8 heures.

cytoplasme, n. m. / *angl. : cytoplasm*
Contenu cellulaire.
Le cytoplasme est un composé complexe qui renferme le noyau cellulaire et de nombreux organites : mitochondries, vacuoles, lysosomes, centrioles, réticulum endoplasmique, appareil de Golgi, grains de glycogène, etc.

cytostatique, adj.
Qui arrête la multiplication cellulaire.

cytotoxicité, n. f. / *angl. : cytotoxicity*
Pouvoir destructeur pour les cellules cancéreuses mais aussi les cellules saines, et surtout pour les plus sensibles (lignée sanguine de la moelle osseuse).

date, n. f. / *angl. : date*
Indication du jour, du mois et de l'année.

date de péremption / *angl. : expiration date, use-by date*
Période à partir de laquelle un produit devient non consommable ou non utilisable.

Au cours des soins, dans l'administration des traitements, et quelle qu'en soit la voie, l'infirmière doit être particulièrement attentive aux dates de péremption. C'est la raison pour laquelle l'armoire à pharmacie d'un service de soins doit être régulièrement vidée, triée et surveillée.

D.C.I., sig.
ABRÉV. de dénomination commune internationale

D.D.T., sig.
ABRÉV. dichloro-diphényl-trichloréthane : insecticide organo-chloré.

déambulateur, n. m. / *angl. : walker*
Dispositif d'aide à la marche qui permet à une personne d'être stabilisée.

Le déambulateur se maintient seul et est suffisamment léger pour être déplacé progressivement par une personne âgée ou handicapée. Il est plus stable qu'une canne, ce qui sécurise le patient, et surtout mieux équilibré entre droite et gauche, ce qui évite les mouvements de rotation du dos ou des hanches ; en revanche, il est encombrant.

Le déambulateur se compose d'un support muni de deux poignées et de quatre pieds de hauteur réglable en fonction de la taille du patient; il est parfois équipé de deux roues pour faciliter son déplacement, et/ou d'un siège pour que la personne puisse se reposer entre deux efforts.

débit-minute, n. m. / *angl. : flow, output*
Volume de fluide (liquide le plus souvent) écoulé en une minute en un point donné d'un système (de perfusion par exemple).

Ce débit se calcule avec précision en fonction du calibre de l'appareillage : en général, pour les tubulures les plus classiques, XX (20) gouttes par millilitre. Le débit est surveillé attentivement pour qu'il apporte les éléments prescrits à une personne dans le temps voulu sans risque de surcharge. La surveillance du débit-minute est de la responsabilité de l'infir-

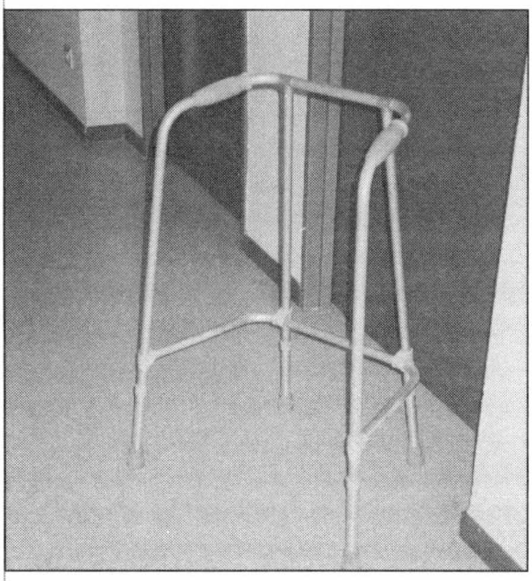

Déambulateur.

mière (article 5 du décret du 11 février 2002 relatif aux actes professionnels et à l'exercice de la profession d'infirmier).

décès, n. m. / *angl. : death, decease*
Mort d'une personne.

Le décès est constaté par un médecin qui en dresse le certificat.

Les soignants gèrent fréquemment l'approche de la mort, l'agonie d'une personne, l'annonce du décès, le chagrin des proches, la toilette mortuaire, ainsi que le retour des effets et des biens de la personne décédée.

Depuis quelques décennies, la mort à l'hôpital est devenue fréquente; c'est pourquoi l'accompagnement du patient en fin de vie (et le soutien des proches) est un acte infirmier courant.

Il existe des procédures de retour à domicile dans les dernières heures de la vie, ou de restitution du corps dans les 24 à 72 heures qui suivent le décès, à condition qu'il n'y ait ni don d'organes, ni problèmes de contamination, ni souci médico-légal.

déchet, n. m. / *angl. : waste, rubbish*
Résidu de matières ou de matériels après utilisation, le plus souvent sale ou encombrant (terme souvent employé au pluriel).

Le tri sélectif des déchets des services de soins par les soignants est devenu une nécessité, avant tout traitement et/ou recyclage dans des entreprises spécialisées préservant l'environnement. Les soignants doivent être particulièrement attentifs aux déchets coupants ou blessants, aux déchets contaminés ou soupçonnés de l'être, ainsi qu'aux aiguilles septiques qui ont ces deux propriétés.

Des containers spécialisés sont présents dans les services de soins, et le tri se fait dès la fin du soin, en prenant garde à éviter blessures et contamination du soignant (accidents du travail encore trop fréquents).

décision, n. f. / *angl. : decision*
Aboutissement d'une réflexion: faire ou ne pas faire (décision opératoire par exemple).

décision de soins (infirmiers)
Acte par lequel les soignants procèdent aux choix de soins les plus adéquats par rapport à la situation d'une personne et en fonction de ses ressources personnelles.

Cette décision peut résulter d'un consensus d'équipe ou peut être le fait du soignant face-à-face avec le patient, tout spécialement en situation d'urgence (décision préservant la survie du malade). La décision de soins tient compte des connaissances du soignant, de l'application de la Charte du patient hospitalisé et des règles professionnelles (décret du 13 février 1993 relatif aux règles professionnelles des infirmiers et infirmières); on peut ainsi imaginer des choix différents en fonction de l'expérience des soignants ou de leurs origines, bien que, dans le contexte d'un service ou d'un établissement, les concepts de l'homme et du soin fassent l'objet d'accords tacites.

Dans tous les cas, la décision de soins se fait dans la perspective du mieux-être du patient; dans la mesure du possible, elle sera explicitée et soumise à l'accord de la personne soignée (contrat de soins).

déclive, adj. / *angl. : sloping*
Ce qui est en pente et permet aux liquides organiques de s'écouler vers le point le plus bas; (par exemple, un abcès se collecte dans une zone déclive).

déclive (point)
Point le plus bas d'une plaie et/ou d'un épanchement, ou d'une partie du corps.

On place un drainage en déclive par rapport au plan du corps pour qu'il soit efficace.

déclive (position)
Situation dans laquelle on installe une personne pour l'aider à évacuer ses sécrétions bronchiques, c'est-à-dire allongée avec la tête plus basse que les pieds (le nez et la bouche plus bas que les poumons).

Inversement, on installe une personne en position proclive, c'est-à-dire la tête plus haute que l'estomac, pour éviter qu'elle ne rejette ce qu'elle vient d'absorber. L'installation d'un patient doit non seulement répondre aux prescriptions médicales (article 6 du décret du 11 février 2002 relatif aux actes professionnels et à l'exercice de la profession d'infirmier), mais aussi être confortable pour lui (responsabilité de l'infirmière), voire lui permettre certaines activités (lire, regarder la télévision, etc.).

décoction, n. f. / *angl. : decoction*
Préparation qui consiste à faire bouillir dans l'eau une substance, souvent végétale, dont on veut extraire les principes actifs solubles.

Cette préparation fait partie des « tisanes » (pour le grand public).

décompensé, adj.

1- Se dit d'une maladie dont l'équilibre disparaît : les mécanismes physiologiques de régulation sont dépassés ; ils ne suffisent plus à contrecarrer les effets néfastes de la maladie.

2- Terme utilisé à propos d'une situation qui « explose », qui n'est plus gérable : la personne ou le groupe agit de manière imprévisible, ce qui lui permet d'évacuer la tension accumulée dans la phase précédente.
SUBSTANTIF ASSOCIÉ décompensation
CONTRAIRE compensé

déconditionnement, n. m.
Fait d'enlever un produit de son emballage, ou de libérer une personne d'une emprise quelconque.

1- Moyen de conservation et de reconnaissance des produits médicamenteux : leur conditionnement comportant aussi leur date de péremption, il est dangereux et interdit de les déconditionner avant le moment de leur utilisation. Ce déconditionnement est cependant indispensable pour rendre ces produits utilisables par les personnes paralysées, tremblantes, ou celles dont la vue est défaillante... mais il ne doit se faire qu'au dernier moment et sous la responsabilité de l'infirmière.

2- Traitement *(angl. : aversion therapy)* qui consiste à soustraire une personne à un réflexe conditionné par l'utilisation de stimulus déclencheurs du comportement à éliminer. En ce sens, ce terme est proche de désintoxication ou de déprogrammation.

déconseillé, adj. / *angl. : inadvisable*
Qui concerne une attitude, un mets, un médicament pouvant être néfaste à une personne ; ce qu'il est souhaitable de ne pas faire, de ne pas absorber (et à la limite, ce qui est contre-indiqué).

décontamination, n. f. / *angl. : decontamination*
Action d'éliminer ou de diminuer les effets d'une maladie transmise par exemple par des micro-organismes ou par des substances dangereuses (chimiothérapie, produits radioactifs, etc.).

décontamination de surface
Action qui sert à décontaminer uniquement la surface des objets ou du mobilier (par exemple un plan de travail ou un chariot de soins).

Les décontaminants de surface font l'objet de nombreuses études, et leur utilisation doit répondre aux spécifications particulières de chaque produit : il est indispensable de se référer au protocole de l'établissement ou du service.

décret, n. m. / *angl. : decree*
Acte réglementaire dont l'objet est une décision écrite émanant du président de la République ou du premier Ministre et qui s'impose à chacun. Il peut être pris après avis du Conseil d'État ou non (décret simple).

Le décret est à placer entre les lois, qui fixent les principes et les arrêtés (la loi a une portée supérieure au décret, et le décret une portée supérieure à l'arrêté). Le décret est une application de la loi, décret d'application.

décret de compétences
Décision réglementaire relative aux actes professionnels et à l'exercice de la profession d'infirmier : ce décret définit les soins que, légalement, l'infirmière est habilitée à faire en fonction de son rôle propre et de son rôle sur prescription.

Ce qui n'est pas explicitement écrit dans le décret n'est pas autorisé.

Le premier décret de compétences date du 12 mai 1981. Auparavant, l'infirmière n'agissait que sur prescription ou conseil du médecin, sans possibilité de décision propre. Le rôle propre a été introduit dans la législation française par la définition de l'infirmière en 1978). Le décret de compétences le plus récent est daté du 11 février 2002, mais il est en constante réévaluation et ses modifications sont à suivre.

décubitus, n. m. / *angl. : decubitus, reclined position*
Attitude du corps en position allongée.

Le décubitus peut être dorsal, ventral ou latéral (droit ou gauche) ; il peut être prescrit (décubitus ventral des opérés du rachis) ou choisi, spontané ou organisé pour une personne qui ne se mobilise pas (inconsciente, paralysée, etc.) ; en ce cas, une surveillance des points d'appui (prévention des escarres) et des risques de complications du décubitus (infection bronchique ou urinaire, thrombo-phlébite, constipation, etc.) est nécessaire.

Chez l'enfant, le nourrisson en particulier, le décubitus ventral serait l'un des facteurs possible de la mort subite inexpliquée du nourrisson (M.S.I.) : il est donc proscrit.

défécation, n. f. / *angl. : defecation*
Effort d'expulsion des matières fécales ; action d'aller à la selle.

défenestration, n. f. / *angl. : defenestration*
Chute d'une personne par une fenêtre.

Au cours de certaines maladies mentales ou dans les tentatives de suicide, les patients peuvent se défenestrer.

défense, n. f. / *angl. : defense*
Action de se protéger ou de résister à une attaque.

défenses immunitaires / *angl. : immune defenses*
Structures qui permettent à l'organisme de résister par ses moyens propres (l'immunité) aux attaques des micro-organismes.

Les défenses immunitaires se constituent tout au long de la vie et tout spécialement par l'intermédiaire des vaccinations ; en début comme en fin de vie, elles sont insuffisantes, ce qui explique la plus grande réceptivité des enfants et des personnes âgées aux infections.

Les défenses immunitaires peuvent être diminuées, voire anéanties par certains virus (V.I.H. par exemple), par certaines maladies (diabète, alcoolisme, etc.) ou par certains traitements (corticoïdes, chimiothérapies anticancéreuses, immunodépresseurs, etc.).

défense (mécanismes de)
Processus inconscients (notion psychanalytique) par lesquels le Moi repousse certaines difficultés affectives ou certaines

pulsions (refoulement, régression, projection… mais aussi mensonge, dénégation, autojustification, agressivité défensive, autovalorisation).

Ces mécanismes interviennent dans les relations duelles ou en groupes, de manière à « faire paraître ».

Pour le soignant en relation d'aide comme pour l'animateur d'un groupe, il est important de repérer ces mécanismes.

déficience, n. f. / *angl. : deficiency*
Perte ou altération d'une fonction ou d'une structure psychologique, physiologique ou anatomique.

En 1975, l'O.M.S. a défini neuf domaines de déficience, par exemple insuffisance organique (déficience cardiaque), déficience sensorielle (auditive ou visuelle) ou déficience mentale.

défoulement, n. m. / *angl. : release*
Décharge, ou libération de représentations jusqu'alors inconscientes.
SYN. catharsis, abréaction

dégénération (dégénérescence), n. f. / *angl. : degeneration*
Perte ou dégradation progressive des caractéristiques spécifiques d'une race, et également d'un organe ou d'un tissu qui ne peuvent alors plus assurer leurs fonctions.

déglutition, n. f. / *angl. : swallowing, deglutition*
Mouvement de la langue et du pharynx (dont une part au moins est réflexe) au cours duquel les produits présents dans la bouche passent dans l'œsophage puis dans l'estomac.

Lorsque ce mouvement est maladroit ou impossible (paralysie, laryngectomie partielle, suite d'intubation trachéale, etc.), il peut y avoir fausse-route, c'est-à-dire que les aliments passent dans les bronches ; un reflexe de toux vise alors à rejeter les produits inhalés hors des voies respiratoires.

degré, n. m. / *angl. : degree*
Division de l'échelle des températures.

En France, on utilise le degré centigrade ou **degré Celsius**, centième partie de l'intervalle qui sépare l'eau bouillante (100 °C) de la glace fondante (0 °C) sous la pression atmosphérique.

Dans les pays anglo-saxons, le **degré Fahrenheit** est plus usité (0 °C = 32 °F, 100 °C = 212 °F).

délinquance, n. f. / *angl. : delinquency*
Conduite asociale caractérisée par des délits répétés.

délivrance, n. f. / *angl. : delivery*

1- Fin d'une gêne, sensation de soulagement accompagnée d'une impression agréable qui en résulte.

2- Dernière phase de l'accouchement, c'est-à-dire l'expulsion du placenta.

deltoïde (muscle), n. m. / *angl. : deltoid*
Muscle triangulaire de l'épaule (celui qui galbe l'épaule) : il relie la clavicule et l'omoplate à l'humérus et assure l'abduction du bras.

Muscle épais, il peut recevoir les injections intramusculaires.

démarche, n. f. / *angl. : process*
Suite ordonnée d'opérations logiques ; cheminement suivi ; manière de faire progresser un raisonnement.

démarche en santé communautaire
Processus dynamique dont l'objectif est de permettre à une population donnée (point de départ de la réflexion), avec l'aide de professionnels de santé, d'identifier ses propres problèmes de santé puis de les prendre en charge et d'évaluer les résultats.

démarche en santé publique
Processus dynamique dont l'objectif est de préserver, améliorer et promouvoir la santé d'une population par une action collective concertée.

L'étude épidémiologique part des responsables de la santé publique au plus haut niveau ; elle fait le bilan de l'état physiologique et psychique d'une population, puis des actions (soins de santé primaires) sont choisies, planifiées, mises en œuvre et évaluées (il peut s'agir de la lutte contre la tuberculose, le sida ou la mortalité infantile…).

démarche de soins infirmiers
Processus dynamique dont l'objectif est de dispenser des soins adaptés à une personne et à ses besoins.

Analyse de situation et plan de soins : elle part des informations recueillies quant aux besoins d'une personne (et à ses ressources) et conduit, par l'élaboration de diagnostics infirmiers puis d'objectifs de soins, à la mise en œuvre de soins réfléchis personnalisés planifiés, à leur évaluation et à leur éventuel réajustement.

demi-vie, n. f. / *angl. : half-life*
Période, durée que met un produit (pharmaceutique ou radioactif par exemple) à se réduire de moitié.

dénégation, n. f. / *angl. : denial*
Refus de reconnaître.

Dans le langage courant, il s'agit du refus de reconnaître une assertion, un fait ; en psychanalyse, c'est le refus de reconnaître comme sien un désir ou un sentiment refoulé.

dénomination commune internationale
Désignation d'un produit pharmaceutique par un nom reconnu internationalement, qui n'est pas un nom de spécialité choisi par un laboratoire mais le nom d'une molécule chimique.

La D.C.I. permet des échanges de vues entre pays à propos de thérapies médicamenteuses, et permet aussi de comparer des produits ayant un même principe actif lorsqu'ils sont fournis par deux laboratoires différents.
ABRÉV. D.C.I.

dent, n. f. / *angl. : tooth*

1- Organe de la bouche implanté dans les alvéoles du maxillaire et de la mandibule, assurant le premier traitement des aliments (mâcher) pour permettre à la salive (amylase salivaire) de dégrader les sucres lents.

Au nombre de 32 chez l'adulte, les dents définitives font suite aux dents de lait (denture lactéale) *(angl. : milk teeth)* ou première dentition de l'enfant, qui comporte 20 dents. Les dents de devant sont les incisives, les suivantes sont les canines, les prémolaires et les molaires.

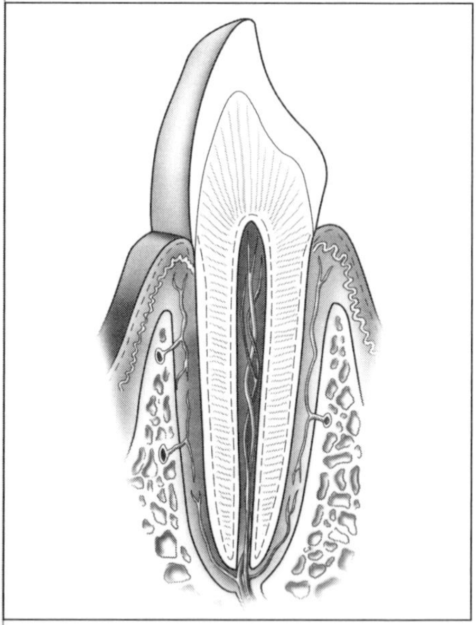

Coupe d'une dent.

Les troisièmes molaires, les plus postérieures, sont les dents de sagesse *(angl. : wisdom teeth)*, de pousse tardive (à l'âge adulte).

Lorsque des dents doivent être retirées, une prothèse dentaire *(angl. : artificial denture)* peut les remplacer.

Que ce soit pour la denture lactéale, la denture définitive ou pour une prothèse, l'hygiène bucco-dentaire doit être stricte, tout particulièrement le brossage qui doit être pratiqué au moins deux fois par jour, pour éviter les caries et les infections.

2- Terme utilisé pour désigner certaines apophyses osseuses, par exemple la dent de l'axis.

dentiste, n. m. / *angl. : dentist*
Professionnel de santé dont le rôle consiste à soigner les dents, à les protéger (couronnes, jacquettes, etc.), à les remplacer (bridges, prothèses), et à donner des conseils en ce qui concerne l'hygiène bucco-dentaire.

dentition, n. f. / *angl. : cutting of teeth*
Formation des dents de la petite enfance (6-8 mois) jusqu'à l'âge adulte (dents de sagesse).

denture, n. f. / *angl. : set of teeth*
Ensemble des dents.

dénutrition, n. f. / *angl. : malnutrition*
Déficit protido-energétique de l'organisme par baisse des apports nutritionnels ou par augmentation des dépenses énergétiques. Pour des raisons différentes, la dénutrition est surtout sensible aux âges extrêmes de la vie.

Chez la personne âgée, les causes sont nombreuses : le mauvais état dentaire, la baisse de salivation, l'inadaptation de la prothèse dentaire, la perte du goût, la diminution de la sécrétion gastrique et de l'absorption intestinale des graisses, des glucides, des vitamines et des oligo-éléments, le ralentissement du transit. À ces causes s'ajoutent l'isolement social et familial, la baisse des revenus, la mobilité réduite, le stress engendré par la situation de dépendance et de vieillissement ou par des habitudes institutionnelles imposées, et la dépression.

La dénutrition de l'enfant peut être liée à la situation socio-économique de la famille (ou du pays), ou à une malabsorption digestive par intolérance.

Les conséquences de la dénutrition sont très graves : altération de l'état général, amaigrissement, fonte musculaire, asthénie, anorexie, perte progressive de l'autonomie, dépression, réduction des activités, épisodes infectieux à répétition, etc. pouvant conduire progressivement à la mort.

département, n. m. / *angl. : department*
Division administrative d'un ensemble à gérer.

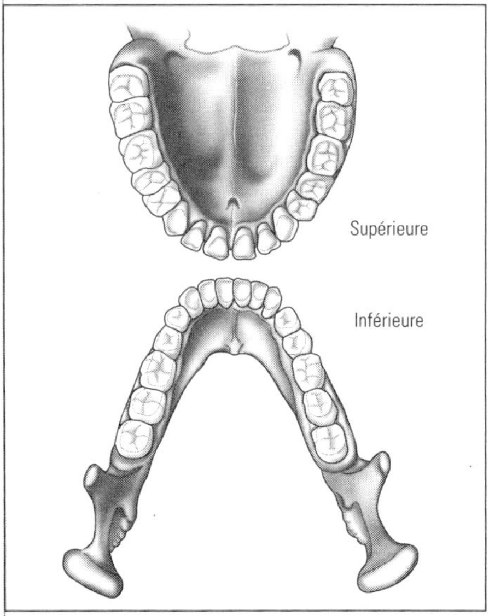

Denture.

département hospitalier
Ensemble des moyens matériels et des locaux réunis en vue d'assurer des soins dans un domaine particulier (département d'anesthésie-réanimation, département de la mère et de l'enfant, etc.).

L'organisation d'un département est proposée par les textes officiels de manière à ce que le fonctionnement soit démocratique, avec un conseil de département qui réunit régulièrement les représentants des différentes catégories de personnel médical et les représentants des personnels soignants, sous l'autorité du responsable de département (médecin-chef) et de la surveillante (cadre infirmier supérieur des services de soins).
SYN. service

département d'information médicale
Service qui a pour objet de conserver les informations médicales dans une perspective épidémiologique.

Il est constitué d'un médecin et d'un secrétariat (au moins) permettant de saisir anonymement les données concernant l'ensemble des patients d'un établissement hospitalier.
ABRÉV. D.I.M.

dépendance, n. f. / *angl.: dependence*
Situation d'une personne qui a besoin d'autrui pour assurer les actes de la vie quotidienne.

Ce terme s'utilise aussi pour désigner l'état d'une personne qui est dépendante d'une drogue – alcool, tabac, médicaments (dépendance physique) – et pour celle qui est sous l'autorité, la domination ou l'emprise de quelqu'un (dépendance psychique) et qui a une relation plus ou moins contraignante avec un être (dépendance affective), un groupe, une institution ou un objet.

Il y a donc une possibilité de confusion entre deux registres: le registre pratique et fonctionnel des actes de la vie quotidienne, et le registre éthique et philosophique de la capacité ou du droit de se fixer à soi-même ses propres lois. En effet, s'il n'est pas possible pour une personne d'effectuer les actes ordinaires de la vie, cela la rend-elle incapable de prendre des décisions qui la concernent?

La loi du 24 janvier 1997, qui organise la prestation spécifique dépendance, officialise l'incapacité d'accomplir seul les actes de la vie courante; elle place en regard les réponses médicales (curatives et individuelles) et les réponses préventives et collectives, les institutions pour personnes très dépendantes et le maintien à domicile avec son réseau de soutien.
CONTRAIRES indépendance, autonomie

dépendance affective
État d'une personne dont les ressentis et le réseau relationnel sont modifiés.

dépendance physique
État d'une personne qui présente des tremblements, des douleurs, des difficultés respiratoires, etc. dus à une quelconque dépendance.

dépendance psychique
État d'une personne dont les capacités de réflexion, de décision, etc. sont modifiées par la dépendance.

déplacement, n. m. / *angl.: displacement, dislocation*
Mouvement qui fait passer un objet d'un emplacement à un autre.

En traumato-orthopédie, on parle du déplacement d'une vertèbre ou d'une fracture, ce qui signifie que les vertèbres ou les éléments d'un os fracturé ne sont plus alignés.

dépression, n. f. / *angl.: depression, nervous breakdown*
État mental de diminution du tonus neuro-psychique.

Ce terme de dépression est utilisé pour désigner aussi bien la maladie dépressive (anciennement appelée neurasthénie ou mélancolie) que le vague-à-l'âme (« le blues ») plus courant et non pathologique.

La maladie dépressive est caractérisée par la lassitude, la perte d'énergie, la fatigue, le découragement, l'anxiété, le sentiment de faiblesse, d'indignité ou de culpabilité, la perte d'intérêt et de capacité à éprouver du plaisir, les troubles de l'humeur, le ralentissement psychomoteur, auxquels s'associent une insomnie ou une hypersomnie, une incurie et parfois des pensées récurrentes de mort.

La maladie dépressive est un mode de réponse d'une personne à des causes plurifactorielles (lésion organique, difficulté fonctionnelle, facteurs psychologiques ou sociaux) ; elle peut se manifester en pathologie du travail (épuisement professionnel, burn-out). Cette pathologie pourrait concerner 50 % des personnes âgées, mais elle est souvent méconnue et banalisée, associée au vieillissement, au repli social et à une réaction (au demeurant normale) aux pertes de plus en plus nombreuses que subissent ces personnes. La dépression peut alors prendre la forme d'une pseudodémence dépressive ou d'un « syndrome de glissement » dont le pronostic est très sombre, avec altération importante de l'état général pouvant conduire à la mort.

Une réponse médicamenteuse ou psychothérapique est possible dans la grande majorité des cas. L'infirmière doit prendre en compte ces phénomènes pour lesquels une relation d'aide et le soutien des aidants naturels peuvent être des moyens adaptés.

derme, n. m. / *angl. : dermis*
Couche profonde, nourricière et très vascularisée de la peau, placée entre l'épiderme et l'hypoderme, et dans laquelle il est possible d'injecter des substances médicamenteuses (injection intradermique).

déshydratation, n. f. / *angl. : dehydration*
Perturbation hydro-électrolytique.

L'eau est le composé le plus abondant du corps (73 %) ; elle a un rôle capital dans la thermorégulation, le transport des nutriments et l'élimination des déchets. Elle est répartie entre les compartiments intracellulaire et extracellulaire ; son métabolisme est associé à celui des électrolytes. La déshydratation est particulièrement un risque aux deux extrémités de la vie : chez le nourrisson, le pourcentage en eau atteint plus de 80 % du corps ; chez la personne âgée, il descend parfois au-dessous de 65 %.

Les risques de déshydratation sont augmentés par la diminution de la masse maigre et sont accentués par la dénutrition. Chez le jeune enfant, la déshydratation est liée à la fièvre, un coup de chaleur, une diarrhée, des vomissements, etc. ; chez la personne âgée, elle est liée à la baisse des apports en eau (diminution de la sensation de soif) et à la diminution de la concentration des urines ; elle peut s'aggraver avec la fièvre, les diarrhées, les fécalomes, la prescription de diurétiques ou de laxatifs, les troubles de la déglutition, les tremblements, les états confusionnels et le diabète décompensé.

Les manifestations de la déshydratation sont d'abord la soif, l'oligurie, la sensation de langue sèche, le pli cutané augmenté, les globes oculaires « enfoncés » et hypotoniques, puis les troubles électrolytiques (augmentation de la créatininémie, de l'hématocrite, de la protidémie et de la natrémie).

Les conséquences de la déshydratation peuvent consister en des troubles du comportement, un délire, des hallucinations, une confusion, une démence, un état occlusif, une décompensation cardiaque, une insuffisance rénale.

La réhydratation passe par un apport d'eau et d'électrolytes, soit en solution entérale à reconstituer, soit en perfusion.

La surveillance des apports liquidiens (1 litre à 1,5 litre d'eau par jour au minimum) est une priorité pour les soignantes, surtout en service de gériatrie.

désinfection, n. f. / *angl. : disinfection*
Action d'éliminer ou de diminuer fortement, par des moyens physiques ou chimiques, les souillures et les germes présents à la surface d'un objet.

Compte tenu des risques importants inhérents au milieu hospitalier, la désinfection des objets, du linge et des locaux est indispensable, tout comme le lavage des mains pour éviter ou du moins limiter les infections nosocomiales.

La désinfection est réalisée par des méthodes physiques (lavage, brossage) ou chimiques (savons) et précède toujours la stérilisation.

Ce terme est à différencier de « décontamination », terme qui pourrait devenir spécifique des milieux nucléaires.

Il est également indispensable de différencier désinfection et stérilisation, laquelle vise la suppression de la totalité de la flore microbienne.

désinfestation, n. f.
Destruction de tous les parasites, qu'ils soient microscopiques ou visibles à l'œil nu, et qu'ils pénètrent ou non l'organisme.

désinsectisation, n. f. / *angl. : pest control*
Destruction de tous les insectes rampants ou volants (avec un insecticide).

désir, n. m. / *angl. : desire, wish*
Tension vers un objet connu ou imaginé dont l'individu prend conscience.

Le désir est une force psychique qui naît du manque, des obstacles et des interdits. Selon S. Freud, il s'agit d'un mécanisme inconscient lié à des souvenirs d'enfance et, selon les philosophes (Platon), le désir peut et doit être soumis à la volonté.

Certaines personnes ont un seuil de tolérance à la frustration très faible et supportent mal la non-réalisation de leurs désirs : cette intolérance à la frustration peut devenir un signe pathologique.

ÉQUIVALENTS UTILISÉS appétit, aspiration, attirance

désobstruction, n. f.
Intervention qui consiste à enlever d'une cavité ou d'un conduit ce qui le bouche.

désorientation, n. f. / *angl. : disorientation, bewilderment*
Perte de repères.

désorientation spatio-temporelle
Perte des repères dans le temps (jour, heure, mois, saison, année) ou dans l'espace (lieu où l'on est, gens avec qui l'on parle).

La désorientation spatio-temporelle est particulièrement fréquente chez les personnes âgées à l'occasion de toute maladie, accident, hospitalisation ou changement de lieu de vie.

desquamation, n. f. / *angl. : exfoliation*
Élimination des couches superficielles de l'épiderme en petites lamelles ou squames.

Cette élimination est un mécanisme physiologique qui peut, au cours de certaines pathologies, s'accélérer et devenir pathologique.

dessin, n. m. / *angl. : drawing*
Art du graphisme.

Le dessin peut permettre d'exprimer ce qu'il n'est pas possible de dire autrement :

avec son corollaire, la peinture, il peut ainsi devenir une activité thérapeutique productrice.

détection, n. f. / *angl. : detection*
Action de rechercher ce qui est plus ou moins caché.

détection des parasitoses externes et soins aux personnes qui en sont atteintes
Rôle propre de l'infirmière : recherche des poux, puces, gale, etc. infestant une personne (article 5 du décret du 11 février 2002 relatif aux actes professionnels et à l'exercice de la profession d'infirmier).

La découverte des parasites entraîne des soins d'hygiène spécifiques visant à l'élimination totale de ces parasites, par exemple à l'aide de D.D.T.

détergent, n. m. / *angl. : detergent*
Substance qui permet d'émulsionner les graisses et d'enlever les impuretés.

déterger, v. / *angl. : to clean, to remove*
Enlever les souillures d'une surface en les dissolvant par modification de leurs propriétés de mouillage, d'étalement, etc.

détersion, n. f. / *angl. : cleansing*
Action de nettoyer une plaie, de dissoudre et d'enlever les souillures, qui favorise la cicatrisation.

deuil, n. m. / *angl. : mourning*
État consécutif à la perte d'un être cher, mais aussi à toutes les pertes.

Être en deuil signifie être en souffrance. Le travail de deuil confronte celui qui le vit à la déchirure et au désordre de son quotidien, de ses habitudes, de ses repères de vie ; c'est un long et coûteux travail psychique dont la durée est au minimum d'un an.

Il est devenu classique, depuis la thèse du docteur Élisabeth Kübbler-Ross, de décrire le déroulement du deuil en quatre étapes successives : déni, colère, négociations avec soi-même, et reconstruction.

Le travail des soignants est alors d'accompagner la personne qui souffre, de l'aider à exprimer ses ressentis et de la laisser évoluer.

Certaines personnes, selon leur histoire, leur personnalité, le contexte et leur âge, ne peuvent accéder à l'acceptation ; on assiste alors à un deuil pathologique : dans le grand âge, il peut devenir difficile et entraîner la mort.

Les soignants sont quotidiennement confrontés au deuil. Le travail de deuil fait partie des facteurs de risque du stress au travail, voire du burn-out ; il peut être intéressant pour chacun de trouver un lieu de parole et d'échange.

développement, n. m. / *angl. : development*
Ensemble des transformations par lesquelles passe un être vivant ; croissance et évolution d'un organisme.

développement affectif
Maturation des émotions et des sentiments, et capacité à les maîtriser.

développement du fœtus
Évolution du fœtus depuis sa conception jusqu'au jour de la naissance.

développement intellectuel
Évolution des capacités cognitives et de la capacité de raisonnement de l'être humain.

développement psycho-moteur
Évolution des capacités gestuelles et des performances motrices d'une personne.

développement staturo-pondéral
Évolution du poids et de la taille d'un individu.

diagnostic, n. m. /*angl. : diagnosis*
Temps de l'acte médical permettant d'identifier la nature et la cause de l'af-

fection dont un patient est atteint. Le diagnostic médical s'établit en plusieurs étapes, un examen clinique accompagné d'un entretien avec le patient permettant de retracer l'histoire de la maladie et les antécédents familiaux. L'examen clinique peut éventuellement être complété par des examens paracliniques.

diagnostic infirmier / *angl. : nursing diagnosis*
Jugement clinique énoncé par l'infirmière dans le cadre de son rôle propre, et aboutissant à une décision de soins (objectifs, actions, évaluation) (article 3 du décret du 11 février 2002 relatif aux actes professionnels et à l'exercice de la profession d'infirmier).

On utilise actuellement, pour nommer les problèmes de santé, la nomenclature de l'A.N.A.D.I. ou N.A.N.D.A., groupements professionnels d'étude des diagnostics infirmiers.

L'informatique peut aussi aider au diagnostic. Le diagnostic infirmier est inscrit dans le dossier de soins sous une forme littérale ou sous la forme de soins ciblés (notion plus large qui prend en compte tous les niveaux du rôle de l'infirmière).

diapason, n. m. / *angl. : tuning fork*
Appareil qui sert à émettre un son de référence utilisé pour mettre en accord les voix ou les instruments d'un ensemble ; il peut être utilisé pour tester l'audition d'une personne.

diaphragme, n. m. / *angl. : diaphragm*

1- Muscle plat et mince, situé entre le thorax et l'abdomen.

En forme de double coupole, il est le muscle respiratoire principal, et est innervé par le nerf phrénique.

2- Membrane caoutchoutée montée sur un anneau souple qui se place au fond du vagin, coiffant le col de l'utérus, et utilisée comme moyen contraceptif.

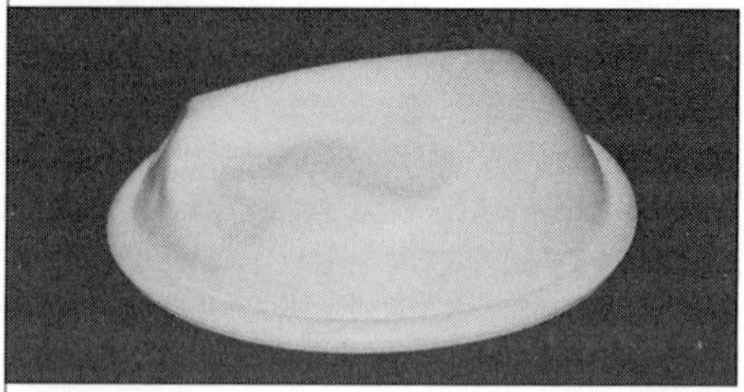

Diaphragme.

Ses dimensions doivent tenir compte de la morphologie de la femme : elles sont mesurées par le médecin. Enduit de gel spermicide, le diaphragme est mis en place avant les rapports sexuels et ne doit être enlevé que 8 heures après ceux-ci ; il peut ensuite être lavé, séché, talqué et réutilisé. Ses performances dépassent 80 % de réussite, mais il est peu apprécié en raison des manipulations qu'il nécessite.

diaphyse, n. f. / *angl. : diaphysis*
Tronçon moyen d'un os long, situé entre les deux épiphyses.

diarrhée, n. f. / *angl. : diarrhoea*
Émission de selles fréquentes et liquides ; elle peut être d'origine mécanique, virale, toxique ou microbienne.

Par la perte en eau qu'elle entraîne, la diarrhée est un facteur de risque de déshydratation et est spécialement à craindre chez les jeunes enfants et les personnes âgées.

Au cours d'une diarrhée, l'intestin n'est plus capable de digérer (en particulier le lait et les sucres), ce qui oblige à mettre la personne atteinte à la diète, en lui apportant le complément indispensable en eau et en électrolytes.

diastole, n. f. / *angl. : diastole*
Phase de relaxation musculaire et de remplissage des ventricules cardiaques survenant après la systole.

diète, n. f. / *angl. : fast, diet*
Terme employé pour exprimer l'interdiction prescrite par le médecin de manger et de boire ; l'eau seule peut être autorisée (diète hydrique), ou le lait (diète lactée) ; la diète végétale permet de consommer des légumes et des fruits.

La diète est prescrite avant toute anesthésie générale (6 heures au moins avant l'anesthésie), ou avant tout examen nécessitant une anesthésie locale du pharynx ou du larynx (par exemple fibroscopie digestive). On doit éviter qu'un malade ne vomisse dans ses bronches (syndrome de Mendelsonn), ce qui est extrêmement dangereux et peut être mortel.

L'infirmière doit, en ce cas, expliquer la prescription au patient, l'aider en retirant de sa vue tout produit interdit (boissons, aliments, bonbons, cigarettes, etc.), et transmettre à l'équipe soignante cette consigne « à jeun » afin que celle-ci soit suivie et surveillée.

diète hydrique
Absence d'alimentation préservant l'apport en eau.

diète lactée
Absence d'alimentation préservant l'apport en lait.

diète végétale
Absence d'alimentation préservant l'apport en légumes et en fruits.

diététicien, n. m. / *angl. : dietitian*
Professionnel de santé qui a pour objectif l'hygiène et l'équilibre alimentaires, et qui prévoit des régimes spécifiques pour certaines pathologies (une prescription médicale est alors indispensable) tout en respectant les goûts du malade et en stimulant son appétit.

La présence de ce spécialiste dans un établissement ou un service ne dispense en rien l'infirmière de veiller à la commande du repas, à sa livraison et à sa présentation au patient. L'infirmière doit également expliquer les particularités justifiées de ce régime et vérifier que le repas est absorbé par la personne. Elle doit également être capable d'équilibrer un régime normal à tout âge de la vie.

diffusion, n. f. / *angl. : diffusion*
Action de se répandre ou de se disperser ; transmission.

Ce terme s'utilise en parlant d'une fuite liquidienne, par exemple lorsqu'une perfusion ne passe plus dans la veine mais dans les tissus voisins (extravasation).

Il s'utilise aussi pour indiquer la transmission des informations dans un groupe.

digestion, n. f. / *angl. : digestion*
Ensemble des transformations physiques et chimiques subies par les aliments dans le tube digestif jusqu'à leur assimilation au travers de la paroi intestinale : ingestion, mastication, déglutition, malaxage, action des différentes enzymes salivaires, gastriques, duodénales, biliaires, pancréatiques et intestinales agissant sur les protides, les lipides ou les glucides.

dignité, n. f. / *angl. : dignity*
Valeur qui impose le respect dû à une personne ou à soi-même.

dignité de la personne
Principe par lequel la grandeur de l'homme est érigée en valeur.

L'être humain est alors une fin en soi et doit être traité comme tel. La dignité peut correspondre à la réserve, à la retenue, voire à la pudeur.

Cette notion est à intégrer dans la philosophie du soin et dans les concepts soignants.

dilatation, n. f. / *angl. : dilatation, distension*
Augmentation de calibre ou de volume d'un organe.

La dilatation peut être d'origine physiologique (dilatation des vaisseaux, de la pupille…) ou non (dilatation des bronches par exemple).

dilution, n. f. / *angl. : dilution*
Action de mélanger ou de délayer une substance dans un liquide.

La dilution pharmaceutique doit être extrêmement précise, les produits actifs étant tous des produits dangereux.

L'infirmière est amenée, en fonction des prescriptions médicales, à préparer les produits à injecter en les diluant et en les dosant avec précision. Le calcul de doses est un apprentissage important qui doit être maîtrisé rapidement par les étudiantes infirmières en formation.

Généralement, la dilution est extemporanée (c'est-à-dire que le produit reconstitué devra être immédiatement utilisé) pour préserver l'efficacité du médicament.

D.I.M., sig.
ABRÉV. de département d'information médicale

diplôme, n. m. / *angl. : diploma*
Document officiel qui établit un droit ou un privilège, et qui atteste d'un titre ou d'un grade.

diplôme d'État
Document délivré par les structures de l'État : c'est l'État qui atteste le droit à exercer.

diplôme d'État d'infirmière
Document par lequel l'État (Région) atteste la compétence d'une personne à exercer la profession du fait de la réussite aux épreuves sanctionnant les études.

Le diplôme d'État est obligatoire depuis le 15 juillet 1943 ; cependant, dès 1922, il existait un brevet de capacité professionnelle et un programme uniforme édicté par le ministre de la Santé publique. Enfin une directive européenne 77/452/CEE du 27 juin 1977 vise à la reconnaissance mutuelle des diplômes délivrés par les pays membres des communautés européennes. La directive 77/452/CEE précise les conditions réglementaires et administratives concernant les activités de l'infirmière responsable des soins généraux.

directeur, n. m. / *angl. : director, manager*
Personne qui dirige un établissement ou un service.

directeur d'école spécialisée
Responsable de la formation d'infirmières puéricultrices, d'infirmières de salle d'opération ou d'infirmières anesthésistes (les trois spécialités sont ouvertes aux infirmières diplômées d'État).

directeur d'Institut de formation de cadres de santé
Responsable de la formation des cadres de santé (professions paramédicales) pour les services de soins, l'enseignement infirmier, la radiologie, les laboratoires, etc.

directeur d'Institut de formation en soins infirmiers (I.F.S.I.)
Responsable de la conception, de la mise en œuvre et de l'évaluation du projet pédagogique avec la collaboration d'une équipe de cadres infirmiers enseignants.

Ce projet peut comprendre des formations en soins (infirmière, aide-soignante, auxiliaire de puériculture), les préparations à ces formations, la formation continue des personnels de ces catégories, et la documentation et la recherche en soins.

directeur du service de soins infirmiers
Responsable, dans un établissement de soins, de l'ensemble du projet de soins, de sa conception à sa réalisation et à son évaluation.

Il organise et gère le personnel nécessaire aux soins ; il participe à l'équipe de direction de l'établissement et peut être

assisté d'une équipe d'infirmiers généraux (il était autrefois nommé « infirmier général »).
ABRÉV. D.S.S.I.

discret, adj. / *angl. : discreet*
Terme utilisé pour qualifier un signe peu évident d'une maladie (se dit par exemple lorsque les symptômes sont espacés).

discrétion, n. f. / *angl. : discretion*
Discernement; retenue dans les relations sociales qui permet de garder les secrets d'autrui.

discrétion professionnelle
Obligation de secret et de réserve à laquelle les professionnels de santé et les infirmières sont soumis dans les informations qu'ils/elles sont amenés à donner (par exemple, personne ne doit savoir qui est hospitalisé et pourquoi, à moins que cette personne ne le divulgue elle-même).

Cette discrétion répond au secret médical et est opposable à toute personne, en toute circonstance (journalistes, police, médecins extérieurs à l'équipe du service, etc.) et même aux personnes se réclamant de la famille du patient.

La justice seule peut relever un professionnel de son obligation de secret dans des circonstances précises (par exemple en cas de sévices à enfants).

Cette discrétion est parfois à l'origine de cas de conscience dans la mesure où les proches vont demander des nouvelles soit directement, soit par téléphone, et que les soignants ne peuvent en aucun cas avoir la certitude qu'il s'agit bien d'une personne habilitée à recevoir des informations.

dispositif, n. m. / *angl. : device, appliance*
Ensemble de moyens organisés en fonction d'un objectif.

dispositif intra-utérin / *angl. : intrauterine device, I.U.D.*
Moyen de contraception disposé dans l'utérus, qui agit mécaniquement mais aussi en raison des substances chimiques dont il est porteur.

Le dispositif intra-utérin évite la nidation de l'œuf, ou agit comme un spermicide. Il est posé par le médecin pour une période définie (2 à 5 ans selon son modèle) en passant par le col utérin, et certains médecins ne souhaitent pas en poser à de jeunes femmes nullipares (avant la première grossesse). Il est efficace à 99,5 %, il est toujours prêt et ne nécessite aucune autre manipulation. La femme vérifie simplement sa présence in situ chaque mois après ses règles. Il faut savoir que la présence de ce corps étranger augmente les risques d'infection locale et d'hémorragies.
ABRÉV. D.I.U.
SYN. stérilet

disque, n. m.
Objet ou élément anatomique de forme ronde et aplatie.

disque intervertébral / *angl. : intervertebral disk*
Élément cartilagineux très élastique situé entre deux corps vertébraux, qui assure le lien des vertèbres entre elles et permet la mobilité du rachis.

Il est organisé autour d'un noyau central, le nucléus pulposus, qui est le centre réel des mouvements, mais peut en cas de lésion du cartilage saillir et comprimer une racine nerveuse (« hernie discale »), pathologie génératrice de douleurs (sciatique, lombalgies), voire d'impotence fonctionnelle.

Les soignants (tout spécialement les femmes) sont un groupe professionnel à risques de lombo-sciatique puisque la manutention des patients grabataires exige de gros efforts; c'est pourquoi l'apprentissage des « bons gestes » est capital durant la formation.

dissection, n. f. / *angl. : dissection*
Action de séparer méthodiquement tous les composants d'un ensemble pour les examiner.

dissection aortique
Pathologie dans laquelle les différentes tuniques de l'aorte, et notamment la tunique moyenne, se séparent sous l'effet de chaque pulsation sanguine; elle se manifeste par des signes proches de ceux présentés par un patient victime d'un infarctus.

dissection chirurgicale
Séparation attentive par le chirurgien des différents plans et tissus pour atteindre l'organe à opérer.

dissection d'un corps
Action ayant pour objet de séparer méthodiquement et d'étudier les différents organes du corps d'une personne décédée afin de découvrir l'origine du décès.
SYN. autopsie

distal, adj.
Qui est le plus éloigné du point de référence (par exemple, en parlant des segments d'un membre, le segment distal est le plus éloigné du tronc).
CONTRAIRE proximal

distributeur de savon, n. m. / *angl. : soap dispenser*
Appareil qui dispense le savon en milieu de soin, sous forme liquide pour éviter sa macération et donc une source supplémentaire de germes.

Le savon peut être simplement un savon doux (savon de Marseille avec lanoline ou autre produit adoucissant qui évite une action caustique à l'origine de lésions cutanées et de surinfections) ; il est destiné au lavage des mains, opération très fréquente en service de soins où les mains du personnel soignant sont le principal vecteur de germes.

Le savon peut être antiseptique : il est alors destiné au lavage de mains aseptique, nécessaire pour effectuer des soins stériles, ou, à plus forte raison, au lavage de mains chirurgical (avant d'entrer en salle d'opération).

distribution, n. f.
Action de répartir en fonction d'un ordre déterminé.

distribution des médicaments / *angl. : distribution of drugs*
Temps pendant lequel l'infirmière donne les médicaments prescrits au patient (article 5 du décret du 11 février 2002 relatif aux actes professionnels et à l'exercice de la profession d'infirmier).

Ce moment n'implique pas seulement la répartition ; il doit aussi être un moment de surveillance de l'efficacité et des effets indésirables des médicaments.

Attention : en psychiatrie ou face à des patients non coopérants, il est indispensable de surveiller l'absorption des médicaments per os.

D.I.U., sig. / *angl. : I.U.D.*
ABRÉV. de dispositif intra-utérin

diurèse, n. f. / *angl. : diuresis*
Élimination des urines pendant un laps de temps déterminé.

L'infirmière peut surveiller la diurèse de 24 heures ou la diurèse horaire, ce qui implique de collecter les urines par exemple dans un bocal, et de surveiller leur aspect (couleur, transparence, etc.). Pour cette surveillance, la première miction est jetée et la dernière est comptabilisée.

diverticule, n. m.
Petite cavité en cul-de-sac, annexe d'une cavité plus vaste.

diverticule de Meckel
Petit sac appendu à l'intestin grêle.

C'est un vestige embryonnaire pouvant donner lieu à des pathologies proches de celles de l'appendice. Au cours de l'appendicectomie, le chirurgien recherche ce diverticule et l'enlève, de manière à ne pas induire de faux diagnostics ultérieurs.

documentation, n. f. / *angl. : documentation, research*
Recherche d'éléments concernant un sujet d'études et permettant ce travail.

Ces éléments peuvent être extrêmement variés : livres, articles, textes officiels, dictionnaires, thèses et essais, conférences et cours, enregistrements audio ou vidéo, photographies, sélection de textes sur Internet, etc.

Un tel travail de collecte, de lecture et de tri permet, avant toute recherche, de faire le point sur la question étudiée et de bien situer la problématique.

doigt, n. m. / *angl. : finger*
Une des cinq extrémités de la main.

Un doigt est composé de trois phalanges (phalange, phalangine et phalangette, de la plus proximale à la plus distale), sauf le pouce qui en a seulement deux. Le pouce peut se placer en opposition à chacun des quatre autres doigts, ce qui permet une préhension fine.

Les orteils sont familièrement appelés doigts de pieds *(angl. : toe)*.

doléance, n. f. / *angl. : complaints*
Plainte ; réclamation.

dôme, n. m. / *angl. : dome*
Toit ou voûte de forme arrondie.

dôme pleural
Cul-de-sac supérieur arrondi de la plèvre (au-dessus du lobe supérieur du poumon) encastré entre les premières côtes et la clavicule, en avant de l'omoplate.

La position du dôme pleural rend difficile la lecture de l'image radiographique.

dominant, adj. / *angl. : dominant*
Qui exerce l'autorité ; qui l'emporte sur les autres (un gène dominant se situe face au gène récessif : il transmet le caractère qu'il porte).

dommage, n. m. / *angl. : damage*
Préjudice subi par une personne (d'où l'expression « demander des dommages et intérêts », c'est-à-dire demander réparation financière pour un préjudice subi).

dommage corporel
Altération des capacités physiques d'une personne au décours d'un accident ou d'une maladie.

dopage, n. m. / *angl. : doping*
Emploi de médicaments destinés à améliorer les performances physiques ou mentales de quelqu'un, sans prendre en considération les effets indésirables pouvant en résulter.

Le dopage est interdit par la loi.

dorsal, adj. / *angl. : dorsal*
Qui appartient au dos, par exemple vertèbre dorsale.

dos, n. m. / *angl. : back*
Face postérieure du tronc, au-dessus de la taille.

dosage, n. m. / *angl. : dosage, assay*
Action de préparer une quantité précise d'un produit, que ce soit dans un liquide organique (par le laboratoire) ou dans une préparation (par l'infirmière).

dose, n. f. / *angl. : dose*
Quantité d'un médicament qui doit être administrée ou utilisée (en préparation) en une seule fois.

dossier, n. m. / *angl. : file*
Ensemble des pièces relatives à une situation donnée et réunies dans une même pochette.

dossier patient
Réunion du dossier de soins infirmiers et du dossier médical.

Cette association, logique et fonctionnelle, devient de plus en plus fréquente. Le dossier patient facilite l'archivage et concrétise l'ensemble des actions et des observations de l'équipe pluridisciplinaire.

dossier de soins (ou dossier infirmier)
/ *angl. : nursing record*
Document, cahier de transmissions individuel comportant toutes les informations relatives au patient et permettant la continuité des soins (état civil, situation sociale, familiale et professionnelle, habitudes de vie, problèmes de santé, objectifs de soins, prescriptions médicales, projet thérapeutique, observations infirmières, suivi des soins d'hygiène, etc.).

Ce dossier est mentionné dans les textes officiels depuis 1984, mais de nombreux services ont encore des difficultés à l'utiliser. Il reste un document médico-légal exigible par la justice. En conséquence, les soignants sont tenus de le renseigner, de le mettre à jour, d'y faire figurer tout soin réalisé et toute observation. Cependant, la discrétion professionnelle et le respect de la personne soignée amènent à ne pas y inclure des jugements de valeur et des annotations d'ordre affectif.

Le patient peut demander, comme pour le dossier médical, à en prendre connaissance, ce qui se réalise par l'intermédiaire du médecin traitant.

douleur, n. f. / *angl. : pain*
Impression anormale et pénible ressentie par une personne.

Ce signe subjectif ne peut en aucun cas être évalué par une autre personne que par le malade lui-même, ce qui oblige les soignants à se fier entièrement au ressenti de la personne soignée pour avoir une notion de l'effet des médications. L'évaluation du niveau de douleur ressentie se fait à l'aide de différentes échelles de douleur (articles 5, 6 et surtout 7 du décret du 11 février 2002 relatif aux actes professionnels et à l'exercice de la profession d'infirmier).

On distingue deux types de douleur en fonction de leur durée : douleur aiguë et douleur chronique.

La douleur peut être physique ou psychique.

Donner des antalgiques sans connaître l'étiologie de la douleur est une erreur qui peut empêcher le médecin de découvrir l'origine du problème et de faire un diagnostic pertinent. Il est du rôle de l'infirmière de faire part au médecin des souffrances des patients hospitalisés, de « se faire le porte-parole » du malade.

Les traitements de la douleur font actuellement une place privilégiée aux dérivés de la morphine, selon un schéma simple :

– palier 1, douleurs les plus faibles : antalgiques non opioïdes (périphériques) de type aspirine ou paracétamol ;

– palier 2, douleurs moyennes : antalgiques centraux opioïdes faibles ;

– palier 3, douleurs intenses : antalgiques centraux opioïdes forts.

Qu'elles soient aiguës ou chroniques, les douleurs sont prises en charge (sur prescription médicale) par des antalgiques, avec l'aide d'anti-inflammatoires, d'anxiolytiques ou de sédatifs prescrits. Les facteurs psychologiques sont pris en compte par l'accompagnement et l'écoute... rôle le plus souvent imparti à l'infirmière.

L'acupuncture est une des méthodes qui traitent les douleurs, même celles de l'accouchement et des tranchées (douleurs de la contraction utérine post-accouchement, surtout au moment des tétées), mais elle ne reconnaît qu'une seule urgence : la douleur du zona débutant.

La relaxation, la sophrologie, la visualisation positive, les massages, l'homéopathie, la phytothérapie ou les cures thermales ont des effets bénéfiques sur certaines douleurs, surtout chroniques.

douleur aiguë / *angl. : acute pain*
Douleur dont la cause est le plus souvent liée à un événement identifié (par exemple une intervention chirurgicale) et qui ne va durer que quelques heures ou quelques jours.

douleur chronique
Douleur ainsi dénommée quand elle dure en continu depuis plus de trois semaines.

Ses causes sont parfois difficiles à identifier ou à calmer : douleurs séquellaires du zona, douleurs cancéreuses, douleurs des polyarthrites, etc.

douleur (échelles de)
Instruments (grilles ou échelles) qui permettent une évaluation par le patient lui-même du niveau de douleur ressentie (articles 5, 6 et 7 du décret du 11 février 2002 relatif aux actes professionnels et à l'exercice de la profession d'infirmier).

Une échelle de douleur est cotée de 0 à 10 (dans l'ordre croissant).

douleur exquise
Signe de l'examen médical.

C'est une douleur intense, localisée précisément au foyer d'une fracture.

dragée, n. f. / *angl. : sugar-coated pill*
Comprimé enrobé de sucre (forme pharmaceutique).

drain, n. m. / *angl. : drain*
Tube en caoutchouc, en plastique ou en silicone, percé d'orifices, destiné à évacuer une collection liquidienne, voire du pus, et utilisé en chirurgie pour faciliter la cicatrisation.

Le drain peut être aspiratif ou non ; le drain aspiratif le plus couramment utilisé est le drain de Redon.

L'infirmière surveille le volume des aspirations, veille à la bonne fixation du drain et à ce qu'il n'y ait aucune coudure, puis enlève le drain sur prescription.

drain de Redon
Tube aspiratif (sous vide) de petit calibre, couché dans le lit de la plaie et extériorisé par une contre-incision.

Le drain de Redon est fixé à la peau par un fil par le chirurgien ; il draine sérosités et sang dans un bocal auquel il est relié.

drainage, n. m. / *angl. : drainage*
Évacuation à l'aide d'un drain, d'une lame ou d'une mèche, des sérosités et du sang d'une plaie chirurgicale.

drogue, n. f. / *angl. : drug*
Substance employée pour la fabrication d'un produit médicamenteux pouvant provoquer une pharmacodépendance.

En élargissant cette définition, ce terme signifie stupéfiant, notion étendue à l'alcool, au tabac, aux somnifères, etc.

Il est classique de décrire une drogue en fonction d'une plus ou moins grande dépendance (intoxication) physique ou psychique (drogue dure, drogue douce), ou en fonction des effets attendus par les

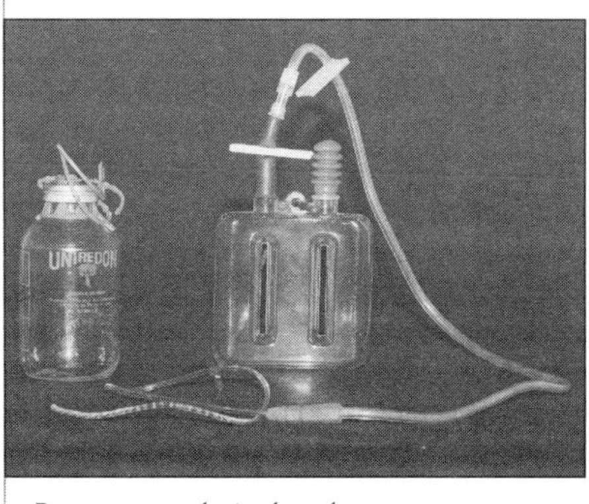

Bocaux pour drain de redon.

personnes qui l'absorbent (drogue hallucinogène, drogue euphorisante, drogue stimulante, etc.).

droits, n. m. pl. / *angl. : rights*
Ensemble de ce qui est permis par la norme sociale, la législation ou la réglementation.

droits du malade
Cadre juridique fixant les droits bénéficiant à une personne qui se retrouve, par son hospitalisation ou par son entrée dans une institution, soumise à des obligations (Charte des droits de la personne hospitalisée, annexe à la circulaire ministérielle n° 95-22 du 6 mai 1995).

L'infirmière doit informer la personne soignée de ses droits, et veiller à ce que cette personne puisse en jouir, même lorsqu'elle a du mal à s'exprimer.

D.S.S.I., sig.
ABRÉV. de directeur du service de soins infirmiers

Dunant Henri, n. pr.
Philanthrope suisse du XIXe siècle, aux principes humanitaires, grâce auquel la Convention de Genève relative aux blessés de guerre fut signée le 22 août 1864; il est considéré comme le père de la Croix-Rouge.

duodénum, n. m. / *angl. : duodenum*
Partie du tube digestif qui suit immédiatement l'estomac.

Accolé à la paroi postérieure, le duodénum est décrit en quatre parties encadrant la tête du pancréas: D1 – partie horizontale, dirigée vers la droite, elle commence au pylore; D2 – partie verticale, dirigée vers le bas, elle reçoit la bile et le suc pancréatique au niveau du sphincter d'Oddi; D3 – partie horizontale, dirigée vers la gauche; D4 – partie verticale, courte, dirigée vers le haut, qui se poursuit par le jéjunum.

dure-mère, n. f.
Méninge la plus extérieure; fibreuse et résistante, elle adhère à la boîte crânienne.

durillon, n. m. / *angl. : corn*
Épaississement de la peau, de forme arrondie et légèrement saillante, consécutif à des frottements répétés (pieds ou mains).

dynamique, n. f. / *angl. : dynamics*
Vie et évolution impliquant la possibilité de buts et de résultats.

dynamique de groupe / *angl. : group dynamics*
Ensemble des règles que se donne un groupe pour produire.

Ce terme emprunté à la psychosociologie recouvre les notions de vie et d'animation d'un groupe.

La dynamique de groupe se réfère aux phénomènes qui se jouent par le « frottement » des différentes personnalités qui composent ce groupe (tensions sociales, désir de conformité ou tendance à la marginalité, positions de leader positif ou négatif, etc.).

1- La dynamique de groupe concerne en premier lieu les équipes soignantes qui vivent le groupe au quotidien, avec des objectifs de production, mais aussi avec des difficultés psychologiques (par exemple lors du décès d'un patient ou face à une personne particulièrement exigeante).

L'animateur de l'équipe est le cadre infirmier surveillant; il est parfois utile, par périodes, de participer à un groupe de parole (type groupe Balint) dont l'animateur peut être un psychologue.

2- Animation d'un groupe et responsabilité de sa dynamique par l'infirmière lors d'éducation sanitaire auprès d'une population (de personnes diabétiques par exemple) ou auprès d'étudiants en stage.

3- Méthode pédagogique relative à la connaissance de soi et à l'évolution du savoir-être.

dysfonctionnement, n. m. / *angl.: dysfunction*
Fonctionnement défectueux, voire pathologique.

E

eau, n. f. / *angl. : water*
Liquide inodore et incolore, et composant essentiel de la matière organique ; il représente environ 80 % de la masse corporelle.

Le métabolisme de l'eau dans l'organisme est adapté à l'environnement mais dépend prioritairement de la fonction des surrénales et du rein.

L'adulte doit boire environ 1,5 litre d'eau chaque jour pour équilibrer les pertes hydriques dans des conditions de vie « normales » ; l'eau de source est plus souvent consommée que l'eau minérale. Les personnes susceptibles d'avoir des fausses routes peuvent boire de l'eau gélifiée. L'eau est le vecteur de la plupart des apports alimentaires ou médicamenteux (par exemple l'eau distillée, l'eau salée ou l'eau oxygénée).

Les eaux thermales peuvent avoir une valeur thérapeutique : le thermalisme est connu et utilisé depuis l'Antiquité.

eau distillée / *angl. : distilled water*
Eau traitée pour être déchargée de ses minéraux.

Elle sert à diluer les poudres ou à rincer les plaies ; elle est très hypotonique.

eau gélifiée
Eau rendue moins liquide par adjonction de gélatine.

Elle est donnée parfois aux personnes susceptibles de faire des fausses routes, et peut être aromatisée.

eau de Javel / *angl. : bleach*
Décontaminant de surface bien connu (solution d'hypochlorite de sodium), antiseptique de l'eau, efficace contre le bacille de Koch, le virus VIH et de nombreux autres micro-organismes.

eau minérale / *angl. : mineral water*
Eau riche en minéraux (différents selon la source d'origine) qui peut être prescrite en complément thérapeutique.

Les eaux minérales ne doivent pas être consommées régulièrement sans prescription médicale.

eau oxygénée / *angl. : hydrogen peroxide*
Eau enrichie en oxygène et légèrement antiseptique.

Elle est tout spécialement utilisée pour lutter contre les bactéries anaérobies (par exemple en lavage d'oreille en cas d'otite moyenne).

eau de source / *angl. : spring water*
Eau peu chargée en minéraux, excellente pour la boisson à la seule condition que son extraction et son conditionnement soient hygiéniques.

eaux (poche des) / *angl. : amniotic sac*
Amnios empli de liquide amniotique (les eaux).

Annexe du fœtus, la poche des eaux se rompt au moment de l'accouchement.

eaux thermales / *angl. : thermal springs*
Sources utilisées depuis l'Antiquité, certaines sont efficaces en O.R.L., en rhumatologie, en phlébologie, etc.

L'eau peut être bue, respirée, humée, administrée en bains, en pédiluves ou en bains de vapeur. Une prise en charge forfaitaire (concernant les frais de soins de

« cure ») par la Sécurité sociale peut intervenir après entente préalable. Les résultats sont parfois contestés par la médecine occidentale officielle, mais ils sont indéniablement positifs.

eau salée (ou sérum physiologique)
Solution isotonique (au sérum) comprenant 0,9 % de chlorure de sodium. Elle est légèrement antiseptique et peut être employée pour laver les plaies, les yeux, le nez, etc.

ébriété, n. f. / *angl. : drunkenness*
Syndrome rassemblant des troubles pyramidaux (démarche chancelante), une diminution de la conscience et une modification de l'humeur, spécifique de l'intoxication alcoolique.
SYN. ivresse

ébullition, n. f. / *angl. : boiling*
Phénomène accompagnant le passage de l'eau de l'état liquide à l'état gazeux par chauffage à 100 °C.
L'ébullition est encore utilisée pour stériliser des objets lorsqu'ils supportent cette température pendant au moins 10 minutes (par exemple stérilisateur pour les biberons en verre).

ecchymose, n. f. / *angl. : bruise, ecchymosis*
Imprégnation du tissu sous-cutané par du sang le plus souvent lors d'un choc.
Elle confère à la peau une teinte violacée au début, puis jaunâtre avant de disparaître.
SYN. bleu, hématome

E.C.G., sig.
Abrégé de électrocardiogramme.

écharpe, n. f. / *angl. : sling, scarf*
Pièce de toile triangulaire passée obliquement sur une épaule, utilisée temporairement pour immobiliser un membre supérieur (bras en écharpe).

Il est important de maintenir la main afin qu'elle ne se « coupe » pas au bord de l'écharpe, puis de surveiller le bout des doigts pour vérifier la bonne vascularisation et l'innervation du membre (surveillance des immobilisations: article 5 du décret du 11 février 2002 relatif aux actes professionnels et à l'exercice de la profession d'infirmier).

échauffement, n. m. / *angl. : overheating*

1- Action d'assouplir les muscles par un exercice pratiqué avant tout effort violent (kinésithérapie, sport, etc.).

2- Irritation ou inflammation d'une zone de frottement ou de macération.

échelle, n. f. / *angl. : scale*
Instrument ou procédé visant à mesurer l'intensité d'un état (échelle de douleur, échelle de dépendance).

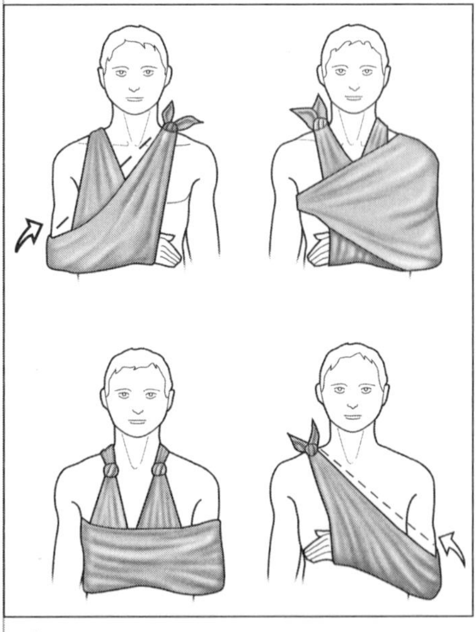

Écharpes.

échographie, n. f. / *angl. : ultrasonography*
Exploration d'un organe ou d'une région du corps par des ultrasons.

Examen non invasif, l'échographie est indolore et facile à répéter (échographies fœtale et cardiaque). Elle requiert cependant une très grande expérience pour son interprétation (ce qui est vu est connu, mais le reste est simplement non vu).

éclisse, n. f. / *angl. : splint*
Plaque mince en bois ou en tout autre matériau suffisamment rigide tout en restant adaptable, utilisée pour maintenir provisoirement immobile un membre fracturé.

Le rôle de l'éclisse est temporaire, comme celui de l'écharpe ou de la gouttière.

La recherche des signes de complications pouvant survenir chez un patient porteur d'une immobilisation est un soin infirmier de première importance (article 5 du décret du 11 février 2002 relatif aux actes professionnels et à l'exercice de la profession d'infirmier).
SYN. attelle

écoute, n. f. / *angl. : listening*
Action de porter attention à une personne, non seulement à ce qu'elle dit mais aussi à ce qu'elle exprime avec son corps (non-dit, langage postural, expression du visage et des yeux, etc.) et encore plus à ce qu'elle est.

Aptitude fondamentale de la communication, l'écoute est une fonction soignante indispensable pour adapter les soins à la personne elle-même (démarche de soin), pour repérer ses difficultés et pour l'encourager à vivre (relation d'aide).

L'écoute se mesure à travers la capacité de questionner, de reformuler, de dialoguer et de relayer les propositions.

écouvillon, n. m. / *angl. : swab*
Brosse ronde servant à nettoyer l'intérieur d'un objet cylindrique.

1- L'écouvillon peut avoir une visée hygiénique telle que le nettoyage d'un biberon, d'une seringue ou d'une canule ; sa taille est adaptée à l'objet à nettoyer. Les écouvillons sont décontaminés, voire stérilisés. S'ils servent au nettoyage des canules de trachéotomie, ils sont personnels au patient puisque les sécrétions bronchiques sont septiques.

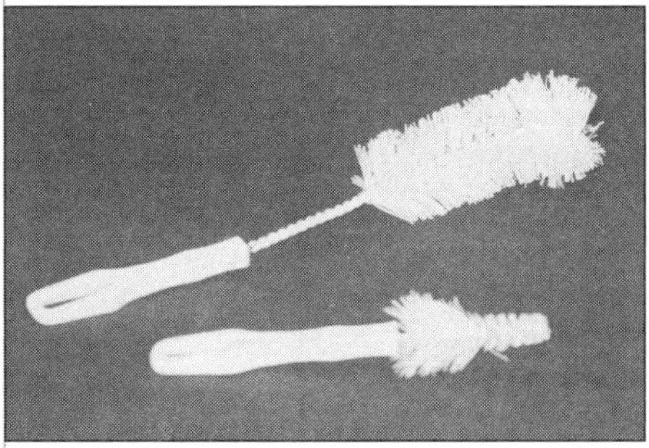

Écouvillons.

2- L'écouvillon peut être stérile (petit bâtonnet en plastique dont l'extrémité est recouverte de coton, et conservé dans un tube hermétique) ; il permet alors les prélèvements bactériologiques de liquides organiques, physiologiques ou non.

Ce même principe est utilisé en chirurgie ou en fibroscopie bronchique par exemple, pour détacher de la muqueuse bronchique, d'un mouvement tournant, des débris cellulaires à examiner : c'est l'écouvillonnage.

écrit infirmier, n. m. / *angl. : nursing publication, nursing reports*
Modalité de transmission du savoir infirmier, non seulement aux élèves-infirmiers mais aussi aux autres membres de l'équipe de soins. Il comporte des publications publiées par voie de presse ou d'édition et, dans le cadre de l'activité profes-

sionnelle proprement dite, la participation à la rédaction de protocoles de soins et la tenue des dossiers de soins qui rendent compte de ce qui est fait et observé. Pour être utilisés en toute sécurité et faciliter l'accréditation, les protocoles de soins écrits (qui objectivent les savoirs concernant un thème développé par l'équipe) doivent être validés par les professionnels infirmiers (comme les protocoles médicaux le sont par les médecins).

Le dossier de soins, introduit depuis une dizaine d'années dans certains établissements, se généralise actuellement car il est devenu légalement obligatoire (décret du 11 février 2002 relatif aux actes professionnels et à l'exercice de la profession d'infirmier). Il peut avoir valeur juridique quand les instances judiciaires demandent à le consulter (le dossier de soins est devenu outil médicolégal). Il faut signaler que le secret professionnel n'est pas toujours opposable devant un tribunal.

écriture, n. f. / *angl. : handwriting*
Représentation graphique conventionnelle de la parole et de la pensée ; moyen d'expression.

Activité de loisir et source de valorisation utilisable à tous les âges de la vie, l'écriture permet de s'exprimer : elle peut ainsi devenir une activité thérapeutique productrice, par exemple par la tenue d'un journal intime ou de journaux destinés à un groupe.

Les infirmières font partie d'une profession à tradition orale dont les écrits pendant des siècles ont été interdits, l'écriture étant réservé aux clercs. C'est surtout au quotidien que s'est développée l'écriture infirmière, par la création des dossiers de soins (problèmes de santé, objectifs de soins, observations cliniques). De plus, depuis la fin des années 1970, les travaux de fin d'études ont permis aux futures soignantes d'écrire sur un sujet d'intérêt professionnel qui les motivait particulièrement.

éducation, n. f. / *angl. : education*
Mise en œuvre des moyens propres à assurer la formation et le développement dynamique et harmonieux de l'être humain, de ses potentialités et de son sens de l'autonomie.

éducation permanente / *angl. : continuing education*
Concept selon lequel une personne peut se former tout au long de sa vie, au moins de sa vie professionnelle.

Les dispositifs mis en place dans les entreprises permettent l'accès à des formations diverses prises en charge par le service de la formation professionnelle.

éducation sanitaire / *angl. : health education*
Promotion de la santé et amélioration de la qualité de vie des personnes, qu'elles soient en bonne santé ou malades, c'est-à-dire qu'il s'agisse de prévention auprès d'une certaine population, ou de rendre à une personne son autonomie en matière de santé.

éducation sexuelle / *angl. : sex education*
Prévention des maladies sexuellement transmissibles et des grossesses non désirées auprès d'une population composée surtout de jeunes adultes et d'adolescents.

effet, n. m. / *angl. : effect, reaction*
Terme désignant ce qui est produit (par une cause).

effet secondaire / *angl. : side effect*
Phénomène apparaissant dans un second temps (en pharmacologie), éventuellement moins important que l'effet recherché.

La plupart du temps, effet aux conséquences morbides (voire toxiques), qui crée des symptômes désagréables ou gênants.

effet retard / *angl. : delayed effect*
Action d'un médicament préparé de telle sorte (dans une coque qui se dissout par l'effet d'enzymes connues au lieu d'absorption prévu, par exemple) que ses effets sont étendus dans le temps par rapport à l'heure d'administration (injection retard qui agit pendant une semaine ou un mois, ou antalgique retard qui, per os, agit pendant 24 heures sans prise nouvelle).

effraction, n. f. / *angl. : breaking-in*
Action d'entrer en brisant ce qui protège et empêche normalement la pénétration.

effraction cutanée
Pénétration dans l'organisme à travers la peau (acte effractif ou invasif : acte médical ou soignant qui comporte un passage à travers le revêtement cutané ou la muqueuse).

éjaculation, n. f. / *angl. : ejaculation*
Émission par l'urètre du sperme de l'homme lors de la contraction des vésicules séminales, le plus souvent au cours de relations sexuelles et au moment de l'orgasme.

éjaculation précoce / *angl. : premature ejaculation*
Émission prématurée du sperme se produisant au tout début de la pénétration, limitant le plaisir de la partenaire.

élasticité, n. f. / *angl. : elasticity*
Propriété qui permet aux tissus de reprendre leur forme et leur volume initial après une contrainte, une contraction ou une dilatation.

Les vaisseaux sanguins, les muscles et la peau sont des tissus élastiques. L'élasticité de la peau est parfois mise à mal : pendant la grossesse ou lors de prise de poids rapide, les fibres élastiques se rompent, laissant une cicatrice définitive (la vergeture) car l'organisme ne sait pas restaurer les fibres élastiques.

électrocardiogramme, n. m. / *angl. : electrocardiogram*
Enregistrement des flux électriques du myocarde.

Cet enregistrement est un acte simple lorsque la soignante sait repérer l'emplacement des électrodes pour chaque dérivation (angle de recueil des courants électriques) ; en revanche, l'interprétation du tracé est un acte médical. Il peut arriver à l'infirmière de repérer des anomalies : elle doit les signaler rapidement au médecin.

électrocution, n. f. / *angl. : electrocution*
Mort due à un passage brutal d'électricité à travers le corps.

électrolyte, n. m. / *angl. : electrolyte*
Corps chimique dont les molécules en solution sont capables de se dissocier en ions (positifs ou négatifs, par exemple pour le sel Na^+ et Cl^-), et peuvent donc conduire un courant électrique : phénomène appelé électrolyse.

Ce courant (minime) participe aux mouvements de l'eau dans l'organisme : au niveau de la paroi cellulaire, de l'intestin, du tubule rénal, etc.

éliminer, v. / *angl. : to eliminate*
Rejeter des déchets.

Dans l'organisme, les déchets sont rejetés par les selles, les urines, l'air expiré et la sueur.

embarras, n. m. / *angl. : difficulty, trouble*
Situation désagréable ; état d'une personne qui éprouve un malaise.

embarras gastrique / *angl. : stomach upset*
Malaise provenant de l'estomac, avec sensation de digérer lentement et difficilement.

embolie, n. f. / *angl. : embolism*
Obstruction d'un vaisseau par un corps étranger entraîné par la circulation, et plus spécialement par un caillot sanguin (thrombose), par une bulle d'air ou par un lobule graisseux.

embolie pulmonaire
Pathologie grave (vitale) et urgente.

L'embolie pulmonaire est le plus souvent consécutive à une phlébite des membres inférieurs dont le caillot migre ; c'est pourquoi les phlébites bénéficient d'une prescription de repos strict au lit jusqu'à efficacité d'un traitement anticoagulant.

Les signes de l'embolie pulmonaire sont une douleur thoracique brutale en « coup de poignard » associée à une dyspnée, à une cyanose et à une sensation de mort imminente. Le risque de décès est important.

embout, n. m. / *angl. : tip, nozzle*
Élément disposé à l'extrémité d'un objet.

L'embout d'une seringue est son extrémité rétrécie sur laquelle s'adapte l'aiguille ; cette zone doit être protégée de la contamination au cours des manipulations.

embryon, n. m. / *angl. : embryo*
Organisme en cours de développement.

Nom donné à l'enfant en cours de gestation, de la conception jusqu'à la 8e semaine de vie intra-utérine ; l'enfant en gestation prend ensuite le nom de fœtus.

émétique, n. m. ou adj. / *angl. : emetic, vomitive*
Qui provoque des vomissements.

émollient, n. m. ou adj. / *angl. : emollient*
Qui a pour effet de ramollir et d'adoucir les tissus enflammés.
CONTRAIRE astringent, irritant

émotion, n. f. / *angl. : emotion*

1- Sentiment tel que joie, peine, amour, haine, colère, dont l'expression est dépendante de la culture et de l'éducation de chaque personne.

2- État affectif intense qui se traduit par des manifestations physiologiques (tremblement, pâleur, crispation, tachycardie, etc.) et parfois par une certaine confusion des idées ou du sens critique (équivalent possible du stress).

émotivité, n. f. / *angl. : emotionalism*
Aspect le plus élémentaire de l'affectivité ; aptitude d'un individu à réagir aux impressions perçues.

L'émotivité est un caractère essentiel de l'individu.
CONTRAIRE maîtrise de soi, assurance

empâtement, n. m. / *angl. : thickening*
Épaississement diffus du tissu cellulaire sous-cutané.

empathie, n. f.
Faculté de se mettre à la place d'une personne, de percevoir ce qu'elle ressent, de comprendre ce qu'elle vit « de l'intérieur ».

L'empathie est une attitude d'écoute active, en excluant l'affectivité et le jugement par la décentration (sortir de soi) et l'implication ; c'est un concept clé de la philosophie humaniste de Carl Rogers, avec la considération inconditionnelle positive et la congruence.

Cette qualité particulière de compréhension est nécessaire pour le travail infirmier dans l'analyse de situation, mais elle est surtout indispensable à tout accompagnement. L'empathie a des vertus thérapeutiques car elle rassure le malade, le met en confiance et instaure une dynamique de soins.

empirique, adj. / *angl. : empirical*
Qui s'appuie sur l'expérience vécue, concrète, et non sur un raisonnement scientifique.

emplâtre, n. m. / *angl. : plaster*
Préparation médicamenteuse pour usage externe qui, sous l'effet de la chaleur corporelle, devient souple et adhère à la peau.

empoisonnement, n. m. / *angl. : poisoning*
Ensemble des troubles provoqués par un toxique dans l'organisme.

émulsion, n. f. / *angl. : emulsion*
Préparation mêlant aussi finement que possible deux liquides de densités différentes (par exemple de l'huile et de l'eau) : on obtient de fines gouttelettes en suspension, ce qui donne à l'ensemble un aspect laiteux.

encadrement, n. m. / *angl. : management*
Action de pourvoir d'un cadre (réglementaire, pédagogique ou autre).

encadrement de stage / *angl. : supervision*
Action pédagogique dont le but est de pourvoir d'un cadre un stage au cours duquel la personne formée pourra valoriser ses apprentissages.

L'encadrement de stage est une action concertée entre l'institut de formation, l'équipe du service de soins qui accueille le stagiaire et enfin, le stagiaire lui-même.

encéphale, n. m. / *angl. : brain*
Ensemble des structures nerveuses hautes contenues dans la boîte crânienne : cerveau, cervelet et tronc cérébral.

endémie, n. f. / *angl. : endemia*
Présence habituelle d'une maladie (contagieuse) dans une région géographique déterminée.

endocrine, adj. / *angl. : endocrine*
Qui sécrète vers l'intérieur.

Ce terme désigne la sécrétion des glandes qui se déverse directement dans le sang ou la lymphe, et qui est donc amenée à se répandre dans la totalité de l'organisme.

CONTRAIRE exocrine

endogène, adj. / *angl. : endogenous*
Qui prend naissance à l'intérieur de l'organisme.

CONTRAIRE exogène

enfance, n. f. / *angl. : childhood*
Période de la vie qui s'étend de la naissance à l'adolescence (avant la puberté).

On distingue la première enfance (de 2 à 6 ans) de la seconde enfance qui lui fait suite.

enfant, n. m. / *angl. : child*
Être humain, de sa naissance à son adolescence.

Légalement, l'enfance se termine à 16 ans, âge à partir duquel l'adolescent est accueilli dans les services de soins pour adultes.

enfant battu / *angl. : battered child*
Enfant victime, de la part de ses parents ou d'adultes ayant autorité sur lui, de violences physiques, de sévices psychologiques, de négligence, d'absence de soins ou d'abus sexuels pouvant avoir des conséquences graves sur son développement physique et/ou psychologique.

Le syndrome de Münchhausen représente un ensemble de pathologies (ou une escalade médico-chirurgicale) induites par la maltraitance d'un parent.

Historiquement, c'est un médecin légiste, le docteur Tardieu, qui a le premier décrit en France (à partir d'une série d'autopsies, à la fin du XIXe siècle), les lésions somatiques liées à la maltraitance ; il fallut attendre presque un siècle pour que le syndrome de Silvermann décrive ces troubles physiques.

Si les abus sexuels commencent à être pris en compte, il reste très difficile de faire la preuve des maltraitances psychologiques.

La maltraitance à enfant est un des cas où les personnels de santé sont habilités à ne pas respecter le secret professionnel au bénéfice de l'enfant en danger (signalement).

SYN. enfant maltraité, enfant victime de sévices, enfant martyr

enflammé, adj. / *angl. : inflamed*
Qui est brûlant, chaud et irrité, donc en état inflammatoire.

engelure, n. f. / *angl. : chilblain*
Lésion des extrémités (pieds, mains, nez, oreilles) liée à l'effet d'un froid intense, répété ou prolongé.

Le segment de membre atteint est enflé, douloureux et violacé, avec parfois des phlyctènes ou des crevasses.

enquête, n. f. / *angl. : survey*
Recherche méthodique reposant sur des interrogatoires et sur des témoignages.

L'enquête est utilisée fréquemment en sciences humaines et pour les recherches en soins infirmiers.

enrouement, n. m. / *angl. : hoarseness*
Modification du timbre de la voix liée à une inflammation laryngée.

enseignement, n. m. / *angl. : teaching*
Action de transmettre des connaissances et des savoir-faire à des élèves, des étudiants ou des apprentis.

enseignement en soins infirmiers / *angl. : nursing teaching*
Transmission de connaissances concernant les soins infirmiers, c'est-à-dire la prise en charge d'un patient aux différentes étapes de sa maladie.

enseignement clinique / *angl. : clinical teaching*
Transmission de connaissances et d'expériences dans un service de soins, au « lit du malade ».

L'enseignement clinique concerne les pathologies somatiques et psychologiques, et les manières de les prendre en charge, y compris l'accompagnement et l'éducation du patient. L'aspect pédagogique de l'enseignement au lit du malade est important (les patients ne doivent pas avoir le sentiment de servir « de cobaye » aux apprenants). Ce temps sera précédé par une démonstration des savoir-faire et des comportements à avoir dans un lieu plus neutre, l'institut de formation, pour faciliter l'apprentissage de l'étudiant.

entéral, adj. / *angl. : enteral*
Intestinal.

entérobactérie, n. f. / *angl. : enterobacterium*
Micro-organisme à Gram négatif habituel de l'intestin et responsable, par exemple, de diarrhées.

entorse, n. f. / *angl. : sprain*
Lésion articulaire due à un traumatisme assez violent avec élongation, voire arrachement, des ligaments, sans déplacement des surfaces articulaires.

entrecroisement, n. m. / *angl. : interlacing*
Effet du croisement de fibres nerveuses, par exemple dans le chiasma optique.

entrée, n. f. / *angl. : entrance, admission*

1- Acte administratif enregistrant le début du séjour d'une personne dans un établissement.

2- Thème-référence (dans une bibliothèque, un centre de documentation, etc.) qui permet d'avoir accès à l'ensemble des données concernant un sujet précis.

entrée (bilan d') / *angl. : entrance-test*
Ensemble des examens cliniques et complémentaires d'un patient, qui permettent au médecin de repérer les signes pathologiques, de faire un diagnostic et de pouvoir prescrire une thérapeutique.

entretien, n. m. / *angl. : maintenance, talk, interview*

1- Maintien en bon état d'un objet, d'un lieu, etc.
SYN. maintenance

2- Échange verbal entre plusieurs personnes, plus approfondi qu'une simple conversation.
SYN. dialogue, entrevue

entretien d'accueil / *angl. : reception interview*
Dialogue entre la personne soignée (à son arrivée dans un service de soins ou au moment de sa prise en charge) et une personne soignante.

Il permet à l'équipe soignante de mieux connaître le patient, de répondre à ses questions, en particulier de faire un bilan d'autonomie, de ses besoins ou de ses difficultés et de s'assurer au mieux de sa coopération dans les soins à venir.

L'entretien d'accueil est aussi le premier acte de la démarche de soins (article 5 du décret du 11 février 2002 relatif aux actes professionnels et à l'exercice de la profession d'infirmier).

entretien et hygiène des locaux / *angl. : maintenance and hygiene of rooms*
Ensemble des moyens mis en œuvre pour conserver des locaux en bon état d'usage, et pour garantir leur propreté.

L'entretien des locaux est capital dans le contexte hospitalier afin d'éviter les infections nosocomiales ; il est en général à la charge des agents des services hospitaliers (A.S.H.).

entretien de sélection / *angl. : recruitment interview*
Rencontre d'un candidat avec un jury.

Cet entretien a pour but d'identifier si les caractéristiques du candidat sont compatibles avec la formation ou la fonction pour laquelle il postule.

environnement, n. m. / *angl. : environment*

1- Milieu de vie, qu'il soit géographique, social, familial, professionnel ou culturel.

L'environnement exerce une influence importante sur l'équilibre physique et psychique d'une personne.

2- Espace et mobilier qui entourent le patient dans la chambre ou la partie de la chambre mise à sa disposition pendant son séjour.

environnement (hygiène de l')
Recherche de la propreté optimale de l'espace affecté à chaque patient.

L'hygiène de l'environnement est capitale pour le bien-être du malade, mais surtout pour prévenir les risques d'infections nosocomiales ; elle est de la responsabilité de l'aide-soignante, sous la supervision de l'infirmière.

éosine, n. f.
Colorant rouge dérivé de la fluorescéine, utilisé en laboratoire mais aussi comme désinfectant cutané léger, et pour assécher la peau (tannage).

éosinophilie, n. f. / *angl. : eosinophilia*

1- Affinité de certains leucocytes pour l'éosine (1 à 2 % des polynucléaires), ce qui leur vaut le nom de globules blancs éosinophiles.

2- Excès de ces leucocytes dans le sang.

épaule, n. f. / *angl. : shoulder*
Partie supérieure du bras, là où il s'attache au tronc : l'épaule comprend l'articulation scapulo-humérale et appartient à la ceinture scapulaire.
Le galbe de l'épaule est assuré par le muscle deltoïde.
ADJECTIF ASSOCIÉ scapulaire

épendyme, n. m.
Membrane épithéliale qui tapisse la surface du canal central de la moelle épinière et des ventricules cérébraux.

épendyme (canal de l')
Conduit central de la moelle épinière.

éphélide, n. f. /*angl. : freckle*
Tache brune sur la peau, qui se rencontre chez les personnes rousses.
Elle peut apparaître sous l'effet des rayons solaires.
SYN. tâches de rousseur (familier)

épidémie, n. f. / *angl. : epidemic*
Développement d'une maladie chez un grand nombre d'individus simultanément.
Il s'agit le plus souvent d'un phénomène de contagion.

épiderme, n. m. / *angl. : epidermis*
Couche superficielle de la peau riche en kératine.
L'épiderme se compose de cinq couches successives : couche basale, couche de Malpighi, couche granuleuse, couche claire et couche cornée. L'épiderme est le tissu protecteur de la peau et donc de l'organisme ; c'est pourquoi les produits d'hygiène corporelle ne doivent pas le léser (les gels-douches par exemple doivent être doux et non caustiques).

épididyme, n. m.
Début de la voie excrétrice du testicule.
Il est formé d'une tête qui coiffe le testicule, suivie d'un canal (ou queue) qui rejoint le canal déférent.

épigastre, n. m. / *angl. : epigastrium*
Partie médiane supérieure de la paroi abdominale, délimitée (de manière très relative et imprécise) en haut par les rebords des arcs costaux réunis au sternum, et en bas par une ligne horizontale passant au niveau des extrémités antérieures des 10e côtes.
Normalement un peu déprimé (creux épigastrique), l'épigastre correspond en profondeur approximativement à l'estomac et au lobe gauche du foie.

épiglotte, n. f. / *angl. : epiglottis*
Pièce cartilagineuse mobile, située derrière la racine de la langue, au-dessus de la glotte ; elle bascule en arrière lors de la déglutition, pour protéger l'entrée du larynx et éviter les fausses routes.

épilatoire, adj. / *angl. : hair-removing, depilatory*
Qui sert à épiler, à enlever des poils (crème épilatoire par exemple).

épine, n. f.
Tubérosité saillante qui, sur un os, correspond à une insertion musculaire (par exemple ; épine de l'omoplate, épine du tibia, épines iliaques antéro-supérieure et postéro-supérieure).

épiphyse, n. f. / *angl. : epiphysis*
Extrémité d'un os long comprenant, pendant la croissance, le cartilage de conjugaison.

épiploon, n. m.
Repli péritonéal soit débordant la grande courbure de l'estomac, intégrant le côlon transverse (grand épiploon), soit partant de la petite courbure de l'estomac en intégrant le pédicule hépatique (petit épiploon).
SYN. omentum

épisiotomie, n. f. / *angl. : episiotomy*
Incision périnéale réalisée au cours de l'accouchement par le médecin obstétricien afin d'éviter une déchirure traumatique du périnée : il s'agit d'agrandir l'orifice vulvaire et de l'adapter à la circonférence de la tête du bébé.

épistaxis, n. f. / *angl. : epistaxis, rhinorragia*
Saignement du nez.
On parle d'épistaxis antérieure ou postérieure selon son origine locale, et d'épistaxis importante ou non selon le volume de sang écoulé.

épithélium, n. m. / *angl. : epithelium*
Tissu qui recouvre toute la surface du corps, les cavités et les glandes.

équipe, n. f. / *angl. : team, staff*
Groupe de personnes unies par une tâche commune.

équipe pluridisciplinaire / *angl. : multidisciplinary team*
Groupe composé de professionnels de différents métiers (médecins, psychologues, techniciens, assistantes sociales, paramédicaux divers, soignants, etc.) dont les actions, toutes orientées vers le mieux-être du patient, se complètent aussi bien en milieu hospitalier qu'extrahospitalier, tant d'un point de vue somatique que psychologique.

équipe de secteur / *angl. : community mental health team*
Groupe faisant référence au secteur géographique en santé mentale (en psychiatrie, environ 70 000 adultes composent un secteur à la charge d'une équipe ; en pédopsychiatrie, le secteur recouvre environ 210 000 personnes).
L'équipe de secteur se compose des membres de l'équipe pluridisciplinaire en charge des personnes de ce secteur (file active), tant en matière de prévention ou de réhabilitation que de soins curatifs. La mise en place d'une équipe de secteur permet de répartir les moyens thérapeutiques et sociaux au plus près de la population et d'assurer les soins de proximité ; elle rend nécessaire une bonne coordination des différents intervenants.

équipe soignante (ou équipe de soins) / *angl. : nursing team*
Groupe composé des personnels soignants : infirmières en soins généraux ou spécialisées, aides-soignantes ou autres personnels auxiliaires de soins, étudiants infirmiers et élèves aides-soignants, sous la responsabilité du cadre infirmier de service de soins.
Ces professionnels œuvrent ensemble auprès d'un même groupe de patients et assurent ainsi la continuité des soins.

éradication, n. f. / *angl. : eradication*
Suppression totale d'une maladie contagieuse, par exemple éradication de la variole dont la vaccination a pu être supprimée à la fin des années 1970.

érectile, adj. / *angl. : erectile*
Qui est capable de se dresser (tissus érectiles de la verge, du clitoris ou du mamelon).

érection, n. f. / *angl. : erection*
Action de se dresser dont sont capables certains tissus (verge, clitoris, mamelon) qui se gonflent de sang et deviennent raides et durs.
CONTRAIRE détumescence

éructation, n. f. / *angl. : eructation, belch*
Éruption brutale et bruyante par la bouche des gaz contenus dans l'estomac.
SYN. rôt (familier)

éruption, n. f. / *angl. : eruption, rash*
Apparition de lésions cutanées : érythème, vésicules, phlyctènes, purpura, etc.

érythème, n. m. / *angl. : erythema*
Rougeur cutanée qui disparaît à la pression.

érythème fessier du nourrisson / *angl. : napkin erythema*
Rougeur située sur les fesses, liée à l'irritation due aux urines ou aux selles qui stagnent dans la couche.

escarre, n. f. / *angl. : eschar, decubitus ulcer, bedsore*
Destruction des tissus occasionnée par une interruption de la microcirculation locale dans une zone comprimée entre deux plans durs (par exemple le plan du lit et le plan osseux), appelée aussi escarre de décubitus.

Les manifestations de l'escarre débutent par une douleur et un érythème, puis une excoriation se déclare ; apparaît ensuite une phlyctène souvent séro-sanglante ; enfin se forme une nécrose des tissus, croûte noirâtre qui atteint d'abord la peau puis les plans tissulaires sous-jacents. L'escarre peut ainsi se creuser jusqu'à l'os et se surinfecter. Son évolution spontanée n'est jamais vers la guérison si les facteurs de risque ne sont pas supprimés : alitement, compression entre deux plans durs, macération, incontinence, frottements, cisaillements, dénutrition, déshydratation, etc.

La prévention des escarres (article 5 du décret du 11 février 2002 relatif aux actes

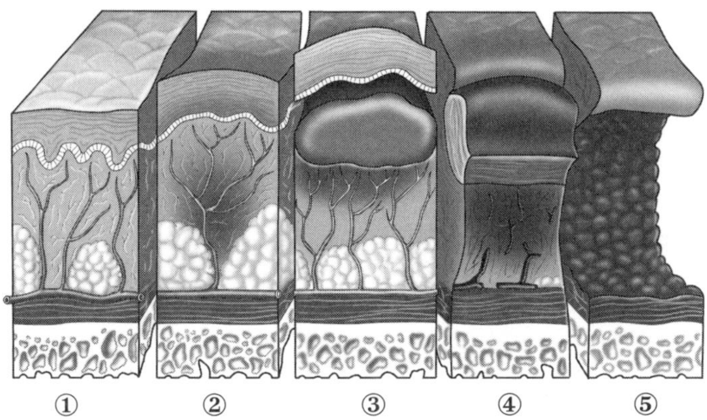

① Peau normale
② Érythème sous-cutané (menace)
③ Décollement épidermique (désépidermisation)
④ Plaque noirâtre (nécrose)
⑤ Bourgeon charnu (granulation)

Évolution d'un escarre.

professionnels et à l'exercice de la profession d'infirmier) est un acte du rôle propre infirmier ; il est capital. Éviter l'apparition des escarres est plus aisé que les guérir. Pour illustrer l'importance de cette prévention, on peut aller jusqu'à dire que l'apparition d'escarres chez un patient alité est une faute professionnelle de l'infirmière.

De nombreuses méthodes de prévention ont été proposées : les massages et les pétrissages au savon puis à l'alcool (il est reconnu actuellement qu'un traitement trop brutal de la microcirculation sous-cutanée renforce les facteurs de risque et que l'alcool, desséchant la peau, favorise l'effraction cutanée) ; les massages avec des glaçons, suivis de séchage au sèche-cheveux, sont à l'origine de dégâts vasculaires. On pratique actuellement des massages légers, voire de simples effleurages avec des crèmes diverses ou de l'huile de noyaux, ou avec des solutions stimulant la microcirculation (Sanyrène®) ; l'utilisation préventive de plaques minces d'hydrocolloïdes apporte une doublure protectrice à la peau.

Une constante dans la prévention des escarres est la mobilisation des malades, soit en les levant et les faisant marcher, soit en les changeant de côté toutes les deux à trois heures pour leur éviter de reposer sur les mêmes points d'appui.

On utilise également des matelas anti-escarres (à air pulsé ou à eau) ou des coussins en mousse prévus spécialement pour cet usage.

Si l'escarre se constitue, des soins curatifs diligents sont nécessaires (article 6 du décret du 11 février 2002 relatif aux actes professionnels et à l'exercice de la profession d'infirmier). Il peut même être indispensable de recourir à un parage chirurgical.

escarrification, n. f.
Formation d'une escarre (nécrose) quelle qu'en soit la cause.

espace relationnel, n. m. / *angl. : relational space*
Espace virtuel ou psychologique où la communication et la relation interpersonnelle sont possibles.

Dans cet espace, les distances interpersonnelles peuvent être diverses et indiquer un mode relationnel différent :
- les distances d'observation :
– la distance publique (au-delà de 3,5 m) correspond à la simple vision fugace ;
– la distance sociale (de 1,5 à 3,5 m) correspond au signe de tête, à l'interpellation ;
- les distances interpersonnelles où toucher, voir, entendre et sentir sont possibles :
– la distance individuelle (de 1,5 à 0,5 m) est celle des relations communes ;
– la distance intime (en dessous de 0,5 m) est celle où le toucher est inévitable, où l'odorat est essentiel, où la voix peut être chuchotée.

Le soin infirmier ne peut se dérouler que dans la distance intime, la distance agressive des injections par exemple (aggravée par la dépendance du malade et son besoin de pudeur) et la distance sexuelle, révélée par la nudité.

Il est indispensable pour les professionnels des soins de bien marquer le contexte de travail qui peut être rendu plus évident par le port de la blouse, le respect du vouvoiement, et par les explications concernant le pourquoi de chaque geste.

essai, n. m. / *angl. : test, trial*
Action de tenter quelque chose alors qu'on n'est pas certain du résultat.

essai thérapeutique
Action concertée de tenter pour la première fois un mode de traitement, en vue d'analyse et d'évaluation.

essence, n. f. / *angl. : essence*
1- substance huileuse, volatile, aromatique, obtenue par distillation et soluble

dans l'alcool, par exemple essence de lavande.

2- Nature intime de quelque chose ; principe actif, extrait significatif.

essentiel, adj. / *angl. : essential*
Ce qui est indispensable.

Se dit des pathologies qui ne se rattachent à aucun groupe, à aucun état morbide défini, qui existent par elles-mêmes, et dont on ne connaît pas l'étiologie.

esthétique, n. f. ou adj. / *angl. : aesthetic*
Caractère de ce qui est beau.

estime, n. f. / *angl. : esteem*
Sentiment favorable, et bonne opinion que l'on a de quelqu'un.
CONTRAIRE mépris

estime de soi / *angl. : self-esteem*
Bonne opinion que l'on a de soi-même ; conscience que l'on a de sa propre valeur.

C'est un facteur important de la force intérieure d'une personne (du Moi), et qui a un rôle positif (si l'estimation n'est pas surévaluée) dans la combativité face à la maladie, dans la réussite aux examens, etc.

La maladie, surtout si elle est longue, douloureuse, et si elle s'accompagne d'une dégradation des facultés et de l'apparence physique, peut détruire l'estime de soi du patient : cette altération de l'estime de soi doit être repérée par l'infirmière (sentiment d'infériorité, d'indignité, d'incomplétude, dépression, etc.) qui veillera à y remédier.

estomac, n. m. / *angl. : stomach*
Partie la plus dilatée du tube digestif, qui fait suite à l'œsophage au niveau du cardia et se poursuit après le pylore par le duodénum.

L'estomac a pour fonction de broyer, de malaxer et d'assurer une première transformation des aliments par le biais de ses enzymes (pepsine) ; il a une action antiseptique du fait de l'acide chlorhydrique qu'il sécrète.

La sécrétion de l'acide chlorhydrique est très sensible aux facteurs de stress et peut provoquer un ulcère gastrique (ulcère de stress), par exemple chez les personnes subissant des interventions risquées ou chez celles qui sont hospitalisées en réanimation, et cela à tous les âges de la vie, même chez le nourrisson.

établissement, n. m. / *angl. : establishment*
Entreprise dont l'activité correspond à une production : pour un établissement hospitalier, la production est celle des diagnostics, des traitements et des soins.

établissement public
Structure dotée d'une personnalité morale qui lui permet de gérer un service public.

établissement public hospitalier
Structure des hôpitaux publics.

Ensemble de services de soins de court séjour pour prendre en charge la phase aiguë d'une maladie, de services de moyen séjour pour la prise en charge des temps de rééducation et de convalescence (trois semaines renouvelables une fois), et les services de long séjour permettant la prise en charge de situations plus difficiles ou dont l'évolution risque d'être longue. Ils accueillent des personnes de tous âges, en fonction de leur pathologie. Certains hôpitaux sont spécialisés par tranches d'âge (enfants ou personnes âgées) ou par spécialité médicale (psychiatrie par exemple).

Court séjour et moyen séjour sont pris en charge financièrement par la Sécurité sociale. Les services de moyen séjour sont souvent un lieu d'attente pour d'autres formes d'accueil, les personnes étant trop peu autonomes pour retourner à leur domicile.

établissement sanitaire
Structure des hôpitaux publics qui accueille des personnes au regard de leur état de santé ou de leur handicap; le malade est alors assuré d'une surveillance médicale constante, de traitements d'entretien et d'une durée d'accueil indéterminée.

Le problème du financement est plus complexe, et il faut envisager la dualité de la situation: forfait sanitaire pris en charge par la Sécurité sociale, et hébergement pris en charge par la famille ou l'aide sociale.

Cela explique que, actuellement, plus de 70 % des personnes meurent à l'hôpital, et que les services de soins palliatifs doivent se développer.

établissements sociaux
Structures publiques assurant l'accueil des personnes qui n'ont pas l'autonomie ou la santé nécessaires pour vivre à leur domicile, quels que soient leur âge ou la cause de leur impossibilité (indigents, orphelins, malades, infirmes, vieillards, handicapés mentaux ou physiques), par exemple E.H.P.A.D. (établissement d'hébergement pour personnes âgées dépendantes).

La prise en charge est assurée par la collectivité locale (département, région...), par exemple A.P.A. (aide personnalisée à l'autonomie), mais elle peut aussi nécessiter la participation de la personne ou de sa famille.

L'accueil peut être temporaire (pendant les vacances de la famille par exemple), bien que peu d'établissements soient organisés en ce sens; 80 % de ces institutions sont gérées par le système associatif.

établissements médico-sociaux
Structures publiques mixtes assurant l'accueil des personnes qui ne peuvent pas rester à leur domicile et qui nécessitent des soins médicaux constants plus ou moins lourds: maison de retraite médicalisée, foyer-logement, M.A.P.A.D., etc.

Ces hébergements sont financés par les malades, les familles et/ou l'aide sociale par l'intermédiaire des politiques sociales que complète un forfait-soins. La charge financière induite est lourde pour chacun des partenaires; c'est l'une des explications de la mise en place de réseaux de soins permettant aux personnes de rester plus longuement chez elles, équilibrant les possibilités et le développement du public, du privé et de l'associatif.

Un problème reste mal résolu: celui des personnes âgées démentes pour lesquelles les structures ont du mal à s'adapter.

éthique, n. f. ou adj. / *angl.: ethical*
Principe moral, ensemble de « règles de bonne conduite » : l'éthique n'est pas la loi, elle est la recherche du « bien-agir ».

L'exigence morale, dans les professions de santé, est liée à l'état de vulnérabilité des personnes prises en charge.

L'éthique introduit le débat sur la qualité de la vie des personnes, la procréation assistée, la vérité due au malade, le consentement éclairé, l'acharnement thérapeutique, l'euthanasie, l'accompagnement de fin de vie, l'entrée en institution, la mise en tutelle, etc. Pour l'infirmière, ces exigences éthiques sont fondées sur les valeurs humanistes qui sous-tendent les soins personnalisés pour chaque patient; elles sont reprises dans le décret du 13 février 1993 relatif aux règles professionnelles de l'infirmier.

L'éthique ne doit pas être confondue avec la déontologie qui est l'ensemble des devoirs d'une profession.

éthique (comité national d')
Groupe de spécialistes (médecins, philosophes, personnalités religieuses, etc.) qui est chargé de débattre de questions fondamentales (procréation assistée, vérité due au malade, consentement éclairé, acharnement thérapeutique, euthanasie,

accompagnement de fin de vie, etc.) sur le plan national.

Le Comité national d'éthique a un rôle de conseil concernant la législation.

éthylisme, n. m. / *angl. : ethylism, alcoholism*
Intoxication par l'alcool éthylique (alcool sous toutes ses formes).
SYN. alcoolisme

étiologie, n. f. / *angl. : etiology*
Étude des causes des maladies.

étudiant, n. m. / *angl. : student*
Personne qui suit des études supérieures (post-baccalauréat).

étudiant infirmier
Personne qui suit une formation en soins dans un Institut de formation en soins infirmiers et prépare le diplôme d'État, en vue d'exercer la profession d'infirmier.

L'appellation d'étudiant date officiellement de 1992; elle marque l'appartenance des formations infirmières aux formations professionnelles supérieures.

Les étudiants infirmiers bénéficient des mêmes avantages que les autres étudiants: Sécurité sociale étudiante, restaurants, logements et bibliothèque universitaires, réductions diverses, etc., si tant est que la ville d'accueil possède ces structures. En revanche, ils ne bénéficient pas des bourses universitaires, mais des bourses du ministère de la Santé dont le montant est moins élevé, et le diplôme d'État d'infirmier n'est pas reconnu par les universités ni par la plupart des employeurs comme « bac + 3 ».

étuve, n. f. / *angl. : incubator, steamer*
Appareil destiné à obtenir une température déterminée supérieure à la température ambiante, par exemple 37 °C.

On trouve des étuves dans les laboratoires. Certains prélèvements, bactériologiques en particulier, sont conservés voire cultivés en étuve (voir hémoculture).

Anciennement, pour stériliser le matériel, on employait une étuve à 100 °C, ou Poupinel, utilisant la chaleur sèche: cette méthode a été abandonnée parce qu'elle n'était pas assez fiable, et que ses résultats étaient irréguliers.

euphorie, n. f. / *angl. : euphoria*
Impression intense de satisfaction et de bien-être.

L'euphorie peut être surévaluée, en particulier dans certains syndromes mentaux et chez les toxicomanes.
CONTRAIRE dysphorie, angoisse, dépression

évaluation, n. f. / *angl. : evaluation, assessment*
Action de déterminer la valeur de quelque chose (les soins, les apprentissages, etc.).

Faire une évaluation, c'est « examiner le degré d'adéquation entre un ensemble d'informations et un ensemble de critères adéquats à l'objectif fixé, en vue de prendre une décision » (J.M. De Ketele, *Docimologie, introduction aux concepts et aux pratiques)* ; c'est également prendre la mesure, puis comparer cette donnée au cadre de référence.

La difficulté d'une évaluation repose d'une part sur le vécu des personnes dont la tendance naturelle est de se sentir évaluées pour elles-mêmes, alors que l'on évalue une production, et d'autre part sur la fiabilité et la pertinence des critères d'évaluation utilisés au regard de l'objectif.

évaluation annuelle du personnel
Prévue par les statuts du personnel des établissements publics, cette évaluation est réalisée par le cadre soignant pour chacun des membres du personnel du service. Cette évaluation est suivie par

une note annuelle émise par le directeur et entérinée par la commission paritaire.

évaluation en cours de formation
Pratique fréquente, elle se traduit souvent par une note, mais aussi par une lettre (de A à E par exemple) ou par une simple appréciation développée en quelques phrases.

L'endroit où a lieu l'évaluation est surtout précisé s'il s'agit d'un stage : évaluation clinique (au lit du malade), ou évaluation de stage (l'équipe d'accueil détermine la valeur des acquis réalisés).

Le mode utilisé peut être précisé : évaluation continue (qui prend en compte l'ensemble du cursus), évaluation cumulative ou sommative (qui ajoute les évaluations les unes aux autres), évaluation normative (qui répond à une norme, retrouvée dans les textes officiels), évaluation formative (dont l'objectif n'est pas centré sur la notation mais sur la prestation et la progression de l'étudiant).

L'objet évalué peut être l'ensemble des connaissances pour une partie d'enseignement plus ou moins importante (évaluation théorique), les savoir-faire (évaluation pratique), les acquis et comportements (évaluation du stage) ou il peut même correspondre à un bilan des acquisitions et de leur déroulement pendant la période considérée (évaluation d'année ou évaluation de module qui apprécient les modalités et intervenants d'une formation).

évaluation des soins infirmiers, évaluation de la qualité des soins
Appréciation importante pour l'ensemble des soignants, qui a lieu sous l'autorité du directeur du service de soins (D.S.S.I.).

Elle vise à assurer à la personne soignée une qualité optimale des soins. Elle peut aussi être intégrée dans la procédure d'accréditation des établissements de soins.

éviction, n. f. / *angl. : eviction*
Action d'exclure.

éviction scolaire
Éloignement temporaire d'un élève de son milieu scolaire.

Mesure de prévention de la contagion face aux maladies infectieuses, particulièrement celles qui sont fréquentes chez l'enfant.

évolutif(ive), adj. / *angl. : evolutive*
Se dit d'une maladie dont les symptômes ne cessent de changer (le plus souvent en s'aggravant).

examen, n. m. / *angl. : examination, test, analysis*

1- Observation attentive et minutieuse, suivie d'une analyse des données.

2- Épreuve (ou série d'épreuves) destinée à déterminer l'aptitude d'un candidat à entrer dans une formation, à exercer une profession ou à obtenir un titre.

examen du corps (examen clinique)
Observation minutieuse d'un patient, faite par le médecin en vue d'apprécier l'état de santé de cette personne.

examens complémentaires
Données apportées par un laboratoire ou par un ensemble d'examens techniques effectués dans les services annexes (examens paracliniques).

Ils donnent des arguments au médecin pour étayer son diagnostic.

excipient, n. m. / *angl. : excipient*
Substance neutre à laquelle on incorpore les principes actifs d'un médicament pour en faciliter l'absorption par l'organisme.

excitabilité, n. f. / *angl. : excitability*
Capacité de la matière vivante (muscles, nerfs) à réagir à un stimulus.

excitation, n. f. / *angl. : excitation*

1- Déclenchement, à l'aide d'un stimulus adapté, de la réaction d'une cellule, d'un tissu, d'un organe ou d'un organisme.

2- État d'activité du système nerveux ou des muscles.

exclusion, n. f. / *angl. : exclusion*
Terme apparu depuis les années 1960 et désignant une situation de pauvreté, de désocialisation, de précarité, associée à une perte des représentations sociales : chômage, retraite anticipée, etc.

En gériatrie, l'exclusion est représentée par la situation des personnes du 4ᵉ âge, avec leur dépendance, leur isolement, leurs handicaps et leurs maladies chroniques (revers des progrès de la médecine).

La lutte contre l'exclusion est surtout le fait de mouvements associatifs dont l'objectif est la resocialisation, l'évaluation des acquis, la revalorisation et l'estime de soi de l'individu.
SYN. marginalisation

excoriation, n. f. / *angl. : excoriation, graze*
Écorchure ; éraflure de la peau ; légère effraction cutanée.

L'infirmière doit rechercher, chez les personnes alitées, les excoriations aux points d'appui : ce sont des signes importants de début d'escarre.

excréments, n. m. pl. / *angl. : feces, excrements, stools*
Matières fécales ; déchets plus ou moins solides de la nutrition, parfois liquides (diarrhée) ou au contraire très durs (constipation, voire fécalome), ou selles moulées (étrons).

Les excréments sont rejetés par les voies digestives inférieures (rectum puis anus).

Les fèces rentrent dans la rubrique plus générale des excréta. Leur évacuation est appelée défécation ou exonération. Ce qui a trait aux selles est dit « scatologique » ou stercoral ; la racine « copro » désigne les selles (coproculture : examen bactériologique des selles).

Les premières selles d'un nouveau-né s'appellent le méconium.
SYN. selles, fèces

excrétion, n. f. / *angl. : excretion*
Action de rejeter hors de leur lieu de production (par un canal excréteur) les sécrétions du tube digestif, des reins, d'une glande exocrine, etc.

exérèse, n. f. / *angl. : resection, removal, exerese*
Ablation chirurgicale d'un organe, d'une tumeur, d'un corps étranger, etc.

Le suffixe « ectomie » désigne une exérèse (appendicectomie : ablation de l'appendice).

exocrine, adj. / *angl. : exocrine*
Qui sécrète vers l'extérieur.

Ce terme désigne la sécrétion des glandes dont le produit se déverse sur leur site d'action par un canal excréteur (glandes salivaires, glandes sudoripares, etc.).
CONTRAIRE endocrine

exogène, adj. / *angl. : exogenous*
Qui provient de l'extérieur (de l'organisme).
CONTRAIRE endogène

exonération, n. f. / *angl. : exonération*
Vidange intestinale.
SYN. défécation

expansif, adj. / *angl. : expansive, outgoing*
Qui tend à se dilater ou à se répandre.

Ce terme s'utilise aussi au sens figuré pour signifier communicatif, volubile.

expectorant, n. m. ou adj. / *angl. : expectorant*
Qui aide à éliminer par la bouche le contenu des bronches.
SYN. fluidifiant

expectoration, n. f. / *angl. : sputum, expectoration*

1- Expulsion par la bouche du contenu des bronches.

2- Mucus contenu dans les bronches.
SYN. crachat

expérience, n. f. / *angl. : experience*
Événement vécu par une personne, et qui est capable éventuellement de lui apporter un enseignement.

expérience professionnelle
Ensemble des connaissances et savoir-faire acquis au cours de la vie professionnelle.

expérimentation, n. f. / *angl. : experimentation*
Fait de provoquer un phénomène pour l'étudier.

expiration, n. f. / *angl. : expiration, breathing out*
Mouvement actif par lequel l'air est rejeté des poumons.
CONTRAIRE inspiration

exsudat, n. m. / *angl. : exudate*
Liquide organique qui suinte d'une surface inflammatoire.
CONTRAIRE transsudat

extase, n. f. / *angl. : ecstasy, trance*
État caractérisé par une contemplation profonde abolissant motricité et sensibilité : la personne en extase se trouve hors du monde sensible.

extension, n. f. / *angl. : extension, traction*
Action d'allonger un segment de membre, et de l'aligner sur le précédent.
CONTRAIRE flexion

extension continue
Méthode permettant de mettre et de maintenir en alignement les deux segments d'une fracture au moyen d'une force (poids) qui s'oppose à la contracture musculaire.

Son rôle est le plus souvent temporaire, avant la mise en place d'une immobilisation moins contraignante.

Les surveillances requises (soin infirmier de première importance) sont celles de toute immobilisation d'un membre (article 5 du décret du 11 février 2002 relatif aux actes professionnels et à l'exercice de la profession d'infirmier), auxquelles s'ajoutent les soins aseptiques des points de sortie des broches.
SYN. traction

extenseur, n. m. ou adj. / *angl. : extensor*
Qui sert à étendre, à allonger (muscle extenseur).
CONTRAIRE fléchisseur

externe, adj. / *angl. : external*
Terme utilisé en anatomie pour désigner ce qui est extérieur par rapport au plan médian du corps.
SYN. latéral
CONTRAIRE interne

extracardiaque, adj.
Qui ne peut être attribué au cœur (par exemple, souffle extracardiaque).

extracorporel, adj.
Qui passe à l'extérieur de l'organisme (par exemple, circulation extracorporelle pendant une intervention sur le cœur).

extrahospitalier(ère), adj.
Qui se passe hors d'un établissement hospitalier ; se dit de toutes les formes de soins et de traitements effectués à l'extérieur de l'hôpital.

extrait, n. m. / *angl. : extract*

1- Préparation pharmaceutique obtenue après dilution d'un produit dans un solvant, puis évaporation de celui-ci jusqu'à la consistance voulue.

2- Partie comprenant les données importantes issues d'un ensemble (par exemple, extrait d'un texte).

extra-utérin, adj. / *angl. : extrauterine*
Qui est en dehors de l'utérus (par exemple, grossesse extra-utérine : embryon qui s'est implanté hors de l'utérus le plus souvent dans les trompes).

extravasation, n. f. / *angl. : extravasation*
Fuite d'une substance hors des vaisseaux (sang par exemple).

Elle se manifeste localement par une rougeur, de la chaleur et un œdème (le patient décrit une douleur de type inflammatoire), parfois même se forme une escarre (chimique).

On peut observer des extravasations lors de l'administration intraveineuse de produits hautement toxiques, tels ceux employés pour une chimiothérapie anticancéreuse. Une nécrose des tissus peut alors se développer : cet incident doit conduire l'infirmière à interrompre la perfusion. Le médecin prescrit, en ce cas, et après avoir tenté de récupérer le liquide sorti de la veine par aspiration à la seringue, un traitement local destiné à réduire l'inflammation et la douleur (pansement chaud et humide, ou pansement antiphlogistique). On ne posera pas sur ce membre une nouvelle voie d'abord (perfusion, injection ou prélèvement veineux) dans les heures et, si possible, dans les deux ou trois jours qui suivent.

Seule une bonne cathétérisation d'une veine à bon débit, puis une surveillance attentive du point de ponction permettront d'éviter cet accident douloureux et lourd de conséquences.

extrémité, n. f. / *angl. : end, tip*
Partie terminale du corps : doigts et orteils mais aussi mains et pieds, nez, lobes des oreilles et lèvres.

La circulation sanguine des extrémités est un bon témoin de l'état vasculaire d'une personne ; on surveille la couleur des extrémités pour connaître le niveau d'oxygénation du sang : elles bleuissent lorsque l'oxygénation est insuffisante.

Lors de l'immobilisation d'un membre, la surveillance des extrémités permet de visualiser l'éventuelle compression de celui-ci.

extrinsèque, adj. / *angl. : extrinsic*
Qui est étranger ; qui est provoqué par l'extérieur, par l'environnement.
CONTRAIRE intrinsèque

face, n. f. / *angl. : face*

1- Partie antérieure de la tête.

2- Surface d'un organe (face antérieure, postérieure, supérieure, etc.).

facteur, n. m. / *angl. : factor*
Tout élément jouant un rôle dans le déclenchement ou l'évolution d'un phénomène.

facteurs de coagulation / *angl. : coagulating factor*
Protéines qui interviennent dans la coagulation sanguine.

Il y a 13 facteurs de coagulation : facteur I ou fibrinogène, facteur II ou prothrombine, facteur III ou thromboplastine, facteur IV ou calcium, facteur V ou proaccélérine, facteur VI ou accélérine, facteur VII ou proconvertine, facteur VIII ou thromboplastinogène ou facteur antihémophilique A *(angl. : antihaemophilic factor)*, facteur IX ou facteur anti-hémophilique B, facteur X ou facteur Stuart, facteur XI ou facteur Rosenthal, facteur XII ou facteur Hageman, facteur XIII ou facteur de stabilisation de la fibrine.

facteur Rhésus
Antigène du globule rouge déterminant, au côté des agglutinogènes du groupe A.B.O., le système Rhésus.

Les personnes possédant l'antigène D sont dites à Rhésus positif ; celles ne possédant pas l'antigène D sont dites à Rhésus négatif (15 % de la population).

facteurs de risque / *angl. : risk factors*
Éléments ou habitudes de vie (tabagisme, alcoolisme, mauvaise hygiène bucco-dentaire, etc.) qui peuvent déterminer ou faciliter l'apparition d'une maladie.

faim, n. f. / *angl. : hunger*
Sensation qui traduit le besoin de manger (ce besoin éprouvé est l'appétit – CONTRAIRE : anorexie).

La faim maladive exagérée est la boulimie.
CONTRAIRE satiété

faisceau, n. m. / *angl. : fasciculus*
Ensemble d'éléments allongés de même nature.

faisceau de His / *angl. : His bundle*
Partie du système cardionecteur (système autonome de stimulation de la contraction cardiaque dont la propriété est la conduction de l'influx nerveux) faisant suite au nœud atrio-ventriculaire ou nœud d'Ashoff-Tawara.

Son tronc se divise en deux branches, droite et gauche, destinées chacune à l'un des ventricules, droit et gauche, auquel il va transmettre, par l'intermédiaire du réseau de Purkinje, l'influx nerveux, c'est-à-dire la commande des contractions musculaires myocardiques.

familial, adj. / *angl. : family*
Qui est relatif à la famille.

familial (roman)
Histoire de la vie d'une famille qui explique la trajectoire de ses membres

(en particulier en ce qui concerne les pathologies mentales).

familiale (maladie)
Trouble de la santé qui frappe, sans changer de forme, plusieurs membres d'une même famille, sans que le caractère génétique de la maladie puisse être affirmé.

familiale (planification) / *angl. : birth control*
Ensemble des mesures destinées à permettre à des parents de maîtriser et de prévoir le nombre et le moment des naissances qu'ils désirent.

famille, n. f. / *angl. : family*
Succession d'individus qui descendent les uns des autres, de génération en génération : enfants, père, mère, grands-parents, etc.

La famille est l'unité élémentaire de la vie sociale. Le vieillissement de la population revêt des conséquences importantes sur la structure et la vie des familles. Chaque génération est porteuse d'enjeux, de valeurs, de cultures différentes.

Il faut remarquer la situation actuelle des adultes de 60-70 ans : ces personnes, jeunes retraités, vivent souvent avec leurs parents (âgés et parfois dépendants) ou avec leurs enfants adultes ou leurs petits-enfants (si ceux-ci se trouvent en situation financière difficile, par exemple).

famille d'accueil
Foyer agréé pour accueillir une personne à son domicile (malade mental ou handicapé mental en milieu sanitaire, orphelin ou enfant retiré à sa famille naturelle, personne âgée solitaire dans le contexte social).

La famille d'accueil est rétribuée pour ce service. Elle offre un lieu de vie (et éventuellement de soins), de la chaleur humaine, voire une affection durable à la personne accueillie.

fatigue, n. f. / *angl. : strain*
État résultant de l'activité prolongée d'un organe ou de l'organisme et se traduisant par une diminution des capacités de fonctionnement.
SYN. asthénie

fausse couche, n. f. / *angl. : spontaneous abortion, miscarriage*
Interruption involontaire de grossesse avant l'âge de viabilité du fœtus (fin du 6e mois de grossesse).

Les fausses couches permettent à l'organisme d'éliminer les embryons malformés, mais les autres causes de fausses couches sont nombreuses (déficiences hormonales, béance du col utérin, suractivité de la femme, mauvaises conditions de vie, transports trop longs, etc.).

fausse membrane, n. f.
Exsudat pathologique situé sur les muqueuses (du larynx), qui forme un « feutrage » fibrineux empêchant la respiration, puis qui se détache par lambeaux (angine à fausse-membrane, diphtérie).

fausse-route, n. f. / *angl. : false route, false passage*
Inhalation de produits destinés au tube digestif (aliments, boissons, vomissements).

Dans la fausse-route, le contenu digestif s'oriente vers les bronches ; un réflexe de toux permet parfois de recracher les produits inhalés. Si la fausse route persiste, le patient peut cesser de respirer.

Certains produits alimentaires sont particulièrement dangereux pour les poumons :

– certains produits végétaux (cacahuètes par exemple) qui s'encastrent et créent des infections locales gravissimes : il faut veiller à ce que les jeunes enfants n'en consomment pas ;

– les vomissements : provenant de l'estomac, ils sont très acides et détruisent le tissu alvéolaire (syndrome de Mendelson), entraînant le décès.

fécalome, n. m. / *angl. : scatoma*
Masse importante de matières fécales durcies simulant parfois une tumeur colique, et impossible à exonérer sans aide (il faut briser la masse en multiples morceaux pour que la personne puisse l'évacuer).

fèces, n. f. pl. / *angl. : feces, excrements, stools*
Déchets de la nutrition, parfois liquides (diarrhée) ou au contraire très durs (constipation, voire fécalome).

Les fèces sont rejetés par les voies digestives inférieures (rectum puis anus) ; elles font partie de la rubrique plus générale des excréta. Leur évacuation est appelée défécation ou exonération.

Ce qui a trait aux selles est dit « scatologique » : la racine « copro » désigne également les selles (coproculture : examen bactériologique des selles).

Les premières selles d'un nouveau-né s'appellent le méconium.
SYN. selles, excréments

fécondation, n. f. / *angl. : fertilization*
Rencontre d'un spermatozoïde avec un ovule qui forme un œuf (conception).

fécondation *in vitro* / *angl. : in vitro fertilization*
Reproduction réalisée en laboratoire, et qui permet, en réimplantant l'embryon dans l'utérus maternel, de traiter certaines stérilités (F.I.V.E.T.E. : fécondation *in vitro* et transplantation d'embryon / *angl. : artificial insemination*).

fécondité, n. f. / *angl. : fertility*
Capacité à se reproduire.

fécondité (taux de) / *angl. : reproduction rate*
Indice utilisé en épidémiologie pour décrire les possibilités d'accroissement de la population, aux côtés d'autres indices : taux de natalité, de morbidité, de mortalité, etc.

feedback, n. m.

1- Terme anglo-saxon qui désigne la régulation des causes par leurs effets : phénomène en boucle spécialement évident pour la production des hormones.
SYN. rétroaction, rétrocontrôle

2- Terme utilisé dans la communication interpersonnelle, permettant à l'émetteur d'évaluer la compréhension du message ou de modifier son message pour qu'il soit compris.

Il est utilisé en pédagogie et en animation de groupe : le rappel de ce qui vient de se dire redonne aux membres du groupe une énergie nouvelle pour continuer la tâche.

femme, n. f. / *angl. : woman*
Être humain de sexe féminin et capable, sauf circonstances particulières, de concevoir des enfants à partir d'un ovule fécondé. Il est à noter que la stérilité physiologique n'est pas une négation du statut social de la femme, ni même de ses capacités à élever un enfant.

femme battue
Femme maltraitée, violée parfois, en général par l'homme avec lequel elle vit (phénomène appelé violence conjugale).

Ce phénomène n'est pas aussi rare (ni réservé aux couches sociales défavorisées) qu'on voudrait l'imaginer, mais il est souvent caché par les femmes elles-mêmes (parfois jusqu'à leur décès). En effet, le sentiment de honte, voire de culpabilité, domine chez elles.

Il existe des centres d'accueil pour celles qui veulent rompre avec cette situation, et pour leurs enfants. Des assistantes sociales, des psychologues et une écoute sont à leur disposition pendant le temps nécessaire à une remise en route de leur vie.

fémur, n. m. / *angl. : femur, thigh bone*
Os long de la cuisse situé entre l'os du bassin et le genou.

L'extrémité supérieure du fémur se compose de la tête globuleuse (qui s'insère dans le condyle coxal), puis du col et de deux tubérosités qui forment un angle avec la diaphyse (le petit et le grand trochanters) ; son extrémité inférieure s'articule avec le tibia et la rotule.

La tête du fémur est vascularisée par une artère unique qui peut (en cas de luxation par exemple) être lésée ou comprimée, entraînant la nécrose de la tête fémorale.

La fracture du col du fémur est fréquente chez les personnes âgées (surtout les femmes), l'ostéoporose constituant un facteur de risque.

ferment, n. m. / *angl. : ferment*
Substance capable d'induire une réaction chimique ou biologique.
SYN. enzyme, diastase

fermentation, n. f. / *angl. : fermentation*
Transformation des substances organiques sous l'influence des enzymes de certains micro-organismes.

fertilité, n. f. / *angl. : fertility*
Capacité à procréer ; pour une femme, la période de fertilité s'étend de la puberté à la ménopause.

fesse, n. f. / *angl. : buttock*
Partie charnue du bas de la face postérieure du tronc (les muscles fessiers sont traversés par le nerf sciatique).

Le quart supéro-externe de la fesse est le siège privilégié des injections intramusculaires, afin notamment d'éviter de piquer le nerf sciatique.

feuille, n. f. / *angl. : document*
Document-papier qui permet de garder une trace des événements.

Le dossier de soins rassemble l'ensemble des feuilles concernant un patient, mais il peut être nécessaire à certains moments de l'hospitalisation d'afficher ces observations pour mieux suivre l'évolution du malade : feuille d'ingesta, feuille d'examens, feuille de prescriptions, feuille de surveillance, feuille de réanimation, etc.

feuille de température / *angl. : chart temperature*
Document retraçant la courbe de température, des pulsations cardiaques, de la pression artérielle, de la diurèse, éventuellement les courbes des drainages ainsi que les différentes prescriptions réalisées.

Anciennement, la feuille de température était apposée au pied du lit du patient mais, par souci de discrétion, elle est actuellement intégrée dans le dossier de soins.

fibre, n. f. / *angl. : fibre, filament*
Formation d'aspect filamenteux (fibres alimentaires, musculaires, nerveuses, élastiques, collagènes, etc.).

fibres alimentaires
Filaments issus de végétaux (poireaux, asperges, épinards, rhubarbe, etc.), indispensables dans l'alimentation.

Les fibres alimentaires ne sont pas digérées et elles stimulent le péristaltisme intestinal, empêchant ainsi la constipation.

fibreux, adj. / *angl. : fibrous*
Qui contient des filaments.

Le tissu fibreux remplace les fibres élastiques lors de la cicatrisation cutanée.
Voir vergetures

fibrillation, n. f. / *angl. : fibrillation*
Contractions rapides et désordonnées des fibres musculaires (muscles striés, ou le plus souvent myocarde : fibrillation auriculaire, fibrillation ventriculaire grave).

fibroscopie, n. f. / *angl. : fibroscopy*
Examen visuel direct des structures internes d'un organe à l'aide d'un tube optique (fibres optiques souples), autrefois, on utilisait un tube rigide beaucoup moins maniable.

La fibroscopie permet de porter un diagnostic, et d'effectuer des prélèvements bactériologiques et cytologiques.

Les organes observés sont les organes creux (œsophage, estomac, bronches, nez, pharynx, vessie, vagin, rectum), mais aussi les cavités virtuelles (cavité péritonéale par exemple) qui, une fois distendues par du gaz carbonique, peuvent ainsi être explorées.

Selon le matériel employé, la situation de l'organe à observer, l'anxiété de la personne et la durée prévue de l'examen, celui-ci se fait sous anesthésie générale, sous analgésie ou sous anesthésie locale simple.

Le rôle de l'infirmière avant l'examen est de préparer le patient en fonction des prescriptions tant de l'opérateur que de l'anesthésiste ; elle doit expliquer (ou réexpliquer) à la personne ce qui va se passer pendant l'examen, et l'accompagner pour diminuer son angoisse.

Le rôle de l'infirmière après l'examen est de surveiller tout d'abord le réveil opératoire (anesthésie oblige), puis les éventuels signes de complications (douleurs liées au gaz carbonique injecté dans le péritoine, malaises, fièvre, saignement après une biopsie, etc.).

fibula, n.f. / *angl. : fibula*
Os long et grêle de la jambe situé en dehors du tibia.

Son extrémité inférieure forme la malléole externe qui, avec la malléole interne (tibia), forme une pince enserrant l'astragale avec lequel ils sont articulés.

Nouvelle appellation du péroné.

fièvre, n. f. / *angl. : fever*
Élévation de la température corporelle au-dessus de 37,7 °C avec tachycardie.

La fièvre accompagne la plupart des syndromes infectieux locaux ou généraux. Son rythme ou ses caractéristiques peuvent être spécifiques de la pathologie : fièvre tierce, fièvre quarte, fièvre jaune, fièvre hémorragique, fièvre récurrente, etc.

Lorsqu'un patient est fiévreux, l'infirmière doit le mettre au repos, le découvrir sans le refroidir brutalement (il est possible par exemple de donner à un enfant un bain à 2 °C en dessous de sa température corporelle), ne pas l'obliger à manger mais l'hydrater ; elle doit surveiller toutes les heures l'évolution de la fièvre et la signaler au médecin qui peut prescrire des médicaments antipyrétiques.

SYN. hyperthermie, pyrexie

fil, n. m. / *angl. : thread*
Brin long et fin quel qu'en soit le matériau (métallique, synthétique, résorbable, etc.) qui permet au chirurgien de rapprocher les berges d'une plaie, facilitant ainsi la cicatrisation (cicatrisation de première intention).

fils (ablation des) / *angl. : thread removal*
Action de retirer les fils posés par le chirurgien au cours d'une intervention.

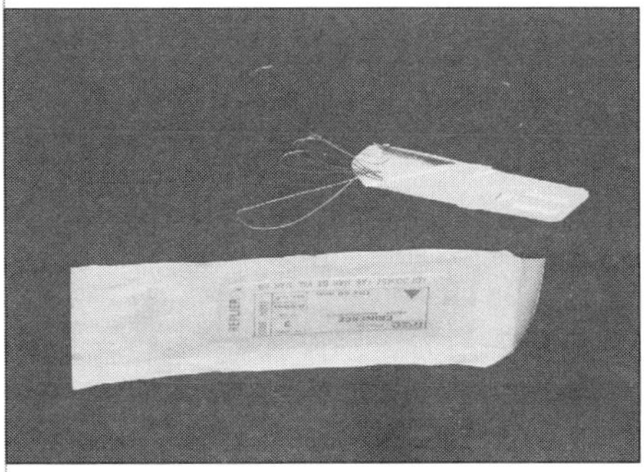

Fil.

La plupart des fils (à l'exception des fils résorbables) devront être retirés dès cicatrisation satisfaisante, sur prescription du médecin. Le délai pour l'ablation des fils est variable en fonction du lieu de la suture et de la qualité de la peau.

L'infirmière les enlève au cours d'un pansement (article 6 du décret du 11 février 2002 relatif aux actes professionnels et à l'exercice de la profession d'infirmier), après désinfection de la surface cutanée entourant la suture, et ablation des croûtes. Il s'agit d'un soin stérile. Après désinfection, le fil sera précautionneusement coupé au ras de la peau d'un côté du nœud (à l'aide de ciseau à fils ou à l'aide d'une lame de bistouri manipulée parallèlement à la peau), puis il sera extrait en tirant lentement sur l'autre extrémité tout en maintenant la peau. Un nouveau pansement doit recouvrir ces petites plaies créées par l'ablation des fils pendant au moins quelques heures.

filiation, n. f. / *angl. : filiation, line*
Lien de descendance directe entre personnes de la même famille, de la même lignée (père ou mère et enfant, par exemple).

fin, n. f. / *angl. : end*
Instant où un phénomène s'arrête.

fin de vie / *angl. : end of life*
Derniers moments de la vie (plus que la mort elle-même qui peut être rapide ou instantanée) qui suivent l'annonce d'une impossibilité de guérir.

Pendant cette période plus ou moins longue, la personne malade se prépare psychologiquement mais aussi matériellement à cet événement inéluctable (phases du deuil), tandis que sa santé se dégrade. Elle peut être accompagnée dans son cheminement non seulement par ses proches ou par les personnes de son choix, mais aussi par les soignants qui veillent pendant cette période à son confort physique et psychique.
Voir soins palliatifs

fistule, n. f. / *angl. : fistula*
Canal au trajet anormal par lequel s'écoule un liquide physiologique.

Elle peut être congénitale ou acquise, mais aussi chirurgicale (fistule artério-veineuse pour l'hémodialyse).

fixateur, n. m. / *angl. : fixative*
Dispositif qui maintient solidement en place.

fixateur externe
Ensemble de tiges métalliques solidaires dont les broches maintiennent en place les segments osseux après une fracture.

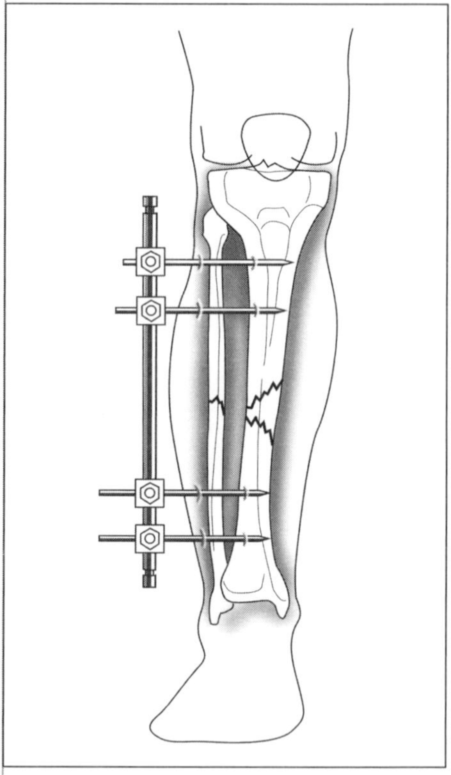

Fixateur externe.

Le fixateur présente l'intérêt de pouvoir pénétrer l'os à distance du foyer de fracture, et de limiter les complications, notamment l'infection, contre laquelle l'os se défend mal.

Les surveillances requises (soin infirmier de première importance) sont celles de toute immobilisation d'un membre (article 5 du décret du 11 février 2002 relatif aux actes professionnels et à l'exercice de la profession d'infirmier), auxquelles s'ajoutent des actes spécifiques : soins aseptiques quotidiens des orifices de pénétration des broches.

flanc, n. m. / *angl. : flank, side*
Partie latérale droite ou gauche du tiers intermédiaire de la paroi abdominale.

fléchisseur, n. m. ou adj. / *angl. : flexor*
Qui produit une flexion (muscle fléchisseur).
Contraire extenseur

flexion, n. f. / *angl. : flexion, bending*
Rapprochement actif de deux segments de membre.

flore, n. f. / *angl. : flora*
Ensemble des micro-organismes vivant dans un écosystème donné.

flore microbienne / *angl. : bacterial flora*
Population bactérienne non pathogène colonisant un organe (côlon, vagin, bouche, intestin, etc.) et vivant aux dépens de celui-ci.

fluidifiant, n. m. ou adj.
Qui rend plus fluides les sécrétions (en particulier bronchiques) et en facilite l'expectoration.

fœtus, n. m. / *angl. : fetus*
Nom donné à l'enfant en gestation, depuis la 9e semaine de vie intra-utérine jusqu'à l'accouchement (auparavant, il se nomme embryon).

foie, n. m. / *angl. : liver*
Glande située dans l'hypochondre droit, et annexée au tube digestif.

Par sa fonction exocrine, le foie sécrète la bile qui participe à la digestion des graisses. Par sa fonction endocrine, il participe au métabolisme de nombreux éléments indispensables (facteurs de coagulation par exemple) ou qui sont à éliminer, telle l'hémoglobine par exemple, et la plupart des produits médicamenteux.

Le foie a pour rôle de traiter les nutriments qui proviennent du tube digestif par la veine cave, et de stocker le glycogène et les vitamines (A, B, K).

Le foie est un organe essentiel pour la vie. Lorsque les hépatocytes deviennent non fonctionnels (cirrhose), les complications sont nombreuses (ictère, etc.) ; mais une lithiase biliaire empêche simplement l'arrivée de la bile dans l'intestin : la populaire « crise de foie » n'est que le malaise lié aux difficultés d'une digestion ralentie par la surcharge, et non une maladie en soi.
Adjectif associé hépatique

folie, n. f. / *angl. : madness, insanity*
Terme populaire utilisé pour désigner l'aliénation mentale et la démence, quelles qu'elles soient.

En Occident, la folie est un état qui engendre la peur face aux personnes qui en sont atteintes, et l'exclusion des malades.

fonction, n. f. / *angl. : function*
Rôle caractéristique que joue un élément dans l'ensemble dont il fait partie (par exemple fonction digestive ou respiratoire).

fonction infirmière
Ensemble des activités caractéristiques de l'infirmière énoncées par le décret du 11 février 2002 relatif aux actes profes-

sionnels et à l'exercice de la profession d'infirmier.

SYN. fonction soignante, rôle infirmier

fonction sphinctérienne
Rôle des sphincters qui se ferment en se contractant et retiennent les matières ou les liquides jusqu'au moment de l'ouverture du sphincter par relâchement.

fonctions végétatives ou fonctions vitales
Fonctions involontaires régies et contrôlées par le système nerveux autonome; elles sont responsables de la vie de l'organisme: respiration, circulation, sécrétion, excrétion.

fonctionnel, adj. / *angl.: functional*
Qui se rapporte au rôle d'un organe (trouble de la fonction, perturbation de l'activité, dysfonctionnement de l'organe), par opposition à ce qui est organique et qui traduit un trouble, une lésion de l'organe lui-même.

fongicide, n. m. ou adj. / *angl.: fungicid*
Se dit d'un produit qui tue les champignons (microscopiques), *Candida albicans* par exemple.

Les produits fongicides sont prescrits par le médecin.

forfait, n. m.
Convention qui stipule de manière invariable le prix d'un service ou d'une prestation.

forfait hospitalier
Prix qui correspond aux frais hôteliers d'une journée d'hospitalisation (un lit, des repas, le linge, le chauffage, l'électricité).

Le tarif est unique et déterminé au *Journal Officiel.*

SYN. forfait journalier, forfait hôtelier

formateur, n. m. / *angl.: instructor*
Personne chargée d'éduquer et d'instruire des adultes professionnels: cette personne apporte des savoirs et des savoir-faire, et développe chez l'apprenant les potentialités utiles à son exercice professionnel pour lui permettre de maîtriser les situations qu'il rencontrera.

Au regard du décret du 11 février 2002 relatif aux actes professionnels et à l'exercice de la profession d'infirmier (article 14), toute infirmière doit pouvoir être le formateur des personnels auxiliaires avec lesquels elle travaille, et des étudiants infirmiers qu'elle encadre.

formation, n. f. / *angl.: education*
Enseignement comprenant un apprentissage non seulement des savoirs et des savoir-faire, mais aussi des savoir-être.

La formation peut être initiale (de première intention) ou complémentaire, au travers du dispositif de formation continue.

La formation en soins infirmiers (en soins généraux et psychiatriques), ou formation infirmière polyvalente, est une formation initiale ou formation de base sanctionnée par un diplôme d'État; c'est une formation professionnelle car elle prépare à un métier. Sa durée actuelle est de 37 mois et demi organisés selon une alternance théorie-pratique en service de soins.

formation de cadres de santé
Formation promotionnelle destinée aux futurs responsables des services de soins ou de l'enseignement infirmier (formation de formateurs).

formation continue
Formation anciennement appelée formation permanente: tout au long de sa carrière, une infirmière peut demander à bénéficier de la formation continue.

Cette formation offre à tous les personnels, et plus fréquemment dans les établissements publics, des sessions à thème et des prises en charge pour d'autres projets de formation (par exemple prévention et soins d'escarres, rééducation urinaire des paraplégiques, soins de fin de vie, réflexion sur l'accréditation, etc.). Ces formations ne sont pas sanctionnées par un diplôme mais elles permettent de travailler avec des compétences accrues, ce qui est valorisant.

Les formations universitaires (par exemple diplôme universitaire « douleur », « soins palliatifs » ou « hygiène hospitalière » sont sanctionnés par un DU.

formations spécialisées
Formations qui font suite à une formation initiale, éventuellement après quelques années de pratique. Les spécialisations sont les suivantes : infirmière puéricultrice, infirmière de salle d'opérations, infirmière-anésthésiste. Ces formations sont également sanctionnées par un diplôme.

formulaire, n. m. / *angl. : application form*
Imprimé administratif comportant une série de questions auxquelles une personne doit répondre (par exemple formulaire d'inscription).

fosse, n. f. / *angl. : fossa*
Cavité dont l'entrée est plus large que le fond.

fosses iliaques
Zone anatomique située dans le tiers inférieur de la paroi abdominale, à droite et à gauche.

foyer, n. m. / *angl. : home, hostel*

1- Lieu où l'on vit ; au domicile.

On désigne sous ce vocable une institution médico-sociale de petite taille dont le rôle thérapeutique n'est pas exclu.

2- Siège principal, centre d'où provient quelque chose (foyer de fracture, foyer de la douleur, foyer de l'épidémie, etc.).

foyer de l'enfance
Lieu collectif de résidence pour les enfants sans famille, ou retirés à leur famille (en complément de la famille d'accueil).

foyer de jeunes travailleurs
Logement de jeunes qui travaillent et qui ne vivent pas chez leurs parents.

foyer-logement ou foyer-résidence
Résidence prévoyant pour les personnes âgées un logement individuel dans un espace collectif, c'est-à-dire bénéficiant de services communs concernant l'urgence, les soins éventuels, les repas, etc.

foyer maternel
Accueil de jeunes mamans isolées et de leur bébé.

On y assure la formation ou l'aide à la maman, pour rechercher des moyens de garde ou de travail.

foyer de post-cure
Lieu dont l'objectif est centré sur l'accueil et la réinsertion des toxicomanes (par exemple).

fracas, n. m. / *angl. : crash*
Fracture faisant suite à un choc violent, et présentant de nombreux segments osseux, des contusions et des blessures des tissus voisins.

fracture, n. f. / *angl. : fracture*
Lésion osseuse faisant suite à un choc qui a brisé l'os.

fracture comminutive / *angl. : multiple fracture*
Fracture qui présente de petits fragments osseux (des esquilles).

fracture déplacée
Fracture dont les segments ne sont plus situés dans leur position anatomique : elle doit être réduite.

fracture fermée (ou à foyer fermé) / *angl. : closed fracture*
Fracture pour laquelle le foyer n'est pas exposé à l'air et à la contamination.

fracture ouverte / *angl. : open fracture*
Fracture pour laquelle la peau et les tissus lésés laissent parvenir l'air et les micro-organismes jusqu'au foyer.

fratrie, n. f. / *angl. : siblings, sibship*
Ensemble des frères et sœurs d'une même famille.

fréquence, n. f. / *angl. : frequency*
Nombre de fois où un cycle identique se reproduit en une unité de temps (par exemple fréquence respiratoire, fréquence cardiaque).

Freud Sigmund, n. pr.
Médecin autrichien (1856-1939) fondateur de la psychanalyse ; il développe les concepts de pulsion, de libido, d'inconscient, du Moi, du Ça et du Surmoi.

Cette manière nouvelle de comprendre l'être humain a attiré beaucoup de disciples et autant de détracteurs, mais a surtout révolutionné les sciences humaines, la psychologie en particulier, et les psychothérapies.

friction, n. f. / *angl. : friction*
Massage assez appuyé qui entraîne les plans sous-cutanés profonds dans des mouvements de va-et-vient.

Les frictions ont été recommandées pour la prévention des escarres, mais ce décollement des plans profonds s'est révélé néfaste pour la microcirculation et pour l'irrigation de la zone concernée.

frisson, n. m. / *angl. : shiver*
Tremblement irrégulier avec sensation de froid qui accompagne la fièvre.

front, n. m. / *angl. : forehead*
Partie antéro-supérieure de la boite crânienne, située au-dessus des arcades sourcilières et en dessous de l'implantation des cheveux.

frontal, n.m. ou adj. / *angl. : frontal*

1- Os antérieur médian de la boite crânienne.

2- Qualifie le plan vertical parallèle au plan du dos ou du front. La coupe frontale ou la vue frontale, avec les plans sagittal et horizontal, sert de référence pour une description anatomique (en avant-en arrière).

fugue, n. f.
Action de fuir de son domicile ou de tout autre lieu.

En milieu hospitalier, certains patients partent sans le signaler et sans décharger l'établissement de ses devoirs envers lui ; l'infirmière avertit alors les gestionnaires responsables qui font faire les recherches nécessaires.

En milieu psychiatrique, certains patients peuvent être hospitalisés d'office ou à la demande d'un tiers (loi n° 90-527 du 27 juin 1990) par arrêté préfectoral s'ils sont jugés dangereux pour eux-mêmes ou pour autrui ; dans ce cas, les recherches sont d'autant plus indispensables et se font avec l'aide des services de police appelés par le directeur de l'établissement.

fuite, n. f. / *angl. : flight, escape*
Action de s'éloigner physiquement ou de se dérober à une difficulté ou à un devoir, etc.

fuite (conduite de)
Comportement d'une personne qui se dérobe systématiquement aux difficultés qu'elle craint.

fungicide, n. m. ou adj.
Voir fongicide

fungistatique, adj. / *angl. : fungistatic*
Se dit d'un produit qui empêche le développement des champignons (microscopiques) (par exemple *Candida albicans*).

furoncle, n. m. / *angl. : boil, carbuncle*
Inflammation et infection d'un follicule pilo-sébacé, caractérisée par une tuméfaction centrée sur un poil puis par la formation d'un bourbillon qui s'évacue spontanément, laissant place à une cicatrice indélébile.

Les furoncles sont plus fréquents chez les personnes immunodéprimées (alcoolisme, diabète, corticothérapie, etc.).

L'infirmière ne doit pas intervenir sur un furoncle : seule une éventuelle désinfection locale et minutieuse se justifie.

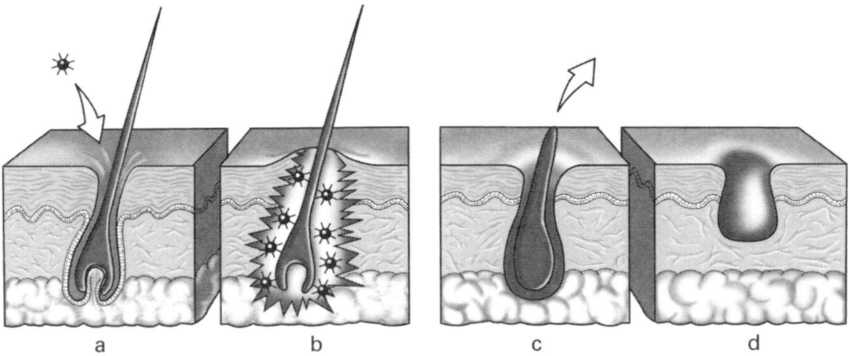

a. Inflammation et infection du follicule pilo-sébacé
b. Tuméfaction centrée sur le poil
C. Formation d'un bourbillon
d. Cicatrice indélébile

Furoncle.

galactose, n. m. / *angl. : galactose*
Sucre (famille des glucides rapides).

galénique, adj.
Qui a trait à toute forme médicamenteuse (comprimé, sirop, solution injectable, suppositoire, etc.).

gamète, n. f. / *angl. : gamete*
Cellule reproductrice produite par la méiose (division cellulaire avec réduction chromosomique) dans les gonades (glandes sexuelles).

Elle possède la moitié des chromosomes de l'organisme. C'est une cellule sexuée (mâle ou femelle) dont la réunion avec la gamète de l'autre sexe lors de la fécondation (conception) donne naissance à un nouvel organisme (œuf).

gangrène, n. f. / *angl. : gangrene*
Mort des tissus faisant suite à un arrêt de l'irrigation sanguine, accompagnée ou non d'une infection : gangrène humide avec phénomène de putréfaction, gangrène gazeuse, gangrène sèche (sphacèle) dans laquelle les tissus sont noirs et desséchés.

gant, n. m. / *angl. : glove*
Pièce de tissu qui s'adapte à la main.

- **gants en caoutchouc**
Gants servant à faire le ménage ou les travaux pour lesquels on utilise des produits caustiques.

- **gants en polyester**
Gants souples et fins qui protègent les mains des contaminations tout en leur gardant leur sensibilité.

- **gants non stériles**
Gants permettant à l'infirmière de se protéger, en particulier des risques de contamination par le sang ou par les produits organiques (urines, selles, etc.).

- **gants stériles**
Gants permettant à l'infirmière de protéger le patient des contaminations manuportées au cours de soins aseptiques (pansements, pose de cathéters, etc.).

- **gants de toilette** / *angl. : flannel, washcloth*
Gants permettant au soignant de laver le malade ou au patient de se laver lui-même (un gant pour le visage et le haut du corps, un autre pour le bas du corps et la toilette périnéale).

gargarisme, n. m. / *angl. : gargle*

1- Action de se rincer l'arrière-bouche et la gorge avec un liquide, un antiseptique, que l'on garde un moment avant de le recracher.

2- Médicament liquide utilisé pour se gargariser.

garrot, n. m. / *angl. : tourniquet*
Lien, le plus souvent en caoutchouc, servant à comprimer un membre dans sa circonférence afin d'en arrêter l'irrigation.

Il est utilisé pour faire gonfler une veine que l'on doit piquer (injection intraveineuse, perfusion, prélèvement sanguin).

Ce garrot passant de bras en bras doit donc être décontaminé après chaque utilisation.

Le garrot a longtemps été utilisé pour arrêter les hémorragies; compte tenu des accidents liés à une utilisation longue et non surveillée (nécrose ou gangrène, pouvant entraîner une amputation), il est indispensable pour un non-initié de faire cette hémostase d'urgence par un point de compression manuelle et non par un garrot.

gastrique, adj. / *angl. : gastric*
Qui concerne l'estomac.

gastroduodénal, adj.
Qui concerne l'estomac et le duodénum (prélèvement, aspiration, pathologie, etc.).

gâteux, adj. / *angl. : senile*
Dont les fonctions physiologiques (en particulier les capacités de continence) et intellectuelles sont amoindries (par l'âge ou par la pathologie).

gavage, n. m. / *angl. : tube-feeding*
Introduction d'aliments dans l'estomac à l'aide d'une sonde naso-gastrique, sans participation volontaire du malade (par exemple après une intervention sur le larynx) et sans jamais remplir l'estomac (doses filées).

Pendant le repas puis pendant l'heure qui suit, le patient doit être en position demi-assise pour éviter un reflux œsophagien, suivi de fausse route.

Certaines sondes peuvent rester en place environ trois semaines, mais un trop long séjour dans l'estomac finit par les rendre cassantes comme du verre et potentiellement dangereuses.
SYN. nutrition entérale

gaz, n. m. / *angl. : gas, wind*

1- État de la matière, invisible, indéfiniment expansible, et que l'on peut respirer (par exemple l'oxygène). Certains gaz sont solubles (par exemple le gaz carbonique).

2- Terme utilisé pour désigner les gaz produits, par la putréfaction (digestion ou processus infectieux).

gaz carbonique / *angl. : carbon dioxide*
Déchet du métabolisme cellulaire rejeté par la respiration.
SYN. dioxyde de carbone

gaz (retour des)
Reprise des gaz après une intervention sur l'abdomen et tout spécialement sur le tube digestif (gargouillements intestinaux puis expulsion audible et répétée des gaz).

C'est le témoin du retour du péristaltisme intestinal qui conditionne la reprise alimentaire (sur prescription).

gaze, n. f. / *angl. : gauze*
Tissu léger et transparent en coton, utilisé pour fabriquer des compresses.

Actuellement, la gaze est le plus souvent remplacée par du non-tissé, plus doux.

gel, n. m. / *angl. : frost, gel*

1- Froid intense capable d'entraîner des gelures.

2- Forme médicamenteuse translucide à base d'eau ou d'huile pouvant être l'équivalent d'une crème, ou être absorbée par voie orale.

gélose, n. f. / *angl. : agar-agar, gelose*
Substance extraite d'une algue (agar-agar) : sous l'effet de la chaleur, la gélose est à l'état liquide ; elle se gélifie sous l'effet du froid.

Elle sert en laboratoire comme milieu de culture pour les micro-organismes.

gélule, n. f. / *angl. : capsule*
Forme médicamenteuse absorbée par voie orale.

La coque de gélatine dure, se décomposant dans le tube digestif à un niveau déterminé, permet au produit médicamenteux contenu dans cette gélule d'être délivré exactement sur le site d'absorption voulu : c'est pourquoi il n'est pas souhaitable d'ouvrir une gélule pour en faire absorber le contenu par le patient ; il est préférable de demander au prescripteur une autre forme galénique si la gélule ne peut être absorbée entière.

gelure, n. f. / *angl. : frostbite*
Lésion de la peau et des tissus sous-jacents due au froid intense.
La durée de la vasoconstriction entraînée par ce froid (tissus blancs et insensibles) conditionne la gravité de la lésion, pouvant aller jusqu'à la nécrose. Lorsque le réchauffement progressif permet la vasodilatation (seul traitement possible), celle-ci est très douloureuse.

gémellité, n. f. / *angl. : twinning*
Caractère de ce qui est jumeau (semblable).
La gémellité est l'objet d'études en psychologie.

gencive, n. f. / *angl. : gums*
Muqueuse buccale recouvrant les bords alvéolaires (qui portent les dents) des maxillaires. Les lésions de la gencive sont nombreuses et surtout infectieuses ; les gingivorragies (saignements des gencives) sont assez fréquentes sous traitement anticoagulant, ce qui implique d'utiliser une brosse souple.

gène, n. m. / *angl. : gene*

1- Unité identifiée (formée d'A.D.N.) située en un point défini d'un chromosome et dont dépend un des caractères héréditaires de l'individu.

2- Suffixe signifiant : de l'origine.

généraliste, n. m. ou adj. / *angl. : general practitioner*
Médecin qui pratique la médecine générale, qui n'est pas spécialisé.
SYN. omnipraticien

générique, adj. / *angl. : generic*

1- Qui se rapporte à un genre (de plantes, d'animaux ou de bactéries).

2- En pharmacologie, le médicament générique est considéré en fonction de son genre, c'est-à-dire de sa molécule, et de sa formule chimique, autrement dit de la dénomination commune internationale (D.C.I.).
Une formule chimique médicamenteuse tombe dans le domaine public au bout de vingt ans, ce qui permet de la vendre à moindre prix.
L'utilisation de médicaments génériques est actuellement proposée en France pour des raisons économiques (le pharmacien peut proposer au patient un médicament générique pour remplacer un médicament prescrit par le médecin et produit par un laboratoire). Il faut remarquer le succès limité de cette procédure (9 % des ventes en France contre 40 % en Allemagne).

genèse, n. f. / *angl. : genesis*
Ensemble des formes et des éléments qui ont contribué à produire quelque chose ; manière dont une chose est née ; histoire naturelle d'une situation, d'une maladie, etc.

genou, n. m. / *angl. : knee*
Articulation médiane du membre inférieur, intermédiaire entre la cuisse (fémur) et la jambe (tibia).
Sa face postérieure forme le creux poplité.

genouillère, n. f. / *angl. : knee-pad, knee-bandage*
Manchon élastique que l'on enfile sur le genou pour le protéger et le maintenir ;

orthèse destinée à la contention d'un genou lésé.

gerçure, n. f.
Fissure de la peau qui se rencontre surtout au niveau des mains, des lèvres et des mamelons.
SYN. crevasse

gériatrie, n. f. / *angl. : geriatrics*
Médecine spécialisée dans les pathologies de la personne âgée.
La gériatrie pose le problème des pathologies multiples et intriquées qui résultent des évolutions de toute une vie : pathologies déclarées plus tôt, séquelles de pathologies anciennes, ainsi que tout ce qui a joué un rôle dans la vie même d'une personne, dans ses composantes psycho-sociales, culturelles, économiques, historiques, etc.
La gériatrie vise une meilleure qualité de vie (par exemple par la prise en charge à domicile et par l'utilisation des réseaux de soins). Maîtriser et minimiser les risques au bénéfice de la personne âgée entraîne parfois une abstention vis-à-vis des thérapies trop lourdes de conséquences. La gériatrie doit être une médecine humaine.

germe, n. m. / *angl. : germ, organism*
Micro-organisme (bactérie, virus, champignon).

germe pathogène / *angl. : pathogenic germ*
Micro-organisme qui est capable d'induire une maladie.

germe saprophyte / *angl. : saprophyte*
Micro-organisme qui ne se développe qu'aux dépens des matières mortes.

gestation, n. f. / *angl. : pregnancy, gestation*
Durée de la grossesse.

gestation physiologique
Période de 9 mois à compter de la fécondation.

gestation psychologique
Période importante pour l'accueil de l'enfant, elle concerne autant le futur père que la future mère qui vont changer de statut social, et l'image que les futurs parents ont d'eux-mêmes.

G.E.U., sig. / *angl. : E.G. (ectopic gestation), E.P. (ectopic pregnancy)*
ABRÉV. de grossesse extra-utérine

gland, n. m. / *angl. : glans*
Extrémité arrondie et légèrement renflée des organes génitaux externes de l'homme (extrémité du pénis), dans laquelle se terminent les corps érectiles (corps spongieux et corps caverneux).

glande, n. f. / *angl. : gland*
Organe dont la fonction est de produire une sécrétion.
On distingue les glandes à sécrétion interne (qui déversent leur production dans le flux sanguin) et les glandes à sécrétion externe (qui déversent leur production par un canal excréteur) ; il peut exister un fonctionnement double correspondant à des îlots cellulaires différents (pancréas, foie, testicule, ovaire, par exemple).

glande endocrine
Glande à sécrétion interne (glande thyroïde, glande surrénale, hypophyse, etc.).

glande exocrine
Glande à sécrétion externe (glande mammaire, glandes sudoripares, glandes salivaires, etc.).

glandes périphériques
Glandes situées à distance du cerveau et dont le fonctionnement est régulé par l'hypophyse (par un système de rétrocontrôle).

glissement, n. m. / *angl. : sliding*
Action de tendre progressivement et irréversiblement vers quelque chose.

glissement (syndrome de) / *angl. : post-fall syndrom*
Ensemble des signes qui font dire qu'une personne malade « lâche prise » et ne lutte plus pour sa survie : cet état se rencontre fréquemment chez les personnes âgées hospitalisées, et surtout chez celles qui sont opérées.

Désintérêt pour les repas, pour les soins d'hygiène, pour la conversation, pour la mobilisation et pour les visites, confusion, pertes des repères spatiotemporels, voire somnolence : ces signes peuvent rapidement se compliquer par des escarres, une incontinence, une déshydratation puis une dénutrition aboutissant le plus souvent au décès. L'ensemble de l'équipe pluridisciplinaire doit tout mettre en œuvre pour que la durée de l'hospitalisation des personnes âgées soit la plus brève possible ; l'infirmière doit veiller chaque jour aux repas, aux boissons, au lever, à la mobilisation, à la prévention des escarres et au rôle positif de la communication verbale.

globalité, n. f. / *angl. : global nature*
Caractère d'un ensemble, de ce qui constitue un tout.

Manière d'appréhender une situation sous ses différents aspects, et de considérer chaque personne comme un tout.
SYN. holisme

globe, n. m. / *angl. : ball*
Boule ou sphère.

Partie roulée d'une bande que l'on tient dans la main pendant le bandage.

globe oculaire / *angl. : eyeball*
Terme désignant l'œil en se référant à sa forme générale.

globe de sûreté
Terme désignant la rétraction de l'utérus après l'accouchement, et permettant l'hémostase de la muqueuse.

globe vésical / *angl. : full bladder*
Terme désignant une vessie très pleine que la personne ne vide pas : douleur du bas-ventre, agitation, etc.

globule, n. m. / *angl. : corpuscle*
Corps sphérique en suspension : globules sanguins *(angl. : blood cells)* par exemple.

globule blanc / *angl. : leukocyte*
Cellule sanguine qui n'est pas porteuse de pigments.

Les globules blancs se décomposent en polynucléaires neutrophiles, éosinophiles, basophiles, et en monocytes et lymphocytes.
SYN. leucocyte

globule rouge / *angl. : red cell*
Cellule sanguine porteuse de l'hémoglobine dont le rôle principal est le transport de l'oxygène.
SYN. hématie, érythrocyte

glomérule, n. m. / *angl. : glomerulus*
Peloton vasculaire (glomérule de Malpighi dans le rein), nerveux (glomérule olfactif) ou glandulaire (glande sudoripare).

glossette, n. f.
Comprimé de forme sphérique qu'on laisse fondre sous la langue ; cette forme médicamenteuse est surtout développée en homéopathie.

glotte, n. f. / *angl. : glottis*
Partie du larynx responsable de la phonation.

La glotte comprend notamment les cartilages aryténoïdes et les cordes vocales.

glucide, n. m. / *angl. : carbohydrate*
Terme générique désignant l'ensemble des hydrates de carbone (sucres lents et

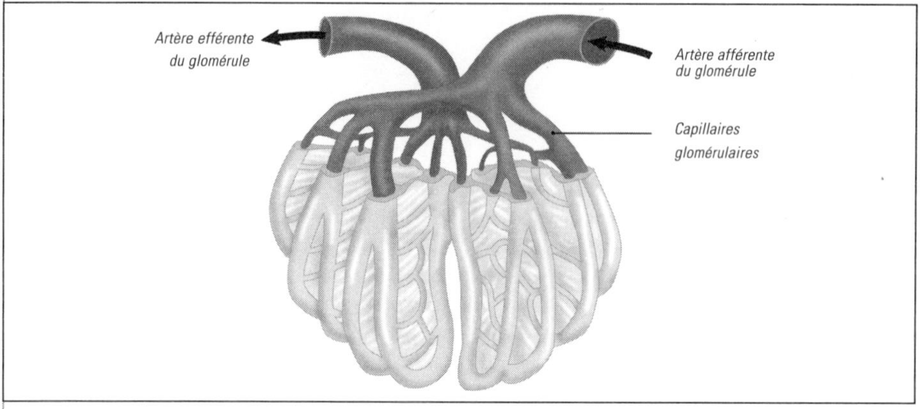

Structure du glomérule de Malpighi.

rapides) responsables de la moitié des apports en calories dans l'organisme.

glucose, n. m. / *angl. : glucose*
Sucre simple qui circule dans l'organisme.

glucosé, n. m. / *angl. : glucose solution*
Solution de glucose, préparation fréquemment utilisée en perfusion pour ajouter un minimum de calories à une hydratation : glucosé isotonique à 5 % (de même concentration en sucre que le sang) ou glucosé hypertonique (plus concentré en glucose que le sang, soit à 10 %, 15 %, 30 % et parfois plus).

gluten, n. m. / *angl. : gluten*
Substance protidique contenue dans les céréales.

Le gluten peut être source d'intolérances (intolérance au gluten du jeune enfant ou maladie cœliaque).

glycémie, n. f. / *angl. : blood sugar level, glycaemia*
Teneur du sang en glucose normalement inférieure à 1 g/L.

L'excès pathologique et durable de sucre dans le sang entraîne le diabète dont les conséquences sur les artères, les reins, les yeux, etc. sont très invalidantes.

glycérine, n. f. / *angl. : glycerol, glycerin*
Liquide incolore, sirupeux et soluble dans l'alcool, que l'on utilise comme lubrifiant.
SYN. graisse neutre

glycosurie, n. f. / *angl. : glycosuria*
Teneur des urines en glucose.

Normalement nulle, la glycosurie s'élève en cas de diabète.

gonade, n. f. / *angl. : gonad*
Glande sexuelle qui produit les gamètes (ou cellules sexuelles) et les hormones sexuelles : ovaire pour la femme, et testicule pour l'homme.

gorge, n. f. / *angl. : throat*
1- Partie antérieure et latérale du cou.
2- Ensemble composé du larynx et du pharynx.

goût, n. m. / *angl. : taste*
Un des cinq sens : il permet de percevoir la saveur des aliments.

Selon leur position dans la bouche, les récepteurs du goût perçoivent le sucré, le salé, l'acide, l'âcre, l'amer, le doux, etc.

goutte, n. f. / *angl. : drop, gout*

1- Très petite quantité de liquide se présentant sous forme de sphère.

Une goutte est une unité de mesure (écrite en chiffres romains) d'un liquide administré *per os* ou par voie locale : gouttes auriculaires *(angl. : ear drops)*, gouttes nasales *(angl. : nasal drops)*. Le compte-gouttes est fabriqué pour délivrer un nombre convenu de gouttes d'un produit par millilitre.

2- Maladie articulaire liée à une perturbation du métabolisme de l'acide urique.

C'est une maladie douloureuse et inflammatoire, qui atteint d'abord le gros orteil.

goutte-à-goutte, n. m. / *angl. : drip*
Perfusion dont l'écoulement réglé par un perfuseur laisse voir les gouttes tomber dans un stilligoutte.

En général, un soluté aqueux contient XX (20) gouttes par millilitre, sauf pour certains perfuseurs de précision.

goutte épaisse / *angl. : thick drop*
Technique de laboratoire permettant de mettre en évidence le plasmodium présent dans une goutte de sang d'une personne atteinte de paludisme.

gouttière, n. f. / *angl. : splint*
Appareillage en forme de demi-cylindre destiné à immobiliser un membre fracturé.

Comme pour toute immobilisation, la recherche des signes de complications pouvant survenir chez un patient immobilisé est un soin infirmier de première importance (article 5 du décret du 11 février 2002 relatif aux actes professionnels et à l'exercice de la profession d'infirmier).

grabataire, adj. / *angl. : bedridden*
Se dit d'une personne confinée au lit par sa maladie (terme venant du substantif grabat : lit misérable ou lit de misère).

Pour une personne grabataire, le risque d'escarres (parmi tous les troubles du décubitus) est important ; c'est pourquoi le rôle de suppléance joué par l'infirmière devient capital : « faire pour la personne ce qu'elle ferait elle-même si elle en avait la possibilité… ». La réelle difficulté pour les soignants est alors de ne pas « materner » la personne malade, et de préserver son autonomie malgré son état, tout en lui prodiguant des soins attentifs.

granulé, n. m. / *angl. : granule*
Préparation médicamenteuse en forme de vermicelle, destinée à être absorbée *per os* en l'état, ou à être diluée dans un liquide.

granulocyte, n. m. / *angl. : granulocyte*
Leucocyte présentant des granulations et cellule sanguine de la lignée blanche à plusieurs noyaux.

Après coloration au laboratoire, on distingue les polynucléaires éosinophiles, basophiles et neutrophiles.

SYN. polynucléaire

grève, n. f. / *angl. : strike*
Cessation collective volontaire du travail par des salariés dans un but de revendication.

gril costal, n. m. / *angl. : rib cage*
Ensemble osseux formé des côtes reliées en avant au sternum, et en arrière au rachis dorsal.

SYN. cage thoracique

grille, n. f. / *angl. : grid, schedule*
Tableau présentant clairement un ensemble d'items réunis dans un but précis.

Les qualités d'une grille sont la clarté, la simplicité, l'exhaustivité.

grille d'évaluation
Schéma structuré et calibré permettant des constatations objectives et l'appréciation d'une situation ou de performances.

grille d'observation (grille d'entretien)
Manière systématique de recueillir des données faciles à exploiter pour une recherche.

grippe, n. f. / *angl. : influenza, flu*
Maladie infectieuse très contagieuse, presque toujours épidémique; elle est due à divers virus du groupe *Myxovirus influenzae.*

Après une incubation courte de 1 à 3 jours, la grippe débute brutalement et se caractérise par de la fièvre (par pics successifs – le V grippal) avec courbatures, asthénie et rhinopharyngite; elle est parfois suivie de complications pulmonaires. La transmission se fait essentiellement par contact direct.

Chaque année, un nouveau vaccin contre la grippe est fabriqué en fonction de la souche virale attendue; ce vaccin est gratuit pour les personnes de plus de 65 ans, et utile pour toutes les personnes souffrant de pathologies chroniques cardiaques ou respiratoires; ce vaccin ne protège que pendant une saison.

Il est bon d'éviter d'appeler grippe toute pathologie quelconque, et de réserver ce terme pour la maladie virale.
SYN. influenza

grossesse, n. f. / *angl. : pregnancy, gestation*
État d'une femme depuis la conception d'un enfant jusqu'à sa naissance.
SYN. gestation

grossesse multiple
État d'une femme qui attend plusieurs enfants: grossesse gémellaire pour des jumeaux *(angl. : twin pregnancy).*

Les grossesses multiples présentent un risque important d'accouchement prématuré.

grossesse à risque / *angl. : high-risk pregnancy*
Grossesse pendant laquelle on peut craindre la survenue d'une pathologie grave (diabète, hypertension, etc.) ou qui risque d'être précocement interrompue par un accouchement avant terme.

grossesse extra-utérine / *angl. : ectopic pregnancy*
Grossesse qui n'a pas lieu dans son site normal, l'utérus.

Le plus souvent, l'œuf s'implante dans la trompe utérine: la grossesse tubaire ne peut se développer, et les tissus de la trompe cèdent, entraînant une hémorragie interne parfois très grave.
ABRÉV. G.E.U.

groupage, n. m. / *angl. : typing*
Détermination du groupe sanguin d'une personne.

groupe, n. m. / *angl. : group*
1- Réunion de personnes ayant un objectif précis, par exemple groupe de travail ou groupe d'apprentissage.
2- Classification d'une série d'individus.

Le groupe n'est pas la somme de ses composants; il développe des normes, des valeurs, des mythes qui lui sont propres et exerce sur ses membres des pressions inconscientes visant à leur intégration maximale.

3- Classification des individus en fonction de leurs caractéristiques immunologiques.

groupe d'appartenance
Groupe social auquel appartient l'individu.

groupe (dynamique de) / *angl. : group dynamics*
Terme désignant les éléments de la vie d'un groupe, avec ses bons moments et ses moments difficiles.

Il peut s'agir aussi de la manière de faire fonctionner un groupe et de l'animer afin d'atteindre des objectifs précis.

groupe de référence
Groupe auquel l'individu souhaite appartenir et dont il a assimilé les normes.

groupes H.L.A.
Répartition des tissus en différents groupes selon leurs antigènes naturels.

groupes sanguins / *angl. : blood group*
Répartition des sangs en différents groupes selon leurs antigènes naturels (agglutinogènes) que ce soit dans le système A.B.O. ou dans le système Rhésus.

guérison, n. f. / *angl. : recovery, healing, curing*
Fait de retrouver la santé : guérison définitive, passagère ou temporaire.

habitude, n. f. / *angl. : habit*
Manière d'agir, de se comporter, acquise par la répétition (habitudes alimentaires, par exemple).

Les habitudes d'une personne dépendent de son histoire, de sa culture, de ses croyances, de son environnement social, familial, matériel, etc. La connaissance des habitudes de vie de la personne permet à l'infirmière de mieux comprendre le vécu de cette personne, ses difficultés, ses attentes.

halte-garderie, n. f.
Établissement de quartier de petite capacité qui accueille à titre occasionnel et pour une durée limitée des jeunes enfants de 3 mois à 6 ans.

Ce type d'établissement étant subventionné, la participation financière des parents reste modique.

hanche, n. f. / *angl. : hip*
Articulation entre l'os iliaque et le fémur et, par extension, toute la région qui correspond à la jonction du membre inférieur avec le tronc.

handicap, n. m. / *angl. : handicap*
Déficience ou incapacité d'une personne qui peut alors se trouver en état d'infériorité dans un cadre social donné.

haricot, n. m. / *angl. : emesis basin*
Récipient creux en forme de haricot (ou de rein), de préférence à usage unique, utilisé dans les services de soins pour recueillir les rebuts des soins, les vomissements.
SYN. reniforme

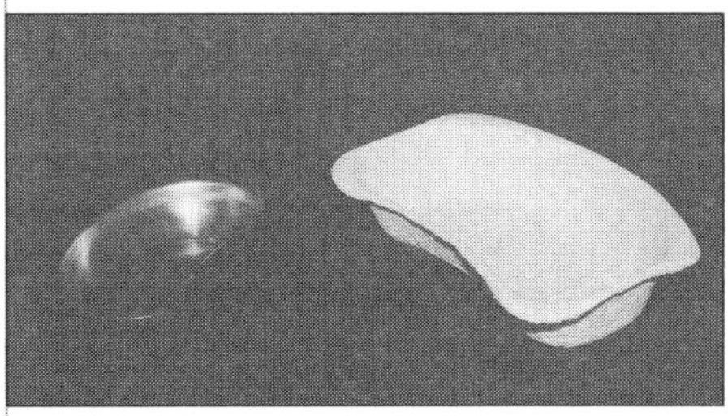

Haricots.

haschich, n. m. / *angl. : hashich*
Chanvre indien dont on mâche ou fume les feuilles.

Par extension, toute drogue fabriquée à partir de ce produit.
SYN. cannabis, marijuana

hématie, n. f. / *angl. : erythrocyte, red blood corpuscle*
Élément figuré du sang : globule rouge porteur de l'hémoglobine qui lui donne sa couleur rouge. La cellule jeune est un réticulocyte, la cellule adulte, qui a la forme d'une lentille biconcave de 7 µm de diamètre est dépourvue de noyau.

Le nombre moyen d'hématies par millimètre cube de sang est de 4 à 5 millions.
SYN. érythrocyte, globule rouge

hématocrite, n. f.
Volume occupé par les globules rouges (hématies) dans un volume de sang donné, exprimé en pour cent.

La valeur moyenne normale de l'hématocrite est de 40 %.

hématome, n. m. / *angl. : haematoma*
Épanchement sanguin dans une cavité naturelle ou sous la peau, consécutif à une rupture des vaisseaux, le plus souvent provoquée par un choc.

L'hématome confère à la peau une teinte violacée au début puis jaunâtre avant de disparaître.

SYN. ecchymose, bleu

hématose, n. f. / *angl. : haematosis*
Transformation, dans l'appareil respiratoire, du sang veineux rouge sombre en sang artériel rouge vif par perte de gaz carbonique et enrichissement en oxygène.

Cette transformation se produit au niveau des alvéoles pulmonaires (circulation pulmonaire fonctionnelle).

hémiface, n. f. / *angl. : hemiface*
Moitié de la face (droite ou gauche).

hémoculture, n. f.
Ensemencement d'un milieu de culture avec le sang du patient, en vue de rechercher d'éventuels microbes pathogènes et d'en déterminer la nature.

hémodilution, n. f. / *angl. : haemodilution*
Dilution du sang circulant par du plasma ou du sérum.

L'hémodilution est pratiquée pour diminuer la viscosité du sang et faciliter ainsi sa circulation et donc réduire le risque d'accident thromboembolique.

hémodynamique, n. f.
Étude des différents facteurs régissant la circulation du sang dans l'organisme (pression, débit, vasomotricité, résistance vasculaire, etc.).

hémorragie, n. f. / *angl. : haemorrage, bleeding*
Écoulement de sang hors des vaisseaux sanguins lié à une rupture des vaisseaux, à une perméabilité de leur paroi ou à une modification de l'hémostase : par exemple, épistaxis (saignement de nez ou hémorragies provenant des fosses nasales), hématémèses (vomissement de sang), hématurie (présence de sang dans l'urine), hémoptysie (écoulement par la bouche de sang en provenance des voies aériennes), gingivorragies (saignement des gencives), métrorragies (hémorragie utérine en dehors des périodes de règles), purpura (hémorragie cutanée), etc.

hémorragie externe
Écoulement extériorisé de sang dû à une plaie d'une artère (jaillissement de sang rouge par saccades) ou à une plaie d'une veine (écoulement régulier de sang rouge foncé).

hémorragie interne
Écoulement de sang dans une cavité naturelle, le plus souvent dans le péritoine, dans le péricarde ou dans la plèvre.

Les causes en sont nombreuses : rupture d'une trompe de Fallope dans le cas d'une grossesse extra-utérine, varices œsophagiennes, rupture de la rate dans le cas de grandes contusions de l'abdomen etc.

hémorroïdes, n. f. pl. / *angl. : piles, haemorrhoids*
Dilatation anormale des veines du rectum et/ou de l'anus ; leur apparence est celle d'une tumeur irrégulière, de couleur rouge-violacé.

Les hémorroïdes sont en général très douloureuses, surtout en position assise ou au moment de la défécation, particulièrement en cas de constipation.

La grossesse et l'accouchement sont un facteur de risque non négligeable dans l'apparition des hémorroïdes.

hémorroïdes internes
Dilatation anormale des veines à l'intérieur du canal anal, au-dessus du sphincter anal.

hémorroïdes externes
Dilatation anormale des veines de l'intérieur du canal anal, qui s'extériorisent à l'occasion d'efforts et d'alimentation inadéquate.

hémostase, n. f. / *angl. : haemostasis*
Arrêt d'un écoulement sanguin.

Henderson Virginia, n. pr.
Infirmière américaine du XXe siècle, théoricienne de la profession.

Selon Virginia Henderson, l'infirmière « fait auprès d'une personne ce que celle-ci ferait si elle le pouvait, si elle le voulait, si elle le savait et si son environnement le lui permettait ». On lui doit la définition de 14 besoins fondamentaux de l'homme. Cet outil permet d'analyser la situation d'une personne soignée et de la considérer dans sa globalité.

hépatique, adj. / *angl. : hepatic*
Qui concerne le foie et les voies biliaires.

hépatotoxicité, n. f. / *angl. : hepatotoxicity*
Ce qui est destructeur pour les cellules hépatiques (hépatocytes).

héroïne, n. f. / *angl. : heroin*
Dérivé de la morphine, médicament puissant et très toxique.

L'héroïne fait partie des drogues dures qui créent rapidement une accoutumance.

hétérosexuel, adj. / *angl. : heterosexual*
Qui éprouve une appétence sexuelle pour les individus du sexe opposé.

hiérarchie, n. f. / *angl. : hierarchy*
Organisation sociale normative pyramidale. Classement des fonctions, des pouvoirs dans un groupe social, selon un rapport de subordination et d'importance respectives.

hile, n. m. / *angl. : hilum*
Zone déprimée à la surface d'un organe par laquelle pénètrent les vaisseaux sanguins et les nerfs (par exemple hile du poumon, hile du rein).

histocompatibilité, n. f.
Compatibilité tissulaire d'un donneur et d'un receveur qui permet d'assurer le succès d'une greffe de tissu.

histoire, n. f. / *angl. : history*
Étude et relation des faits, des événements passés concernant la vie, tant de l'humanité que d'un groupe restreint d'individus.

L'histoire d'un patient retrace les éléments marquants qui ont précédé une situation pathologique (histoire de la maladie).

histoire de la maladie / *angl. : case history*
Reconstitution de la suite d'événements de la vie d'un patient et de ses parents (antécédents, anamnèse) contribuant à la compréhension de l'installation de sa pathologie.

holistique, adj. / *angl. holistic*
Relatif à une doctrine philosophique visant à une approche globale de la personne.

L'infirmière prend en compte le patient dans sa globalité, en tant qu'être « bio-psycho-social ».

homolatéral, adj.
Du même côté.

homosexuel, adj. / *angl. : homosexual*
Qui éprouve une appétence sexuelle pour les individus de son sexe.

hôpital, n. m. / *angl. : hospital*
Établissement de santé, public ou privé, qui reçoit et traite pendant un temps limité les malades, les blessés et les accouchées.

Il peut s'agir d'un hôpital général dans lequel tous les soins peuvent être assurés quel que soit l'organe atteint, ou d'un hôpital spécialisé (hôpital psychiatrique, par exemple).

hoquet, n. m. / *angl. : hiccup, hiccough*
Brusque secousse de l'abdomen et du thorax accompagnée d'un son rauque (vibration des cordes vocales due à l'air expulsé) et liée à une contraction spasmodique du diaphragme induite par une irritation du nerf phrénique.

hormone, n. f. / *angl. : hormone*
Substance chimique (insuline, thyroxine, ocytocine, testostérone, cortisone, par exemple), sécrétée par une glande endocrine ou élaborée par un tissu, déversée directement dans le sang et exerçant une action sur un organe ou sur le déroulement d'un processus biologique.

horripilation, n. f.

1- Érection des poils due au froid ou à la peur.
SYN. chair de poule (familier)

2- État d'agacement, d'irritation extrême.

hospice, n. m. / *angl. : asylum, nursing home*
Établissement de charité qui recevait autrefois les vieillards, les orphelins et les enfants abandonnés, les infirmes et les malades incurables.

hospitalisation, n. f. / *angl. : admission to a hospital*
Admission ou séjour dans un établissement hospitalier.

Selon les besoins thérapeutiques, cette admission peut être à temps complet ou à temps partiel, de jour, de nuit ou de semaine. Elle peut être remplacée par des soins au domicile du patient : c'est l'hospitalisation à domicile (H.A.D.).

hospitalisation à domicile / *angl. : home care*
Organisation qui permet de prendre en charge les soins d'une personne dans leur totalité à son domicile, quel que soit l'intervenant ou le matériel nécessaire.

Cette organisation peut inclure le recours aux intervenants libéraux.

L'Assistance publique – Hôpitaux de Paris a créé en 1957 une structure d'hospitalisation à domicile.
ABRÉV. H.A.D.

hospitalisme, n. m.
Syndrome, pathologie née de l'hospitalisation.

1- Pathologie de l'enfant décrite depuis un demi-siècle ou pathologie de la personne âgée décrite plus récemment et qui regroupe l'ensemble des troubles psychosomatiques dus à une vie en institution trop prolongée qui ne répondrait pas aux besoins affectifs naturels du patient.

2- Ensemble des complications infectieuses dont souffre une personne hospitalisée (maladies nosocomiales).

hôte, n. m. / *angl. : host*
Cellule ou organisme capable d'abriter un parasite pendant une période de son cycle de vie.

humaniste, adj. / *angl. : humanistic*
Qui a trait à l'humanisme, doctrine philosophique qui prend pour finalité la personne humaine et ses possibilités d'épanouissement.

humérus, n. m. / *angl. : humerus*
Os du bras, segment proximal du membre supérieur entre l'articulation de l'épaule et celle du coude.

humeur, n. f. / *angl. : mood*

1- Liquide organique. Il s'agit d'un terme désuet qui s'emploie parfois encore en anatomie (humeur aqueuse, humeur vitrée, par exemple).

2- Ensemble des dispositions, des tendances dominantes qui forment le caractère, le tempérament.

humidificateur, n. m. / *angl. : humidifier*
Appareil qui permet le maintien ou l'augmentation de l'humidité de l'air en propulsant un nuage de vapeur d'eau dans l'air.

humidification, n. f. / *angl. : dampening, humidification*

1- Technique visant à augmenter l'humidité de l'air ou de l'oxygène respiré.

Lors de l'administration d'oxygène (sur prescription médicale) à un patient, l'infirmière doit s'assurer qu'il y a dans le barboteur la quantité d'eau requise.

L'oxygène, à l'origine assez sec, subit ainsi une humidification évitant le dessèchement des bronches.

L'eau contenue dans le barboteur doit être stérile et changée toutes les 24 heures.

2- Technique utilisée avant d'enlever un pansement lorsque celui-ci adhère à la plaie ou à la suture afin d'éviter une lésion qui empêcherait une épidermisation souvent difficile.

hydratation, n. f. / *angl. : hydratation*
Introduction d'eau dans l'organisme.

Lorsqu'il s'agit de traiter une déshydratation, on parle plutôt de réhydratation.

hydrocolloïde, n. m. / *angl. : hydrocolloid*
Gelée capable d'absorber une grande quantité d'eau.

Les pansements hydrocolloïdes sont utilisés pour drainer les plaies atones (escarres, ulcères, brûlures) afin de conserver un degré d'humidité et de chaleur favorable à la cicatrisation et au ramollissement d'une éventuelle zone de nécrose.

Ce type de pansement peut rester en place entre 2 et 6 jours en fonction du stade de cicatrisation de la plaie.

hydrocution, n. f.
Syncope due à un trouble vasomoteur réflexe lors d'une immersion, déclenchée par la faible température de l'eau et pouvant entraîner la mort par noyade.

hydroélectrolytique, adj. / *angl. : hydroelectrolytic*
Qui concerne l'eau, les électrolytes, et leur équilibre dans l'organisme.

hydrophile, adj. / *angl. : hydrophilous*
Qui a de l'affinité pour l'eau et les liquides.

hydrosodique, adj.
Qui concerne l'eau et le sodium (Na+).

hydrosol, n. m. / *angl. : hydrosol*
Solution de substances colloïdales dans l'eau.

hydrosoluble, adj. / *angl. : water-soluble*
Soluble dans l'eau.

hygiène, n. f. / *angl. : hygiene*
Ensemble des principes et des pratiques qui visent à conserver ou améliorer la santé (hygiène de vie).

Dans un cadre individuel, on parle d'hygiène alimentaire (nutrition), d'hygiène du sommeil et d'hygiène corporelle (propreté).

Dans un cadre collectif, on parle d'hygiène de l'environnement, d'hygiène hospitalière, etc.
SYN. propreté (familier)

hygiène hospitalière
Ensemble de règles, de procédures, de pratiques qui permettent non seulement de maintenir propre un lieu d'hospitalisation ou d'hébergement mais aussi de lutter contre les maladies nosocomiales.

hymen, n. m. / *angl. : hymen*
Membrane qui ferme plus ou moins complètement l'entrée du vagin de la femme vierge.

Il peut avoir disparu lors d'un premier rapport sexuel ou avec l'emploi de tampons vaginaux. Dans certaines cultures, la virginité de la jeune femme est capitale et doit pouvoir être prouvée par un saignement lors du premier rapport avec son mari.

hypersécrétion, n. f. / *angl. : hypersecretion*
Sécrétion par une glande d'une substance en quantité supérieure à la normale.

hypersensibilité, n. f. / *angl. : hypersensibility*

1- Sensibilité extrême, voire pathologique.

2- Réaction immédiate à un allergène, en immunologie.

hypertension, n. f. / *angl. : hypertension, high blood pressure*
Augmentation anormale de la pression à l'intérieur d'une cavité, d'un vaisseau.

Chez l'adulte, la pression artérielle est considérée comme normale dans les limites suivantes : maximum inférieur à 16 mmHg et minimum inférieur à 9 mmHg.

hypertonie, n. f.

1- Augmentation de l'excitabilité nerveuse ou musculaire.

2- État d'une solution dont la concentration moléculaire est supérieure à celle d'un autre milieu de référence (référence classique : le sérum sanguin).
ADJECTIF ASSOCIÉ hypertonique

hyperthermie, n. f. / *angl. : hyperthermia, fever*
Élévation de la température corporelle au-dessus de 37,8 °C.

L'hyperthermie accompagne la plupart des syndromes infectieux locaux ou généraux.

L'infirmière doit mettre un patient fiévreux au repos, le découvrir sans le refroidir brutalement, par exemple en donnant à un enfant un bain dont la température est inférieure de 2 °C à la température corporelle, le faire boire à doses filées pour éviter une déshydratation, surveiller toutes les heures l'évolution de la température et informer le médecin de cette évolution.
SYN. pyrexie, fièvre

hypochondre, n. m. / *angl. : hypochondrium*
Zones latérales, droite et gauche, du tiers supérieur de la paroi abdominale (sous les côtes).

hypogastre, n. m. / *angl. : hypogastric*
Zone médiane du tiers inférieur de la paroi abdominale.

hypophyse, n. f. / *angl. : pituitary gland, hypophysis cerebri*
Glande endocrine située à la base de l'encéphale et rattachée à l'hypothalamus par la tige pituitaire, encastrée dans une fossette osseuse, la selle turcique.

Elle est formée de deux parties : l'hypophyse antérieure et l'hypophyse postérieure.

hypophyse antérieure ou **adénohypophyse**
Partie antérieure de l'hypophyse.

Elle est responsable de la sécrétion de stimulines, hormones endocrines qui stimulent l'activité des glandes endocrines périphériques (prolactine, corticostimuline, gonadostimuline, hormone somatotrope, hormone thyréotrope, etc.).

hyposodé, adj.
Pauvre en sel (NaCl).

hypotension, n. f. / *angl. : low blood pressure*
Tension inférieure à la normale (pression artérielle, notamment).

hypotension orthostatique
Diminution notable de la pression artérielle dans la position verticale (orthostatique) pouvant s'accompagner de vertige et de lipothymie (malaise passager) lors du lever.

hypothalamus, n. m. / *angl. : hypothalamus*
Région du diencéphale située à la base du cerveau, dont le rôle est encore mal connu.

L'hypothalamus contrôle l'activité de l'hypophyse qui est appendue à sa base ; il est considéré comme le cerveau végétatif et endocrinien.

hypothermie, n. f. / *angl. : hypothermia*
Température corporelle au-dessous de la normale.

hypotonie, n. f.

1- Diminution de l'excitabilité nerveuse ou musculaire (hypotonie axiale physiologique du nouveau-né, par exemple).

2- État d'une solution saline dont la concentration moléculaire est inférieure à celle du plasma, référence classique.

hypotrophie, n. f.
Retard de croissance lié à la malnutrition.

hypoxie, n. f.
Faible diminution de la quantité d'oxygène distribuée par le sang aux tissus.

I

I.A., sig.
ABRÉV. de insuffisance aortique
et ABRÉV. de intra-artériel

iatrogène, adj. / *angl. : iatrogenic*
Qui est provoqué par le médecin, le soignant, le traitement ou la structure de soins.

I.C., sig.
ABRÉV. de insuffisance cardiaque

ictère, n. m. / *angl. : jaundice, icterus*
Coloration jaune de la peau et des muqueuses due à une imprégnation par la bilirubine, pigment dérivé de la dégradation de l'hémoglobine.
SYN. jaunisse

ictère hémolytique / *angl. : hemolytic disease*
Présence excessive de bilirubine dans le sang par suite d'une destruction massive des globules rouges (hémolyse), quelle qu'en soit la cause.

ictère par incompatibilité
Ictère pouvant être grave et atteindre des taux élevés de bilirubinémie ; survenant dans les premiers jours de la vie, il est provoqué par une incompatibilité sanguine entre la mère et l'enfant (incompatibilité Rhésus).

Cet ictère peut entraîner des lésions définitives, voire mortelles, chez l'enfant.

ictère nucléaire / *angl. : kernicterus*
Syndrome observé uniquement chez le nouveau-né.

L'ictère nucléaire est caractérisé par des altérations des noyaux gris du cerveau. La teinte ictérique s'accompagne d'une dyspnée, d'une inappétence, d'une apathie générale et d'un coma aboutissant à des retards psycho-affectifs graves, voire à la mort en quelques jours.

ictère physiologique du nouveau-né / *angl. : neonatal icterus*
Absence de l'enzyme nécessaire à la transformation de la bilirubine.

Transitoire et peu grave, l'ictère se résorbe en quelques jours, parfois à l'aide d'une photothérapie.

ictère rétentionnel ou **ictère cholestatique** / *angl. : obstructive jaundice*
Stase dans les voies biliaires par suite d'une obstruction de celles-ci (lithiase biliaire).

I.D., sig.
ABRÉV. de intradermique

identification, n. f. / *angl. : identification*
Action de reconnaître l'identité de quelqu'un ou la nature de quelque chose.

1- En psychologie, l'identification est la tendance d'une personne à assimiler les attitudes, les opinions et les valeurs d'une autre personne ou d'un groupe ; c'est un phénomène normal chez l'enfant et à l'adolescence, jusqu'à l'acquisition de l'autonomie personnelle (identification à des modèles parentaux, par exemple).

2- En soins et en relation d'aide, l'identification est un phénomène vécu par l'aidant, qui lui permet de se mettre « à la place » de la personne soignée, de la comprendre « de l'intérieur » (empathie).

identité, n. f. / *angl. : identity*

1- Caractère permanent et fondamental d'un individu, d'un groupe.

2- Ensemble des données de fait et de droit qui permettent d'identifier un individu.

identité (crise d')
Changement rapide et subit dans l'évolution d'une personne à une étape décisive de sa vie.

Période souvent comprise entre l'enfance et l'âge adulte, et qui se révèle plus ou moins déstabilisante pour la personne qui la vit : remise en cause, rupture des relations avec son entourage, etc.

identité personnelle
Identité « légale » reconnue par l'état civil.

idéologie, n. f. / *angl. : ideology*
Ligne de conduite ; regroupement d'idées qui influent sur le comportement individuel ou collectif, et qui permettent d'expliquer les manières de faire et de penser de certaines personnes.

Pour l'infirmière, l'idéologie à laquelle elle se réfère privilégie la personne soignée.

I.D.R., sig.
ABRÉV. de intradermo-réaction

I.F.S.I., sig.
ABRÉV. de Institut de formation en soins infirmiers

iléon, n. m. / *angl. : ileum*
Segment distal de l'intestin grêle, entre le jéjunum et le côlon.
SYN. iléum

iliaque, adj. / *angl. : iliac*
Qui est proche ou qui fait partie de l'ilium ou ilion (partie supérieure du bassin).

iliaque (artère)
Division de l'aorte descendante, qui passe auprès de l'ilium.

iliaque (crête)
Bord supérieur de l'os iliaque (support des ceintures de vêtements).

La crête iliaque est constituée d'os spongieux ; c'est le lieu privilégié de prélèvement de celui-ci en vue de greffes d'os. C'est également un site riche en moelle osseuse, siège de la production de cellules sanguines : c'est le lieu de ponction de moelle.

iliaque (muscle)
Muscle fléchisseur de la cuisse, qui s'insère d'une part sur la face interne de l'ilium, et d'autre part sur le petit trochanter.

iliaque (os)
Partie évasée de l'os du bassin.

ilion, n. m. / *angl. : ilium*
Partie supérieure de l'os du bassin (ou os iliaque ou os coxal).

L'ilion comprend une partie élargie, l'aile iliaque, sur les faces de laquelle s'insèrent de nombreux muscles de la cuisse. Le bord supérieur de l'aile iliaque est la crête iliaque.
SYN. ilium

I.M., sig.
ABRÉV. de intramusculaire
et ABRÉV. de insuffisance mitrale

image, n. f.

1- Reproduction ou représentation d'un être ou d'une chose : arts graphiques ou plastiques, photographie, film, etc.

2- Représentation mentale ou psychique d'un objet absent.

image du corps / *angl. : body's concept*
Représentation qu'une personne a de son propre corps dans l'espace et dans le monde.

image mentale / *angl. : mental concept*
Représentation symbolique, structurée et intériorisée, anticipatrice ou reproductrice (telle qu'elle est utilisée par Piaget ou par La Garanderie), et indispensable dans les apprentissages (capacités à mémoriser, à retranscrire ou à innover).

image de soi / *angl. : self-concept*
Représentation qu'une personne a d'elle-même et de ses capacités à aborder le monde.

imagerie, n. f. / *angl. : imaging*
Technique qui permet d'obtenir des images.

imagerie médicale / *angl. : medical imaging*
Images obtenues par l'intermédiaire de rayons X (radiographies, scanners), de rayons gamma (scintigraphie), d'ultrasons (échographie), de champs magnétiques (I.R.M.), et qui permettent l'examen interne du corps humain et l'identification d'éventuelles pathologies.

imagination, n. f. / *angl. : imagination*
Faculté de l'esprit de se représenter des objets ou des faits irréels, ou de restituer à la mémoire des perceptions antérieures.

immature, adj. / *angl. : immature*
Qui n'a pas encore atteint la maturité ou le développement complet physique, sexuel, intellectuel ou affectif.

immaturité, n. f.
État d'une personne qui manque de maturité physique, sexuelle, intellectuelle ou affective.

immaturité affective
Insuffisance du développement du Moi, lequel assure la conscience et le contrôle de soi, l'autonomie et la capacité d'adaptation à des situations variées.

L'immaturité affective est normale jusqu'à l'adolescence.

immaturité du prématuré
Immaturité des différents organes et fonctions : immaturité neurologique (avec risque d'un arrêt respiratoire ou d'hypothermie, et intégrant l'immaturité des réflexes indispensables de déglutition et de succion), immaturité pulmonaire (avec risque d'une maladie des membranes hyalines), immaturité enzymatique (empêchant la digestion de certains laits), immaturité immunologique (imposant une protection contre les infections), et immaturité des réserves en glucose, en calcium et en fer.

L'ensemble de ces immaturités physiologiques impose une prise en charge spécialisée, et souvent une séparation entre l'enfant et ses parents, mettant en jeu son évolution affective ultérieure.

immobilisation, n. f. / *angl. : immobilization*
Action de rendre immobile, que ce soit pour une raison pathologique ou thérapeutique.

L'infirmière doit être particulièrement attentive aux troubles induits par l'immobilisation : risques de lésions cutanées (escarres), d'infections (pulmonaires ou urinaires), de constipation, de confusion, de thrombo-phlébite, de compressions neuro-vasculaires.

immobilisation plâtrée / *angl. : immobilization in a plaster cast*
Maintien d'un membre fracturé en immobilisation par un « plâtre » dur et résistant formant un appareil de contention jusqu'à consolidation (le plâtre peut être remplacé par une résine beaucoup moins lourde).

Le rôle de l'infirmière est surtout de conseiller et d'éduquer le patient et de surveiller les effets indésirables de ce matériel (compressions neuro-vasculaires, escarres) par un examen répété des extrémités (couleur, chaleur, sensibilité, mobilité, œdème et douleur). Le membre doit être surélevé pour diminuer l'œdème réactionnel.

Cette surveillance est encore plus importante pendant le temps de séchage (48 heures pour le plâtre traditionnel, 4 à 6 heures pour la résine) à cause du risque de déformation pendant cette période (tous les doigts, toutes les arêtes marquent non seulement l'extérieur mais aussi l'intérieur du plâtre formant des bosses qui gênent le membre et le compriment).

immunisation, n. f. / *angl. : immunization*
Action de rendre réfractaire à une maladie et résultat de cette action.

immunité, n. f. / *angl. : immunity*
Résistance naturelle ou acquise d'un organisme vivant à un agent infectieux ou toxique.

On distingue l'immunité humorale *(angl. : humoral immunity)* qui met en œuvre les anticorps produits par les globules blancs présents dans le sang, et l'immunité cellulaire *(angl. : cellular immunity)* engendrée par des tissus particuliers.

immunité active
Immunité acquise par l'organisme qui fabrique lui-même ses défenses (anticorps) en réponse à une stimulation par des antigènes agresseurs (bactéries, virus, etc.) dans le but de les neutraliser.

Cette stimulation et les mécanismes de synthèse demandent environ 3 semaines pour devenir suffisamment actifs ; cependant, lors d'un contact ultérieur avec l'antigène (bactérie ou virus naturels), la mémoire cellulaire commandera la production rapide d'anticorps qui « repousseront » la maladie.

immunité passive
Immunité acquise conférée par des anticorps étrangers qui, introduits dans l'organisme, le défendent, mais dont la durée de vie est limitée.

implant, n. m. / *angl. : implant*
Élément, quel qu'il soit, introduit et fixé dans l'organisme.

implant dentaire
Racine artificielle permettant de soutenir une prothèse fixe.

implant médicamenteux
Pastille chargée d'une substance active introduite sous la peau, où elle se résorbe lentement, dans un but thérapeutique (hormones contraceptives, par exemple).

implant oculaire
Élément introduit dans l'œil, qui permet de contrôler la déformation du cristallin dans la cataracte.

implantation, n. f. / *angl. : implantation*

1- Manière dont les cheveux ou les dents sont positionnés.

2- Introduction d'un implant dans l'organisme.

impuissance, n. f. / *angl. : powerlessness*
Faiblesse, incapacité, impossibilité de réaliser ce que l'on souhaite.

impuissance (sentiment d')
Conscience de l'impossibilité de réaliser ce que l'on souhaite, accompagnée de l'état affectif complexe qu'elle engendre.

L'infirmière doit prendre en compte ce diagnostic infirmier et aider le patient à vivre au mieux la situation, par diverses actions physiques ou psychologiques.

impuissance sexuelle / *angl. : impotence*
Impossibilité pour un homme de pratiquer un acte sexuel complet, quelle qu'en soit la raison (psychologique ou pathologique).

impuissant, adj. / *angl. : impotent*
Se dit d'un homme qui souffre d'impuissance sexuelle.

inadaptation, n. f. / *angl. : maladjustment*
Défaut de modification des comportements afin de les mettre en accord avec les situations à vivre.

L'inadaptation peut être globale, ou liée à un contexte particulier : on parle d'inadaptation scolaire *(angl. : inability to ajust to school life)* ou d'inadaptation sociale.

inadapté, adj. ou n. m. / *angl. : handicapped, maladjusted*
Se rapporte à un individu (ou à un matériel) dont le comportement n'est pas en accord avec les circonstances présentes (inadapté mental ou inadapté social).

inappétence, n. f. / *angl. : lack of appetite, lack of desire*

1- Manque d'appétit, et dégoût pour les aliments.

2- Diminution d'un désir ou d'une envie.

inceste, n. m. / *angl. : incest*
Relation sexuelle entre proches parents.

Les relations incestueuses sont réprimées par la loi ; elles appartiennent souvent au registre des maltraitances.

incinération, n. f. / *angl. : incineration, cremation*
Action par laquelle ce que l'on brûle est réduit en cendres.

L'incinération peut concerner des déchets, en particulier des déchets hospitaliers contaminés, ou bien une dépouille mortelle.

inciser, v. / *angl. : to incise*
Effectuer une coupure allongée, une fente, une entaille à l'aide d'un instrument tranchant tel un bistouri, un scalpel.
SYN. couper, débrider (un abcès), ouvrir

incisive, n. f. / *angl. : incisor tooth*
Dent à une seule racine, aplatie et tranchante, située sur la partie médiane antérieure des deux maxillaires.

Au nombre de huit, les incisives sont les premières à apparaître chez l'enfant (dentition lactéale), puis elles sont remplacées vers 6-8 ans par les dents définitives.

incisure, n. f. / *angl. : incisure*
Échancrure à bords nets d'un organe (par exemple incisures des hémisphères cérébraux, et incisure hépatique).

incompatibilité, n. f. / *angl. : incompatibility*
Impossibilité de s'accorder, ou d'être associé.

incompatibilité médicamenteuse / *angl. : incompatibility of drugs*
Impossibilité d'administrer certains produits médicamenteux en même temps que d'autres sous peine d'accident ; la rencontre de ces produits ayant un effet néfaste (par exemple, lorsque les produits coagulent et forment un thrombus dans les vaisseaux après une injection intraveineuse).

incompatibilité Rhésus / *angl. : Rh incompatibility*
Impossibilité d'associer, au cours d'une transfusion, du sang dont les agglutinines anti-Rhésus contenues dans le plasma peuvent précipiter avec les agglutinogènes portés par les hématies du sang du patient.

incompatibilité sanguine / *angl. : blood goup incompatibility*
Impossibilité d'associer, au cours d'une transfusion, le sang du donneur à celui du receveur sans provoquer d'accident, le plus souvent parce que les hématies du donneur seraient agglutinées puis hémolysées par un anticorps correspondant à

l'antigène du donneur et contenu dans le plasma sanguin du receveur.

L'infirmière doit vérifier cette incompatibilité avant toute transfusion (épreuve de Beth-Vincent).

inconscience, n. f. / *angl. : unconsciousness*

1- Absence de conscience de sa propre réalité ainsi que de celle de l'entourage, pendant un évanouissement ou un coma, par exemple.

2- Méconnaissance des dangers, manque de jugement, aveuglement, irréflexion ou irresponsabilité.

3- Caractère de ce qui échappe à la conscience, ce qui exclut d'exercer un contrôle réfléchi (en psychologie et psychanalyse).

inconscient, adj. / *angl. : unconscious, irresponsible*
Se dit d'une personne évanouie ou d'une personne irresponsable qui méconnaît les dangers et ne fait pas preuve de réflexion.

inconscient, n. m. / *angl. : subconscious*
Zone psychique qui échappe à la conscience et à la réflexion, lieu des souvenirs et des pulsions, des refoulements et des mécanismes de défense (terme utilisé en psychanalyse).

Pour Freud, l'Inconscient est un processus dynamique essentiel qui n'est régi que par le principe de plaisir, en décalage avec les exigences morales et le monde extérieur.

inconscient collectif / *angl. : collective unconscious*
Ensemble de souvenirs, de croyances, de rites et d'informations réelles ou imaginaires, transmises par un groupe à ses membres ; acquis communs à un groupe ou à une société, qui conditionnent les réactions des personnes du groupe et le groupe lui-même.

incontinence, n. f. / *angl. : incontinence*
Incapacité pour une personne de différer volontairement une émission d'urines, de selles ou de gaz ; absence de contrôle des sphincters.

L'incontinence est encore considérée comme honteuse, surtout par les femmes qui en souffrent plus souvent et plus précocement que les hommes (dès la trentaine) puisque les facteurs de risque liés aux accouchements leur sont propres et étaient inévitables jusque dans les années 1980. La prévalence de l'incontinence augmente avec l'âge (perte d'autonomie, régime alimentaire inadapté, etc.), elle est souvent un des facteurs déclenchants d'une institutionnalisation de la personne âgée.

En fonction du sphincter atteint, on distingue les incontinences fécales *(angl. : fecal incontinence)* des incontinences urinaires *(angl. : urinary incontinence)* ou énurésies, les incontinences totales et les incontinences nocturnes *(angl. : bedwetting)*.

On distingue, selon le mécanisme, les incontinences à l'effort, les incontinences par regorgement, par insuffisance sphinctérienne ou par modifications anatomiques dues au vieillissement, auxquelles s'ajoutent les risques liés à la prise de diurétiques ou à la détérioration mentale.

Depuis une vingtaine d'années, les progrès de la rééducation (par un kinésithérapeute ayant suivi une formation complémentaire), de la chirurgie, des examens urodynamiques ainsi que des matériels palliatifs ont progressivement permis de lever le tabou des personnes qui soufrent d'incontinence : les malades comme les médecins ou les soignants osent aborder ce problème. Conjointement, la prévention auprès des jeunes accouchées est mise en place dès la première grossesse.

Actuellement, les objectifs des soignants visent à prendre en compte les aspects psychologiques de ce handicap, à maintenir la qualité de vie, la dignité et le devenir social des malades.

Même chez la personne âgée, la suppléance n'est pas un geste de première intention : on essaie de lui rendre une vie aussi proche que possible de la normale, par l'établissement d'un calendrier mictionnel. Les protections (à ne pas nommer « couches » comme chez l'enfant) ne sont pas d'emblée conseillées ; dans le cas où elles deviennent nécessaires, on adapte le type de protection aux possibilités exactes du patient.

On parle aussi d'incontinence verbale *(angl. : verbal diarrhoea)* pour qualifier une personne logorrhéique (qui prononce un flot de paroles désordonnées, incoercible et rapide).

incoordination, n. f. / *angl. : lack of coordination*
Difficulté ou impossibilité à coordonner les mouvements des différents groupes musculaires.

incubateur, n. m. / *angl. : incubator*
Enceinte (close ou non) à température constante, à atmosphère aseptisée, et reliée à des apports d'oxygène, dans laquelle on installe et on soigne un enfant prématuré.

Les soins (perfusions, prélèvements, alimentation entérale, maternage) se font grâce à des hublots et doivent être aseptiques. Le maternage est réalisé en général par les soignantes, mais les parents y participent dès que possible, ne serait-ce que pour prodiguer des caresses à l'enfant et pour qu'ils aient avec lui des relations affectueuses.

Le maintien à température constante et l'aération sont assurés par des moteurs qui créent un bruit non négligeable, et l'enceinte résonne au moindre choc. Ces différentes agressions sonores provoquent chez l'enfant une hypersensibilité auditive. Par ailleurs, un apport excessif d'oxygène peut être néfaste à la vision de l'enfant. Ces perturbations sensorielles sont explorées ultérieurement tant sur le plan physiologique que psychologique.
SYN. couveuse

incubation, n. f. / *angl. : incubation*
Temps qui s'écoule entre l'introduction d'un agent infectieux dans un organisme et l'apparition des premiers symptômes de la maladie qu'il détermine.

Pendant l'incubation, la personne contaminée peut ou non être contagieuse (selon la pathologie en cause).

incurable, adj. / *angl. : incurable*
Qui ne peut pas être guéri, quelle que soit la durée de survie prévisible.

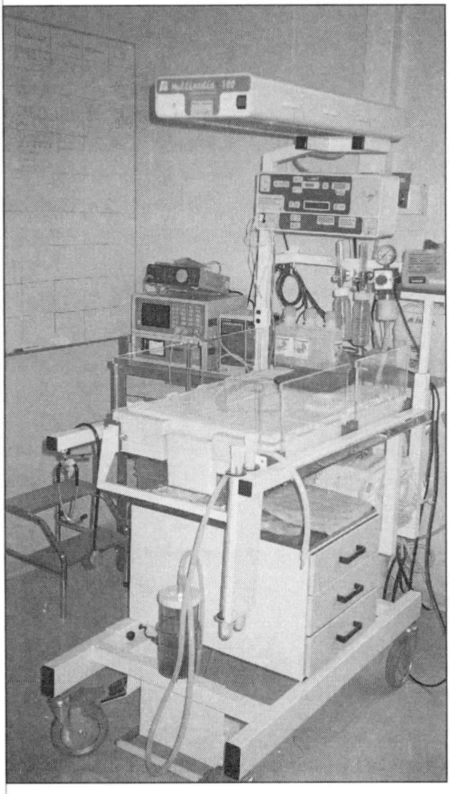

Incubateur.

Les soins alors dispensés (soins palliatifs) ont pour but de soulager les douleurs et l'inconfort, et d'apporter la meilleure qualité de vie possible au malade.

indépendance, n. f. / *angl. : independence*
État d'une personne qui subvient seule à ses besoins, qui en a les capacités physiques et psychiques.
Ce concept est à rapprocher de celui d'autonomie.
CONTRAIRE dépendance

index, n. m. / *angl. : forefinger, index, pointer*

1- Deuxième doigt de la main (celui qui est le plus proche du pouce).

2- Table signalétique accompagnant un ouvrage.

3- Objet mobile servant de repère.

indigestion, n. f. / *angl. : indigestion*
Indisposition momentanée due à une digestion difficile, à la suite d'un repas trop lourd ou trop abondant.
SYN. embarras gastrique

individu, n. m. / *angl. : individual*
Être vivant représentatif de son espèce.
Tout être humain est considéré comme une unité de l'espèce humaine, sans que ses caractéristiques personnelles soient prises en compte.

inducteur, adj. / *angl. : inductive*
Se dit de ce qui va du particulier au général, pour en découvrir les lois organisatrices.

induction, n. f. / *angl. : induction*

1- Généralisation d'une observation ou d'un raisonnement établis à partir d'un cas singulier.
En méthodologie des sciences humaines, l'induction est le fait de créer des associations de pensées chez la personne interrogée en introduisant la subjectivité du chercheur, un biais dans l'analyse et un manque de rigueur méthodologique.

2- Terme utilisé en anesthésie pour désigner le moment où l'on endort le patient.

induration, n. f. / *angl. : induration, hardening*
Durcissement anormal des tissus dû le plus souvent à des frottements répétés.
SYN. callosité

infarcissement, n. m. / *angl. : infarction*
Formation d'un infarctus dans un organe : interruption de toute circulation sanguine dans un territoire vasculaire (infarctus du myocarde, infarctus péritonéal ou infarctus cérébral).
Toute zone récemment infarcie est douloureuse ; toute zone anciennement infarcie est fibreuse et non fonctionnelle.
Les manifestations biologiques de l'infarctus sont représentées par la libération d'enzymes dans le sang, qui permet d'apprécier l'évolution de la pathologie.
Les causes de l'arrêt circulatoire sont variées ; la plus fréquente est l'oblitération artérielle par une plaque d'athérome, qui a pour origine une malabsorption des graisses (ou une consommation trop importante de graisses).

infarctus, n. m. / *angl. : infarct*
Lésion nécrotique des tissus due à un trouble circulatoire et qui s'accompagne le plus souvent d'une infiltration sanguine.
La cause habituelle d'un infarctus est l'oblitération d'un vaisseau par artérite, par thrombose ou par embolie.

infection, n. f. / *angl. : infection*
Envahissement de l'organisme par un microbe, qu'il soit d'origine extérieure

(infection exogène) ou qu'il provienne d'une migration à l'intérieur de l'organisme (infection endogène).

infection nosocomiale / *angl. : hospital-acquired infection*
Infection dont le microbe responsable, présent dans les locaux ou dans les matériels hospitaliers, a été transmis au patient à l'occasion d'un séjour ou d'un traitement effectué à l'hôpital.

infection opportuniste / *angl. : opportunistic infection*
Infection qui se développe à partir d'un germe banal, habituellement non pathogène et peu agressif, dans un organisme dont les défenses immunitaires sont insuffisantes.

infertilité, n. f. / *angl. : infertility*
Impossibilité de se reproduire (physiologique, fonctionnelle ou psychologique), quelle qu'en soit la raison.

infiltrat, n. m.
Envahissement d'un tissu par des cellules, du liquide, des graisses, etc., et qui donne une image radiologique d'opacité.

infiltration, n. f. / *angl. : infiltration*

1- Envahissement d'un tissu par des cellules (néoplasiques, par exemple), du liquide (œdème), des gaz (emphysème sous-cutané), des graisses (adipose), du calcium (calcification) ou du sang (ecchymose, purpura).

2- Injection à visée antalgique, anesthésique ou anti-inflammatoire faite par le médecin dans une articulation ou au pourtour d'un nerf ou d'un ganglion.

infirme, n. m. ou adj. / *angl. : cripple, invalid, infirm*
Personne souffrant d'un handicap physique, mental ou sensoriel.
SYN. handicapé, invalide

infirmier(ère), n. m. ou n. f. / *angl. : nurse, registred nurse*
Professionnel du soin, ayant reçu une formation et obtenu le diplôme permettant l'exercice professionnel (loi n° 78-615 du 31 mai 1978) en service hospitalier ou extrahospitalier.

L'infirmière travaille en milieu scolaire, dans les centres de P.M.I., dans les entreprises *(angl. : occupational health nurse)*, dans les D.D.A.S.S. *(angl. : public health nurse)*, à domicile *(angl. : private nurse)* ou dans les dispensaires *(angl. : community nurse)*.

L'infirmière peut exercer différentes spécialités après le diplôme d'infirmière en soins médicaux, nécessitant une formation et un diplôme supplémentaires (infirmière puéricultrice, anesthésiste, panseuse) ou, jusqu'en 1992, infirmière de secteur psychiatrique. L'infirmière peut travailler dans de nombreux services spécialisés : sa formation est assurée sur le terrain ou par la formation permanente (infirmière de neurologie ou de néphrologie, infirmière stomatothérapeute, hygiéniste, etc.).

L'infirmière peut aussi préparer un diplôme universitaire (D.U.) de soins palliatifs ou d'accompagnement des patients « douloureux ».

Elle peut assurer plus spécialement la charge de quelques patients : c'est l'infirmière référente *(angl. : primary nurse)*.

L'infirmière peut exercer des responsabilités ou des fonctions spécifiques au sein de son établissement : infirmière générale, surveillante de service de soins, enseignante en I.F.S.I.

infirmière clinicienne / *angl. : clinical nurse*
Infirmière expert capable, dans le domaine de sa compétence, non seulement de prodiguer des soins mais aussi d'aider et de donner des conseils aux équipes de soins, de participer à l'ensei-

gnement aux étudiants et de mener une recherche en soins.

infirmière enseignante / *angl. : nurse teacher*
Cadre de santé, responsable au sein d'un I.F.S.I. de l'enseignement des soins infirmiers.

infirmière générale / *angl. : charge nurse*
Directrice du service de soins infirmiers, responsable des équipes de soins et de l'ensemble des soins ainsi que du projet de soins infirmiers de l'établissement.

infirmière hygiéniste / *angl. : infection control nurse*
Infirmière qui, par sa formation complémentaire (recommandation européenne du 26 mai 1983), a un rôle de conseil en hygiène hospitalière visant à prévenir (ou à combattre) les risques infectieux en milieu hospitalier.

Dans les établissements de santé, l'infirmière hygiéniste participe au C.H.S.C.T. (comité d'hygiène, de sécurité et des conditions de travail) et au C.L.I.N. (comité de lutte contre les infections nosocomiales). Son statut est parfois celui d'infirmière-conseil, parfois celui de cadre infirmier expert. Elle a un rôle important d'information et de formation du personnel soignant et des autres personnels hospitaliers en rapport avec l'hygiène (personnels des cuisines, du ménage ou de la lingerie, par exemple).

infirmière stomathérapeute / *angl. : stoma nurse*
Infirmière ayant acquis des compétences spécifiques dans les soins, l'éducation et le conseil aux personnes porteuses d'une stomie.

infirmière surveillante / *angl. : head nurse*
Cadre de santé responsable d'un service de soins.

inflammation, n. f. / *angl. : inflammation*
Réaction de défense de l'organisme contre différentes agressions : chaud, froid, agents chimiques, piqûres d'insectes, infection, etc.

Une inflammation comporte des phénomènes vasomoteurs (afflux sanguin : couleur), cellulaires (passage des globules blancs par diapédèse dans les tissus interstitiels : œdème) et tissulaires (les macrophages ont pour rôle d'isoler la zone atteinte en constituant une coque fibreuse, et de digérer l'agent agresseur).

informatique, n. f. / *angl. : data processing*
Ensemble des techniques de traitement automatique de l'information à l'aide d'ordinateurs et de leurs programmes (logiciels).

Dans le monde hospitalier, l'informatique se met progressivement en place pour la gestion financière des établissements et des services, pour le mouvement des malades (entrées et sorties), pour les relations avec les laboratoires et, de manière plus récente, pour la gestion des dossiers médicaux et des dossiers de soins, et l'aide à la décision (diagnostics infirmiers).

Dans le système de santé, l'informatique prend en charge la gestion des remboursements par la Sécurité sociale d'actes médicaux et paramédicaux grâce à la carte Vitale.

infrarouge, adj. / *angl. : infrared*
Se dit d'un rayonnement invisible à l'œil, dont la longueur d'ondes est inférieure à celle de la lumière rouge.

Le rayon infrarouge est utilisé pour la thermographie, technique d'imagerie médicale.

infusion, n. f. / *angl. : herb tea*
Boisson obtenue en versant de l'eau bouillante sur des plantes pour en

extraire les principes actifs solubles (par exemple, le thé).

Il ne faut pas le confondre avec le terme anglais « infusion » qui signifie perfusion.

SYN. tisane

ingérer, v. / *angl. : to ingest*
Introduire des aliments ou des boissons dans les voies digestives par la bouche.

SYN. absorber

ingestion, n. f. / *angl. : ingestion*
Action d'ingérer des aliments ou des boissons en général.

inguinal, adj. / *angl. : inguinal*
Qui est relatif à l'aine (zone de jonction de la paroi abdominale antérieure et de la cuisse) : par exemple, pli inguinal, hernie inguinale ou ganglion inguinal.

inhalation, n. f. / *angl. : inhalation*

1- Absorption par les voies respiratoires, à l'aide d'un inhalateur ou d'un masque, de vapeurs médicamenteuses à visée désinfectante, décongestionnante ou anesthésique.

2- Absorption accidentelle de gaz dangereux, de produits liquides ou solides par fausses routes pouvant provoquer une pneumopathie par inhalation ou syndrome de Mendelson.

inhibition, n. f. / *angl. : inhibition*

1- Action physiologique permettant de réguler les productions de l'organisme dans le système de rétrocontrôle (par exemple, fonctionnement hormonal).

2- Phénomène psychique de blocage de l'expression d'une personne (par exemple, timidité).

3- Arrêt d'une pulsion par effet du Surmoi (théorie psychanalytique).

SYN. blocage

injection, n. f. / *angl. : injection*
Introduction d'un liquide ou d'un gaz dans les tissus, dans un canal ou dans une cavité naturelle de l'organisme : il s'agit d'une administration par voie parentérale, par opposition à la voie entérale (intestinale).

La voie parentérale est utilisée quand on souhaite obtenir une action rapide, quand le patient n'est pas en mesure d'absorber le produit par la bouche (coma, fausses routes, etc.), quand on veut éviter des oublis ou des prises aléatoires et quand les sucs gastriques modifient le produit médicamenteux.

L'injection est un acte infirmier sur prescription : celle-ci doit être écrite de la main du médecin, datée et signée, comporter le nom et le prénom du patient, le

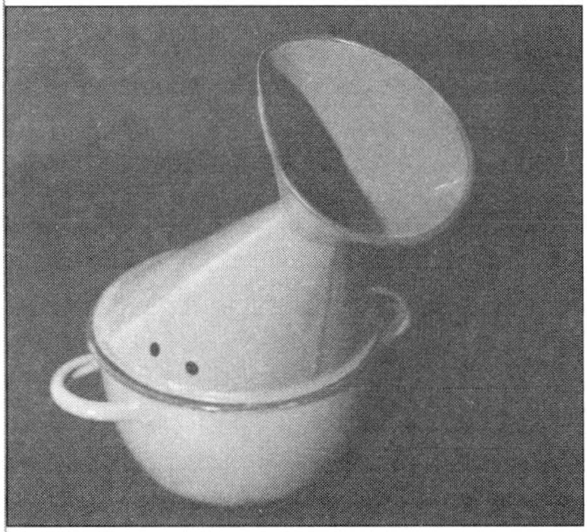

Inhalateur en émail.

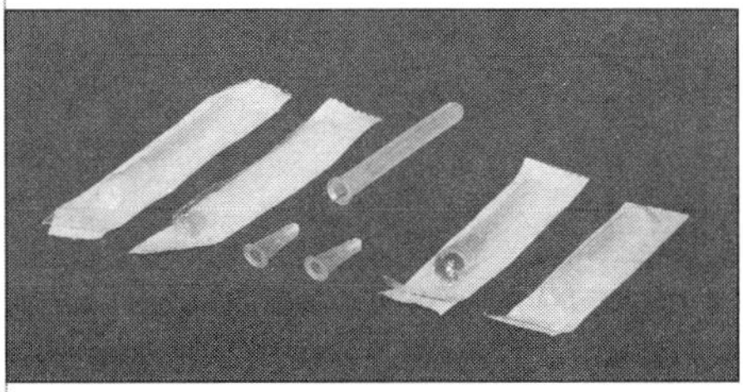

Aiguilles pour injection.

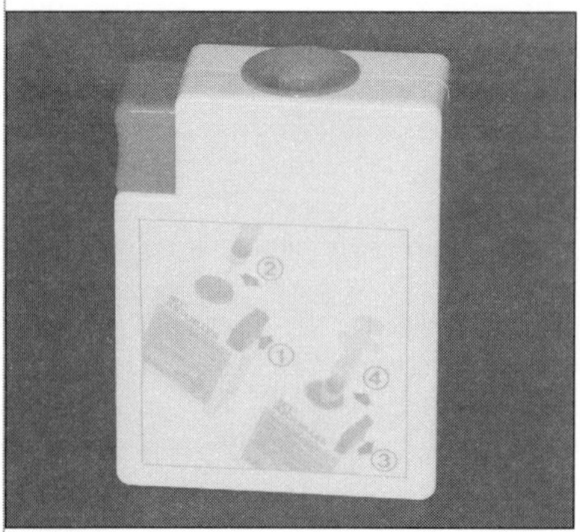

Collecteur à aiguilles.

nom du produit à injecter, la voie d'administration, le dosage et la dose exacts du produit, ainsi que les heures d'injection et la durée du traitement (article 6 du décret du 11 février 2002 relatif aux actes professionnels et à l'exercice de la profession d'infirmier).

Il existe différents types d'injections selon la localisation exacte du produit injecté : injection hypodermique, sous-cutanée, intramusculaire, intraveineuse, intradermique, épicrânienne, actes infirmiers sur prescription médicale, mais aussi injection intra-articulaire, intrapleurale, intrapéritonéale, intrathécale et épidurale, actes médicaux pour lesquels l'infirmière a pour fonction de suivre les indications du médecin et de veiller à la bonne position du patient, à son confort et à l'absence de malaise pendant et après l'acte médical.

Les injections très lentes, en goutte à goutte, à dose filée, nécessitent des appareillages différents : pousse-seringue électrique ou appareil de perfusion selon le volume à administrer. La voie de prédilection est alors la veine ; on utilise parfois la voie sous-cutanée pour injecter des liquides isotoniques (réhydratation).

Le plus souvent, les matériels utilisés pour les injections sont à usage unique. La préparation doit respecter les règles d'asepsie les plus rigoureuses pour éviter les abcès ou les infections secondaires. Les aiguilles utilisées sont éliminées dans des conteneurs spéciaux (les accidents du travail par piqûre septique sont extrêmement nombreux).

Il faut calculer les volumes à injecter avec précision (calculs de doses) et éviter le risque d'une injection effectuée deux fois ou omise (transmissions écrites et orales fiables et précises). Il est recommandé de n'injecter qu'un produit connu et préparé par soi-même et d'en surveiller attentivement l'efficacité et les effets indésirables. Il faut vérifier qu'il s'agit du bon produit, au bon dosage, de la bonne forme, qu'il n'est pas périmé, que l'on s'adresse au bon patient et à la bonne heure.

L'infirmière doit être attentive à l'angoisse du patient : l'injection est un acte agressif, qui peut être douloureux selon le produit injecté ; certains patients ont à cette occasion un malaise vagal (perte de connaissance) : le patient doit être couché ou, au minimum, installé dans un fauteuil de relaxation.

SYN. piqûre (familier)

injection épicrânienne / *angl. : epicranial injection*

Injection de produit dans les fines veines épicrâniennes du jeune enfant (zones frontales et temporales), réservée réglementairement au médecin.

injection intradermique / *angl. : intradermal injection*

Injection qui amène le produit dans le derme.

On voit à l'aspect de « peau d'orange » que le produit se diffuse dans une zone très proche de la surface de la peau sous l'épiderme.

injection intramusculaire / *angl. : intramuscular injection*
Injection qui fait pénétrer le produit profondément dans le tissu musculaire (4 à 5 cm) perpendiculairement à la peau.

Le muscle étant très irrigué, il faut éviter d'injecter le produit dans un petit vaisseau (vérifier par une aspiration à la seringue après pénétration de l'aiguille dans le muscle).

Les muscles privilégiés sont les fessiers, au quart supéro-externe de la fesse (il faut veiller à ne pas piquer le nerf sciatique qui peut alors se scléroser, conséquence extrêmement grave pour les activités du patient), le muscle quadriceps (tiers moyen de la face antéro-externe de la cuisse) ou le muscle deltoïde (épaule). Il faut préférer la voie intramusculaire pour les produits huileux ou en suspension, ou pour les produits retard. L'infirmière doit masser légèrement la zone d'injection afin de favoriser la diffusion du produit.

Chez l'enfant de moins de 36 mois, les risques de sclérose ou de fibrose sont tels que l'on ne pique jamais dans la fesse.

injection intraveineuse / *angl. : intravenous injection*
Injection qui fait pénétrer le produit médicamenteux dans la circulation sanguine : c'est la voie de prédilection en cas d'urgence.

Après avoir posé un garrot pour rendre la veine visible, on purge la seringue afin de ne laisser pénétrer aucun air dans le système vasculaire (risque d'embolie gazeuse) et on la cathétérise dans le sens du retour veineux.

On utilise principalement les veines du pli du coude (à réserver à l'anesthésiste si une intervention doit avoir lieu), des avant-bras et des bras ; exceptionnellement, les veines jugulaires ou sous-clavières peuvent être utilisées, mais il s'agit alors d'un acte médical.

Un point de compression d'une minute après l'injection évite les hématomes.

Les injections intraveineuses directes sont le plus souvent remplacées par des miniperfusions ou des injections lentes afin de diminuer la causticité des produits sur l'endoveine.

injection (primo-)
Première injection d'une série (terme spécialement utilisé pour les vaccins).

injection de rappel / *angl. : booster injection*
Injection surtout vaccinale (en dehors de la première) qui a pour rôle de stimuler à nouveau le système immunitaire et de lui faire produire des anticorps, en faisant appel à la mémoire cellulaire (l'organisme a déjà produit ce type d'anticorps).

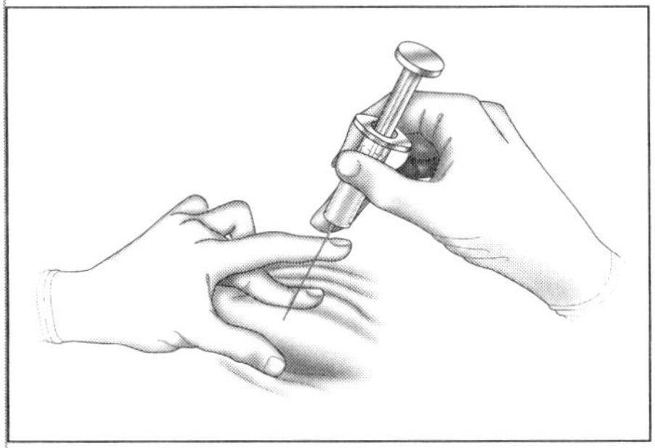

Injection intramusculaire.

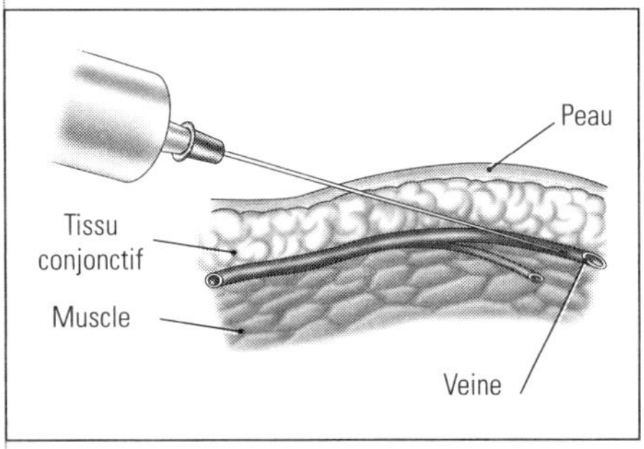

Injection intraveineuse.

injection sous-cutanée / *angl. : subcutaneous injection, hypodermic injection*
Injection qui amène le médicament sous la peau.

L'angle de pénétration de la peau est à environ 45° de la base du pli cutané et dans le sens de la circulation veineuse. Les injections sous-cutanées permettent de faire des injections d'insuline à répétition sans pour autant léser les structures sous-cutanées ; elles sont réalisées à différents endroits du corps : paroi abdominale et flancs, fosses sous- et sus-épineuses, faces antéro-externes des cuisses, des bras et même des avant-bras, en prenant garde de maintenir le pli cutané pour éviter de léser les vaisseaux sous-jacents. La diversité des zones d'injection possibles permet, pour les traitements au long cours (diabète insulinodépendant), de varier les sites d'injection.

Les injections sous-cutanées permettent d'injecter de nombreux produits, dont tout spécialement la plupart des vaccins.

SYN. injection hypodermique

injection transcutanée
Injection qui amène le médicament au-delà de la peau et qui nécessite des aiguilles beaucoup plus courtes et fines que celles utilisées pour les injections sous-cutanées.

Les injections transcutanées sont pratiquées pour injecter des héparines à bas poids moléculaire dans la zone péri-ombilicale, ou dans la face antéro-externe de la cuisse, au tiers moyen, si la personne est enceinte ou vient d'être opérée de l'abdomen. Pour une injection d'héparine, il faut piquer perpendiculairement au pli cutané qui est maintenu pendant l'injection, sans que la seringue soit purgée de son air et surtout en ne laissant pas couler le produit le long de l'aiguille (risque d'hématome).

ABRÉV. T.C.

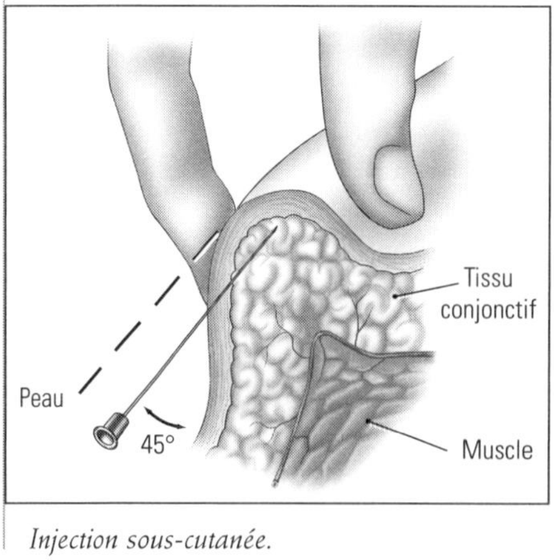

Injection sous-cutanée.

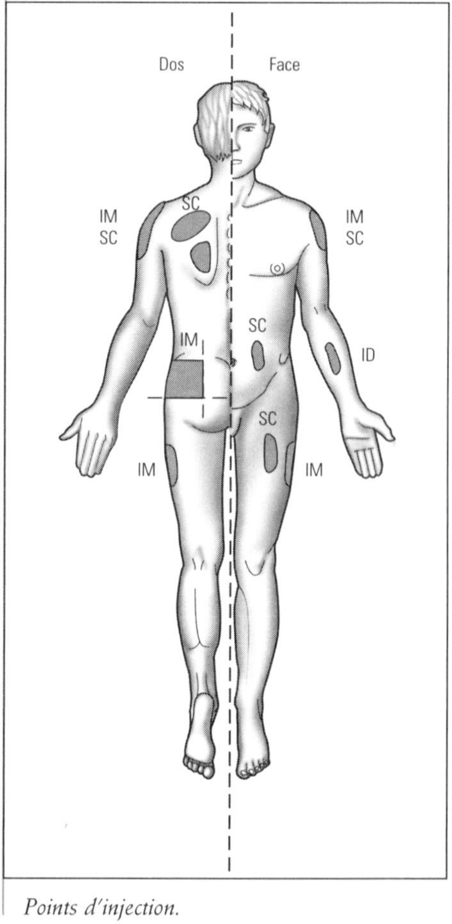

Points d'injection.

inné, adj. / *angl. : innate, inborn*
Qui existe dès la naissance et qui appartient au patrimoine génétique d'une personne, par opposition à ce qui est acquis (par exemple, la compétence à parler est innée chez l'humain, mais la langue est acquise en fonction de l'environnement).
SYN. congénital, naturel
CONTRAIRE acquis

innervation, n. f. / *angl. : innervation*
Distribution des nerfs dans le corps ou dans une région du corps.

innocuité, n. f. / *angl. : harmlessness*
Qui n'est pas nuisible, qui n'entraîne aucun effet indésirable et qui est sans danger : c'est une des caractéristiques indispensables de tout soin et de tout traitement.

inoculation, n. f. / *angl. : inoculation*
Introduction ou pénétration dans l'organisme d'un germe vivant.

L'inoculation est volontaire quand son but est de vacciner un patient, c'est-à-dire de faire fabriquer des anticorps par l'organisme de cette personne.

insolation, n. f. / *angl. : sunstroke, insolation*
Ensemble des phénomènes morbides entraînés par l'exposition prolongée au soleil.
SYN. coup de chaleur

insomnie, n. f. / *angl. : sleeplessness, insomnia*
Absence de sommeil pendant la nuit (ou la période de repos), ou pendant la période d'endormissement.

inspection, n. f. / *angl. : examination, inspection*
Examen d'un patient par le médecin : celui-ci regarde attentivement le corps du patient en cherchant à découvrir un trait particulier ou une anomalie significatifs d'une pathologie.

inspiration, n. f. / *angl. : inspiration*
Premier temps de la respiration : par un mouvement actif des muscles respiratoires, l'air pénètre dans les poumons.
CONTRAIRE expiration

installation, n. f. / *angl. : installation*
Action d'installer confortablement un patient où il doit (ou veut) être : lit, fauteuil, etc.

L'installation du patient dans une position en rapport avec sa pathologie ou son handicap (article 5 du décret du 11 février 2002 relatif aux actes professionnels infirmiers et à l'exercice de la profession d'infirmier) doit tenir compte des possibilités de ce patient et des traitements médicaux en cours (pose récente d'une prothèse de hanche, membre plâtré, présence d'une perfusion, etc.).

instillation, n. f. / *angl. : instillation*
Action de verser un liquide médicamenteux goutte à goutte dans une cavité naturelle ou un conduit (instillation auriculaire, vaginale, etc.).

institut, n. m. / *angl. : institute, college*
Établissement de type commercial ou de soins (institut de beauté, institut médico-éducatif, etc.) ou d'enseignement.

institut de formation en soins infirmiers / *angl. : nursing school*
Établissement d'enseignement des soins infirmiers.

Selon les textes officiels, tout I.F.S.I. peut assurer la formation initiale des infirmières et des aides-soignantes, la formation continue des soignants, la documentation et la recherche en soins (arrêté du 30 mars 1992 relatif aux conditions de fonctionnement des I.F.S.I.). En pratique, chaque I.F.S.I. réalise une ou plusieurs de ces missions.
ABRÉV. I.F.S.I.

insuffisance, n. f. / *angl. : insufficiency, failure*
État d'infériorité physiologique d'un organe qui ne peut plus remplir entièrement ses fonctions.

On parle d'insuffisance respiratoire *(angl. : respiratory insufficiency)*, d'insuffisance hépatique *(angl. : hepatic insufficiency)*, d'insuffisance rénale *(angl. : renal failure)*, d'insuffisance cardiaque *(angl. : congestive heart failure, cardiac insufficiency)* et, selon le ventricule atteint, d'insuffisance ventriculaire gauche, I.V.G. *(angl. : left ventricular failure)* ou d'insuffisance ventriculaire droite, I.V.D. *(angl. : right ventricular failure)* ou, selon la valvule atteinte, d'insuffisance aortique, I.A. *(angl. : aortic insufficiency)* ou d'insuffisance mitrale, I.M. *(angl. : mitral insufficiency)*.

intention, n. f. / *angl. : intention, purpose*

1- Dans le contexte de la psychologie : dessein, volonté.

2- Dans le contexte de la cicatrisation : une cicatrisation de première intention fait suite à une suture, alors qu'une cicatrisation de seconde intention se fait plus lentement sans rapprochement des berges de la plaie mais en laissant celle-ci s'épidermiser à la faveur de phénomènes inflammatoires.

interaction, n. f. / *angl. : interaction*
Action réciproque de deux éléments l'un sur l'autre.

interaction médicamenteuse / *angl. : drug interaction*
Effets potentialisateurs (qui augmentent la réponse) ou atténuateurs, tant dans la direction de l'effet recherché que dans celle des effets indésirables, voire toxiques, de plusieurs produits médicamenteux mis en présence dans l'organisme.

interaction relationnelle
Relation entre plusieurs personnes (messages aller-retour, dialogue), tout spécialement entre soignant et soigné : le but du soignant est d'utiliser cet effet pour aider le patient à aller mieux. Si cette relation l'enrichit et le transforme (l'expérience professionnelle est bénéfique), elle peut aussi l'épuiser (phénomène du *burn-out*).

interdit, n. m. ou adj. / *angl. : forbidden*
Qui est non autorisé, voire illégal (sens social) ou même tabou (sens psychologique).

interférence, n. f. / *angl. : interference*
Phénomène résultant de la superposition d'oscillations ou d'ondes de même nature et de fréquences égales ou voisines.

En cardiologie, arythmie qui fait cohabiter deux rythmes sensiblement identiques bien qu'ils soient indépendants.

Les interférences peuvent engendrer des pannes ou un mauvais fonctionnement de certains appareils de traitement ou de diagnostic qui font appel à des techniques utilisant, par exemple, des ondes électromagnétiques de haute fréquence. C'est la raison pour laquelle les téléphones portables sont interdits dans les établissements hospitaliers.

intériorisation, n. f. / *angl. : internalization*

1- Aptitude mentale à s'isoler du monde extérieur, à réfléchir seul.

2- Introjection (en psychanalyse).
SYN. introspection

interligne, n. m. / *angl. : line spacing*
Espace existant entre deux lignes.

Sur une image radiologique des articulations, l'interligne ou l'espace entre les deux surfaces articulaires est normalement régulier, et son pincement signe une pathologie.

intermittent, adj. / *angl. : sporadic, intermittent*
Qui s'arrête et reprend par intervalles réguliers (épisodique, cyclique) ou imprévisibles (erratique, rémittent).
SYN. discontinu

interne, adj. / *angl. : inner*
1- En anatomie : qui se place vers le milieu, en dedans par rapport à la référence.
2- En médecine : qualifie la médecine fondamentale exercée par des spécialistes, sans faire appel aux méthodes chirurgicales.
CONTRAIRE externe

interne, n. m. / *angl. : house doctor*
Étudiant en médecine ayant réussi le concours d'internat des hôpitaux et, de ce fait, ayant un poste dans la hiérarchie hospitalière qui l'oblige à loger à l'hôpital (temporairement) pour y faire des « gardes ».

interruption, n. f.
Action d'arrêter ; suspension.
CONTRAIRE aboutissement

interruption (volontaire) de grossesse / *angl. : requested legal abortion, termination of pregnancy*
Arrêt volontaire d'une grossesse par expulsion provoquée d'un fœtus quelle qu'en soit la méthode (aspiration, curetage, etc.). L'I.V.G. est réglementée par la loi, de manières différentes selon les pays et les époques.
SYN. avortement
ABRÉV. I.V.G.

interstitiel, adj. / *angl. : interstitial*
Qualifie le tissu conjonctif de soutien entourant les organes et contenant les vaisseaux et les nerfs mais également tout ce qui peut l'infiltrer (par exemple, liquide interstitiel).

interventriculaire, adj. / *angl. : interventricular*
Qui se situe entre deux ventricules : paroi interventriculaire du cœur, avec ses constituants (nœud interventriculaire) et ses défauts (orifice interventriculaire) ou ses pathologies (infarctus interventriculaire).

intervertébral, adj. / *angl. : intervertebral*
Qui se trouve entre deux vertèbres.
Le disque intervertébral assure la mobilité du rachis et peut être le siège d'une hernie (hernie discale ou hernie du nucleus pulposus comprimant une racine nerveuse).

interview, n. m. ou n. f. / *angl. : interview*
Méthode d'enquête par entretiens permettant de recueillir des données, des informations auprès d'une personne ou d'un groupe.
Il est préférable d'employer le mot français : entretien.

intestin, n. m. / *angl. : intestine*
Tube digestif allant de l'estomac au rectum.
Il comprend l'intestin grêle composé successivement du duodénum, du jéjunum et de l'iléon, puis le côlon ou gros intestin composé du cæcum, du côlon ascendant ou droit, du côlon transverse, du côlon descendant ou gauche et du côlon sigmoïde.
Le péristaltisme intestinal assure la progression du bol alimentaire. Son rôle est la transformation des aliments par ses différentes enzymes puis l'absorption des nutriments.

intimité, n. f. / *angl. : privacy*
Ce qui est intérieur, secret, en principe révélé seulement aux familiers les plus proches.
L'intimité est de l'ordre du privé, voire de la sexualité.

intolérance, n. f. / *angl. : intolerance*

1- Refus de la liberté d'opinion d'autrui ; tendance à condamner ce qui déplaît dans les opinions ou la conduite des autres.
CONTRAIRE tolérance

2- Réaction anormalement forte et pathologique de l'organisme à un médicament, à un aliment (aux protéines du lait de vache, au gluten, au lactose), au zinc, au nickel, etc.
SYN. allergie, sensibilisation

intoxication, n. f. / *angl. : poisoning, food-poisoning*
Trouble provoqué par l'action de substances toxiques dans l'organisme : aliments avariés (intoxication alimentaire), alcool (éthylisme), stupéfiants (toxicomanie), oxyde de carbone (asphyxie), intoxications industrielles et parfois maladies professionnelles dues, par exemple, au brome (bromisme) ou au plomb (saturnisme), etc.
SYN. empoisonnement

intra-artériel, adj. / *angl. : intraarterial*
Qui est situé ou qui pénètre à l'intérieur d'une artère.
ABRÉV. I.A.

intra-articulaire, adj. / *angl. : intraarticular*
Qui est situé ou qui pénètre dans l'espace articulaire.

intracardiaque, adj. / *angl. : intracardiac*
Qui concerne l'intérieur du cœur.

intradermique, adj. / *angl. : intradermal, intracutaneous*
Qui est situé dans le derme.
ABRÉV. I.D.

intradermo-réaction, n. f. / *angl. : intradermal reaction*
Injection intradermique d'un produit pour lequel on veut mesurer le degré de sensibilité de l'organisme.
La plus connue est l'intradermo-réaction à la tuberculine permettant une mesure de l'immunité à l'égard de la tuberculose.
ABRÉV. I.D.R.

intramusculaire, adj. / *angl. : intramuscular*
Qui se situe dans un muscle.
ABRÉV. I.M.

intrarachidien, adj. / *angl. : intrarachidian*
Qui se situe ou qui s'effectue dans le canal rachidien (canal formé par les trous vertébraux superposés).

intra-utérin, adj. / *angl. : intrauterine*
Qui est situé dans la cavité utérine.

intravasculaire, adj. / *angl. : intravascular*
Qui est situé à l'intérieur d'un vaisseau (artère, capillaire ou veine).

intraveineux, adj. / *angl. : intravenous*
Qui se situe ou qui pénètre dans une veine.
ABRÉV. I.V.

intraventriculaire, adj. / *angl. : intraventricular*
Qui se situe dans un ventricule (cardiaque ou cérébral).

intrinsèque, adj. / *angl. : intrinsic*
Qui appartient à l'objet lui-même, indépendamment des facteurs extérieurs.
SYN. essentiel.
CONTRAIRE extrinsèque.

introjection, n. f.
Processus par lequel le sujet intègre à son Moi tout ce qui le satisfait dans le monde extérieur.

invagination, n. f. / *angl. : intussusception*
Retournement en doigt de gant d'une concavité (invagination de la blastula) ou d'un tube (invagination intestinale).

invalide, n. m. ou adj. / *angl. : disabled, invalid*
Infirme, qui n'est pas en état d'avoir une vie active.
SYN. infirme, impotent

invalidité, n. f. / *angl. : disability*
État d'une personne infirme ou impotente.
SYN. incapacité

invasion, n. f. / *angl. : invasion*
Envahissement de l'organisme par un germe pathogène : période qui part de l'inoculation jusqu'aux premiers signes cliniques.

investigation, n. f. / *angl. : investigation*
Recherche suivie et systématisée.

iris, n. m. / *angl. : iris*
Muscle annulaire de l'œil.

L'iris sépare les chambres antérieure et postérieure de l'œil entre lesquelles il sert de diaphragme. Il règle l'entrée de la lumière dans l'œil par la modification de ses dimensions autour de son orifice central, la pupille (pupille rétrécie ou myosis, pupille élargie ou mydriase). Pigmenté, l'iris donne à l'œil sa couleur.

I.R.M., sig.
ABRÉV. de imagerie par résonance magnétique

irritabilité, n. f. / *angl. : irritability*

1- Propriété des tissus qui leur permet de réagir à une stimulation.

2- État de réactivité d'une personne, et propension à l'emportement.

irritation, n. f. / *angl. : irritation*

1- État d'une personne en colère.

2- Légère inflammation d'un tissu.

ischémie, n. f. / *angl. : ischaemia*
Arrêt ou insuffisance de la circulation locale dans un tissu ou dans un organe ne permettant plus la vie cellulaire.

L'ischémie cardiaque est une manifestation de l'infarctus du myocarde. L'escarre ou la gangrène sont des manifestations d'ischémie.
SYN. lésion, nécrose

ischion, n. m. / *angl. : ischium*
Partie postéro-inférieure de l'os coxal (celle sur laquelle on s'assoit).
SYN. ischium

isolement, n. m. / *angl. : loneless, isolation*
Séparation ou mise à l'écart sur le plan physique ou psychique.

isolement protecteur
Situation dans laquelle on isole un patient des autres personnes, soit pour le protéger lorsque ses défenses immunitaires sont faibles (malade sous chimiothérapie anticancéreuse, ou patient atteint d'une déficience immunitaire : « enfant-bulle »), soit pour protéger les autres personnes des germes contagieux dont il est porteur (par exemple, lors d'une tuberculose pulmonaire).

Dans un cas comme dans l'autre, la porte de la chambre est un sas d'accès, le lieu de rupture des chaînes de contamination, de l'habillage protecteur, du lavage

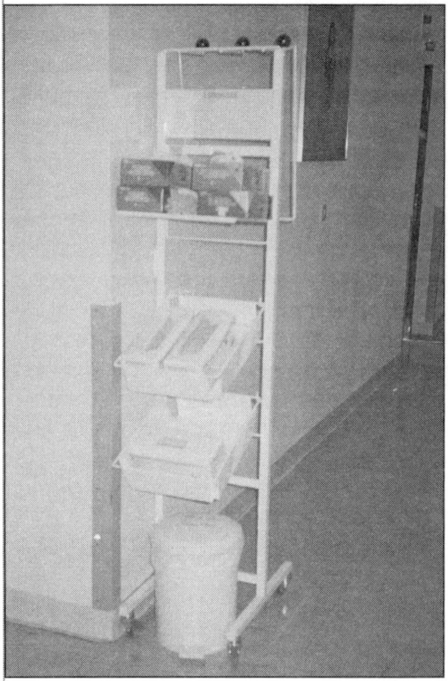

Set pour isolement.

répété de mains, etc. L'isolement a pour objet non seulement la non-contamination qui implique l'apport de matériel décontaminé, et l'enlèvement des matériels souillés et des poubelles par des circuits spéciaux d'élimination. L'infirmière est le professionnel de santé responsable du respect des consignes et du bien-être de la personne en isolement.

isolement social
Solitude.

Ce sentiment très pénible à vivre se rencontre fréquemment chez les malades et les personnes âgées ; l'infirmière doit en faire le diagnostic et y remédier.

isotonique, adj. / *angl. : isotoning*
Se dit d'une première solution qui, ayant la même concentration moléculaire qu'une seconde solution, a la même pression osmotique que celle-ci. En termes médicaux, cette seconde solution est le plasma sanguin.

isotope, n. m. / *angl. : isotope*
Chacun des différents types de noyaux atomiques d'un même élément, différant par leur nombre de neutrons mais ayant le même nombre de protons et d'électrons, et possédant donc les mêmes propriétés chimiques.

I.V., sig.
ABRÉV. de intraveineux

I.V.G., sig.
ABRÉV. de insuffisance ventriculaire gauche et ABRÉV. de interruption volontaire de grossesse

ivoire, n. m. / *angl. : ivory*
Matière dure constituant les dents, et recouverte par l'émail.
SYN. dentine

ivresse, n. f. / *angl. : drunkenness, intoxication*
État d'une personne souffrant d'intoxication alcoolique, et qui se manifeste par des perturbations de l'adaptation nerveuse et de la coordination.
SYN. ébriété

ivresse des profondeurs
Grave accident de plongée créant une sensation d'ébriété.

J

jalousie, n. f. / *angl. : envy, jealousy*
Sentiment d'inquiétude qu'inspire à certains un désir de possession accompagné de la crainte de l'infidélité de l'être aimé.

La jalousie peut devenir pathologique dans certaines maladies mentales.

jambe, n. f. / *angl. : leg*
Segment du membre inférieur situé entre le genou et la cheville.
ADJECTIF ASSOCIÉ sural

jardin d'enfants, n. m. / *angl. : kindergarten*
Lieu d'accueil pour les enfants d'âge préscolaire, pour la journée ou pour quelques heures.

Des activités adaptées à leur âge et à leurs centres d'intérêt socialisent les enfants et les préparent à l'école. En cas d'hospitalisation, le jardin d'enfants leur offre des activités ludiques et d'apprentissage, en dehors des moments de soins, ce qui a une grande importance au regard de leur équilibre psychique et émotionnel.

jaunisse, n. f. / *angl. : jaundice, icterus*
Coloration jaunâtre des téguments (peau, muqueuses, conjonctives) ainsi que des urines, due à une imprégnation par la bilirubine, et qui caractérise une maladie hépatique avec rétention des sels biliaires.
SYN. ictère

Javel (eau de) / *angl. : bleach*
Solution d'hypochlorite de sodium.

L'eau de Javel est un décontaminant de surface et un antiseptique de l'eau ; elle est efficace contre le bacille de Koch ou le virus V.I.H. ou de nombreux autres micro-organismes.

javellisation, n. f. / *angl. : javellization*
Désinfection ou aseptisation de l'eau à l'aide d'eau de Javel.

jéjunum, n. m. / *angl. : jejunum*
Premier segment de l'intestin grêle ; il suit le duodénum et précède l'iléon.

Dans le jéjunum se font des opérations importantes de la digestion : d'une part, le jéjunum est très riche en enzymes ; d'autre part, il est le siège d'une partie de l'assimilation.

jeu, n. m. / *angl. : play*
Activité physique ou mentale purement gratuite dont le but est le plaisir.

Le jeu est le support de toutes les acquisitions psychomotrices, intellectuelles et affectives de l'enfant. De plus, le jeu possède des règles qui en font un apprentissage social.

jeu de rôle / *angl. : role play*
Mise en scène d'une mini-situation, dans un lieu et un temps donnés, afin de trouver des alternatives aux décisions, d'observer, de s'approprier un rôle social, de se faire une meilleure idée de soi et de ses désirs. Au cours du jeu, les participants laissent paraître leurs réactions, sans danger pour eux-mêmes ni pour les autres. Après le jeu, les participants doivent être « dérôlés » et la situation explicitée pour devenir réellement utile. Inventé par J.L. Moreno à partir de 1920, le jeu de rôle peut être utilisé dans un but pédagogique ou thérapeutique.

jeun (à), loc. adv.
Situation d'une personne qui s'abstient de toute alimentation.

jeûne, n. m. / *angl. : fast*
Abstention de toute alimentation et de toute boisson, ainsi que de bonbons, de chewing-gums, et de tabac.

Le jeûne est prescrit pendant les huit heures préopératoires pour éviter d'éventuels vomissements sur la table d'opération, qui peuvent entraîner des fausses routes.

Pour l'infirmière, la vérification du jeûne et la transmission de sa prescription à toute l'équipe soignante sont capitales pour le bon déroulement de l'hospitalisation et pour la sécurité du patient opéré : le vomissement dans les bronches (syndrome de Mendelson ou pneumopathie par inhalation) peut être mortel.

Chez le jeune enfant, le risque de déshydratation entraîne à raccourcir la durée du jeûne ou à hydrater l'enfant pendant cette période.

jeune, n. m. / *angl. : youngster, youth*
Personne peu mature, ou dont l'âge est peu avancé.

Ce terme est souvent utilisé pour « adolescent », ce qui implique toutes les caractéristiques psychologiques et sociales des comportements adolescents.

joue, n. f. / *angl. : cheek*
Face latérale du visage.

Lors des infections de la bouche et chez les personnes immunodéprimées, la face interne des joues doit être soigneusement nettoyée par des bains de bouche.

journée, n. f. / *angl. : daytime*
Temps passé entre deux levers du soleil.

journée d'hospitalisation / *angl. : hospital day*
Temps de présence d'un patient dans un lit pendant une journée.

On peut ainsi calculer le taux de remplissage des lits ; cette notion est utilisée en gestion hospitalière pour définir le coût moyen d'une journée d'hospitalisation pour un patient.

jugulaire, n. f. / *angl. : jugular*
Qui appartient à la gorge.

Se dit des veines internes et externes droites et gauches, satellites des artères carotides, qui drainent le sang de l'ensemble de l'encéphale et de la face vers le cœur.

jumeau, n. m. ou adj. / *angl. : twin*

1- Chacun des deux enfants nés d'un même accouchement, qu'ils soient issus d'un même œuf (homozygotes ou vrais jumeaux, obligatoirement de même sexe, avec des caractéristiques génétiques semblables) ou non (dizygotes ou faux jumeaux).

NOM FÉMININ ASSOCIÉ jumelle

2- Se dit des muscles qui vont par paire (muscles du mollet, par exemple).

juxta-articulaire, adj.
Qui est placé juste à côté de l'articulation.

K, symbole
Symbole chimique du potassium.

kaliémie, n. f. / *angl. : kaliemia*
Taux de potassium dans le sang; valeur normale : 3,5 à 4,5 mmol/L.

Le potassium est surtout présent dans les cellules; il est par ailleurs éliminé par les urines (tube distal). Le prélèvement veineux pour le dosage de la kaliémie est effectué sans garrot pour éviter que l'hémolyse ne libère du potassium dans la circulation sanguine (en dehors des cellules lésées) et ne fausse les résultats de la mesure. Les infirmières doivent faire preuve d'une très grande vigilance concernant l'utilisation de ce produit : le potassium n'est jamais injecté par voie directe I.V. (risque de tachycardie ventriculaire mortelle) ni par voie I.M. (risque d'escarre chimique résistant aux traitements), mais uniquement en perfusion diluée.

Le taux de kaliémie peut baisser en particulier lorsqu'un patient est sous diurétique qui provoque la fuite du potassium; il peut s'élever chez une personne atteinte d'une insuffisance rénale.

La baisse et l'élévation du taux de kaliémie sont à l'origine de troubles du rythme cardiaque.

kaliémie (hyper)
Excès pathologique de potassium dans le sang entraînant une tachycardie ventriculaire avec risque de mort imminente par fibrillation ventriculaire.

L'hyperkaliémie est traitée par des chélateurs, absorbeurs de potassium (Kayexalate®).

kaliémie (hypo)
Insuffissance pathologique de potassium dans le sang entraînant extrasystole, malaise, survenue de crampes musculaires, etc.

L'hypokaliémie est traitée par un apport en potassium médicamenteux ou alimentaire (pamplemousse, chou, tomate, banane, chocolat...).

kératine, n. f. / *angl. : keratin*
Protéine présente dans les phanères (la peau et ses annexes).

kinésithérapie, n. f. / *angl. : physiotherapy, kinesitherapy*
Pratique à visée thérapeutique utilisant les mouvements volontaires ou passifs, les massages et toutes les aides mécaniques nécessaires pour conserver une musculature, éviter l'ankylose, et retrouver des capacités motrices.

La kinésithérapie aide à la rééducation des muscles des membres en traumatologie, à la rééducation des voies respiratoires en cas de bronchiolite ou d'insuffisances respiratoires, ou à la rééducation des sphincters en cas d'incontinence fonctionnelle.

L

labile, adj. / *angl.: delicate, labile*
Fragile, qui s'élimine ou qui se détériore facilement.
Se dit par exemple des produits sanguins labiles (sang total, plaquettes, etc.).

lactation, n. f. / *angl.: lactation*
Sécrétion et écoulement du lait sous l'effet de la prolactine, pendant la période qui suit l'accouchement et qui est très variable d'une maman à l'autre.
À la fin de la grossesse, le sein sécrète du colostrum, production extrêmement riche en anticorps et bénéfique pour l'enfant, pour l'aider à lutter contre les infections, dès sa naissance.
La première montée laiteuse correspond au 3e ou 4e jour après l'accouchement: elle s'accompagne d'une fébricule et d'une tension locale des seins.
De durée variable, la lactation elle-même est entretenue par la succion, et diminue ou s'arrête en fonction du volume ou de la fréquence des tétées.

lactose, n. m. / *angl.: lactose*
Sucre du lait, plus digeste que le sucre classique (saccharose).
Le lactose peut être l'objet d'intolérance par immaturité des entérocytes (cellules intestinales), en particulier chez les nouveau-nés et les prématurés.

lait, n. m. / *angl.: milk*
Liquide nutritif produit par la glande mammaire des mammifères.
Sa conservation est limitée; il est donc pasteurisé ou stérilisé et le plus souvent traité pour longue conservation. Le lait peut être entier (riche en graisses), écrémé ou demi-écrémé.

lait de femme
Lait provenant de femmes donneuses, préparé et conditionné dans un lactarium et destiné à des enfants pour lesquels un lait adapté est nécessaire (les prématurés, par exemple).

lait maternel / *angl.: mother's milk*
Aliment liquide sécrété par les glandes mammaires de la maman.
C'est l'aliment le plus adapté aux besoins du nourrisson et à ses capacités digestives. L'allaitement est un moment privilégié d'échanges entre la mère et son enfant.

lait maternisé / *angl.: powdered milk, formula*
Lait déshydraté dont la composition se rapproche de celle du lait maternel.
Il est préparé avec du lait de vache, rééquilibré en sucres et en graisses. Au moment du repas, le lait est reconstitué dans un biberon préalablement stérilisé.

lait de vache (intolérance aux protéines du)
Allergie de certains enfants aux protéines du lait de vache.
On doit alors nourrir ces enfants avec du lait maternisé traité à partir du lait de chèvre ou d'ânesse.

lame, n. f. / *angl.: blade*

1- Partie tranchante, plate et dure d'un outil, tel la lame de rasoir ou le bistouri.

2- Caoutchouc ondulé, posé par le chirurgien au fond d'une plaie opératoire et s'extériorisant par une contre-incision. Le rôle de cette lame est de drainer les sécrétions locales par exemple pour drainer un abcès.

lancette, n. f. / *angl. : lancet*
Lame plate et acérée utilisée pour pratiquer de petites incisions, et pour effectuer des vaccinations (équivalent du vaccinostyle) ou des microprélèvements.

lancinant, adj. / *angl. : shooting*
Se dit d'une douleur ressentie de façon aiguë et répétitive (douleur provoquée par un abcès, par exemple).

langage, n. m. / *angl. : language*
Système oral ou gestuel organisé, permettant de communiquer, d'exprimer sa pensée, ses émotions ou sa volonté.

Le langage peut être parlé, écrit ou non verbal (gestes, mimiques, postures, etc.).

Pour l'infirmière, le langage est un outil de travail, tant pour se faire comprendre du patient que pour saisir ses besoins et ses attentes.

lange, n. m.
Carré de tissu en coton ou en lainage qui servait jusque dans les années 1960 à emmailloter le nouveau-né de la taille aux pieds.

langue, n. f. / *angl. : tongue, language*

1- Organe charnu et mobile, situé dans la bouche.

La langue est l'organe du goût et participe à la déglutition et à la phonation.

2- Système d'expression propre à une communauté d'individus.

langueur, n. f. / *angl. : languidness*
État d'une personne qui perd graduellement ses forces.

Il faut différencier l'apathie (manque d'énergie et inactivité) de l'asthénie (fatigue extrême).

lanugo, n. m. / *angl. : lanugo*
Duvet qui recouvre le corps du fœtus et subsiste à la naissance.

laparotomie, n. f. / *angl. : laparotomy, abdominal incision*
Incision chirurgicale de la paroi abdominale (peau, muscles et péritoine).

laparotomie exploratrice
Laparotomie réalisée lorsque le chirurgien souhaite observer l'état des différents organes, sans y « toucher ».

larme, n. f. / *angl. : tear*
Liquide limpide et salé, sécrété par les glandes lacrymales, baignant physiologiquement l'œil et la face interne des paupières. La sécrétion est accrue lorsqu'elle est causée par une irritation locale ou sous l'effet d'une émotion.

larynx, n. m. / *angl. : larynx*
Conduit aérien situé à la partie moyenne du cou.

Le larynx possède son propre squelette : quatre cartilages aryténoïdes latéraux et trois cartilages médians (épiglotte, cartilages cricoïde et thyroïde). La saillie du cartilage thyroïde est visible chez l'homme : c'est la pomme d'Adam. Les cordes vocales se situent dans le larynx qui, de ce fait, est le principal organe de la phonation.

latence, n. f. / *angl. : latency*
État de ce qui est caché.

latence (période de)
Période que vit l'enfant après 5 ans et avant la puberté (de la fin de la phase œdipienne à la puberté) : sa sexualité est en attente. Cette période de latence permet à l'enfant un développement du Moi

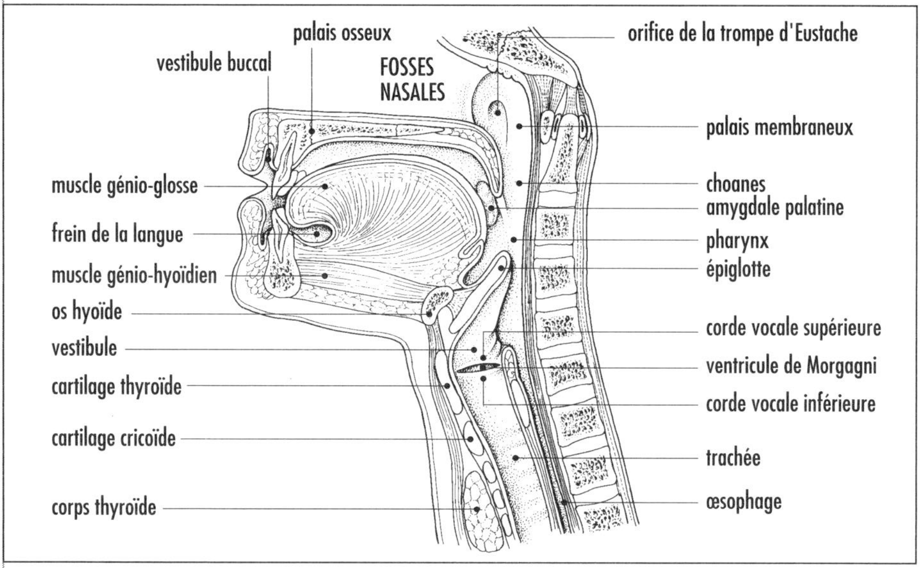

Coupe sagittale et médiane du larynx de la cavité buccale.

et de sa capacité de décentration : il n'est plus centré uniquement sur lui-même et sur ses parents, il s'intéresse aux autres.

laudanum, n. m. / *angl. : laudanum, wine of opium*
Médicament liquide à base d'opium, autrefois très utilisé sous forme de gouttes pour ses effets soporifiques.

Le laudanum était aussi consommé par les toxicomanes.

lavabo, n. m. / *angl. : washbasin*
Appareil sanitaire avec cuvette et circulation d'eau qui permet de se laver.

Actuellement, on peut trouver des lavabos à hauteur variable, ce qui permet de les adapter à une personne debout ou assise (fauteuil) ; un patient fatigué peut alors se laver confortablement.

lavage, n. m. / *angl. : washing*
Action de nettoyer et de rendre propre.

lavage des mains / *angl. : hand wash*
Geste premier des soignants, il leur permet d'éviter de disséminer des germes, et de prévenir les infections nosocomiales.

1- Lavage des mains simple ou hygiénique : il a pour but de réduire la flore transitoire ; il est réalisé avant et après chaque soin donné au patient (repas, toilette, etc.), et avant et après avoir écrit ou téléphoné, donné des médicaments, manipulé des objets souillés ou ramassé quelque chose à terre. Il faut utiliser un savon doux et liquide.

La technique du lavage des mains simple exige un premier temps de mouillage des mains, des poignets et des avant-bras ; l'ouverture du robinet avec le coude (par exemple) est de loin préférable à l'utilisation de la main, mais il existe aussi des robinets à démarrage automatique. Puis suit le savonnage qui doit durer une minute et privilégier les espaces interdigitaux, le bord cubital de la main et le poignet. Le rinçage lui succède : l'eau doit s'écouler dans le sens « du bout des doigts vers le coude ». L'essuyage vient enfin ; il est réalisé avec des essuie-mains à usage unique et doit suivre le même sens que le rinçage sans retour en arrière afin de ne pas ramener vers les doigts les germes encore présents aux environs du coude. Le dernier essuie-mains peut servir à fermer l'arrivée d'eau.

2- Lavage des mains aseptique : il supprime la flore transitoire et diminue la flore résidente ; il est réalisé avant et après tout soin aseptique donné au patient. Il nécessite l'utilisation d'un savon antiseptique.

3- Lavage des mains chirurgical : il permet d'éliminer la flore transitoire et de réduire la flore résidente même dans les couches profondes de la peau ; il est utilisé avant les gestes chirurgicaux et les examens invasifs. Il nécessite l'utilisation d'un savon antiseptique, comme pour le lavage aseptique, mais il dure plus longtemps (10 minutes) et est accompagné d'un brossage insistant sur les ongles.

lavage gastrique (ou lavage d'estomac) / *angl. : gastric lavage*
Action permettant de débarrasser l'estomac des produits toxiques qu'il contient.

Le lavage d'estomac se fait sur prescription médicale, chez une personne qui n'est pas susceptible de faire une fausse route, et qui est consciente.

On utilise du sérum physiologique tiédi qui pénètre dans l'estomac par une sonde, puis ce liquide ressort par la même voie, chargé des produits présents dans l'estomac (qui sont envoyés au laboratoire pour analyse) ; on répète l'opération jusqu'à ce que le liquide de sortie soit parfaitement clair.

lavage de vessie / *angl. : bladder lavage*
Action permettant d'éliminer du contenu vésical du sang ou des bactéries.

C'est un acte aseptique qui se fait sur prescription médicale.

Après pose d'une sonde vésicale stérile, on introduit du sérum physiologique stérile éventuellement accompagné de produits médicamenteux, en prenant des précautions d'asepsie maximales ; puis on laisse s'écouler le liquide. Cette opération est répétée jusqu'à épuisement du volume prescrit. On peut éventuellement laisser du produit en place à la fin du lavage (instillation vésicale). Il est également possible de faire un lavage continu à débit réglé pour empêcher la formation de caillot après une prostatectomie.

lavement, n. m. / *angl. : enema*
Injection de liquide dans le côlon.

lavement baryté / *angl. : barium enema*
Introduction de solution barytée dans le côlon, sous contrôle radiographique, afin de réaliser l'opacification de celui-ci.

lavement évacuateur / *angl. : laxative enema*
Action d'éliminer par un « lavage » les matières fécales contenues dans le rectum et le côlon en instillant par voie rétrograde de l'eau (éventuellement additionnée de produits médicamenteux laxatifs) pour entraîner ces matières : c'est un soin sur prescription médicale (article 6 du décret du 11 février 2002 relatif aux actes professionnels et à l'exercice de la profession d'infirmier).

Autrefois, cette opération se réalisait à l'aide d'un clystère, puis est apparu le bock. Actuellement, on trouve du matériel à usage unique, plus facile à manipuler et surtout plus hygiénique.

Un réservoir (ou bock), rempli d'eau à 37 °C à laquelle sont ajoutés les autres produits prescrits, est relié à un tuyau et à une sonde. Cette sonde est positionnée dans le rectum du patient installé sur le côté gauche (pour respecter l'anatomie du rectum). Le bock est tenu au-dessus du plan du corps afin de permettre au liquide de pénétrer dans le rectum sous l'effet de la pression.

Le fait de poser une sonde rectale (toujours un peu large pour avoir un bon débit) dans un sphincter pose le problème de l'intimité des soins.

La notion psychologique de « propre et de sale » relègue ce soin vers les « basses besognes » peu agréables et, pour les soignantes, vers les catégories professionnelles les moins formées. Or, compte tenu des risques encourus (poussée trop forte sur les parois intestinales, par exemple) et de son aspect psychologique (viol de l'intimité), il ne doit être fait que sur prescription et il est officiellement à la charge de l'infirmière et non de l'aide-soignante.

laxatif, n. m. ou adj. / *angl. : laxative*
Qui facilite l'évacuation des selles.
SYN. purgatif

L.C.R., sig. / *angl. : C.S.F.*
ABRÉV. de liquide céphalo-rachidien

légal, adj. / *angl. : legal, lawful*
Qui est conforme à la loi.

législation, n. f. / *angl. : legislation, laws*
Ensemble des lois d'un pays concernant un domaine spécifique.

La législation concernant l'exercice professionnel infirmier est capitale (la loi n° 78-615 du 31 mai 1978, et le décret du 11 février 2002 en sont les fondements).

La législation concernant l'hospitalisation sous contrainte en psychiatrie (loi n° 90-527 du 27 juin 1990) est importante, et la réglementation concernant les produits pharmaceutiques, leur délivrance et leur administration est particulièrement rigoureuse en ce qui concerne les produits stupéfiants.

lente, n. f. / *angl. : nit*
Œuf du pou qui adhère aux cheveux.

La lente est sensible aux mêmes antiparasitaires que le pou mais nécessite d'être enlevée du cheveu à l'aide d'un peigne très fin.
Dispositif en verre ou en matière souple que l'on place devant l'iris, et dont les surfaces courbes modifient la convergence de la lumière et les images.

La lentille peut équilibrer les défauts de l'œil (myopie, hypermétropie, astigmatisme en particulier). Les lentilles doivent être humidifiées chaque jour avant d'être mises en place, et nettoyées avec un produit neutre.
SYN. verre de contact

lésion, n. f. / *angl. : lesion*
Modification anatomique et histologique d'un organe ou d'un tissu, éventuellement accompagnée d'une douleur (lésion due à l'infarctus du myocarde, par exemple).

Les lésions le plus fréquemment observées par les infirmières sont les lésions cutanées, et tout spécialement les escarres.

létal ou **léthal**, adj. / *angl. : lethal*
Qui entraîne la mort.

létale (dose) / *angl. : lethal dose*
Quantité absorbée par l'organisme d'un produit ou d'un rayonnement, capable d'entraîner la mort.

leucocyte, n. m. / *angl. : leukocyte*
Élément figuré du sang : monocyte, lymphocyte, et polynucléaires neutrophile, éosinophile ou basophile.

Les globules blancs participent à la défense immunitaire de l'organisme.
SYN. globule blanc, granulocyte

leucopénie, n. f. / *angl. : leucopenia*
Diminution du nombre de globules blancs dans le sang.

lever, n. m. / *angl. : getting up*
Action de sortir du lit.

lever du patient et aide à la marche ne faisant pas appel aux techniques de rééducation
Soin du rôle propre de l'infirmière (cité dans le décret du 11 février 2002 relatif aux actes professionnels et à l'exercice de la profession d'infirmier) qui permet d'assurer au patient un retour à l'autonomie dans la sécurité.

lever précoce
Technique de prévention des troubles du décubitus (en particulier des risques de phlébite des membres inférieurs) que l'on utilise par exemple chez un patient qui vient d'être opéré.

Il faut faire lever le malade dans les meilleurs délais afin que l'alitement ait une durée réduite au minimum.

lever (premier)
Technique destinée à aider le patient qui se lève pour la première fois, après un certain temps d'alitement.

Il est indispensable de procéder progressivement et par étapes : relever l'hémicorps supérieur, asseoir le patient au bord du lit avec les jambes pendantes, l'aider à se mettre debout, puis l'asseoir dans un fauteuil. Deux soignantes sont nécessaires pour maintenir le patient ; pendant ce temps, il faut surveiller attentivement son teint et ses réactions et, à chaque étape, noter son pouls et sa pression artérielle.

En général, le premier lever ne dure que quelques minutes : il est plus profitable pour le patient de le lever plusieurs fois par jour pendant très peu de temps plutôt que de le lever une seule fois, et longtemps.

lèvre, n. f. / *angl. : lip*

1- Muscle annulaire bordant la bouche : la lèvre supérieure et la lèvre inférieure se rejoignent aux commissures.

2- Rebords de la vulve (petites lèvres à l'intérieur et grandes lèvres à l'extérieur).

3- Rebord charnu d'une plaie.

lèvres crevassées / *angl. : craked lips*
Lèvres sèches et qui se craquellent : c'est un signe important de déshydratation.

lèvres cyanosées / *angl. : blue lips*
Lèvres (mais aussi lobes des oreilles et extrémités des doigts sous les ongles) qui sont bleutées : c'est un signe important de mauvaise oxygénation.

levure, n. f. / *angl. : yeast*

Champignon microscopique, pathogène ou non, se reproduisant par bourgeonnement.

Les principales levures pathogènes pour l'homme sont *Candida albicans* responsable du muguet des enfants et des candidoses génitales, et *Cryptococcus neoformans*.

Certaines levures sont utilisées en thérapeutique (pour reconstituer la flore intestinale par exemple, comme les levures contenues dans les yaourts).

libido, n. f. / *angl. : libido*

Énergie tendue vers la recherche du plaisir.

En psychanalyse, la libido est considérée comme l'énergie psychique qui soutient les pulsions de vie.

licenciement, n. m. / *angl. : redundancy*

Action de priver une personne de son emploi.

Les personnes licenciées sont souvent déstabilisées, et perdent alors confiance en elles ; à cette occasion, elles peuvent nécessiter davantage de soins.

ligament, n. m. / *angl. : ligament*

Bande de tissu conjonctif fibreux et très résistant qui attache les muscles ou les organes aux structures fixes (os, par exemple).

ligature, n. f. / *angl. : ligature, ligation*
Opération qui consiste à serrer un fil autour d'un organe, d'un vaisseau, etc., ou à rapprocher les berges d'une plaie.

lignée, n. f. / *angl. : line*
Ensemble des descendants.

lignée sanguine
Ensemble des descendants d'une cellule mère ou cellule souche, capables de se différencier : lignée granulocytaire qui produit les globules blancs, lignée érythrocytaire qui produit les globules rouges, lignée thrombocytaire qui produit les plaquettes ou thrombocytes.

linge, n. m. / *angl. : linen*
Terme générique désignant les produits textiles utilisés dans un service de soins, et nécessaires au patient : draps, alèses, taies d'oreillers, gants, serviettes de toilette, etc.

linge sale / *angl. : dirty linen*
Linge dont le transport est un souci d'hygiène hospitalière puisque la contamination ne doit pas pouvoir se faire : les circuits du linge doivent respecter cet impératif.

linge stérile
Linge qui a suivi, après nettoyage, le circuit supplémentaire de la stérilisation (sous enveloppe ouverte au moment de l'utilisation).
L'utilisation de linge stérile est indispensable dans un bloc opératoire, dans une chambre d'isolement ou dans un service d'immunodéprimés.

liniment, n. m. / *angl. : liniment*
Médicament onctueux à base d'huiles, utilisé pour enduire et frictionner la peau.

lipide, n. m. / *angl. : lipid*
Corps gras.

liposoluble, adj. / *angl. : liposoluble*
Se dit d'un corps soluble dans les corps gras (les vitamines A, D, E et K par exemple).

lipothymie, n. f. / *angl. : lypothymia*
État de malaise (sueurs, nausées, troubles visuels, faiblesse musculaire).
Une personne en état de lipothymie a la sensation de « perdre connaissance ».

liqueur de Fehling / *angl. : Fehling's solution*
Réactif utilisé pour mettre en évidence le sucre présent dans les urines.

liquide, n. m.
État physique d'un corps chimique « qui coule », comme l'eau.
Les liquides organiques sont nombreux : sang, sueur, urine, lymphe, chyle, liquide céphalo-rachidien, etc.

liquide céphalo-rachidien / *angl. : cerebrospinal fluid*
Liquide présent sous l'arachnoïde (la méninge moyenne), il baigne et irrigue l'ensemble du système nerveux central.
Le L.C.R. est produit par le plexus choroïde situé au niveau des ventricules cérébraux latéraux, et il est résorbé au niveau des espaces sous-arachnoïdiens. Normalement clair (eau de roche), il présente des anomalies en cas de méningite, d'hémorragie méningée, etc. Une hyperpression du liquide céphalo-rachidien dans le crâne ou une dépression dans le rachis font risquer un engagement du tronc cérébral dans le trou occipital, ce qui peut être mortel.
ABRÉV. L.C.R.

lit, n. m. / *angl. : bed*
Meuble sur lequel une personne peut être couchée et/ou dormir ; place réservée (où l'on pourra dormir et se reposer) dans une institution, une résidence, ou un hôpital.

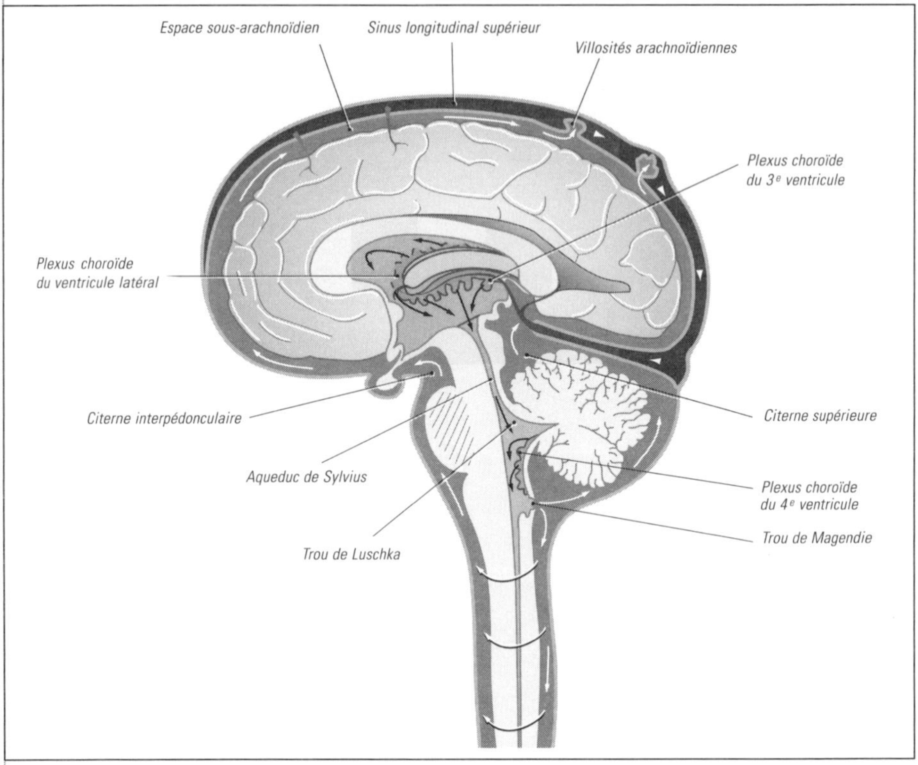

Circulation du liquide céphalo-rachidien.

Le lit est capital au cours d'une hospitalisation : le sommier doit être ferme et souple mais, dans certaines circonstances pathologiques, il sera remplacé par une planche (en orthopédie, pour les fractures du rachis ou du bassin et pour les tractions-suspensions des fractures des membres). Le matelas peut être classique, à air pulsé ou à eau (anti-escarres). Le lit doit être muni d'aménagements particuliers (commande de l'éclairage, sonnette, etc.). Il est souvent modulable en hauteur pour faciliter le confort du patient et la prévention des lombalgies chez les soignantes.

La durée de l'alitement d'une personne hospitalisée est telle que l'on veillera à ce que les draps soient toujours frais et bien tirés : la réfection du lit est un des premiers soins de confort assurés par les soignantes. Trois techniques sont fréquemment utilisées : le lit en long (le patient se tourne d'un côté puis de l'autre), le lit en large (le change de la literie commence à la tête du lit et se poursuit vers le bas), et la technique des trois alèses (qui permet de changer une partie du drap en dérangeant le moins possible le patient).

lit-douche, n. m. / *angl. : shower-bed*
« Lit » spécial aménagé de manière à permettre la toilette d'une personne alitée, dépendante et incapable de se doucher seule.

Sorte de grande cuvette de la taille d'un lit, le lit-douche peut être raccordé à une évacuation d'eau ; sur roulettes, il transporte le patient de la chambre à la salle de bains.

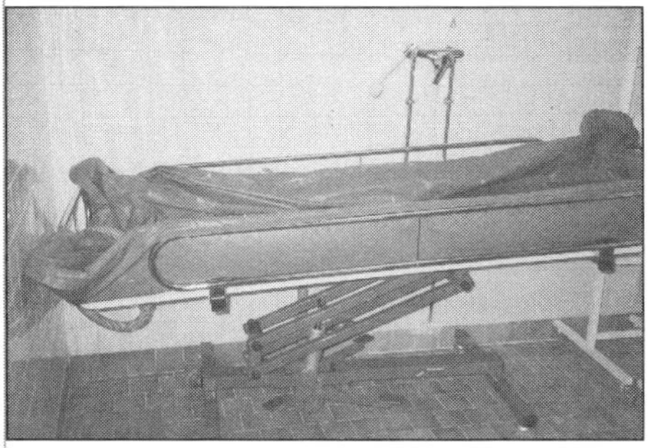

Lit douche.

literie, n. f. / *angl. : bedding*
Terme qui désigne aussi bien le matelas et le sommier d'un lit que l'ensemble des draps, couvertures et oreillers qui le garnissent.

lithiase, n. f. / *angl. : lithiasis, calculous disease*
Formation de calculs.
Les calculs sont composés de minéraux qui se solidifient dans les conduits urinaires (bassinet, uretère, urètre) et hépatiques (canal cholédoque, vésicule biliaire) en particulier. Ils oblitèrent ces conduits en empêchant leur évacuation, ce qui entraîne des douleurs souvent très intenses.

lithotriteur, n. m. / *angl. : lithotrite*
Appareil destiné à détruire des calculs par effet des ultrasons, sans effraction cutanée (ce qui améliore le confort du patient et réduit le temps d'hospitalisation).

livide, adj. / *angl. : livid*
D'une extrême pâleur, blanc bleuâtre.
Cette couleur du teint est significative d'un profond malaise.

lobe, n. m. / *angl. : lobe*
Partie arrondie et saillante d'un organe (lobe du poumon, du foie ou de l'oreille).

lobule, n. m. / *angl. : lobule*
Petit lobe ; unité fonctionnelle d'un organe (lobule hépatique ou pulmonaire).

local, n. m. ou adj. / *angl. : premises, topical, local*

1- Lieu particulier, pièce à usage déterminé.

2- Qui concerne un endroit particulier (du corps) ; voie d'administration des médicaments bien déterminée, qui ne concerne pas l'organisme dans sa totalité (par exemple, anesthésie locale).

lochies, n. f. pl.
Écoulements séro-sanglants provenant de la muqueuse utérine.
Les lochies surviennent après l'accouchement et durent 2 à 4 semaines. Leur disparition indique la fermeture du col utérin et la cicatrisation de la muqueuse utérine.

lombaire, adj. / *angl. : lumbar*
Qui est situé dans la zone des lombes, intermédiaire entre le bas des côtes et les crêtes iliaques (par exemple, vertèbre lombaire).

lombalgie, n. f. / *angl. : lumbar neuralgia*
Douleur lombaire au niveau des racines nerveuses des nerfs vertébraux, le plus souvent liée à la compression d'un nerf par malposition.
La prévention des lombalgies et les pratiques ergonomiques sont capitales pour les soignantes dont le rachis est sévèrement sollicité pendant les soins aux patients, notamment lors de la manutention des malades.

lombostat, n. m.
Corset soutenant la colonne lombaire en cas de lumbago ou de hernie discale, par exemple.

long séjour / *angl. : long-stay*
Mode d'hospitalisation de longue durée en service médicalisé, dont la prise en

charge correspond d'une part à un hébergement (payé par le résident ou sa famille), et d'autre part à des soins (pris en compte par un forfait de la Sécurité sociale compte tenu du coût de ces soins).

lotion, n. f. / *angl. : lotion*
Liquide utilisé en applications cutanées ou pour faire des lavages, à des fins thérapeutiques, sur la peau et sur ses annexes (cheveux, par exemple).

luette, n. f. / *angl. : uvula*
Appendice médian du bord postérieur du voile du palais, qui contribue à la fermeture du pharynx lors de la déglutition.

lumière, n. f. / *angl. : light*

1- Rayonnement visible ou non, qui éclaire et permet la vision.

La lumière est indispensable à l'être humain ; on utilise des cures de photothérapie en traitement des dépressions saisonnières. Par ailleurs, la photothérapie (par lumière blanche ou bleue) permet de dégrader la bilirubine lorsqu'un nouveau-né a un ictère postnatal.

2- Ouverture ou orifice d'un conduit (par exemple, l'œsophage).

lunettes, n. f. pl. / *angl. : glasses*
Verres correcteurs (myopie, hypermétropie, astigmatisme, presbytie, etc.) ou protecteurs (contre le soleil, les rayonnements ou diverses projections), enchâssés dans une monture qui se place devant les yeux, sur le nez, et tient par des branches placées au-dessus des oreilles.

lunettes à oxygène / *angl. : oxygen glasses*
Lunettes qui ont la même forme générale que des lunettes de vue, et qui servent à amener l'oxygène jusqu'aux narines lorsque cela est prescrit (voir oxygénothérapie).

luxation, n. f. / *angl. : luxation, dislocation*
Déplacement ou déboîtement des surfaces articulaires, avec déchirure des ligaments.
Voir entorse

lymphangite, n. f. / *angl. : lymphangitis*
Inflammation douloureuse des vaisseaux lymphatiques.

lymphatique, adj. / *angl. : lymphatic*
Qui est relatif à la lymphe : vaisseaux et ganglions.

lymphatique (drainage)
Méthode de massage visant à évacuer le liquide interstitiel par les vaisseaux lymphatiques, pour redonner du tonus aux tissus.

lymphe, n. f. / *angl. : lymph*
Liquide organique d'une composition proche de celle du plasma sanguin qui circule dans les vaisseaux lymphatiques.

lyoc, n. m.
Produit médicamenteux obtenu par lyophilisation (réduction en poudre d'une solution liquide sublimée), et qui peut être présenté sous forme de comprimés.

Il est absorbé par la bouche et rapidement dissous dans la salive.
SYN. lyophilisat oral

lyophilisat oral, n. m.
Voir lyoc

lyophilisation, n. f. / *angl. : freeze-drying*
Conservation de produits biologiques fragiles par congélation à très basse température, puis dessiccation (dessèchement) sous vide : on obtient une poudre que l'on peut comprimer.

macération, n. f. / *angl. : maceration*

1- Maintien d'un corps dans un liquide ou dans un milieu humide.

La macération est un facteur de risque d'escarres chez les personnes alitées et de mycoses si les plis cutanés ne sont pas séchés. L'infirmière doit assurer des soins d'hygiène attentifs et garder le linge personnel et les draps bien secs pour éviter ce risque.

2- Infusion à froid consistant à faire tremper dans un liquide un corps ou un produit pour en extraire les principes solubles.

mâchoire, n. f. / *angl. : jaw*

Arc osseux de la bouche qui porte les dents.

La mâchoire inférieure se nomme mandibule ; la mâchoire supérieure est appelée maxillaire.

macrobiotique, n. f. ou adj. / *angl. : macrobiotics*

Régime végétarien constitué essentiellement de fruits, de légumes et de céréales cultivés de façon « naturelle ».

macrocyte, n. m. / *angl. : macrocyte*

Globule rouge d'un diamètre supérieur à la moyenne et souvent immature, présent dans certaines formes d'anémies graves.

macula, n. f. / *angl. : macula*

Tache jaune et ovalaire du fond de l'œil, sur la rétine, en dessous et en dehors de la papille optique (zone d'émergence du nerf optique).

La macula est la zone où l'acuité visuelle est maximale.

maigreur, n. f. / *angl. : thinness, leanness*

État d'une personne qui n'a plus aucune réserve en graisse.

Une personne dénutrie peut présenter une atrophie musculaire.

maillot, n. m. / *angl. : tee-shirt*

1- Vêtement porté à même la peau.

2- Technique de traitement par le chaud ou par le froid utilisée pour augmenter ou diminuer la température d'un patient : le vêtement collant en tissu absorbant est humidifié, et les constantes du malade sont surveillées afin d'éviter tout risque de malaise (soin sur prescription, articles 3 et 5 du décret du 11 février 2002 relatif aux actes professionnels et à l'exercice de la profession d'infirmier).

main, n. f. / *angl. : hand*

Extrémité du membre supérieur, munie de cinq doigts dont le premier, le pouce, est opposable aux autres.

Son squelette comprend, du poignet vers l'extrémité des doigts, le carpe, le métacarpe et les phalanges. La face antérieure est la paume, et la face postérieure, le dos. La base des doigts présente des renflements : à la base du pouce, c'est l'éminence thénar, et à la base du petit doigt, l'éminence hypothénar.

La main est l'organe privilégié de la préhension, du toucher et de la caresse.

L'infirmière doit connaître la main préférentielle du patient pour rendre son installation confortable : place de la table de nuit, sur quel bras placer une perfusion, etc.

syndrome de la main d'accoucheur
Attitude particulière de la main observée en cas de tétanie.

Les doigts serrés les uns contre les autres formant un cône : la main ressemble alors à celle de l'accoucheur guidant le fœtus.

maintenance, n. f. / *angl. : maintenance*
Ensemble des opérations d'entretien.

maintenance (soins de)
Ensemble des soins d'hygiène et de confort qui permettent le maintien de l'état du patient à son niveau optimal (articles 3 à 5 du décret du 11 février 2002 relatif aux actes professionnels et à l'exercice de la profession d'infirmier).

maintien, n. m.
Action de préserver un état existant par des moyens appropriés.

maintien à domicile des personnes âgées / *angl. : home care for elderly*
Ensemble des mesures et des moyens permettant à une personne âgée de vivre dans son milieu habituel.

Des professionnels se chargent des soins et des aides indispensables (ménage, maintenance, repas, etc.). La personne âgée bénéficie également d'une aide pour obtenir différentes prises en charge financières.

maintien de la liberté des voies aériennes supérieures
Soin de propreté des orifices respiratoires qui doivent être libres de toute sécrétion, y compris par une aspiration et par une éventuelle humidification de l'air inspiré, afin de permettre au patient d'inspirer sans difficulté la quantité optimale d'oxygène nécessaire à sa survie.

maison de retraite, n. f. / *angl. : old people's home*
Établissement d'accueil des personnes âgées.

maison de retraite médicalisée
Établissement d'accueil des personnes âgées dépendantes, dans lequel le professionnel infirmier se charge des premiers soins requis, la surveillance médicale étant assurée par un médecin attaché à cet établissement ou par le médecin de chaque résident.

maîtrise sphinctérienne, n. f. / *angl. : sphincter's control*
Capacité d'une personne à contrôler elle-même l'ouverture ou la fermeture de ses sphincters.

Au début de la vie, cette maîtrise demande la maturité physiologique du réseau nerveux et une certaine maturité psychique. À la fin de la vie, de nombreuses causes peuvent se conjuguer pour rendre la maîtrise sphinctérienne difficile ou impossible (incontinence).

mal, n. m. ou adj. / *angl. : pain, ache*
Souffrance physique (mal de gorge, mal de ventre, etc.).

mal perforant plantaire
Plaie à tendance chronique du pied qui atteint les personnes porteuses d'un diabète déséquilibré.

malade, n. m. ou adj. / *angl. : ill, sick*
Personne qui présente une altération de son état de santé, tant sur le plan organique que fonctionnel ou psychique.

maladie, n. f. / *angl. : sickness, illness, disease*
Altération de l'état de santé.

La maladie se manifeste par des signes subjectifs et objectifs qui permettent de l'identifier.

Elle peut être définie par sa durée : brève (maladie aiguë), ou durable (maladie chronique) ; elle peut récidiver ou se compliquer et elle peut être désignée par son mode de prise en charge : maladie de longue durée.

maladie contagieuse / *angl. : contagious disease*
Maladie qui peut se transmettre d'une personne à une autre.

maladie génétique
Maladie transmissible d'une génération à l'autre par l'intermédiaire des gènes.

maladie mentale / *angl. : mental illness*
Maladie qui se manifeste par des troubles de la pensée, du comportement et de la vie affective.

maladie nosocomiale
Maladie contractée lors d'un séjour hospitalier.

maladie professionnelle / *angl. : occupational disease*
Maladie due aux conditions de travail et à sa nature.

maladie psychosomatique / *angl. : psychosomatic illness*
Maladie dont les manifestations physiques répondent à un mal-être psychologique.

maladie sexuellement transmissible / *angl. : sexually transmitted disease, venereal disease*
Maladie contractée au cours de relations sexuelles.
ABRÉV. M.S.T.
SYN. maladie vénérienne

malaise, n. m. / *angl. : feeling of sickness, uneasiness*
Sensation pénible, et souvent floue, causée par un trouble physiologique ; sentiment pénible dont on ne peut se défendre.

malentendant, n. m. / *angl. : person who is hard of hearing*
Personne dont l'acuité auditive est déficiente.

malin(igne), adj. / *angl. : malignant*
Qui présente un caractère grave et insidieux, et qui peut provoquer la mort, parfois très rapidement.
CONTRAIRE bénin

malléole, n. f. / *angl. : malleolus*
Tubérosité osseuse située en bas des os de la jambe, au niveau de la cheville : malléole externe pour le péroné et malléole interne pour le tibia.

malnutrition, n. f. / *angl. : malnutrition*
Inadaptation de l'alimentation aux conditions de vie, ou déséquilibre alimentaire.

maltraitance, n. f.
Ensemble des mauvais traitements qui porte atteinte à la vie, à l'intégrité physique, psychique ou sociale, et à la liberté d'une personne, d'un groupe de personnes et qui compromet son développement ou sa sécurité financière.

La maltraitance s'exerce surtout à l'égard des plus faibles et des plus démunis.

malvoyant, n. m.
Personne dont l'acuité visuelle est diminuée.

mamelle, n. f. / *angl. : teat, breast*
Organe glandulaire qui, chez toutes les femelles des mammifères, sécrète le lait après la gestation.
SYN. glande mammaire, sein

mamelon, n. m. / *angl. : nipple*
Éminence centrale du sein où débouchent les canaux galactophores.

Le mamelon est entouré de l'aréole (zone pigmentée au sommet du sein). Sa forme permet au nouveau-né de téter.

mandibule, n. f. / *angl. : mandible*
Arc osseux inférieur de la bouche, appelé aussi mâchoire inférieure.

mandrin, n. m. / *angl. : mandrin*
Pièce cylindrique rigide capable de s'insérer dans le conduit d'un objet (aiguille, trocart, cathéter, canule de trachéotomie, etc.) et qui sert de guide au moment de la mise en place de cet objet.

manipulateur d'électroradiologie, n. m. / *angl. : X-ray technician*
Professionnel de santé qui utilise les rayons X et donc qui effectue des radiographies sur prescription médicale.

Le médecin radiologue se charge de « lire » la radio et en fait le commentaire ; le manipulateur d'électroradiologie n'est pas habilité à le faire.

manomètre, n. m. / *angl. : manometer*
Appareil de mesure de la pression d'un liquide ou d'un gaz contenu dans un espace fermé.

manutention, n. f. / *angl. : handling*
Manipulation ou déplacement d'une personne ou d'un objet.

La manutention des patients nécessite la maîtrise de techniques spécifiques ; elle doit respecter la sécurité, la pudeur, le confort et la pathologie des malades.

marginal, adj. / *angl. : marginal*

1- Se dit d'une personne qui vit à l'écart de la société et qui ne peut ou ne veut pas se soumettre à ses règles.

2- Se dit de ce qui se situe aux bords d'une plaie.

marginalité, n. f. / *angl. : marginality*
Situation d'une personne qui vit à l'écart du groupe social auquel elle est rattachée.

martial, adj.
Qui est relatif au fer (par exemple, carence martiale).

Maslow Abraham, n. pr.
Psychologue américain de la première moitié du XXe siècle, auteur d'une théorie humaniste et holistique selon laquelle chaque individu œuvre en permanence pour développer son potentiel.

Maslow (pyramide de)
Organisation en cinq niveaux des besoins individuels, destinés à corriger les déficiences et tendant à procurer du bien-être.

Les besoins d'un niveau sont généralement satisfaits avant que l'individu ne cherche à satisfaire ceux du niveau immédiatement supérieur.

En bas de la pyramide se trouvent les besoins physiologiques (boire, manger, dormir), puis au niveau 2 les besoins de sécurité physique, économique et physiologique, au niveau 3 les besoins sociaux (appartenir à un groupe, s'informer et donner son avis), au niveau 4 les besoins d'indépendance et d'autonomie, et au niveau 5 les besoins de réalisation de soi.

masque, n. m. / *angl. : mask*
Objet qui dissimule une partie du visage.

masque à oxygène / *angl. : oxygen mask*
Masque qui permet l'arrivée d'oxygène sans déperdition dans les voies aériennes supérieures du patient.

masque protecteur
Masque qui empêche l'air expiré par une personne de transporter des germes dans un espace aseptique (par exemple, le masque du chirurgien en salle d'opération).

massage, n. m. / *angl. : massage*
Acte exercé sur une partie du corps avec les mains ou divers accessoires dans un but thérapeutique (pour mobiliser un membre, par exemple), ou à visée décontracturante.

Le massage relève de la compétence du kinésithérapeute.

massage cardiaque / *angl. : cardiac massage*
Ensemble de mouvements exerçant une pression médiothoracique sur un patient

en arrêt cardio-respiratoire, afin de rétablir la circulation sanguine.

Le massage cardiaque est pratiqué en alternance avec la ventilation du malade (deux massages pour une ventilation) ; pour être efficace, il doit être pratiqué sur un plan dur.

masse moléculaire, n. f.
Masse d'un corps chimique qui correspond à la masse de $6{,}022 \times 10^{23}$ (nombre d'Avogadro) molécules de ce corps ; masse d'une mole.
Voir mole

masseur-kinésithérapeute, n. m. / *angl. : masseur*
Professionnel de santé qui utilise à des fins thérapeutiques le mouvement du corps, la gymnastique et les massages.

mastication, n. f. / *angl. : chewing, mastication*
Action de broyer les aliments à l'aide des dents.

masturbation, n. f. / *angl. : masturbation*
Excitation manuelle des organes génitaux en vue de provoquer du plaisir.

matelas, n. m. / *angl. : mattress*
Pièce de literie, sorte de grand coussin que l'on étend sur le sommier et sur lequel repose une personne alitée.

matelas anti-escarre
Matelas ou surmatelas qui supprime la pression des os sur les tissus mous grâce à une couche d'air (matelas à air, matelas alternating), ou d'eau (matelas à eau), ou de matières diverses (coussin-gel).

matelas-coquille
Coque rigide utilisée pour le transport des accidentés du rachis, qui évite le déplacement des différents segments de la colonne vertébrale et une rupture de la moelle épinière, et qui est adaptée aux formes du corps.

matériel, n. m. / *angl. : material*
Ensemble des objets, instruments et machines nécessaires à un usage précis.

maternage, n. m. / *angl. : mothering*
Ensemble des soins apportés à un nourrisson par sa mère ou par toute personne qui se substitue à elle.

On peut parler de maternage lorsqu'une personne, en particulier un soignant, se comporte maternellement envers un patient.

maternité, n. f. / *angl. : maternity*

1- État d'une femme qui est mère ; sentiment maternel qui l'accompagne ainsi que l'état de droit qui en découle.

2- Service hospitalier ou établissement privé accueillant les femmes qui accouchent.

3- Fait de donner le jour à un enfant.

matité, n. f. / *angl. : dullness, flatness*
État de ce qui est sans éclat et sans transparence, ou qui n'a pas de résonance.

Son dépourvu de résonance obtenu lors de l'examen clinique du médecin, par la percussion d'organes pleins (matité hépatique, matité cardiaque), et en présence d'épanchements ou d'infiltrations pathologiques d'organes normalement sonores (matité d'une pleurésie, d'une pneumonie).
CONTRAIRE tympanisme

matrice, n. f. / *angl. : uterus, womb*
Corps de l'utérus.

mature, adj.
Se dit d'une personne équilibrée, capable de discernement, de pondération, d'objectivité et de réflexion.
CONTRAIRE immature

maxillaire, n. m.
Mâchoire supérieure.

méat, n. m.
Orifice d'un conduit (méat urétral) ou d'un cul-de-sac (méat de la cavité nasale).

mécanisme, n. m.
Mode de fonctionnement assimilable à celui d'une machine.

mécanisme d'adaptation
Ensemble des modes d'harmonisation avec un nouvel environnement.

mécanismes de défense / *angl.* : *defense mechanism*
Ensemble des modes de lutte contre les agressions.

méchage, n. m. / *angl.* : *gauze packing*
Action de placer une mèche dans une cavité afin de la drainer.

Le méchage est un soin sur prescription qui doit être exécuté avec asepsie (article 6 du décret du 11 février 2002 relatif aux actes professionnels et à l'exercice de la profession d'infirmier).

mèche, n. f. / *angl.* : *pack, strip of gauze*
Petite bande de gaze introduite dans une plaie ou dans une fistule pour en assurer le drainage, et qui facilite l'écoulement du pus ou des sérosités, ou assure l'hémostase.

Ce soin doit être exécuté avec des précautions d'asepsie puisque la mèche est une porte d'entrée pour l'infection.

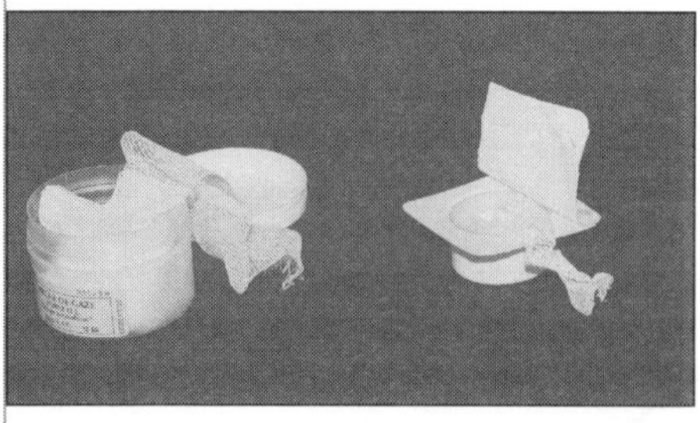

Mèches.

méconium, n. m. / *angl.* : *meconium*
Premières selles du nouveau-né, constituées des déchets enrobés de bile, accumulés par l'intestin pendant la gestation.

Le méconium est une matière brunâtre et pâteuse, dont l'expulsion permet de savoir que l'intestin fonctionne et n'est pas obturé, qu'il n'y a ni dysfonctionnement ni malformation congénitale de cet appareil.

En cas de mucoviscidose, le méconium est souvent collant, ce qui peut entraîner une impossibilité d'expulsion (occlusion).

médecin, n. m. / *angl.* : *doctor, physician*
Professionnel de santé qui, muni des diplômes qui l'y habilitent (doctorat en médecine), exerce la médecine dans les règles de la déontologie.

Le médecin généraliste et les différents médecins spécialistes (O.R.L., gynécologue, neurologue, endocrinologue, néphrologue, etc.) posent des diagnostics à l'aide de l'examen clinique et des examens complémentaires et prescrivent des thérapeutiques.

Le lieu d'exercice du médecin peut varier, ainsi que les caractéristiques de cet exercice : établissement hospitalier pour le médecin hospitalier, ou cabinet privé pour le médecin libéral.

Le médecin peut aussi avoir un rôle de surveillance, d'éducation, de prévention et de conseil : médecin du travail et médecin scolaire, par exemple.

médiastin, n. m.
Région médiane du thorax, située entre les deux poumons.

Le médiastin contient le cœur, les gros vaisseaux, la trachée, l'œsophage, et le passage de vaisseaux lymphatiques.

médiation, n. f. / *angl.* : *mediation*
Entremise ou arbitrage destiné à parvenir à un accord.

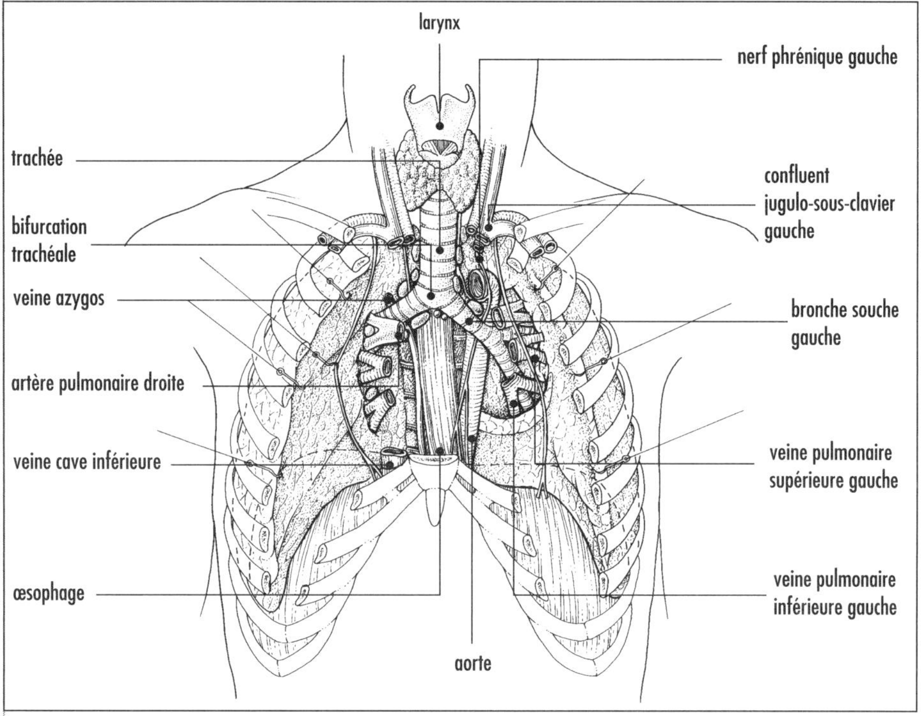

Médiastin postérieur : vue antérieure.

médicament, n. m. / *angl. : drug, medication*
Substance à visée thérapeutique, préventive ou curative.
Les médicaments doivent avoir une efficacité, mais ils peuvent aussi avoir des effets indésirables, parfois même toxiques, dont les patients doivent être informés. En milieu hospitalier, les infirmières administrent les médicaments et détectent leurs effets.

médication, n. f. / *angl. : medication, medical treatment*
Ensemble de substances médicamenteuses répondant à une indication thérapeutique déterminée.

médicinal, adj. / *angl. : medicinal*
Qui a des propriétés curatives.

médullaire, adj. / *angl. : medullary*
Qui forme la partie centrale d'un organe (médullo-surrénale : partie centrale de la glande surrénale).

mégacaryocyte, n. m.
Cellule géante de la moelle osseuse qui, après division cellulaire et maturation, produit les plaquettes du sang.

méiose, n. f. / *angl. : meiosis*
Division cellulaire particulière aux gamètes (l'ovule et le spermatozoïde).

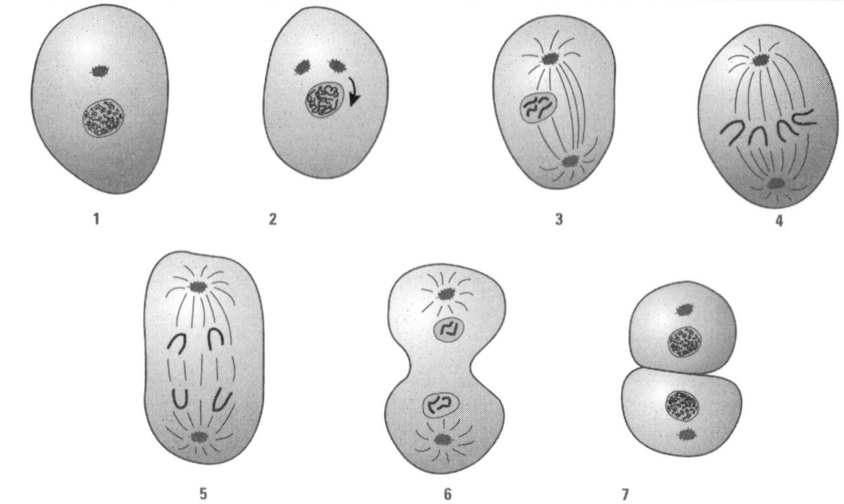

1. Interphase : cellule au repos.

2. Prophase : division du centre cellulaire, formation des chromosomes dans le noyau.

3. Prémétaphase : séparation des centres cellulaires et début de formation du fuseau achromatique. Les chromosomes sont bien formés : nombre N.

4. Métaphase : le fuseau achromatique est formé : les chromosomes sont rangés sur sa plaque équatoriale.

5. Anaphase : migration des chromosomes non divisés vers chaque pôle du fuseau.

6. Télophase : formation des cellules-filles. Chacune possède un nombre de chromosomes égal à N/2.

7. Division achevée : formation des deux gamètes.

Méiose ou mitose réductionnelle.

La méiose est caractérisée par la séparation des deux filaments chromosomiques de la cellule d'origine (diploïde) donnant chacun naissance à une cellule fille comprenant une moitié seulement du matériel génétique (cellule haploïde).
Syn. réduction chromosomique

mélanine, n. f.
Pigment foncé qui donne leur couleur à la peau, à l'iris et aux cheveux.
La mélanine est abondante chez les personnes à peau foncée, et très peu abondante ou absente chez les personnes albinos. Elle peut aussi se rencontrer en grande quantité chez les personnes atteintes de tumeurs cutanées (mélanomes).

membrane, n. f. / *angl. : membrane, diaphragm*
Mince couche enveloppante.
La membrane peut aussi porter le nom spécifique de l'organe qu'elle enveloppe (méninges, péricarde, tympan, amnios, etc.).

membrane cellulaire
Enveloppe de la cellule.

membrane nucléaire
Enveloppe du noyau cellulaire.

membrane séreuse / *angl. : serous membrane*
Enveloppe interne qui tapisse un organe ou une cavité.

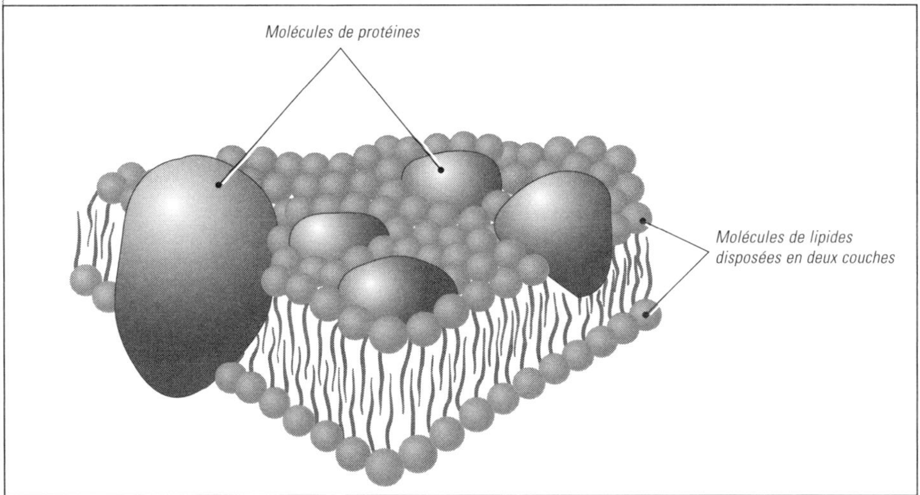

Structure de la membrane cellulaire.

membrane synoviale / *angl. : synovial membrane*
Enveloppe qui tapisse l'intérieur d'une cavité articulaire.

Elle secrète un liquide de glissement qui assure la lubrification.

membre, n. m. / *angl. : limb*
Partie du corps qui s'attache au tronc.

Les membres sont au nombre de quatre : deux membres supérieurs *(angl. : upper limbs)* et deux membres inférieurs *(angl. : lower limbs)*.

mémoire, n. f. / *angl. : memory*
Faculté de conserver le souvenir du passé et de le restituer ; stockage de l'information.

Il existe des types et des registres variés de mémoire : mémoire sensorielle (visuelle, auditive, gustative, etc.), mémoire à court ou à long terme, mémoire spontanée ou volontaire, mémoire implicite ou explicite… et une multiplicité d'approches comportant des différences individuelles importantes.

La mémoire peut diminuer à partir de 50 ans : oublis fréquents liés aux difficultés d'apprentissage qui affectent surtout la mémoire récente, mais ce phénomène peut aussi traduire un désengagement.

Les troubles pathologiques de la mémoire peuvent être le symptôme de certaines démences ou de certaines dépressions ; ils ont un impact important sur les fonctions sociales et professionnelles.

ADJECTIF ASSOCIÉ mnésique

mémoire (ateliers)
Activités thérapeutiques, notamment auprès de personnes âgées ou amnésiques, qui permettent la stimulation de la mémoire.

Ces activités visent à faire connaître le fonctionnement de la mémoire, les mécanismes et les stratégies de la mémorisation, et à dédramatiser la perte de mémoire. Elles comportent un entraînement, une remotivation, et des animations centrées sur la mémoire d'une langue, de la poésie, des souvenirs liés à une odeur, à une musique ou à une activité quotidienne. Les ateliers mémoire ont un impact positif sur les relations d'une personne avec son environnement.

mémoire collective / *angl. : collective memory*
Mémoire qui recense les éléments socioculturels constituant le patrimoine d'un groupe déterminé.

mémoire, n. m.
Ouvrage écrit ; exposé relatant des idées.
En formation infirmière, le mémoire est un travail d'intérêt professionnel, individuel ou collectif, utilisant les méthodes de recherche en sciences humaines ; il est présenté en fin d'études et soutenu devant un jury.

méninges, n. f. pl. / *angl. : meninx*
Membranes qui enveloppent l'axe cérébro-spinal.
Les méninges sont au nombre de trois : la plus extérieure est la dure-mère dans laquelle circulent les grosses formations veineuses, la suivante est l'arachnoïde (séreuse à deux feuillets entre lesquels circule le liquide céphalorachidien), et la plus adhérente aux structures nerveuses est la pie-mère dans laquelle circulent les vaisseaux nourriciers du tissu nerveux.

méningite, n. f. / *angl. : meningitis*
Inflammation aiguë ou chronique des méninges, quelle qu'en soit la cause.

ménisque, n. m. / *angl. : meniscus*
Cartilage intra-articulaire très solide du genou.
Le ménisque est en forme de croissant ; une face adhère à la capsule articulaire et une face allonge la surface articulaire du tibia, ce qui facilite le contact entre les surfaces articulaires fémorale et tibiale.
Le ménisque est parfois lésé au cours d'entorses du genou ou lors de la pratique de sports violents (football ou ski, par exemple).

ménopause, n. f. / *angl. : menopause*
Cessation de l'activité ovarienne de la femme à la fin de sa période de fécondité, qui se situe en général après 50 ans.
La ménopause se manifeste par une diminution de la production hormonale ovarienne et un arrêt de l'ovulation, avec espacement puis arrêt des menstruations. Elle s'accompagne parfois de sensations désagréables (bouffées de chaleur notamment).

mensonge, n. m. / *angl. : lie*
Assertion fausse faite sciemment, dans l'intention de tromper.
En milieu de soins, le mensonge plus ou moins conscient peut être le symptôme d'une pathologie mentale (fabulation, mythomanie).

menstruation, n. f. / *angl. : menstruation*
Phénomène physiologique marquant le début de chaque cycle menstruel chez la femme en période d'activité génitale (entre la puberté et la ménopause), mais non enceinte.
Les menstruations correspondent à la chute de la muqueuse utérine, liée à la baisse brutale de la production hormonale ovarienne ; elles permettent à cette muqueuse de se régénérer pour une nouvelle nidation éventuelle.
SYN. règles

mental, adj. / *angl. : mental*
Qui est relatif aux fonctions intellectuelles (âge mental, trouble mental, anorexie mentale, arriération mentale, etc.).

mental (entraînement)
Méthode destinée à développer l'efficacité de la pensée pour chacune de ces opérations : décrire, énumérer, comparer, distinguer, définir, changer de point de vue, identifier les causes ou les conséquences, organiser, structurer, évaluer, etc.

mentalisation, n. f.
Action de se représenter mentalement une opération pour anticiper sa réalisation ou pour mémoriser ses phases.

menton, n. m. / *angl. : chin*
Partie saillante, médiane de la mandibule.

mésentère, n. m.
Repli du péritoine le long de la paroi dorsale.
Le mésentère soutient l'intestin grêle jusqu'à son bord libre et comprend son innervation et sa vascularisation.

mésothérapie, n. f. / *angl. : mesotherapy*
Procédé thérapeutique consistant en de minimes injections de produits médicamenteux par voie sous-cutanée ou intradermique au moyen d'aiguilles très fines, le plus près possible du siège de la douleur.
Le plus souvent, les produits injectés sont d'origine naturelle (phytothérapie).

mesure, n. f. / *angl. : measurement*
Détermination de la valeur d'un élément par rapport à une valeur de référence.

mesure de la diurèse
Comptabilisation pendant une durée déterminée (en général 24 heures) du volume des urines émises.
Le recueil des urines doit débuter lorsque la vessie est vide (faire uriner le patient et jeter la première miction) et se termine également « vessie vide » (faire uriner le patient et garder cette dernière miction). Lorsqu'une personne est porteuse d'une sonde vésicale, elle peut être considérée à chaque instant comme ayant la vessie vide.
Il est indispensable de mettre à la portée du patient un bocal de recueil et de bien garder toutes les urines émises pendant la durée du recueil.
La mesure de la diurèse permet de surveiller le fonctionnement rénal et l'état d'hydratation d'un patient. Les déchets éliminés ne sont pas les mêmes ou ne se trouvent pas dans les mêmes proportions aux différentes heures de la journée (chronobiologie). Cela implique une surveillance de la diurèse sur 24 heures.

mesure de la fréquence respiratoire
Comptabilisation du nombre de cycles respiratoires par unité de temps (minute).
La mesure de la fréquence respiratoire s'effectue en mettant une main sur le thorax du patient pour bien repérer chaque inspiration, les yeux étant fixés sur une montre ou un chronomètre. La norme chez l'adulte est de 15 mouvements par minute environ, tandis que chez le nouveau-né, elle atteint 30 ou 40 mouvements par minute.

métabolisme, n. m. / *angl. : metabolism*
Ensemble des réactions chimiques qui s'accomplissent dans l'organisme.
Le métabolisme, en transformant les nutriments en éléments utilisables, dégage l'énergie nécessaire au corps, permet la synthèse des molécules utiles à l'organisme (protéines, hormones, etc.) et assure la neutralisation des déchets.
Le métabolisme comprend l'anabolisme (phénomène d'assimilation) et du catabolisme (phénomène de dégradation).

métabolisme basal / *angl. : basal metabolism*
Quantité de chaleur (d'énergie) que produit l'organisme à jeun et au repos, en une heure et par mètre carré de surface corporelle.

métabolite, n. m.
Produit résultant de la transformation d'une substance dans l'organisme.

métacarpe, n. m. / *angl. : metacarpal bones*
Ensemble des cinq os qui constituent le squelette de la main, entre le carpe et les phalanges.

métaphyse, n. f.
Partie des os longs qui se situe entre l'épiphyse (extrémité) et la diaphyse (partie médiane allongée).

La métaphyse comprend, chez l'enfant, les cartilages de conjugaison, facteurs de croissance en longueur des os.

métastase, n. f. / *angl. : metastasis*
Foyer de cellules disséminées par voie sanguine ou lymphatique à partir d'un foyer pathologique primitif.

Ce terme est principalement employé pour parler des tumeurs malignes qui disséminent volontiers dans tout l'organisme.

métatarse, n. m. / *angl. : metatarsal bones*
Ensemble des cinq os qui constituent le squelette du pied, entre le tarse et les phalanges.

météorisme, n. m. / *angl. : meteorism, distention*
Gonflement de l'abdomen ou d'un de ses organes par les gaz contenus (et produits) dans le tube digestif.

Ce phénomène est générateur d'une gêne, voire de douleurs.

méthode, n. f. / *angl. : method, way*
Organisation codifiée des techniques et des moyens mis en œuvre pour atteindre un objectif.

Une méthode est un ensemble cohérent, formalisé et communicable qui produit des résultats identiques quel que soit l'opérateur qui l'applique. Dans une profession précise, les méthodes sont connues et partagées par tous les spécialistes.

méthode des cas
Étude d'un cas concret en vue d'en rechercher la structure et de trouver une solution au problème qu'il pose. En pédagogie active, la discussion en groupe opère comme valeur formatrice.

méthode déductive
Opération mentale qui consiste à partir d'un principe pour l'appliquer à des situations particulières.

méthode inductive
Opération qui consiste à aller du réel vers un principe général, du concret vers l'abstrait.

méthode pédagogique
Ensemble des règles et des principes sur lesquels repose un enseignement dont l'objectif est l'acquisition de savoirs et de savoir-faire par les apprenants.

Les méthodes pédagogiques s'appuient sur une certaine idée de l'homme, de la société et de leurs relations ; elles se subdivisent en de nombreuses branches selon la relation de l'enseignant à l'apprenant, et la relation de l'apprenant aux outils utilisés.

méthodologie, n. f. / *angl. : methodology*
Ensemble des méthodes spécifiques utilisées dans un domaine particulier.

microbe, n. m. / *angl. : microbe*
Nom général donné à l'ensemble des micro-organismes ne pouvant être vus qu'à l'aide d'un microscope (bactéries, virus, levures, etc.).
SYN. micro-organisme

microchirurgie, n. f. / *angl. : microsurgery*
Chirurgie des structures microscopiques.

La microchirurgie est réalisée à l'aide d'instruments spéciaux et se pratique sous microscope (exemple : microchirurgie tubaire rétablissant la continuité de la trompe catérine).

micro-organisme, n. m. / *angl. : microorganism*
Organisme vivant ne pouvant être vu qu'à l'aide d'un microscope.
SYN. microbe

microscope, n. m. / *angl. : microscope*
Appareil optique qui permet de voir des objets invisibles à l'œil nu, grâce à un système de lentilles grossissantes.

miction, n. f. / *angl. : micturition, urination, miction*
Action d'uriner ; écoulement de l'urine.
La miction est involontaire en cas d'incontinence.
Une absence de miction peut être liée à une rétention d'urines ou à une anurie.

migraine, n. f. / *angl. : migraine*
Douleur céphalique intense, en général unilatérale, accompagnée de malaise et de nausées.

milieu de vie, n. m.
Ensemble des conditions de vie physiques, affectives, sociales, culturelles, dans lesquelles un individu se développe.

millimole, n. f. / *angl. : millimole*
Unité de masse moléculaire égale au millième de mole.
SYMBOLE mmol

milliosmole, n. f. / *angl. : milliosmole*
Unité de pression osmotique : millième partie de l'osmole.
SYMBOLE mOsm

milliroentgen, n. m. / *angl. : milliroentgen*
Unité de dose d'exposition aux rayons X et aux rayons γ (gamma), égale à un millième de roentgen.
SYMBOLE mR

minerve, n. f. / *angl. : minerva plaster jacket*
Appareil orthopédique destiné, en cas de traumatisme des vertèbres cervicales ou à l'occasion d'un torticolis (pathologie neuro-musculaire), à maintenir la tête en bonne position.

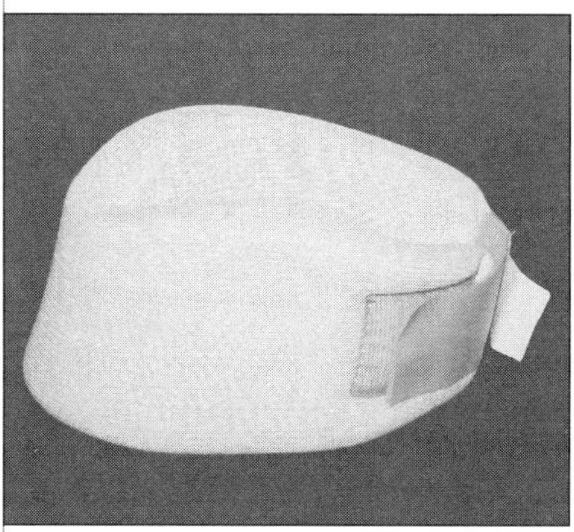

Minerve.

misanthropie, n. f. / *angl. : misanthropy*
Aversion pour les êtres humains.
La misanthropie est un signe d'hypochondrie (état d'anxiété habituelle concernant sa propre santé).
CONTRAIRE philanthropie

mise en situation professionnelle, n. f.
Évaluation clinique de l'étudiant infirmier sur sa capacité à remplir sa mission, à prendre en charge comme « en situation professionnelle » un groupe de patients et à leur prodiguer les soins qui leur sont nécessaires : cette prise en charge passe par une analyse de la situation de chaque patient afin d'en déduire des objectifs de soins, de planifier ces soins et de les réaliser avec dextérité, hygiène, asepsie, sécurité, efficacité et économie (critères de la grille d'évaluation).

Cette épreuve permet d'évaluer en situation réelle et devant un jury les capacités de l'étudiant à prendre en charge un groupe de personnes nécessitant des soins infirmiers.
ABRÉV. M.S.P.

mitochondrie, n. f. / *angl. : mitochondrion*
Structure interne du cytoplasme qui produit l'énergie nécessaire à la cellule, et dont l'origine est représentée par les nutriments absorbés par celle-ci.

L'exploitation énergétique des nutriments est appelée communément respiration cellulaire puisqu'elle se traduit par une absorption d'oxygène et par un rejet de gaz carbonique. L'énergie emmagasinée par la cellule se fait sous forme d'A.D.P. (adénosine diphosphate) et d'A.T.P. (adénosine triphosphate).

mitose, n. f. / *angl. : mitosis*
Mode le plus fréquent de division cellulaire (sauf pour les cellules sexuelles) : dédoublement et duplication de chaque chromosome, séparation du noyau cellulaire, puis du cytoplasme.

D'une cellule mère résultent ainsi deux cellules filles.

mitral, adj. / *angl. : mitral*
Qui se rapporte à l'orifice situé entre l'oreillette et le ventricule gauches.

L'orifice mitral est obturé par la valvule mitrale.

mobilisation, n. f. / *angl. : mobilization*

1- Action de mettre en mouvement des articulations dont l'amplitude est limitée, en vue d'augmenter celle-ci : cet acte peut être pratiqué par un kinésithérapeute.

2- Aide apportée plusieurs fois par jour à un patient alité pour l'aider à changer de position en vue de prévenir les escarres, ou d'aider un patient à marcher en vue de prévenir les phlébites ; on parle alors de mobilisation active par opposition à la mobilisation passive où un membre est bougé sans le concours du patient (malade comateux ou paralysé, par exemple).

3- Terme parfois employé lorsqu'un drain de Redon ou une lame doit être légèrement

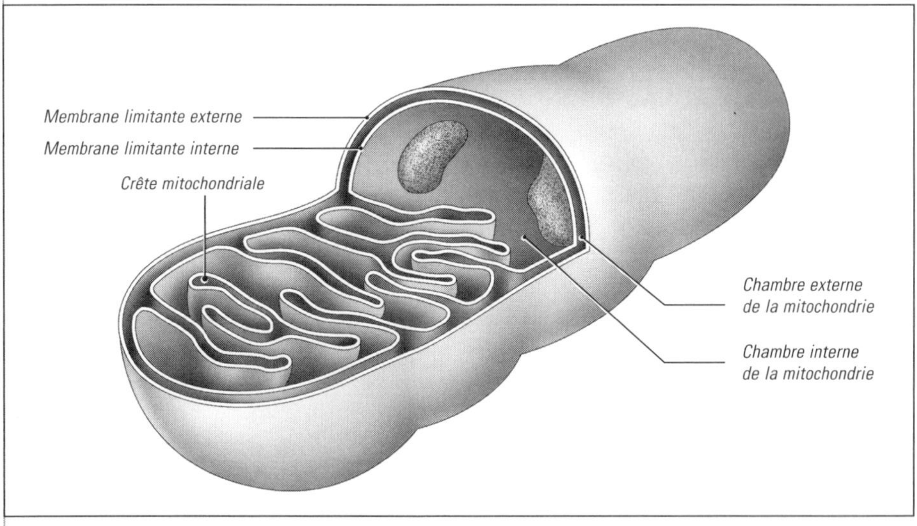

Schéma de la structure d'une mitochondrie.

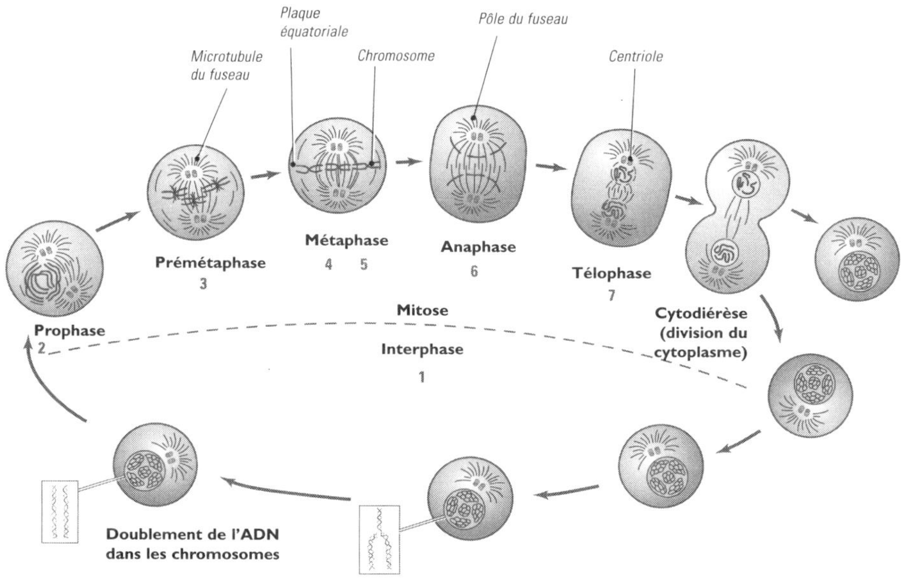

1. Interphase : cellule au repos.

2. Prophase : division du centre cellulaire, formation des chromosomes dans le noyau (nombre N).

3. Prémétaphase : séparation des centres cellulaires, les chromosomes (N) sont bien individualisés ; début de formation du fuseau achromatique.

4. Métaphase : fuseau achromatique formé : les chromosomes sont rangés sur sa plaque équatoriale.

5. Métaphase : division longitudinale des chromosomes.

6. Anaphase : séparation et migration de chaque moitié de chromosome.

7. Télophase et cytodiérèse : formation des cellules-filles (nombre N de chromosome).

Mitose ou division indirecte.

tiré, avant son ablation définitive quelques jours plus tard (acte sur prescription).

4- Action de sectionner des adhérences normales ou pathologiques pour libérer un organe ou restaurer une mobilité disparue (en chirurgie).

mode, n. m. / *angl. : mode, method*
Manière de vivre ou de faire.

mode d'emploi / *angl. : directions for use*
Manière correcte d'utiliser un matériel.

mode de garde / *angl. : way of care*
Manière de faire garder un enfant pendant le temps de travail de ses parents.

modèle, n. m. / *angl. : model*
Système de représentations qui explique et formalise le réel, ou qui peut servir de référence.

Au sens psychologique, un modèle est une personne dont les modes de jugements et de conduites sont considérés comme un idéal, une norme absolue du bien. Le modèle anime et soutient la volonté morale du sujet qui tend à l'imiter.

modèle de soins infirmiers / *angl. : nursing model*
Représentation mentale du travail infirmier et des valeurs humaines, philoso-

phiques ou religieuses qui vont guider l'analyse des situations et les actes de soins.

moelle épinière / *angl. : spinal cord*
Prolongement nerveux du cerveau, qui se trouve au centre du canal vertébral et d'où partent les nerfs rachidiens.

moelle osseuse / *angl. : bone marrow*
Substance présente dans l'os spongieux : elle est riche en vaisseaux sanguins et assure l'hématopoïèse (production des cellules sanguines) ainsi que des fonctions immunologiques.

moi, n. m. / *angl. : ego, self*
Conscience de l'identité personnelle et de ses caractéristiques différentielles par rapport à autrui.

Moi
Une des instances psychiques telles que les a décrites Freud.

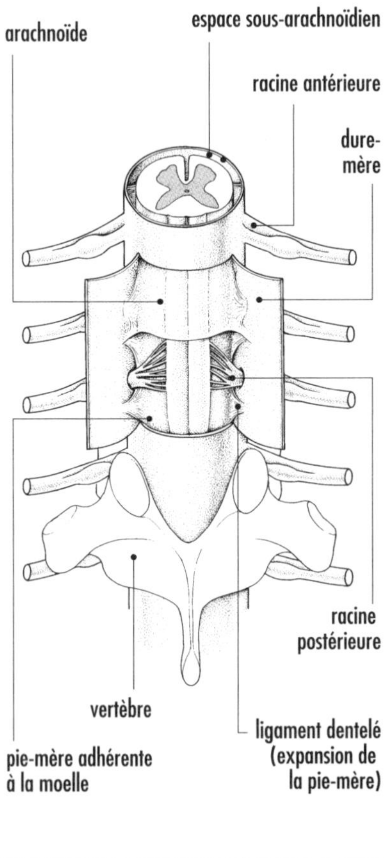

Vue d'ensemble de la mœlle épinière, des méninges, des racines rachidiennes.

Le Moi aurait un rôle médiateur dans le maintien de l'unité subjective de l'individu, et un rôle opérateur dans les mécanismes de défense.

moi (états du)
États décrits par l'analyse transactionnelle, au nombre de trois : le Moi-enfant ou Ça, le Moi-adulte ou Moi, le Moi-parent ou Surmoi.

moignon, n. m. / *angl. : stump*
Extrémité d'un membre amputé, ou toute extrémité restante d'un organe amputé.

molaire, n. f. ou adj. / *angl. : molar tooth, molar*

1- Grosse dent de la partie postérieure de la mâchoire qui a pour rôle de broyer.

2- Qui est relatif à une mole.

môlaire, adj.
Qui est relatif à une môle (hydatiforme).

mole, n. f. / *angl. : mole*
Unité chimique de masse moléculaire.
Masse moléculaire d'un corps.
SYN. molécule-gramme
SYMBOLE mol.

môle hydatiforme, n. f.
Dégénérescence kystique de l'œuf dans l'utérus.

mollet, n. m. / *angl. : calf*
Partie charnue de la face postérieure de la jambe, formée par le muscle triceps sural, extenseur du pied.

monitorage (ou **monitoring**), n. m. / *angl. : monitoring*
Procédé de surveillance des paramètres d'un patient grâce à un appareil qui transmet un signal d'alarme à chaque détection d'une anomalie dans le relevé de ces paramètres.

monocyte, n. m. / *angl. : monocyte*
Grand leucocyte mononucléaire qui peut se transformer en macrophage.

mononucléaire, n. m. / *angl. : mononuclear*
Cellule à un seul noyau : elle correspond dans le sang au lymphocyte et au monocyte.

monosymptomatique, adj. / *angl. : monosymptomatic*
Qui se manifeste par un symptôme unique.

monothérapie, n. f. / *angl. : monotherapy*
Traitement utilisant une seule méthode ou un seul produit.

monoxyde d'azote, n. m. / *angl. : nitric oxide*
Composé azoté (NO) ayant un puissant effet vasodilatateur.

monoxyde de carbone, n. m. / *angl. : carbon monoxide*
Oxyde de carbone (CO) rencontré le plus souvent sous forme de gaz de combustion.
Il se combine facilement avec l'hémoglobine (méthémoglobine), ce qui le rend très toxique.

moral, n. m. / *angl. : morale*
État d'esprit, de capacité ou dispositions à supporter un événement quelconque.

morale, n. f. / *angl. : morals, ethic*
Science du bien et du mal et ensemble des règles de conduite considérées comme bonnes qui en dérivent.

morale professionnelle
Ensemble des règles de conduite en usage dans une profession, qui s'appuient sur

des valeurs et déterminent des normes de pensée communes à tous les membres de cette profession.

morbidité, n. f. / *angl. : morbidity*
Notion statistique permettant d'évaluer le nombre de maladies qui ont frappé une certaine population en une année ; incidence d'une maladie dans une population.

morgue, n. f. / *angl. : mortuary, morgue*
Local de garde des dépouilles mortelles, en général équipé d'un système de réfrigération permettant la conservation des corps.

Les établissements hospitaliers possèdent une salle destinée aux examens *post mortem* (autopsies).
SYN. service mortuaire

morphotype, n. m.
Classement des individus selon leur morphologie.

morsure, n. f. / *angl. : bite*
Blessure faite en mordant (on voit la marque des dents).

mort, n. f. / *angl. : death*
Cessation définitive de la vie ; arrêt complet et irréversible des fonctions vitales.

Deux signes cliniques de la mort sont reconnus : l'arrêt de la respiration (avec l'arrêt du cœur) et un électro-encéphalogramme plat (surtout dans le contexte d'un service de réanimation), avec la perte des fonctions cérébrales et des fonctions végétatives.
SYN. décès, trépas, disparition

mort (pulsion de)
Énergie qui pousse à l'autodestruction, mais qui explique aussi l'agression ou la destruction de l'autre.

mortalité, n. f. / *angl. : mortality, death rate*
Taux qui exprime le nombre de décès dans une unité de temps (année), rapporté à l'effectif de la population.

mortinatalité, n. f. / *angl. : stillbirth rate*
Taux qui exprime le nombre d'enfants mort-nés dans une unité de temps (année), rapporté à l'effectif des naissances.

mort-né, adj. / *angl. : still-born*
Enfant mort avant d'avoir respiré.

mot de passe, n. m. / *angl. : password*
Terme utilisé en informatique pour indiquer un code de reconnaissance de l'utilisateur attitré d'une fonction ou d'un fichier.

motivation, n. f. / *angl. : motivation*
Aspect dynamique du comportement : relation d'un acte avec les motifs qui l'expliquent ou le justifient, ou ensemble des facteurs déterminant un comportement.

motricité, n. f. / *angl. : motility*
Ensemble des fonctions qui assurent le mouvement.

mouchoir, n. m. / *angl. : handkerchief*
Pièce de linge qui sert à se moucher, à vider le nez et les voies aériennes supérieures du mucus qui les encombre, dans un effort d'expiration brutale.

Les préoccupations d'hygiène ont privilégié les mouchoirs à usage unique. Il est bon de prévoir des poubelles fermées pour les mouchoirs utilisés.

mourant, n. m. / *angl. : dying*
Personne qui est en train de mourir.

Dans un service de soins, le rôle de l'infirmière est de rendre cette période « aussi peu inconfortable que possible » pour le mourant, tant physiquement que psychologiquement.
SYN. agonisant, moribond

moyen séjour, n. m. / *angl. : mean stay*
Mode d'hospitalisation en service médicalisé pour une période de convalescence ou de rééducation de trois semaines renouvelables ; cette période est prise en charge par la Sécurité sociale après accord.

M.S.P., sig.
ABRÉV. de mise en situation professionnelle

M.S.T., sig.
ABRÉV. de maladie sexuellement transmissible

mucilage, n. m. / *angl. : mucilage*
Médicament contenant une substance épaisse et visqueuse composée d'une solution aqueuse de gomme d'origine végétale, pouvant servir d'excipient à un produit actif, et employé aussi comme laxatif.

mucolytique, adj. / *angl. : mucolytic*
Se dit d'un produit capable de liquéfier le mucus.

mucosité, n. f. / *angl. : mucosity*
Amas de substances gluantes et filantes qui tapissent les muqueuses respiratoires.
La mucosité contient du mucus, des poussières, des microbes et des cellules de desquamation.

mucus, n. m. / *angl. : mucus*
Substance sécrétée par les glandes et les cellules à mucus des muqueuses.
Transparent et d'aspect filant, le mucus sert d'enduit protecteur de la muqueuse.

muet, adj. / *angl. : mute, dumb*
Se dit d'une personne qui est privée de l'usage de la parole.

muguet, n. m. / *angl. : thrush*
Maladie due à une levure, *Candida albicans*, qui se développe aux dépens des muqueuses (bouche, tube digestif jusqu'à l'anus et muqueuse génitale) en les érodant et y déposant un enduit blanchâtre.
Candida albicans se développe particulièrement au contact du lait ; il atteint donc volontiers les enfants nourris au biberon si les tétines sont mal lavées.

multifactoriel, adj. / *angl. : multifactorial*
Qui se rapporte à plusieurs causes ou à différents facteurs.

multigeste, n. f. / *angl. : multigesta*
Femme qui a été enceinte au moins une fois avant la grossesse actuelle par opposition à la primigeste ou à la nulligeste.

multipare, n. f. / *angl. multipara*
Femme qui a eu plusieurs enfants nés à terme (qui a accouché plusieurs fois), par opposition à la primipare ou à la nullipare.

muqueuse, n. f. / *angl. : mucous membrane*
Tissu épithélial (de recouvrement) revêtant l'ensemble des conduits et des cavités de l'organisme.
La muqueuse se raccorde à la peau au niveau de chaque orifice naturel. Lubrifiée par le mucus, elle est fine et rosée.

musicothérapie, n. f. / *angl. : music therapy*
Traitement des maladies psychiques et des troubles du comportement par la musique (exécution ou écoute), et

ensemble des activités de développement de la personnalité qui utilisent la même technique.

mutilation, n. f. / *angl. : mutilation*
Perte ou dégradation accidentelle, volontaire (automutilation) ou chirurgicale (amputation) d'un membre ou d'une partie du corps, qui cause une atteinte irréversible à l'intégrité physique d'une personne.

mutilation sexuelle
Mutilation des organes sexuels parfois d'origine culturelle (castration, excision, infibulation, par exemple).

mutisme, n. m. / *angl. : mutism*
Attitude d'une personne qui ne prononce aucune parole, bien que possédant les organes de la phonation, par opposition à la mutité qui est l'impossibilité de parler pour une personne ne possédant pas ces organes.

mutuelle, n. f. / *angl. : mutual insurance company*
Société d'assurances qui propose une garantie volontaire par laquelle ses adhérents, moyennant le paiement d'une cotisation, reçoivent des prestations concernant le remboursement des frais de maladie, maternité, vieillesse, invalidité, décès, etc.

mycose, n. f. / *angl. : mycosis*
Nom générique de l'ensemble des affections provoquées par des levures ou des champignons.

mycostatique, adj. / *angl. : fungistatic*
Qualité d'un traitement qui arrête le développement des mycoses.

mydriase, n. f.
Dilatation excessive et pathologique de la pupille.
CONTRAIRE myosis

myocarde, n. m. / *angl. : myocardium*
Muscle cardiaque.

myomètre, n. m. / *angl. : myometrium*
Muscle utérin.

myope, n. m. / *angl. : short-sighted person*
Personne qui souffre de myopie.
Par extension, personne qui manque de perspicacité.

myopie, n. f. / *angl. : myopia, shortsightedness*
Anomalie de la vision quand on regarde au loin : l'image se forme en avant de la rétine.

myosis, n. m. / *angl. : miosis*
Contraction (fermeture) exagérée et pathologique de la pupille (œil).
CONTRAIRE mydriase

naissance, n. f. / *angl. : birth*
Début de la vie de l'enfant au sortir de l'utérus maternel, caractérisé par la première respiration autonome et par le premier cri.
Par extension, début d'un événement quelconque.

nanisme, n. m. / *angl. : dwarfism, nanism*
Anomalie de croissance caractérisée par une taille très petite.
Le nanisme peut être harmonieux ou non, avec ou sans disproportion des différentes parties du corps. Ses causes peuvent être hormonales, métaboliques, ou liées à un défaut d'ossification.

nanogramme, n. m. / *angl. : nanogram*
Millionième du milligramme, ou milliardième du gramme.
SYMBOLE ng

nanomètre, n. m. / *angl. : nanometre*
Millionième du millimètre ou milliardième du mètre.
SYMBOLE nm

narcose, n. f. / *angl. : narcosis*
Sommeil artificiel provoqué par un narcotique, par exemple en cas d'anesthésie.
Une personne en état de narcose ne bouge pas : c'est à l'infirmière de veiller à sa sécurité et à son confort (éviter les escarres, par exemple), et de surveiller ses constantes vitales (pouls, respiration, etc.).

narine, n. f. / *angl. : nostril*
Orifice extérieur du nez.
En cas d'intubation trachéale, d'aspiration gastrique ou de nutrition entérale, les sondes sont introduites par le nez. Les parois des narines et la cloison centrale sont sensibles aux compressions et peuvent être le siège d'escarres produisant des cicatrices inesthétiques : l'infirmière veille à ce que la sonde ne tire pas sur ces parois, et en surveille l'aspect en évitant toute macération.

nasal, adj. / *angl. : nasal*
Qui a rapport au nez (cloison nasale, prononciation nasale, hémorragie nasale, etc.).

nasopharynx, n. m.
Partie supérieure du pharynx, en arrière des fosses nasales.

natalité, n. f. / *angl. : birthrate*
Rapport entre le nombre de naissances et l'effectif d'une population pendant une période donnée.
Le taux de natalité indique le nombre d'enfants nés vivant pour 1 000 habitants.

natrémie, n. f. / *angl. : natremia*
Présence de sodium dans le sang.
Ce terme désigne également le taux de sodium contenu dans le sang, qui est normalement de 3,1 à 3,5 g/L.

nature, n. f. / *angl. : nature*
Ensemble de caractères, et de propriétés qui définissent un être.

En langage familier, ce terme désigne ce qui est inné, ce qui existe dès la naissance et qui appartient au patrimoine génétique, par opposition à ce qui est « acquis ».
SYN. essence, entité

nausée, n. f. / *angl. : nausea*
Envie de vomir qui peut s'accompagner ou non de vomissements.

nébuliseur, n. m. / *angl. : nebulizer*
Appareil qui peut projeter un produit liquide sous forme de fin brouillard.
La nébulisation est destinée aux voies nasales, le produit actif se déposant alors dans les plus petites ramifications pulmonaires.
De la même façon, il est possible de pulvériser un produit antiseptique sur une plaie pour atteindre ses moindres anfractuosités sans irriter davantage la plaie ni provoquer de douleur pour le patient (nébuliseur de Lucas-Championnière).

nécropsie, n. f. / *angl. : autopsy, post-mortem examination*
Examen et description du cadavre d'une personne récemment décédée afin de déterminer, pour des raisons médico-légales ou scientifiques, les causes de sa mort.
Une autorisation de la famille de la personne décédée est nécessaire pour pratiquer un examen de type scientifique ; en revanche, pour un examen médico-légal, c'est la justice qui prend la décision de pratiquer la nécropsie.
SYN. autopsie, examen *post mortem*

nécrose, n. f. / *angl. : necrosis*
Mortification de cellules ou de tissus ; altération d'un tissu consécutive à la mort des cellules.
Le manque de nutriments et d'oxygène est toujours à l'origine de la nécrose.

N.E.D.C., sig.
ABRÉV. de nutrition entérale à débit constant

négatoscope, n. m.
Appareil lumineux du type « boîte à lumière » qui permet de lire un film négatif (radiographie) par transparence, pour en identifier les anomalies.

négociation, n. f. / *angl. : negotiation*
Série d'entretiens, d'échanges de vue ou de démarches entrepris en vue d'arriver à un accord.

néphrétique, adj. / *angl. : nephritic*
Qui concerne le rein (par exemple, colique néphrétique).

néphron, n. m. / *angl. : nephron*
Unité anatomique et fonctionnelle du rein, constituée d'un glomérule, d'un tube proximal, d'une anse de Henlé et d'un tube distal qui se déverse dans un tube collecteur.
C'est dans le néphron qu'est filtré le sang et que se constitue l'urine par des mécanismes de filtration, d'échanges et d'absorption.
Le rein contient environ un milliard de néphrons.

néphrotoxicité, n. f. / *angl. : nephrotoxicity*
Nocivité à l'égard du rein.
Des médicaments ou des produits agressifs envers le parenchyme rénal ou le néphron peuvent aboutir à la destruction fonctionnelle de celui-ci.

nerf, n. m. / *angl. : nerve*
Cordon cylindrique blanchâtre constitué par les axones des neurones qui relient les centres nerveux aux organes effecteurs et récepteurs, et les organes des sens aux centres nerveux.
On distingue les nerfs sensitifs qui amènent de l'information au système nerveux

central et les nerfs moteurs qui amènent une stimulation aux muscles ou aux autres organes périphériques.

net, adj. / *angl. : clean, neat*
Qui est propre, bien nettoyé.

nettoyage, n. m. / *angl. : cleaning*
Action de rendre propre, de supprimer toutes les impuretés et même les micro-organismes.

Dans les institutions de soins, le nettoyage des sols et des surfaces est important car les microbes se fixent dans les moindres anfractuosités. Ce nettoyage doit être réalisé plusieurs fois par jour dans les locaux de soins et les locaux communs. Actuellement, le balayage humide est de règle afin d'éviter tout envol de poussières et de microbes.

neurone, n. m. / *angl. : neuron*
Cellule du système nerveux, pouvant varier en forme et en taille.

Les neurones sont au nombre de 30 milliards dans le corps humain. Ils sont parcourus par des impulsions électriques permettant la circulation de l'information qui arrive par les dendrites et qui part par l'axone. Ce sont les neurones qui mémorisent les informations.

neurotoxicité, n. f. / *angl. : neurotoxicity*
Nocivité à l'égard du système nerveux central ou périphérique.

névrose, n. f. / *angl. : neurosis*
Trouble mental caractérisé par des conflits qui inhibent les conduites sociales (angoisse, troubles du sommeil, réactions psychosomatiques, hystérie, dépression nerveuse).

Les névroses se soignent par psychothérapie, psychanalyse ou traitement médicamenteux.

À la différence des psychoses, les névroses laissent au Moi la conscience du caractère morbide des symptômes ressentis, une capacité de relation à autrui, ainsi que la possibilité de travailler.

nez, n. m. / *angl. : nose*
Excroissance située au centre du visage, au-dessus de la bouche, et qui se poursuit en arrière par le cavum.

Le nez est en communication avec les sinus maxillaires et frontaux. Il reçoit par le canal lacrymal l'excédent des larmes sécrétées, et assure l'équilibre des pressions aériennes de la caisse du tympan (oreille moyenne) par l'intermédiaire de la trompe d'Eustache.

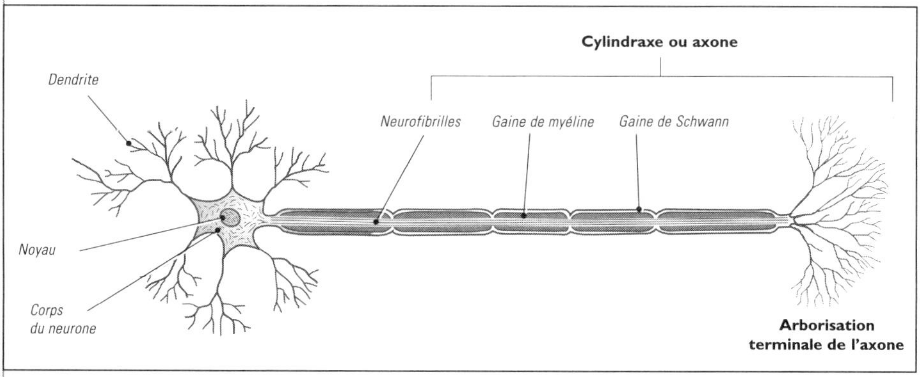

Neurone ou cellule nerveuse.

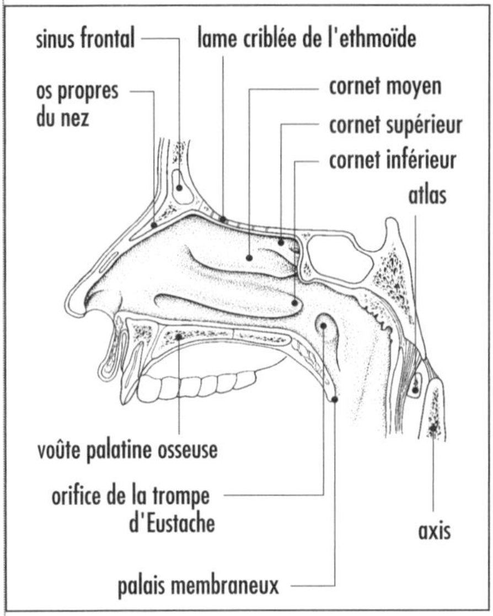

Fosses nasales : paroi externe et muqueuse.

Il est l'organe de l'olfaction dans sa partie antérieure, lorsque la respiration passe par le nez (ce qui n'est pas le cas des personnes trachéotomisées).

Il est également la première partie du conduit respiratoire ; ses poils arrêtent les poussières et sa muqueuse richement vascularisée réchauffe l'air inspiré ; cette vascularisation explique la fréquence des épistaxis.

nez artificiel
Filtre qui assure le réchauffement et l'humidification de l'air : c'est un appareil utilisé par les personnes ayant subi une trachéotomie.

N.F.S., sig.
Abrév. de numération formule sanguine

nidation, n. f. / *angl. : implantation*
Période pendant laquelle l'œuf fécondé s'implante dans la muqueuse utérine.

Nightingale Florence, n. pr.
Infirmière anglaise de la fin du XIXe siècle (1820-1910), dont la vocation s'est épanouie au cours de la guerre de Crimée.

Elle a créé les premières écoles d'infirmières en Grande-Bretagne en 1860.

nocturne, adj. / *angl. : nocturnal*
Qui est relatif à la nuit.

La nuit est pour les patients hospitalisés un moment d'angoisse, ce qui demande une vigilance particulière des soignants en poste de nuit.

nodule, n. m. / *angl. : nodule*
Petite masse arrondie, normale ou pathologique et de consistance variable.

nœud, n. m.

1- Entrelacement des fils qui permettent de rapprocher les bords d'une plaie afin de favoriser la cicatrisation.

2- Amas de cellules remplissant une fonction commune précise (dans le tissu nodal, la fonction est la stimulation électrique du cœur).

nœud atrio-ventriculaire ou **nœud d'Ashoff-Tawarra**
Nœud situé dans le myocarde à la jonction des cavités cardiaques, et qui recueille les impulsions électriques de l'oreillette et envoie l'impulsion ventriculaire dans le faisceau de His et le réseau de Purkinje.

nœud de Keith et Flack ou **nœud sinusal (nœud sino-auriculaire)**
Nœud sinusal situé dans la paroi interauriculaire du myocarde, et qui envoie des impulsions électriques vers les ventricules où elles sont recueillies par le nœud atrio-ventriculaire.

noirâtre, adj. / *angl. : blackish*
Qui est d'une couleur sombre approchant du noir.

Ce terme est utilisé pour décrire la couleur d'une tumeur ou pour qualifier une cyanose très intense.

nombril, n. m. / *angl. : navel*
Zone cicatricielle déprimée située au centre de la paroi abdominale, vestige de l'insertion du cordon ombilical embryonnaire.
SYN. ombilic

non directif, adj. / *angl. : non-directive*
Qualifie l'attitude de celui qui, dans une relation interhumaine, n'intervient pas pour donner ses idées, qui évite d'induire, de suggérer, de questionner, d'interpréter, d'expliquer et de résoudre les difficultés. La théorie de la non-directivité a été développée par Carl Rogers (psychologue américain).

non directif (entretien)
Absence d'induction par l'animateur, qui n'exclut pas le maintien de l'attention de l'autre sur le thème abordé, la régulation des échanges, la protection de la situation de relation vis-à-vis des perturbations internes ou externes, la sauvegarde de l'égalité de droit à l'expression des opinions, les efforts de clarification et de synthèse, et le souci du temps imparti.

non directive (pédagogie)
Action de l'enseignant qui, selon Carl Rogers, n'apporte ni règles, ni discipline, ni programme, ni idées directrices, mais qui est centré sur les personnes, sur l'expression spontanée, sur le désir naturel d'expression de soi et sur la volonté d'apprendre.

non invasif, adj. / *angl. : non-effractive*
Se dit d'un acte, d'un traitement ou d'un examen qui peut se réaliser sans traverser la peau ou la muqueuse.
SYN. non effractif

non stéroïdien, adj.
Qualifie les produits médicamenteux anti-inflammatoires qui n'appartiennent pas à la famille des stéroïdes.

non verbal, adj. / *angl. : non-verbal*
Qualifie toutes les formes d'expression, de communication ou d'échange, autres que les messages parlés ; il peut s'agir des postures, des mimiques, des intonations, des mouvements, des odeurs, des regards, etc.

Souvent involontaires, ces modes d'expression constituent une source importante d'informations sur les ressentis d'une personne.

normalité, n. f. / *angl. : normality*
Caractère de ce qui est conforme à une norme, qui sert de règle ou de modèle ; notion statistique indiquant ce qui est conforme au type le plus fréquent.

normatif(ive), adj.
Se dit de ce qui établit une norme, dont on dégage des règles.

norme, n. f. / *angl. : norm, standard*
Règle générale établie exprimant une valeur, un modèle ou un idéal.

La norme indique ce qu'une personne doit faire ou ne pas faire dans un milieu considéré. Elle permet, dans un domaine précis, de situer le niveau de performance requis pour l'exercice d'une profession ; la norme permet également de situer les déviances et la délinquance.

nosocomial, adj.
Qualifie une infection contractée au cours d'un séjour en milieu hospitalier.

nostalgie, n. f. / *angl. : nostalgia*
Tristesse, regret ou mélancolie dont la cause est reliée à l'éloignement du lieu où l'on a vécu (de son pays) ou à des événements passés.

notation, n. f. / *angl. : notation, marking*
Action de représenter par un système conventionnel, ou d'apporter une appréciation.

note, n. f. / *angl. : mark*

1- Appréciation chiffrée attribuée à une prestation scolaire. Pour tout fonctionnaire, c'est la transcription d'une appréciation annuelle de son responsable hiérarchique.

2- Mention qui permet de garder le souvenir d'un fait ou d'une observation.

nourrisson, n. m. / *angl. : infant*
Enfant en bas âge, de 29 jours à 2 ans.

nouveau-né, n. m. / *angl. : newborn*
Enfant qui vient de naître : en médecine légale, pendant 3 jours, mais plus habituellement, jusqu'à 28 jours.

noyade, n. f. / *angl. : drowning*
Action de faire (ou de se faire) mourir par immersion dans l'eau.

La noyade provoque le décès en raison de la pénétration de l'eau dans les voies respiratoires, empêchant l'oxygénation de l'organisme.

nu, adj. / *angl. : naked, nude*
Qui n'est couvert d'aucun vêtement.

Les soignants doivent préserver au maximum la pudeur des patients au cours des nombreux soins qui exigent la nudité totale ou partielle des malades.

nucléole, n. m. / *angl. : nucleolus*
Corpuscule sphérique présent dans le noyau cellulaire, et riche en acide ribonucléique (A.R.N.).

nucléus pulposus, n. m. / *angl. : nucleus pulposus*
Partie centrale du disque intervertébral, qui assure la souplesse du rachis.

nuit, n. f. / *angl. : night*
Temps qui s'écoule entre le coucher et le lever du soleil.

La nuit est une période difficile pour tous les malades et pour les personnes âgées (insomnies, angoisses) ; c'est également une période où surviennent en plus grand nombre les urgences médicales et les décès, et paradoxalement les naissances.

La nuit est pour les soignants une période de travail qui, comme le travail posté, induit des perturbations importantes des rythmes vitaux du travailleur.

nulligeste, n. f.
Femme qui n'a jamais été enceinte.

nullipare, n. f. / *angl. : nullipara*
Femme qui n'a jamais accouché.

numération formule sanguine / *angl. : complete blood count*
Dénombrement des globules (blancs, rouges) et des plaquettes présents dans 1 mm^3 de sang ainsi que de leurs sous-groupes (lymphocytes par exemple).

Ce dénombrement permet de détecter ou surveiller anémies, infections, allergies, leucémies, etc.
ABRÉV. N.F.S. *(angl. : C.B.C.)*

nuque, n. f. / *angl. : nape of neck*
Face postérieure du cou, juste au-dessous de la bosse occipitale.

nurse, n. f.
Terme anglo-saxon qui désignait la domestique chargée de s'occuper des enfants.

Ce terme s'est élargi aux personnes salariées qui donnent des soins de maternage aux enfants, aux malades ou aux personnes âgées.

nursing, n. m. / *angl. : nursing*
Terme d'origine anglo-saxonne désignant le travail de l'infirmière.

nutriment, n. m. / *angl. : nutriment*
Substance chimique qui a la propriété d'être utilisable telle quelle dans l'alimentation, ou d'être assimilable sans digestion préalable (acides aminés, par exemple).

nutripompe, n. f.
Appareil électrique qui a pour fonction d'injecter dans l'estomac, par l'intermédiaire d'une sonde gastrique, une substance nutritive liquide ou semi-liquide.

nutrition, n. f. / *angl. : nutrition*
Ensemble des fonctions qui permettent de fournir aux cellules les éléments assurant leur croissance et d'éliminer leurs déchets.

nutrition (aide à la)
Surveillance de la nutrition (des ingesta), qui fait partie du rôle propre de l'infirmière (article 5 du décret du 11 février 2002 relatif aux actes professionnels et à l'exercice de la profession d'infirmier), dans la mesure où la maladie, l'hospitalisation, voire une période dépressive, diminuent l'appétit du patient.

L'aide à la nutrition doit être adaptée à l'âge et aux conditions de vie du patient.

La boulimie ou l'anorexie nécessitent, en plus de l'accompagnement par l'infirmière, une prise en charge psychologique ou psychiatrique.

nutrition artificielle / *angl. : artificial feeding*
Nutrition entérale et nutrition parentérale.

nutrition entérale à débit constant
Alimentation par sonde gastrique à débit lent chez un patient qui ne peut avaler (enfant prématuré, opéré du larynx, etc.).

L'alimentation peut également être assurée par une sonde de gastrostomie ou de jéjunostomie.

ABRÉV. N.E.D.C.

nutrition parentérale
Méthode de nutrition par voie intraveineuse, sur prescription médicale.

nycthémère, n. m.
Durée de 24 heures.

nycturie, n. f.
Élimination des urines à prédominance nocturne.

nymphomanie, n. f.
Exagération des besoins sexuels chez la femme.

nystagmus, n. m. / *angl. : nystagmus*
Mouvements oscillatoires involontaires du globe oculaire.

O.A.P., sig.
ABRÉV. de œdème aigu du poumon

obésité, n. f. / *angl. : obesity*
Excès de poids corporel qui privilégie le tissu adipeux.

objectif, n. m. / *angl. : objective, aim, target*
But ou résultat à atteindre dans un contexte donné.

Le résultat attendu est exprimé par un verbe d'action ; il est observable et mesurable.

objectifs d'éducation / *angl. : educational objectives*
Buts de formation que les apprenants doivent atteindre.

Les objectifs d'éducation concernent trois domaines : le savoir, le savoir-faire et le savoir-être. Ils s'adressent aux étudiants et sont utiles également à un patient ou à un groupe de patients à qui l'infirmière doit enseigner la prise en charge de leur santé (par exemple, surveillance du diabète, injections d'insuline et régime).

objectifs de stage
Buts à atteindre au terme d'un stage.

Les objectifs de stage sont d'autant plus nécessaires en formation infirmière que le temps de stage représente la moitié du temps de formation et que les soignants ont pour premier objectif la prise en charge des patients.

objectifs de soins
Résultats à atteindre en vue de résoudre le ou les problèmes de santé d'une personne.

Les objectifs de soins sont centrés sur la personne soignée, et négociés avec elle.

objectif, adj. / *angl. : objective*
Se dit de ce qui ne fait pas intervenir d'éléments personnels ou affectifs dans un jugement.

objet, n. m. / *angl. : object*

1- Toute chose concrète et observable.

2- Ce sur quoi porte une activité ou un sentiment.

obnubilation, n. f. / *angl. : obnubilation*
Obscurcissement de la conscience, accompagné d'un ralentissement des processus intellectuels.

obnubilé adj. / *angl. : obsessed*
Se dit d'une personne dont les facultés mentales sont obscurcies, et qu'il est difficile de faire revenir dans la réalité.

observation, n. f. / *angl. : observation, case history*
Action d'examiner avec attention un être, une chose, un événement ou un phénomène pour en saisir les conditions, le déroulement ou le sens.

L'observation est un outil qui permet au chercheur de repérer les éléments nécessaires à son analyse.

observation (grille d')
Ensemble des différents paramètres devant être contrôlés à des temps prédé-

terminés, et compte rendu écrit et détaillé des contrôles effectués.

observation des manifestations de conscience
Activité qui nécessite précision, attention et empathie : on sait que le retour à la conscience est plus précoce lorsque les patients comateux se sentent « tirés » par une voix ou un geste chaleureux.
Il est indispensable de noter chaque indice pertinent : l'indice de Glasgow, les mouvements des globes oculaires, un changement de la coloration cutanée, une émission de sons, une réaction aux bruits, à la douleur provoquée et aux différents stimulus, etc.

observation médicale
Description écrite des examens, des traitements et de l'évolution d'un cas.

observation (mise en)
Observation infirmière et répétition des examens médicaux afin de repérer des signes encore non observés qui orienteront le médecin vers un diagnostic.

obstétrique, n. f. / *angl. : obstetrics*
Discipline médicale qui traite de la grossesse, de l'accouchement et du post-partum.

obstruction, n. f. / *angl. : obstruction*
Gêne ou obstacle au bon fonctionnement d'une action.
En pathologie, obstacle à la circulation de matières solides, liquides ou gazeuses dans un conduit de l'organisme.

occiput, n. m. / *angl. : occiput*
Point le plus saillant en arrière de l'os occipital, en bas de la boîte crânienne.

occlusion, n. f. / *angl. : obstruction, occlusion*
Fermeture pathologique d'un conduit ou d'un orifice de l'organisme.

oculomoteur, adj. / *angl. : ocularmotor*
Qui est relatif aux mouvements des yeux : nerf du muscle oculomoteur.

oculo-palpébral, adj.
Qui concerne l'œil et la paupière (par exemple, réflexe oculo-palpébral).

odeur, n. f. / *angl. : odour*
Émanation volatile perçue par l'odorat.

odorat, n. m. / *angl. : sense of smell*
Sens qui permet de percevoir les odeurs.
Les récepteurs de l'odorat sont localisés dans les fosses nasales : les odeurs ne sont perceptibles qu'aux personnes qui respirent par le nez.

œdème, n. m. / *angl. : edema*
Accumulation anormale de liquide séreux dans les espaces intercellulaires du tissu conjonctif, qui se traduit par un gonflement diffus.
L'œdème généralisé (ou anasarque) comprend l'ensemble des œdèmes du corps et différents épanchements (plèvre, péritoine, péricarde).

œdème aigu du poumon / *angl. : acute pulmonary edema*
Infiltration du tissu pulmonaire due à une insuffisance de fonctionnement du cœur gauche, ou à une altération de la membrane alvéolo-capillaire. C'est une urgence vitale.
ABRÉV. O.A.P.

œil, n. m. / *angl. : eye*
Organe de la vision, comprenant le globe oculaire et ses annexes.
Très sensible aux agressions, aux poussières et au dessèchement, l'œil est protégé par les paupières, par les cils et par les larmes. Il reçoit les images par l'intermédiaire des cellules en cônes et en bâtonnets de la rétine, et retransmet ces informations au cerveau par le nerf optique.

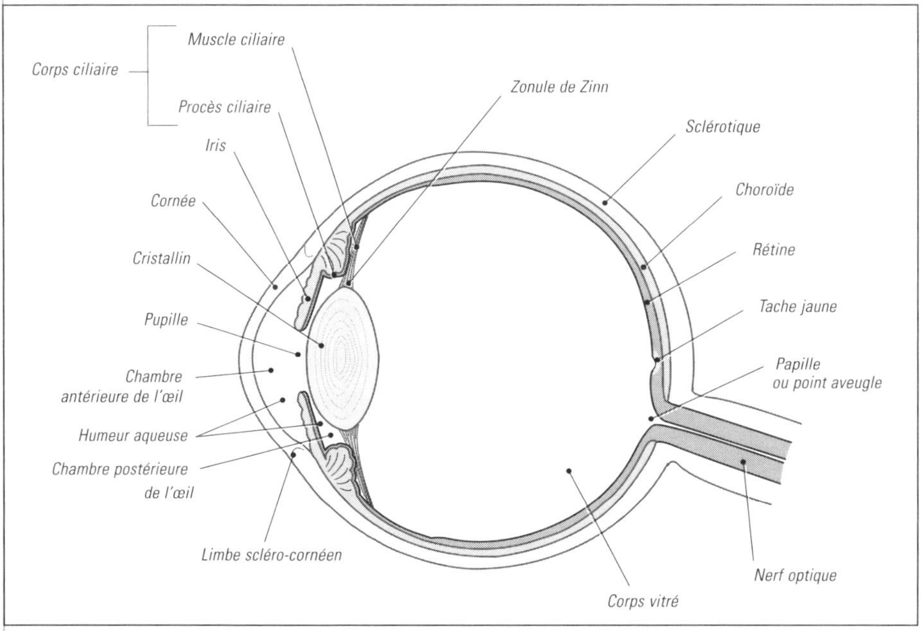

Globe oculaire.

L'œil peut être atteint de diverses pathologies et peut présenter des défauts de convergence modifiant la vision de près ou de loin : myopie, hypermétropie, astigmatisme, presbytie.

œil-de-perdrix, n. m. / *angl. : soft-corn*
Cor situé sur le bord interne du 5e orteil, en face d'une altération du bord externe du 4e orteil.

œsophage, n. m. / *angl. : esophagus*
Canal musculo-membraneux appartenant au tube digestif et reliant le pharynx à l'estomac.

œuf, n. m. / *angl. : egg*
Première cellule d'un être résultant de la rencontre de deux gamètes (fécondation).
Le zygote (cellule à 2N chromosomes) se forme dans la trompe utérine et se divise rapidement en un amas cellulaire (morula puis blastula) avant de se loger dans la muqueuse utérine où il se développe jusqu'à la naissance.

officinal, adj. / *angl. : officinal*
Qui est préparé ou utilisé dans une pharmacie.

oignon, n. m. / *angl. : bunion*
Lésion inflammatoire d'une bourse séreuse qui se développe sur l'articulation du gros orteil (terme familier).

olécrane, n. m. / *angl. : olecranon*
Apophyse de l'ulna (ou cubitus) qui forme la saillie interne du coude. L'olécrane s'articule avec la trochlée de l'humérus.

olfaction, n. f. / *angl. : olfaction*
Fonction par laquelle l'homme perçoit les odeurs.
L'organe responsable de l'olfaction est la muqueuse pituitaire, située en haut des

fosses nasales ; cette muqueuse reconnaît les molécules volatiles olfactives et déclenche un influx nerveux dans les ramifications du nerf olfactif qui traversent l'ethmoïde.

Il existe des déficiences olfactives innées ou acquises.

oligoélément, n. m. / *angl. : trace element*
Élément chimique nécessaire, en très petite quantité, à la vie des êtres et des végétaux.

L'argent, l'or, le chlore, le cobalt, le cuivre, le fer, le fluor, l'iode, le manganèse et le zinc sont des oligoéléments.

oligurie, n. f. / *angl. : oliguria*
Diminution de la diurèse, de la quantité d'urine émise.

L'oligurie peut provenir d'un mauvais fonctionnement rénal mais aussi d'un manque d'apports en éléments liquides, situation fréquente dans les périodes chaudes, surtout chez les enfants et les personnes âgées.

ombilic, n. m. / *angl. : navel, umbilicus*
Zone cicatricielle déprimée située au centre de la paroi abdominale, vestige de l'insertion du cordon ombilical embryonnaire.
Syn. nombril

omoplate, n. f. / *angl. : scapula*
Os plat et triangulaire, situé à la face postérieure de l'épaule.

Sur sa face postérieure, l'omoplate présente une apophyse, l'épine de l'omoplate, terminée en dehors et au-dessus de l'articulation par l'acromion. L'omoplate s'articule avec l'humérus par la cavité glénoïde.

O.M.S., sig. / *angl. : W.H.O*
Abrév. de Organisation mondiale de la santé

oncostatique, adj. / *angl. : oncostatic*
Se dit de ce qui arrête l'évolution des tumeurs malignes.

onction, n. f.
Action d'enduire la peau d'une substance grasse.

O.N.G., sig.
Abrév. de organisation non gouvernementale

ongle, n. m. / *angl. : nail*
Lame cornée recouvrant la face dorsale de l'extrémité des doigts et des orteils.

Les culs-de-sac situés sous les ongles reçoivent de nombreux déchets et poussières : il est recommandé à tout le personnel des services de soins de se brosser les ongles avant le travail, et après la fin du travail. Cependant, sauf travail de salle d'opérations pour lequel une asepsie rigoureuse est exigée, il n'est pas recommandé de se brosser les ongles trop souvent afin de ne pas créer de microlésions, portes d'entrée des agents pathogènes.

ongle incarné / *angl. : ingrown nail*
Inflammation du sillon latéral de l'ongle, donnant lieu à une ulcération dans laquelle s'enfonce le coin de l'ongle.

La prévention de cette inflammation consiste à couper les ongles au carré puis à les limer légèrement.

onglée, n. f. / *angl. : numbness of fingertips*
Premier degré de gelure des doigts.

Les téguments sont rouges, tuméfiés et très douloureux.

onguent, n. m. / *angl. : ointment*
Médicament d'usage externe, de consistance pâteuse et capable de se liquéfier à la chaleur du corps.

onirique, adj. / *angl. : oniric*
Qui est relatif au rêve.

oocyte, n. m.
Syn. ovocyte

opacification, n. f. / *angl. : opacification*

1- Action de rendre intraversable par la lumière.

2- Injection d'une substance qui ne peut être traversée par les rayons X, et différente selon l'organe à rendre visible (œsophage, conduits urinaires, vaisseaux, etc.).

L'opacification par produits iodés est fréquente, après s'être assuré que les patients ne sont pas allergiques à l'iode. L'opacification du tube digestif par les sels de baryum (baryte) nécessite une évacuation intestinale longue (plusieurs jours).

opérer, v. / *angl. : to operate*
Pratiquer une intervention chirurgicale.

opiacé, n. m. / *angl. : opiate*
Produit stupéfiant dérivé de l'opium, catégorie à laquelle appartiennent la morphine et l'héroïne.

Un opiacé est sédatif, analgésique, narcotique et euphorisant ; son efficacité dans le traitement des douleurs aiguës et chroniques est maîtrisée grâce aux formes à libération prolongée, et à des pompes permettant une administration filée, en continu.

Les études scientifiques concernant la douleur montrent que, dans les conditions d'une thérapie antalgique, les risques d'accoutumance disparaissent.

opinion, n. f. / *angl. : opinion*

1- Jugement ou avis émis concernant un objet quel qu'il soit.

2- Croyance ; conviction.

opinion publique
Manière de penser la plus répandue dans une société.

opticien, n. m. / *angl. : optician*
Fabricant ou négociant d'appareils optiques (lunettes, par exemple).

oral, adj. / *angl. : oral*
Qui concerne la bouche.

oral (stade)
Première phase de la libido infantile, liée au plaisir de la succion et de l'alimentation.

orale (voie)
Administration par la bouche des médicaments ou des aliments.

oralité, n. f.
Caractère de ce qui est dit et de ce qui est porté à la bouche, symptôme intéressant en psychiatrie.

orbite, n. f. / *angl. : socket, orbit*
Cavité osseuse de la face contenant le globe oculaire.

ordinateur, n. m. / *angl. : computer*
Machine électronique de stockage et de traitement de l'information, capable d'exécuter à grande vitesse les instructions inscrites dans son programme (logiciel) ou dans son système d'exploitation.

ordonnance, n. f. / *angl. : prescription*
Document écrit, daté et signé de la main du médecin, qui comprend les prescriptions des médicaments ainsi que les nom et prénom du patient auxquels ils sont destinés.

oreille, n. f. / *angl. : ear*
Organe de l'ouïe.

L'oreille se compose de trois parties : externe, moyenne et interne.

oreille externe
Partie de l'oreille comprenant le pavillon et le conduit auditif externe, et qui a pour rôle l'amplification des sons.

Le conduit auditif assure un rôle de filtre, d'autorégulation, d'alarme et de vigilance.

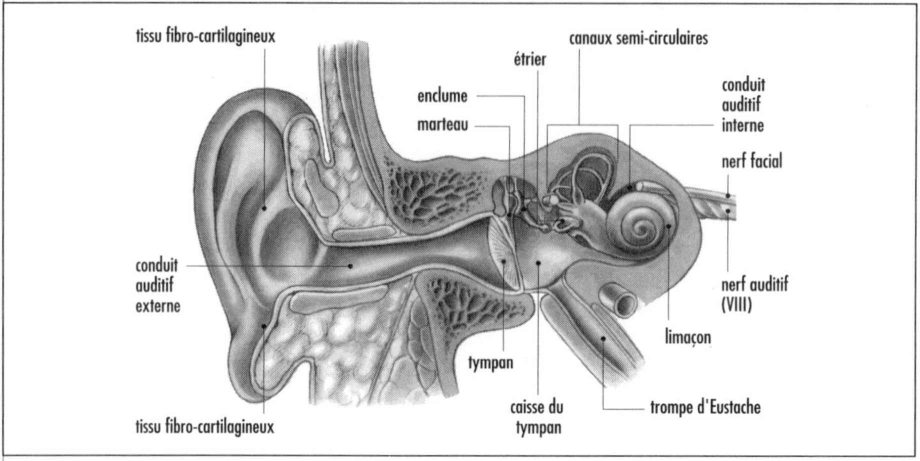

Coupe frontale de l'oreille.

oreille interne
Partie de l'oreille composée des canaux semi-circulaires (ou labyrinthes) creusés dans le rocher; elle capte les vibrations, trie les messages et les transmet au cerveau par le nerf auditif.

oreille moyenne
Pont mécanique allant du tympan jusqu'à la fenêtre ovale en passant par les osselets (marteau, enclume et étrier), et qui contrôle les vibrations.

L'oreille moyenne ou caisse du tympan est reliée au nez par la trompe d'Eustache.

oreiller, n. m. / *angl. : pillow*
Pièce de literie qui soutient la tête d'une personne couchée; il est enveloppé d'une taie dont le remplacement facile permet de préserver l'hygiène.

Pour le confort d'un patient alité pendant une longue période, il est important de secouer les oreillers et de leur redonner une forme régulière plusieurs fois par jour (à chaque changement de position).

oreillette, n. f. / *angl. : atrium*
Chacune des deux cavités du cœur qui reçoivent le sang des veines: dans l'oreillette droite, le sang de couleur sombre, riche en gaz carbonique et en déchets, provenant des veines caves, et dans l'oreillette gauche, le sang « rouge », oxygéné des veines pulmonaires.

organe, n. m. / *angl. : organ*
Élément anatomique de l'organisme ayant une fonction précise (organes de la digestion ou de l'élimination, organes des sens et organes génitaux, par exemple).

organique, adj. / *angl. : organic*
Qui est relatif aux organes ou à l'organisme.

organisation, n. f. / *angl. : organization*

1- Action de structurer un groupe, de planifier ses activités, de répartir les rôles et les moyens, et de coordonner ses efforts.

2- Ensemble structuré; système ouvert sur l'environnement et dont la fonction est de produire des biens ou des services.

Organisation mondiale de la santé / *angl. : world health organization*
Institution internationale dont le siège est à Genève, qui dépend des Nations Unies

et qui a pour but d'amener tous les peuples au niveau de santé le plus élevé.
ABRÉV. O.M.S.

organisation non gouvernementale
Institution qui se préoccupe des pays en difficulté et de leurs populations, et qui se refuse à avoir un lien quelconque avec un parti politique ou avec un gouvernement afin d'être mieux acceptée dans tous les pays.

Les secours apportés aux populations sont financés par des dons.
ABRÉV. O.N.G.

organisation des soins / *angl. : nursing organization*
Exécution et structuration de l'ensemble des soins.

Cette organisation concerne la planification des soins, leur réalisation par l'ensemble de l'équipe, et leur évaluation.

organisme, n. m. / *angl. : organism, system, body*

1- Être vivant organisé.

2- Ensemble des organes qui constituent un être vivant.

orgasme, n. m. / *angl. : orgasm*
Point culminant de la jouissance sexuelle, suivi d'une détente neuro-musculaire.

orgelet, n. m. / *angl. : sty, hordeolum*
Furoncle de la paupière dont le point de départ est une glande pilosébacée à la base d'un cil.

Lorsque l'orgelet devient chronique, on parle de chalazion.

orifice, n. m. / *angl. : orifice*
Ouverture qui fait communiquer une cavité (naturelle ou pathologique) ou un conduit avec l'extérieur.

orteil, n. m. / *angl. : toe*
Extrémité antérieure des pieds.

Les orteils sont au nombre de cinq à chaque pied. Le gros orteil a deux phalanges. Les orteils suivants ont trois phalanges.

L'hygiène des pieds est capitale, en particulier chez les personnes diabétiques ou artéritiques : laver, rincer, sécher par tamponnement, couper les ongles au carré, traiter sans agression les éventuelles lésions et choisir des chaussures confortables.

orthèse, n. f. / *angl. : orthosis*
Appareil orthopédique destiné à protéger, à immobiliser, à maintenir et à soutenir le corps ou l'une de ses parties (par exemple, gouttière, attelle, corset).

Les orthèses font partie des aides fonctionnelles.

orthopédie, n. f. / *angl. : orthopedics*
Spécialité de la médecine et de la chirurgie qui vise à prévenir et à corriger les déformations du corps.

La chirurgie orthopédique concerne les os et les articulations.

orthophonie, n. f. / *angl. : speech therapy*
Rééducation des troubles du langage et de la phonation.

orthostatique, adj. / *angl. : orthostatic*
Qui est relatif à la station verticale (par exemple, hypotension orthostatique).

os, n. m. / *angl. : bone*
Organe rigide, dur et solide qui constitue la charpente du corps.

On distingue les os plats, les os courts et les os longs. Les os sont reliés par les articulations et supportent les insertions des muscles qui les meuvent. Certains os spongieux contiennent la moelle osseuse hématopoïétique.

Les os sont peu vascularisés et peu innervés, donc très sensibles aux infections et peu sensibles à la douleur.

osmole, n. f. / *angl. : osmol*
Unité de mesure de la pression osmotique (force exercée de part et d'autre d'une membrane semi-perméable par deux liquides inégalement riches en sels ou en ions).
ABRÉV. Osm.

osmose, n. f. / *angl. : osmosis*
Transfert du solvant d'une solution diluée vers une solution concentrée au travers d'une membrane semi-perméable.

osséine, n. f. / *angl. : ossein*
Substance organique qui représente un tiers de la masse osseuse; elle est produite par les ostéoclastes.

osselet, n. m. / *angl. : ossicle*
Petit os.
Les osselets de l'oreille (marteau, enclume, étrier) sont les plus connus.

otalgie / *angl. : otalgia*
Douleur siégeant dans l'oreille, spécialement en cas d'otite.

otite, n. f. / *angl. : otitis*
Inflammation aiguë ou chronique de l'oreille.
Fréquemment infectieuse dans l'oreille moyenne, l'otite peut nécessiter une paracentèse.
En se répétant, les otites peuvent modifier la structure du tympan et les relations entre les osselets, entraînant une surdité.

ototoxicité, n. f.
Caractère de ce qui est nocif pour l'appareil auditif.

ouate, n. f. / *angl. : cotton wool*
Coton spécialement traité pour réaliser des soins d'hygiène.
Le coton hydrophile, seule variété utilisée, a une affinité pour l'eau; il peut maintenir la température du liquide qu'il contient pendant une durée de trois heures.

ouïe, n. f. / *angl. : hearing*
Sens par lequel sont perçus les sons.

outrage à la pudeur / *angl. : indecent exposure*
Acte contraire à une règle sociale, de nature à choquer la pudeur de la personne qui en est le témoin.

ouvert, adj. / *angl. : open*
Percé, troué, en contact avec l'air.

ouverte (fracture) / *angl. : open fracture, compound fracture*
Fracture dont le foyer est en contact avec l'air par suite d'une lésion de la peau. Qui risque donc l'infection.

ovaire, n. f. / *angl. : ovary*
Glande génitale féminine située dans le petit bassin (pelvis).
L'ovaire est à la fois une glande endocrine car elle produit des hormones (œstrogènes et progestérone) et une glande exocrine puisqu'elle produit des ovules.
De la puberté à la ménopause, l'ovaire fonctionne pendant la période d'activité génitale selon un cycle d'environ 28 jours appelé cycle menstruel.

overdose, n. f. / *angl. : overdose*
Dose excessive.
Ce terme est souvent employé pour parler de l'intoxication aiguë due à une drogue absorbée en quantité excessive.

ovocyte, n. m. / *angl. : oocyte*
Cellule germinale femelle intervenant dans la production des ovules (ovogenèse).
SYN. oocyte

ovulation, n. f. / *angl. : ovulation*
Ponte ou libération de l'ovule, se produisant au milieu du cycle menstruel.
L'ovule rejoint les voies génitales féminines pour une éventuelle fécondation par un spermatozoïde.

ovule, n. f. / *angl. : ovule*
Gamète féminine, apte à être fécondée.

ovule gynécologique / *angl. : vaginal suppository*
Produit médicamenteux de forme ovoïde administré par voie locale dans le vagin.

oxyde de carbone, n. m. / *angl. : carbon monoxide*
Corps chimique (CO) rencontré le plus souvent sous forme de gaz de combustion.

Il se combine facilement avec l'hémoglobine (méthémoglobine), ce qui le rend très toxique, et incapable de transporter l'oxygène.

SYN. monoxyde de carbone

oxygène, n. m. / *angl. : oxygen*
Gaz présent dans l'atmosphère, et indispensable à la survie de l'homme.

L'oxygène est absorbé par voie aérienne (respiration), puis passe dans le sang (hématose) pour être distribué à l'ensemble des cellules de l'organisme.

oxygénothérapie, n. f. / *angl. : oxygenotherapy*
Traitement par inhalation d'oxygène (acte sur prescription, décret du 11 février 2002 relatif aux actes professionnels et à l'exercice de la profession d'infirmier).

L'oxygène peut provenir d'une bonbonne individuelle ou d'un réseau institutionnel. Il est dispensé à une pression convenue, et le débit est réglé par un manomètre ou par un appareil respirateur. Le gaz arrive dans les voies aériennes par l'intermédiaire d'un masque, de lunettes à oxygène, d'une sonde nasale, d'une sonde d'intubation, ou d'une canule de trachéotomie.

L'oxygène est un gaz asséchant, et les soignants doivent veiller à installer un humidificateur. On utilise également un « nez artificiel » à usage unique, changé toutes les 24 heures et qui permet à l'air de s'humidifier.

L'oxygène est un gaz extrêmement inflammable et représente un danger d'incendie s'il se trouve à proximité de la moindre étincelle ou au contact de graisses : il est indispensable d'en informer tous les patients ainsi que leurs visiteurs qui ne doivent en aucun cas fumer dans la chambre ; le personnel doit veiller à l'application de cette recommandation et à ne jamais graisser les pas de vis du manomètre.

L'oxygénothérapie exige une surveillance clinique (cyanose, dyspnée, tirage, encombrement pulmonaire) et paraclinique, sur prescription (dosage des gaz du sang par exemple).

pacemaker, n. m. / *angl. : pacemaker*

1- Tissu cardiaque qui génère l'excitation électrique du cœur. On l'appelle aussi centre d'automatisme cardiaque.

2- Appareil de stimulation électrique dont le rôle est de déclencher des contractions cardiaques quand il existe une anomalie de la stimulation cardiaque normale.

Ses électrodes peuvent être placées à la surface ou à l'intérieur du cœur.

palais, n. m. / *angl. : palate*
Paroi supérieure de la cavité buccale qui la sépare des fosses nasales.

Elle est constituée en avant d'une partie osseuse, la voûte du palais, et en arrière d'une partie molle, le voile du palais, lequel participe à la déglutition et à la phonation. Les malformations congénitales appelées becs-de-lièvre consistent en des anomalies des lèvres, mais elles débordent souvent vers le palais et peuvent entraver l'allaitement du nourrisson.

pâleur, n. f. / *angl. : paleness, pallor*
Diminution de l'intensité d'une coloration.

Se dit souvent de la peau qui apparaît blanche, mate et terne. Elle porte aussi alors sur les muqueuses. Elle peut être extrême (teint livide, blême, blafard, voire cireux.), ou s'accompagner d'une cyanose, donnant un teint gris.

La pâleur peut être due à une émotion, à la peur, au froid mais, le plus souvent, elle est liée à l'anémie (diminution de la concentration d'hémoglobine dans le sang par manque de globules rouges).

palliatif, adj. / *angl. : palliative*
Se dit d'un traitement qui calme les douleurs ou d'autres symptômes d'une maladie mais ne s'attaque pas à sa cause.

Les soins palliatifs, n'agissant pas sur la cause, ne peuvent prétendre à la guérison ; ils sont instaurés surtout en fin de vie, lorsque les possibilités thérapeutiques sont dépassées. Leur objectif est d'améliorer le confort (et donc la dignité) de fin de vie, que ce soit sur les plans physique, sensoriel, psychologique ou social.

palmaire, adj. / *angl. : palmar*
Ce qui est relatif à la face antérieure de la main, ou paume.

palpation, n. f. / *angl. : palpation*
Un des composants de l'examen clinique utilisant le toucher par la main et les doigts.

Au cours de l'examen médical, le médecin explore ainsi les organes internes, les caractéristiques des tissus, la sensibilité locale, la température cutanée…

autopalpation, n. f.
Palpation effectuée par le patient lui-même, à la recherche d'une masse ou d'une déformation.

Elle est en général effectuée au niveau des seins chez la femme et du scrotum chez l'homme.

palpitation, n. f. / *angl. : palpitation*
Perception anormale, souvent angoissante, des battements cardiaques.

panacée, n. f. / *angl. : panacea*
Remède universel, permettant de guérir toutes les maladies.

panaris, n. m. / *angl. : whitlow, felon*
Infection aiguë du doigt, quels que soient le germe en cause et la partie du doigt concernée.

pancarte, n. f. / *angl. : notice, placard*
Plaque portant une inscription destinée au public.

Historiquement, à l'hôpital, la pancarte était un support métallique contenant la feuille de température du patient accroché au pied de son lit. L'infirmière y reportait non seulement la courbe de température mais aussi les autres constantes (pouls, pression artérielle, diurèse, éventuellement poids ou fréquence respiratoire), ainsi que l'ensemble des médicaments administrés et les événements principaux survenant au cours de l'hospitalisation (intervention, ablation de sutures ou de drains), les examens réalisés, les régimes particuliers ou les allergies… Le médecin et les soignants pouvaient ainsi disposer immédiatement des principaux renseignements dont il avait besoin.

Actuellement, par souci de discrétion, la feuille de température est le plus souvent rangée dans le dossier de soins.

signe de la pancarte
Dissociation des courbes de pouls et de température (normalement parallèles), qui apparaît lorsque le pouls augmente plus vite que la température.

Cette dissociation est le meilleur signe de maladie thrombo-embolique débutante (phlébite ou embolie pulmonaire). Ce signe est à rechercher tout particulièrement chez les personnes immobilisées en totalité ou au niveau des membres inférieurs et doit être signalé rapidement au médecin responsable.

pancréas, n. m. / *angl. : pancreas*
Glande du système digestif.

Il est formé de trois parties, la tête, le corps et la queue. La tête est encastrée dans le cadre duodénal et le corps et la queue se dirigent vers la gauche et le haut. La queue est mobile. Le pancréas est constitué de cellules endocrines et de cellules et de canaux exocrines.

pancréas endocrine
Les îlots de Langerhans, visibles au microscope, sont les parties du pancréas responsables de la sécrétion endocrine de cette glande. Ils sont formés de cellules α et β qui sécrètent respectivement le glucagon (hormone hyperglycémiante) et l'insuline (hormone hypoglycémiante). Le pancréas est donc le centre de régulation de la glycémie.

pancréas exocrine
La partie exocrine du pancréas sécrète du suc pancréatique qui se déverse par les canaux de Wirsung et Santorini dans l'ampoule de Vater (à proximité du canal cholédoque issu du foie) puis, de là, dans la 2e partie du duodénum à travers le sphincter d'Oddi. Le suc pancréatique participe à la digestion des protides et des graisses.

pancréatite, n. m. / *angl. : pancreatitis*
Inflammation aiguë ou chronique du pancréas de toute nature.

La mortalité des pancréatites aiguës avoisine 10 %.

pannicule adipeux, n. m. / *angl. : panniculus adiposus*
Graisse sous-cutanée d'épaisseur variable selon les parties du corps et se répartissant différemment selon le sexe (surtout à l'abdomen chez l'homme et aux cuisses, fesses et hanches chez la femme).

pansement, n. m. / *angl. : dressing*

Application sur une plaie de compresses stériles, sèches ou imprégnées de médicaments, visant à promouvoir sa cicatrisation en la protégeant du milieu extérieur (infection notamment) et des chocs.

Terme également utilisé pour nettoyer aseptiquement les plaies de drainage (drains, lames, trachéotomie, stomies diverses, etc.) ou de ponction (cathéter).

La confection du pansement est un acte sur prescription pour ce qui concerne les antiseptiques ou les produits de recouvrement à employer, ou encore l'ablation d'un matériel de suture : articles 4 ou 6 du décret du 11 février 2002 relatif aux actes professionnels et à l'exercice de la profession d'infirmier selon qu'il y a ou non utilisation de produits médicamenteux, tant pour le nettoyage de la plaie que pour son recouvrement.

Dans un premier temps, l'infirmière se lave les mains et retire les pansements antérieurs (dits souillés) en portant des gants à usage unique non stériles pour éviter la contamination des mains. Ensuite, après lavage aseptique des mains, on emploie soit un set à pansement (ensemble de compresses et de pinces stériles ou de compresses et de gants

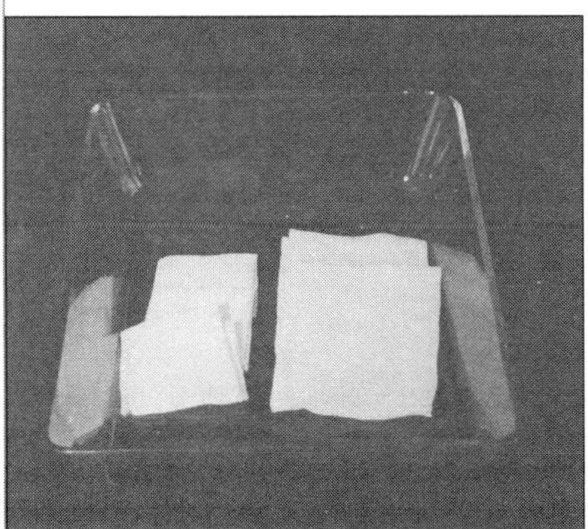

Plateau pour pansement.

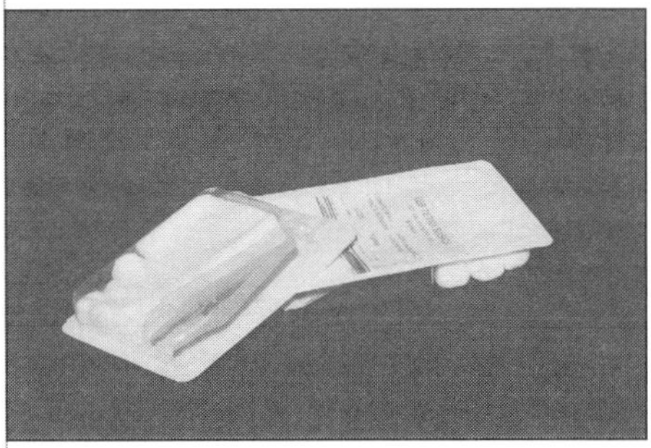

Set à pansement.

stériles préparés) soit des gants stériles et des compresses également stériles, et éventuellement des antiseptiques selon prescription ou protocoles médicaux. L'infirmière nettoie les zones éloignées de la plaie, puis ses berges, puis la plaie elle-même, sans passer deux fois au même endroit dans la même phase, et en n'utilisant qu'une seule fois une même face de la compresse. On recouvre ensuite la plaie d'un nouveau pansement, en suivant les recommandations de la prescription.

On distingue plusieurs types de pansements : le pansement sec ou pansement simple, le pansement clos ou pansement occlusif, le pansement compressif, le pansement hydrocolloïde, le pansement chaud, humide, alcoolisé, le pansement antiphlogistique, etc.

pansement antiphlogistique

Pansement ayant une activité anti-inflammatoire ; il réduit la douleur, l'œdème, la rougeur.

pansement chaud, humide, alcoolisé

Pansement ayant une activité anti-inflammatoire ; il réduit la douleur, l'œdème, la rougeur.

pansement clos (ou occlusif) / *angl. : protective occlusive dressing*

Pansement dans lequel la suture ou la plaie sont entièrement recouvertes et où la pénétration d'air est réduite au minimum par collage total de la surface et des quatre bords du pansement.

pansement compressif / *angl. : compressive bandage*
Pansement réalisé sur prescription, et dont le but est de diminuer l'œdème dans les tissus avoisinants la plaie (mais il ne doit pas empêcher la circulation de retour).

Il permet également de contrôler une suffusion hémorragique.

pansement hydrocolloïde
Pansement utilisé dans les plaies chroniques (ulcères de jambe, escarres) ; en stimulant la détersion des parties nécrosées ou infectées de la plaie, il favorise la cicatrisation.

pansement sec (ou simple)
Simple compresse que l'on appose sur la plaie sans aucun produit (pour simplement la protéger de la « poussière »).

La compresse est maintenue par du ruban adhésif (/ *angl. : adhesive dressing*).

panser, v. / *angl. : to dress*
Soigner au moyen d'un pansement ou d'une bande.

papille, n. f. / *angl. : papilla*
Petite éminence qui fait saillie à la surface de la peau ou de certains organes.

papille gustative / *angl. : taste bud*
Papille localisée à la surface de la langue.
SYN. papille linguale

papille optique / *angl. : optic papilla*
Disque blanchâtre situé au centre de la rétine qui correspond à l'émergence des vaisseaux et du nerf optique.

La zone du champ visuel correspondant à la papille optique est dite tache aveugle, car aucune image ne s'y forme. Elle passe cependant inaperçue en raison de la vision binoculaire et du traitement des images par le cerveau qui fait apparaître une image continue.

papille rénale / *angl. : renal papilla*
Papille constituée par le sommet des pyramides de Malpighi et faisant saillie dans les petits calices.

papule, n. f. / *angl. : papule*
Lésion de la peau caractérisée par une élevure solide formée par l'infiltration du derme ; elle disparaît sans laisser de traces.

paquet-année, n. m. / *angl. : package-year*
Méthode d'appréciation du degré d'imprégnation tabagique cumulée au cours des années par un fumeur.

Un paquet-année correspond à 20 grammes de tabac fumés chaque jour pendant une année.

paracentèse, n. f. / *angl. : paracentesis*
Ponction à l'aide d'une aiguille ou évacuation d'un liquide accumulé dans une cavité par une incision faite au bistouri.

Ce terme est plus fréquemment utilisé en O.R.L. pour désigner l'intervention sur le tympan effectuée de manière à libérer le pus d'une otite moyenne infectée.

paraclinique, adj. / *angl. : complementary testing*
Qui complète la clinique.

paracliniques (examens)
Examens regroupant l'ensemble des explorations autres que l'examen clinique, que ce soit des examens biologiques ou d'imagerie médicale.

Ils permettent de poser un diagnostic ou de l'affiner, et le type d'examens demandés par le médecin dépend des constatations qu'il peut faire à l'examen clinique.

L'infirmière, sur prescription, peut être amenée à effectuer certains d'entre eux (prélèvements) conformément au décret du 11 février 2002 relatif aux actes professionnels et à l'exercice de la profession d'infirmier. Pour tous les autres, elle doit préparer physiquement et psychologiquement le patient, programmer le geste, prévoir les moyens de déplacement du malade puis, au retour, surveiller ses réactions.

parage, n. m. / *angl. : wound care*
Nettoyage d'une plaie avec excision des tissus nécrosés.

paralysie, n. f. / *angl. : paralysis*
Disparition de la force musculaire, d'origine neurologique ou musculaire. L'atteinte partielle, avec persistance d'une certaine motricité, est appelée parésie.

La paralysie peut être d'origine centrale (atteinte cérébrale ou médullaire) ou périphérique (atteinte d'un neurone intermédiaire entre la moelle et le muscle), partielle ou totale et spasmodique ou flasque selon que les muscles se contractent (de manière anarchique) ou non.

paramédical, adj. / *angl. : paramedical*
Relatif au domaine des soins, de la santé. Ce terme désigne ce qui est complémentaire au médical sans toutefois lui appartenir.

paramédical (personnel)
Personnel de santé autre que médecins, chirurgiens, dentistes et sages-femmes ayant un rôle propre et exerçant sur prescription médicale.

Douze professions sont représentées au conseil supérieur des professions paramédicales : ergothérapeute, infirmière, puéricultrice, psychomotricien, pédicure-podologue, manipulateur d'électroradiologie, masseur-kinésithérapeute, laborantin d'analyses paramédicales, orthophoniste, orthoptiste, audioprothésiste, opticien-lunetier (décret du 14 septembre 1973).

Les infirmiers font partie des professions paramédicales, dans la mesure où les soins qu'ils dispensent découlent d'une prescription médicale (décret du 11 février 2002 relatif aux actes professionnels et à l'exercice de la profession d'infirmier).

paramètre, n. m. / *angl. : parameter*

1- Élément important permettant d'apprécier une situation en donnant des critères permettant de juger, d'évaluer, de comprendre.

2- Partie supérieure du ligament large (qui enserre la trompe utérine, ses nerfs et ses vaisseaux, ainsi que l'uretère).

paramètres vitaux / *angl. : vital signs*
Caractéristiques physiologiques importantes (respiration, circulation sanguine…) fournissant des critères d'évaluation globale de l'état d'un patient.
SYN. constantes

paranoïa, n. f. / *angl. : paranoia*
Trouble psychique caractérisé par une mauvaise interprétation de la réalité.

Il se manifeste habituellement par une méfiance anormale, une psychorigidité et un orgueil excessif. Ce terme regroupe à la fois le caractère et le délire paranoïaques.

paraphimosis, n. m. / *angl. : paraphimosis*
Étranglement du gland par le prépuce excessivement rétréci.

paraplégie, n. f. / *angl. : paraplegia*
Paralysie des deux membres inférieurs.

parasite, n. m. / *angl. : parasite*
Être qui vit aux dépens d'un autre individu appelé l'hôte en lui portant préjudice mais sans le détruire.

On peut citer entre autres le ténia, l'ascaris, la douve, le pou, la puce, la punaise, la tique. Le parasite s'oppose au commensal par le fait que ce dernier partage la nourriture de l'hôte, mais sans préjudice pour celui-ci (bactéries commensales par exemple).

parathormone, n. f. / *angl. : parathormone*
Hormone sécrétée par les parathyroïdes.
Cette hormone augmente les concentrations plasmatiques de calcium (hormone hypercalcémiante). Elle agit au niveau des reins, des os et de l'intestin.

parathyroïde, n. f. / *angl. : parathyroïd*
Glande endocrine.
Les parathyroïdes, au nombre de quatre, sont accolées en arrière de la thyroïde, et sécrètent la parathormone.

parenchyme, n. m. / *angl. : parenchyma*
Tissu « noble », fonctionnel d'un organe, par opposition au tissu conjonctif de soutien.
Il est constitué de cellules différenciées dotées d'une fonction physiologique spécifique

parent, n. m. / *angl. : parent*

1- Père ou mère biologique (parent géniteur).
Les parents assurent la fonction de procréation, puis d'accompagnement de leurs enfants au cours de la croissance (réponse aux besoins et exigences de la vie de l'enfant, alimentation, soins, éducation) et de filiation (nécessité de placer l'enfant dans un lignage, dans une histoire familiale, avec un héritage physique, psychologique, social, culturel, patrimonial et financier). Ce rôle de parent forge finalement l'identité de l'enfant. Cette conception de la parentalité varie avec l'âge des enfants, l'évolution des valeurs sociales, le lieu, l'époque, etc. C'est un processus dynamique en réajustement constant.
Actuellement, il est devenu nécessaire de distinguer le couple parental (responsable de l'enfant commun) du couple conjugal (relation entre deux adultes). L'enfant peut vivre avec un couple dont seul l'un des membres est son parent, voire partager sa vie entre deux couples (familles recomposées) : dans chacun de ces couples, un des adultes a une position particulière, non génitrice, vis-à-vis de l'enfant.

2- Ensemble de la famille (ascendants, descendants, collatéraux).

3- Un des trois états du moi (moi-parent), en programmation neuro-linguistique.
Il représente l'ensemble des comportements induits par l'expérience, ce que la personne sait, ce qu'elle a appris.

parent isolé / *angl. : single parent*
Mère ou père ayant seul la charge de son enfant, en l'absence d'un autre parent (disparu, décédé, inconnu).

parenté, n. f. / *angl. : blood relationship*
Relations de consanguinité ou d'alliance entre des personnes de la même lignée (descendants, ascendants, collatéraux), à différencier de la parentèle qui est l'ensemble de ces personnes.

parentéral, adj. / *angl. : parenteral*
Qui ne passe pas par la voie digestive; pour les médicaments, la voie parentérale se dit des médicaments administrés en injection.
Dans la nutrition parentérale, les nutriments sont administrés directement dans le réseau veineux.

pariétal, adj. / *angl. : parietal*

1- Relatif à une paroi.

2- Os pair de la face supérolatérale du crâne.

paroi, n. f. / *angl. : wall*
Cloison, séparation, qui limite une cavité réelle ou virtuelle (par exemple, paroi de l'abdomen).

parole, n. f. / *angl. : speech*
Faculté de parler, de s'exprimer.
La parole est un des aspects de la fonction cérébrale supérieure ; c'est un acte par lequel la personne s'affirme et s'engage, c'est une expression de l'intersubjectivité. Parler, c'est signifier une présence, un désir de communiquer.

parotide, n. f. / *angl. : parotid*
La plus volumineuse des glandes salivaires, localisée près de l'oreille, derrière la branche montante de la mandibule.

paroxysme, n. m. / *angl. : paroxysm*
Le plus haut degré de la manifestation d'une maladie.

participation, n. f. / *angl. : participation*
Action de prendre part, de s'intéresser, d'échanger, de coopérer (par exemple dans un travail de groupe).

parturiente, n. f. / *angl. : parturient*
Femme en train d'accoucher (de parturition : acte de mettre au monde).

passage à l'acte / *angl. : acting out*
Mise en œuvre, jusque-là retenue, d'un acte interdit ou délictueux, habituellement agressif ou violent.
Il correspond au franchissement d'une étape au cours d'un processus psychique.

pasteurisation, n. f. / *angl. : pasteurization*
Opération qui consiste à chauffer un liquide fermentescible à 75 °C pendant 30 minutes, puis à le refroidir brutalement.
La pasteurisation permet de détruire un grand nombre des germes pathogènes, mais un liquide pasteurisé n'est pas stérile et doit se conserver au frais.

patch, n. m. / *angl. : patch*
Timbre autocollant imbibé d'un produit médicamenteux qui diffuse par voie percutanée (mot d'origine anglo-saxonne).

pâte, n. f. / *angl. : clay*
Préparation de composition variable, destinée en pharmacie à des usages divers et de consistance épaisse et collante, intermédiaire entre le liquide et le solide.

patella, n. f. / *angl. : patella*
Petit os aplati enclavé dans le tendon du quadriceps en avant de la trochlée fémorale avec laquelle il s'articule.
SYN. rotule (dénomination ancienne)

pathogène, adj. / *angl. : pathogenic*
Qui est susceptible de provoquer une maladie.

pathologie, n. f. / *angl. : pathology*
Science ou étude des maladies.
Ce terme est devenu synonyme de « maladie ».

pathologique, adj. / *angl. : pathological*
Qui concerne la pathologie au stade de maladie avérée et, par extension, qui démontre un mauvais état de santé, un état de souffrance, un trouble de la personnalité s'écartant de la norme statistique de bonne santé.

patient, n. m. / *angl. : patient*
Personne qui reçoit des soins et des traitements des différents personnels de santé.
On a recommandé d'éviter ce terme qui a une connotation trop passive mais, en pratique, il reste partout en usage.
SYN. malade

paume, n. f. / *angl. : palm*
Face antérieure de la main.
La paume, avec les espaces interdigitaux, est toujours plus chaude et plus humide que le dos de la main, ce qui crée un milieu favorable à la prolifération bac-

térienne. C'est la raison pour laquelle le personnel de soin doit se laver soigneusement les mains et si possible travailler non dans le fond de la main mais à distance de doigt (tenir une seringue, prendre une pince à pansement…).
ADJECTIF ASSOCIÉ palmaire

paupière, n. f. / *angl. : eyelid*
Voile très mobile protégeant la partie antérieure des globes oculaires.
La paupière supérieure est séparée de la paupière inférieure par la fente palpébrale. La paupière est soutenue par un cartilage, le tarse, et bordée par les cils.
ADJECTIF ASSOCIÉ palpébral

peau, n. f. / *angl. : skin*
Membrane souple, épaisse, résistante recouvrant la surface du corps.
Elle se compose d'une couche superficielle, l'épiderme, et de deux couches profondes, le derme et l'hypoderme.
La peau porte des glandes sébacées (assurant la souplesse, le glissement), des glandes sudoripares (productrices de la sueur), des corpuscules tactiles (responsables du toucher) et des annexes : les phanères (ongles, poils, cheveux), constitués de kératine. La peau contient en plus ou moins grande abondance un pigment, la mélanine, qui la protège des rayons solaires et dont la concentration augmente avec l'ensoleillement (bronzage).
La peau a un rôle de protection et de défense. Elle est l'objet de soins de propreté quotidien et doit être désinfectée avant toute effraction (injection ou intervention chirurgicale).

pectoral, adj. / *angl. : pectoral*
Relatif à la poitrine.
Exemple : muscle pectoral.

pédagogie, n. f. / *angl. : pedagogy*
Science de l'éducation des enfants à l'origine, actuellement définie comme l'ensemble des activités déployées par une personne pour développer des apprentissages précis chez une autre.

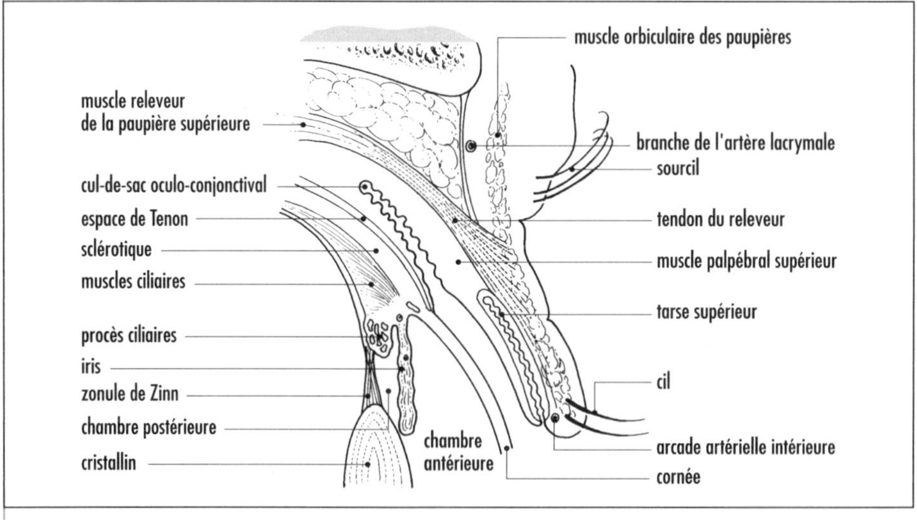

Paupière.

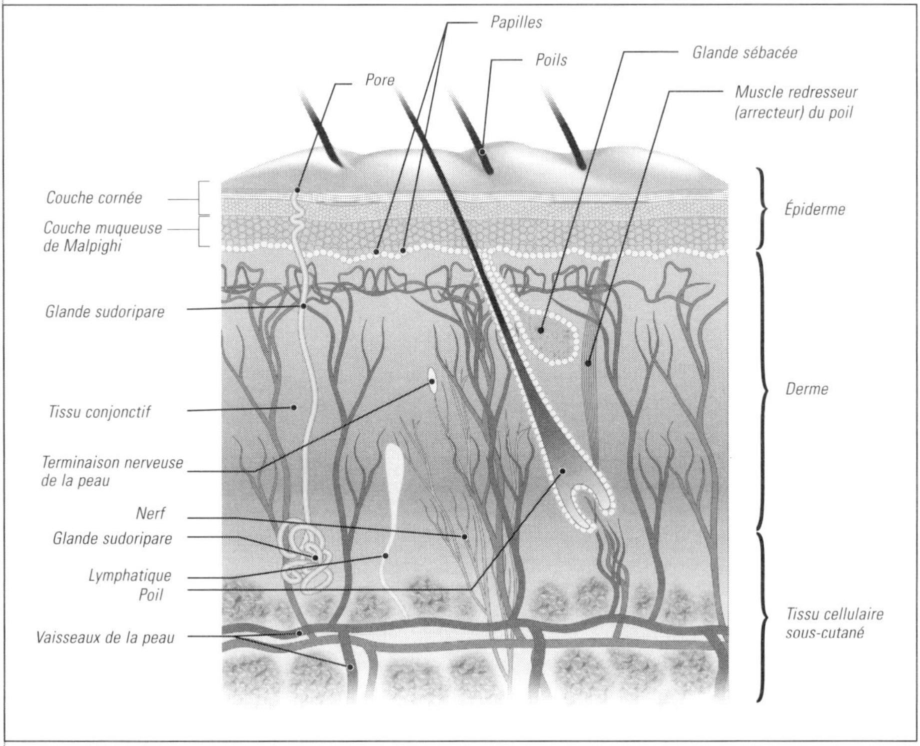

Structure de la peau.

pédagogie active
Pédagogie basée sur l'activité propre de l'enfant, sur son intérêt (selon Freiney, Montessori, Dewey, Decroly).

Cette pédagogie active vise le développement de l'autonomie. C'est une méthode qui implique l'apprenant, qui tente de lui faire construire son savoir à partir d'études de cas, de jeux de rôle, de situations diverses.

pédagogie d'adultes
Modalité de formation destinée à un individu qui a un vécu professionnel et affectif et par là même doit être informé des buts de sa formation, voire participer à leur définition.

Les relations formateur-formé et le rapport du formé aux savoirs appris revêtent ici des aspects particuliers.

pédagogie par alternance
Dispositif planifié de formation fondé sur l'interaction entre des situations de formation et des situations de production.

Selon la qualité, la nature, le nombre et la durée des stages, les liaisons existant entre les situations de formation et les situations de production sont élaborées et formalisées. La méthode tente de réduire au mieux les distorsions entre formation et emploi et de fondre dans un même moule le savoir théorique et le savoir pratique.

Cette méthode est très répandue en formation professionnelle.

pédagogie de contrat
Dans le courant d'individualisation de l'éducation, de différenciation de la formation, l'enseignant négocie avec le formé un travail personnel correspondant à un objectif déterminé.

pédagogie par objectifs
Méthode proposée par Mager et qui s'appuie sur des objectifs, décrits en termes de résultats à atteindre.

pédiatrie, n. f. / *angl. : pediatrics*
Médecine de l'enfant.

La pédiatrie est moins sectorisée par appareils que la médecine adulte, mais il existe toutefois des spécialités pédiatriques : cardiologie infantile, hépatologie infantile, etc.

pédicule, n. m. / *angl. : pedicle*
Groupement de structures vasculaires, nerveuses et fonctionnelles reliant certaines parties du corps, certains organes ou certaines tumeurs au reste du corps.

pédiculose, n. f. / *angl. : pediculosis*
Affection de la peau survenant au cours des infestations par les poux.

Elle n'est pas due aux poux, mais aux lésions consécutives au grattage, souvent surinfectées et eczémateuses.

pédiluve, n. m. / *angl. : foot-bath, pediluvium*
Bain de pieds à visée hygiénique (article 3 du décret du 11 février 2002 relatif aux actes professionnels et à l'exercice de la profession d'infirmier) mais aussi thérapeutique (en dermatologie) ou antiseptique (avant une intervention chirurgicale sur le pied).

peigne, n. m. / *angl. : comb*
Instrument à dents fines et serrées qui sert à démêler la chevelure.

Le peigne fin, à dents plus courtes et très rapprochées, sert après traitement à éliminer les poux et les lentes (œufs de poux) encore adhérant aux cheveux.

pellet, n. m. / *angl. : pellet*
Petit comprimé stérile contenant des médicaments (souvent des hormones) ; ce terme anglo-saxon est maintenant francisé.

Le pellet est introduit sous la peau et libère lentement ses principes actifs, en plusieurs mois, ce qui lui confère une activité prolongée et évite la prise itérative de médicaments par d'autres voies.

pelvimétrie, n. f. / *angl. : pelvimetry*
Détermination des dimensions du bassin par des moyens cliniques, échographiques ou radiographiques, surtout utilisée en obstétrique.

pelvis, n. m. / *angl. : pelvis*
Ceinture osseuse localisée à la partie inférieure de l'abdomen.

Le pelvis est constitué des deux os iliaques, du sacrum et du coccyx. Il est aussi appelé bassin, et on distingue le grand bassin, situé au-dessus du détroit supérieur (orifice supérieur d'engagement de la présentation fœtale dans le petit bassin), et le petit bassin, situé au-dessous du détroit inférieur et contenant la vessie, les organes génitaux et le rectum pelvien.

pénicillines, n. f. pl. / *angl. : penicillins*
Groupe d'antibiotiques naturels ou semi-synthétiques dérivés de la pénicilline G, premier agent de ce groupe.

Les allergies aux pénicillines sont fréquentes et sont souvent croisées entre les différents agents, ce qui doit inciter à la prudence.

pénis, n. m. / *angl. : penis*
Organe mâle de la copulation et de la miction chez l'homme.

Le pénis est appendu au plancher pelvien (périnée). Il intègre l'urètre, les corps spongieux et les corps caverneux (corps érectiles). Il se termine par le gland où s'ouvre le méat urinaire. Le gland est recouvert du prépuce.
SYN. phallus, verge

pensée, n. f. / *angl. : thought*
Activité psychique à caractère représentatif et objectif, ensemble de représentations, d'images dans la conscience, capacité de réfléchir, de former et de combiner des idées et des jugements.

Désigne aussi tout exercice de l'intelligence, mais aussi, de manière plus ciblée, des ensembles d'idées, de doctrines communes à plusieurs personnes.

percussion, n. f. / *angl. : sounding*
Une des étapes classiques de l'examen clinique consistant à frapper avec le doigt une région déterminée du corps.

Elle permet d'explorer les organes internes en analysant le son ainsi produit (plein, vide, sourd, aigu).

percutané, adj. / *angl. : percutaneous*
Qui a lieu à travers la peau, par exemple administration médicamenteuse par pommade.

perfusion, n. f.

1- Injection intraveineuse (/ *angl. : intravenous infusion*) en général lente et prolongée d'une quantité, souvent importante, de solution salée ou sucrée contenant ou non des médicaments.

La perfusion est un acte sur prescription qui doit être rédigée de la main du médecin, datée et signée, comporter le nom et prénom du patient, le nom, la voie d'administration et la posologie exacte du produit, ainsi que les heures d'injection et la durée du traitement (article 6 du décret du 11 février 2002 relatif

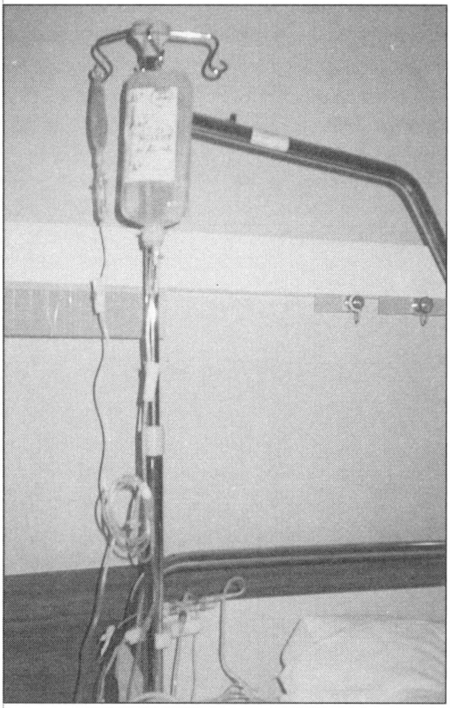

Perfusion.

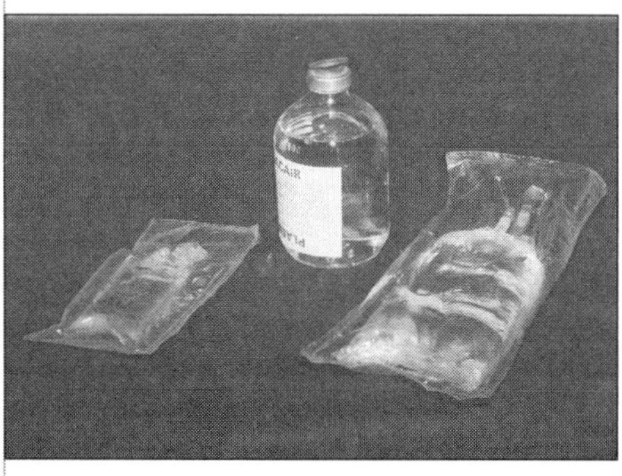

Flacons pour perfusion.

aux actes professionnels et à l'exercice de la profession d'infirmier).

L'infirmière doit calculer précisément les volumes des ajouts à injecter (calculs de doses) et éviter toute erreur ou redondance, donc faire des transmissions écrites et orales fiables et précises. Il est de plus recommandé de n'injecter que des produits connus et préparés par soi-même (risques d'erreurs).

La préparation et la pose, la surveillance puis l'ablation de la perfusion font référence au savoir-faire infirmier.

L'asepsie est de rigueur pour toutes les manipulations du dispositif de perfusion, ainsi que les précautions vis-à-vis des risques d'exposition au sang au moment de la pose. La composition du flacon, sa date d'utilisation (heure et jour) et la personne à laquelle il est destiné doivent être indiquées sur le flacon. Les cathéters courts ou les aiguilles à ailettes sont changés toutes les 72 heures pour minimiser le risque infectieux (lymphangite par exemple). La surveillance porte sur le débit (à calculer), le point de ponction (œdème, rougeur, chaleur, douleur, extravasation) et les effets des produits injectés (effets recherchés et indésirables). La perfusion est retirée sur prescription médicale, de façon aseptique, en prenant soin de comprimer la veine pendant une minute au moins.

2- Irrigation sanguine d'un organe ou d'une partie du corps (/ *angl. : perfusion*).

périarthrite, n. f. / *angl. : periarthritis*
Affection rhumatologique caractérisée par des douleurs périarticulaires avec ou sans limitation des mouvements. Au sens strict du terme, elle ne porte que sur les structures périarticulaires et épargne l'articulation elle-même.

péricarde, n. m. / *angl. : pericardium*
Enveloppe fibro-séreuse du cœur.

La séreuse qui entoure le cœur est une membrane normalement très souple et

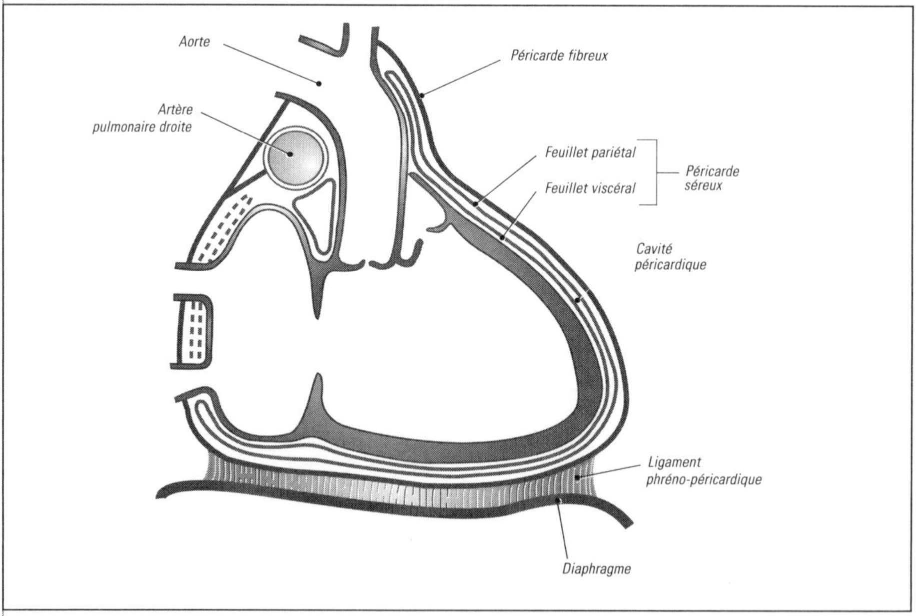

Disposition générale du péricarde (coupe verticale et antéro-postérieure du cœur).

lubrifiée, ce qui évite toute entrave aux battements cardiaques. Elle est toutefois peu extensible, ce qui explique qu'une hémorragie ou un épanchement péricardique puisse rapidement altérer le fonctionnement cardiaque (tamponnade).

péridural, adj. / *angl. : epidural*
Qui est situé autour de la dure-mère (méninge la plus externe).

péridurale (anesthésie) / *angl. : epidural anesthesia*
Anesthésie locorégionale par injection des produits anesthésiants dans l'espace entourant la dure-mère, au niveau des nerfs rachidiens à anesthésier.

périmètre, n. m. / *angl. : perimeter*

1- Ligne qui délimite le contour d'une surface.

On mesure chez l'enfant le périmètre thoracique, le périmètre crânien (en parallèle avec le poids et la taille) pour évaluer sa croissance. Chez la femme enceinte, la mesure du périmètre ombilical permet d'évaluer le développement du volume utérin. On mesure également le périmètre abdominal en cas d'épanchement péritonéal ou le périmètre du mollet en présence de varices.

2- Appareil de mesure du champ visuel.

périnée, n. m. / *angl. : perineum*
Paroi inférieure de l'abdomen.

Le périnée est limité en avant par la symphyse pubienne, en arrière par le coccyx et latéralement par les branches ischiopubiennes. Il est constitué d'une paroi musculaire qui supporte le poids de l'ensemble des viscères abdominaux. Le périnée est traversé par l'urètre, l'anus et, chez la femme, le vagin. Très souple au moment de l'accouchement, le périnée se distend pour laisser passer la tête du bébé ; quand cette distension est insuffisante, une épisiotomie, incision périnéale réalisée par le médecin, peut faciliter ce passage. Lorsque les muscles périnéaux sont distendus, ils peuvent laisser les organes pelviens s'extérioriser : c'est le prolapsus. Le périnée est une zone sujette à macération, donc dont l'hygiène est primordiale.

période, n. f. / *angl. : period*

1- Durée, espace de temps.

2- Intervalle de temps constant séparant deux phénomènes successifs se reproduisant de manière identique.

période néonatale / *angl. : neonatal period*
Période qui recouvre les premiers jours de la vie (en général jusqu'à la chute du cordon ombilical).

période prénatale / *angl. : prenatal period*
Période de la vie avant la naissance ; ce terme s'emploie pour l'enfant plus que pour la mère et est réservé à l'enfant viable (à partir du début du 6e mois de grossesse).

période réfractaire / *angl. : refractory period*
Moment pendant lequel une excitation musculaire ou nerveuse ne peut être déclenchée par aucun stimulus

C'est la période qui suit immédiatement un influx nerveux ou une contraction d'une fibre musculaire.

périodique, adj. / *angl. : periodic*
Qui se reproduit à intervalles réguliers.
SYN. cyclique

périoste, n. m. / *angl. : periosteum*
Membrane fibreuse très solide recouvrant l'os, sauf au niveau des surfaces articulaires.

Le périoste assure la nutrition de l'os d'une part et sa croissance en largeur d'autre part.

péristaltisme, n. m. / *angl. : peristalsis*
Ensemble de contractions du tube digestif de haut en bas, de la bouche vers l'anus dont l'effet est de faire progresser le bol alimentaire.

Le péristaltisme intestinal est stimulé par la mobilité, par les fibres alimentaires, par le mouvement général du corps (l'exercice). Il diminue souvent chez la personne immobilisée, avec constipation et éventuellement occlusion, et peut être totalement interrompu lors des interventions sur le tube digestif. Sa récupération se manifeste alors par l'émission de gaz (nets et francs) et de selles (fraîches et bilieuses). Une accélération du transit se traduit par des coliques et une diarrhée.

SYN. péristaltisme intestinal

péritoine, n. m. / *angl. : peritomeum*
Membrane séreuse tapissant l'intérieur de l'abdomen et recouvrant les viscères, débordant parfois leur bord libre.

Entre les deux feuillets du péritoine (mésentère), on trouve les vaisseaux et nerfs destinés au tube digestif. Le grand épiploon et le petit épiploon sont des replis du péritoine qui relient les viscères entre eux mais qui, contrairement au mésentère, les laissent libres dans la cavité péritonéale, car ils ne sont pas attachés à la paroi abdominale.

Le péritoine forme une cavité virtuelle dont le rôle de glissement est important. Les feuillets péritonéaux peuvent devenir adhérents, par exemple après une intervention ou une infection (péritonite), ce qui diminue le coulissement et peut amener des brides et des occlusions intestinales.

Le feuillet pariétal postérieur du péritoine, qui tapisse en arrière la cavité abdominale, exclut les organes non digestifs, appelés rétropéritonéaux (rein par exemple).

La membrane séreuse a les propriétés d'une membrane semi-perméable (elle se laisse traverser par l'eau et les électrolytes ainsi que les molécules de petite taille, mais non par les grosses molécules), ce qui permet la réalisation de la dialyse péritonéale, méthode d'épuration extrarénale utilisée dans certaines insuffisances rénales.

perlingual, adj. / *angl. : perlingual*
Qui passe à travers la langue.

La voie perlinguale est l'absorption de médicaments au travers des veinules de la langue. On demande au patient de placer le comprimé ou la solution sous la langue, de ne pas l'avaler ni de le sucer mais de le laisser fondre lentement, puis on surveille ses effets (décret du 11 février 2002 relatif aux actes professionnels et à l'exercice de la profession d'infirmier). L'effet thérapeutique par cette voie est très rapide, la concentration plasmatique du médicament s'élevant très vite après administration. C'est souvent une voie d'urgence, pour traiter une crise d'angine de poitrine par de la trinitrine sublinguale par exemple.

pernicieux, adj. / *angl. : pernicious*
Se dit de maladie dont la gravité est intrinsèque et ne dépend pas du terrain.

péroné, n. m. / *angl. : fibula*
Dénomination ancienne de fibula.

peropératoire, adj. / *angl. : peroperative*
Qui a lieu pendant une intervention chirurgicale.

per os, loc. adv., / *angl. : per os*
Par la bouche.

perroquet, n. m. / *angl. : overhead trapeze*
Poignée située généralement à l'extrémité d'une potence fixée sur le lit et permettant au malade de se soulever.

personnalité, n. f. / *angl. : personality*
Ensemble de traits, d'aptitudes, de volonté, d'attitudes, de sentiments, de valeurs, d'habitudes et d'intérêts qui caractérisent un individu ; c'est sa manière habituelle de ressentir et de se comporter.

La personnalité est un mode d'organisation relativement stable et différencié des fonctions psychologiques comme la perception et la mémoire, ainsi que de l'ensemble des attitudes et des conduites, produit d'exigences adaptatives.

Elle englobe les traits de caractère congénitaux, les traces des influences des milieux et des rôles sociaux, le moi et la force du moi, les symptômes éventuels des troubles mentaux, l'ensemble des facteurs d'environnement qui façonne le moi.

personne, n. f. / *angl. : person*
Être humain, individu.

perte, n. f. / *angl. : loss*
Fait d'être privé de quelque chose dont on avait la jouissance ou de laisser échapper quelque chose.

perte de connaissance / *angl. : inflight loss of consciousness*
Fait de perdre conscience pendant un laps de temps généralement bref.

perte de substance / *angl. : loss of substance*
Atteinte de l'intégrité de la peau avec perte de tissus, en général traumatique mais aussi d'origine vasculaire ou nerveuse (ulcères cutanés ou escarres).

pertes blanches / *angl. : leukorrhea*
Écoulements vaginaux liés à une infection par des bactéries, des virus ou des champignons.
Syn. leucorrhées

pesée, n. f. / *angl. : weighing*
Opération par laquelle on détermine le poids de quelqu'un.

On pèse fréquemment le petit enfant, notamment le nouveau-né prématuré, hypotrophe ou déshydraté. La pesée permet de suivre la réhydratation, l'alimentation ou la croissance. Elle est également fréquente chez les patients obèses en cure d'amaigrissement, chez les patients anorexiques en cours de traitement, chez toutes les personnes à qui un régime a été prescrit et chez toutes les personnes présentant un trouble du métabolisme.

La pesée doit être effectuée sur la même balance, convenablement tarée, à la même heure et dans les mêmes conditions.

pessaire, n. m. / *angl. : pessary*
Appareil introduit dans le vagin pour maintenir en place certains organes internes notamment l'utérus (prolapsus ou colpoptose) ou pour corriger une rétroversion utérine.

C'est une technique ancienne à laquelle on préfère actuellement une intervention chirurgicale qui consolide les attaches des organes génitaux (effets plus fiables et plus durables que le pessaire).

pesticide, n. m. / *angl. : pesticide*
Produit chimique dont le rôle est d'éliminer les parasites animaux ou végétaux des cultures.

pétéchie, n. f., / *angl. : petechia*
Piqueté rouge vif de la peau (purpura punctiforme) dû à une suffusion hémorragique du derme.

petit bassin, n. m. / *angl. : small pelvis*
Partie la plus basse du bassin et de son contenu ; il renferme la vessie, les organes génitaux internes et le rectum pelvien.
SYN. pelvis

peur, n. f. / *angl. : fright*
Phénomène psychologique à caractère affectif qui accompagne la prise de conscience d'une menace ou d'un danger réel ou imaginaire.

La peur s'accompagne généralement de manifestations physiologiques : horripilation, tremblements, diarrhées, sueurs, yeux exorbités, palpitations, tachycardie, pâleur, rougeur.

pH, n. m.,
Coefficient caractérisant l'acidité ou la basicité d'un milieu.

Le pH neutre est de 7, les milieux acides ont un pH inférieur à 7 et les milieux basiques un pH supérieur à 7.

Le pH de l'organisme est une constante physiologique (7,35).
ABRÉV. de potentiel hydrogène

phagocytose, n. f. / *angl. : phagocytosis*
Capture, ingestion et digestion de particules solides inertes ou vivantes par une cellule, le phagocyte (leucocyte mobile ou macrophage fixe).

La phagocytose participe à la défense de l'organisme.

phalange, n. f. / *angl. : phalanx*
Chacun des os qui forme le squelette d'un doigt ou d'un orteil : deux pour le pouce et le gros orteil, trois pour les autres doigts ou orteils.

phallus, n. m. / *angl. : phallus*
Synonyme de pénis, de verge, ce terme est plutôt employé lorsque cet organe est en érection.

Emblème mythologique de la virilité, de la fécondité et de la puissance reproductrice, le phallus a pris une place importante dans l'imagerie de la psychanalyse.

phanère, n. f. / *angl. : integument*
Ensemble des productions annexes de l'épiderme (peau) : ongles, poils, cheveux, dents.

pharmacien, n. m. / *angl. : pharmacist*
Professionnel de santé qui, muni de la formation et des diplômes nécessaires, fabrique ou vend des médicaments.

Le pharmacien a un rôle de conseil et d'éducation auprès de ses clients. Il leur délivre les médicaments prescrits par le médecin mais aussi de son propre chef pour des pathologies bénignes. S'il le juge nécessaire, il oriente le patient vers un médecin.

pharmacodépendance, n. f. / *angl. : drug dependency*
Besoin impérieux de poursuivre la consommation d'un ou plusieurs médicaments, sous peine de voir apparaître un syndrome de sevrage, malaise dû à l'interruption d'un médicament.

pharmacopée, n. f. / *angl. : pharmacopeia*

1- Recueil officiel rapportant la nomenclature des médicaments et leurs caractéristiques, autrefois appelé Codex en France.

2- Ensemble des remèdes disponibles.

pharmacovigilance, n. f. / *angl. : drug testing and control*
Surveillance et diffusion des informations concernant les effets secondaires nocifs des médicaments.

pharynx, n. m. / *angl. : pharynx*
Organe musculo-membraneux assurant une fonction digestive et respiratoire (on parle parfois de carrefour aérodigestif).

Le pharynx communique avec la bouche et les fosses nasales en haut, l'œsophage et le larynx en bas. C'est à ce niveau que le bol alimentaire est dirigé vers l'œsophage puis l'estomac, et les gaz respiratoires vers le larynx et les poumons.

phénotype, n. m., / *angl. : phenotype*
Ensemble des caractéristiques physiques observables chez un être vivant, déterminées à la fois par son capital génétique, ou génotype, et par des influences exercées par le milieu extérieur.

phéromone, n. f., / *angl. : pheromone*
Substance chimique sécrétée par un individu et agissant sur un autre individu de la même espèce et du sexe opposé, par le biais de l'olfaction.

Elle modifie le comportement du deuxième individu et/ou certaines caractéristiques biologiques.

phimosis, n. m. / *angl. : phimosis*
Rétrécissement du prépuce, congénital ou non, qui empêche de décalotter le gland. Les phimosis gênants doivent être opérés (circoncision).

phlébite, n. f. / *angl. : phlebitis*
Inflammation et thrombose d'une veine.

Les phlébites prédominent au membre inférieur. On leur connaît trois facteurs de risque : stagnation du sang dans les veines, alitement prolongé et hypercoagulabilité sanguine. Ces facteurs favorisent la formation d'un caillot sanguin qui peut s'étendre dans le vaisseau concerné et éventuellement ses branches. Les signes de la phlébite sont locaux (syndrome inflammatoire avec rougeur, chaleur, douleur du mollet, douleur provoquée à la dorsiflexion, appelée signe d'Omans) et généraux (légère hyperthermie avec tachycardie plus élevée que ne le voudrait la température, appelée signe de la pancarte, *Voir* pancarte).

Le risque majeur de la phlébite est l'embolie pulmonaire (maladie thromboembolique) par migration du caillot. La maladie thromboembolique est prévenue et traitée par des anticoagulants ; dans la maladie avérée, il faut y associer le repos absolu au lit (prescription médicale).

La prévention est la plus importante. Elle comporte un volet non médicamenteux (articles 3 à 5 du décret du 11 février 2002 relatif aux actes professionnels et à l'exercice de la profession d'infirmier), avec mobilisation par le lever précoce et mobilisation au lit (mouvements des pieds, des orteils et des jambes toutes les heures). Elle peut être complétée par des prescriptions d'aide au retour veineux (bas ou bandes de contention). On y adjoint un traitement curatif sur prescription par anticoagulant, les héparines de bas poids moléculaire.

phlegmon, n. m. / *angl. : phlegmon*
Infection aiguë du tissu sous-cutané, circonscrite ou diffuse mais non collectée.

phlogistique, adj. / *angl. : phlogistic*
Inflammatoire.

phlyctène, n. f. / *angl. : blister vesicle, phlyctena*
Bulle ou vésicule emplie de sérosité transparente, située dans ou sous l'épiderme.

phobie, n. f., / *angl. : phobia*
Accès de peur injustifiée accompagné d'une angoisse intense, et déclenché par certains facteurs. Les phobies les plus fréquentes sont l'agoraphobie, la claustrophobie et la phobie sociale.

phonation, n. f. / *angl. : phonation*
Ensemble des phénomènes qui concourent à la production d'un son et, à un stade plus élaboré de la voix, de la parole, du langage articulé.

photosensibilisation, n. f., / *angl. : photosensibilization*
Phénomène qui rend la peau sensible au rayonnement solaire.

Les agents photosensibilisants peuvent être administrés sous forme locale (pommades, crèmes) ou par voie générale. La photosensibilisation se manifeste par une réaction cutanée toxique immédiate ou par des réactions allergiques cutanées plus tardives.

photothérapie, n. f. / *angl. : phototherapy*
Traitement par la lumière.

On l'utilise dans le traitement de l'ictère du nouveau-né, de la dépression saisonnière ou du psoriasis.

phrénique, adj. / *angl. : phrenic*
Qui concerne le diaphragme.

nerf phrénique (X^e paire crânienne)
Nerf qui innerve le diaphragme après un parcours médiastinal. Il traverse la thyroïde et longe le larynx.

phtiriase, n. f. / *angl. : phtiriasis*
Dermatose ou pédiculose pubienne provoquée par le grattage, lors des infestations par des poux pubiens (morpions).

physiologie, n. f. / *angl. : physiology*
Science du fonctionnement de l'organisme et des organes, de leur rôle dans la vie organique, de leurs liaisons fonctionnelles.

physiopathologie, n. f. / *angl. : pathophysiology*
Science décrivant les mécanismes du dysfonctionnement de l'organisme ou des organes au cours des maladies.

physique, n. f. / *angl. : physics*
Science de la matière qui étudie les lois rendant compte des phénomènes matériels.

physique, adj. / *angl. : physical*
Qui concerne le corps.

phytothérapie, n. f. / *angl. : phytotherapy*
Traitement par les plantes.

pied, n. m. / *angl. : foot*
Extrémité aplatie du membre inférieur qui supporte le corps.

Son squelette comprend, de la cheville vers l'extrémité, le tarse, le métatarse et les phalanges. La face supérieure est le dos du pied, et la face inférieure, la plante.

La plante est richement vascularisée. Lors de la marche, la compression de cette semelle vasculaire est un des moteurs importants du retour veineux dans les membres inférieurs. C'est pourquoi la marche est une excellente prévention des varices du membre inférieur.

pied à sérum / *angl. : IV stand*
Potence supportant les flacons de perfusions au-dessus du niveau du corps.

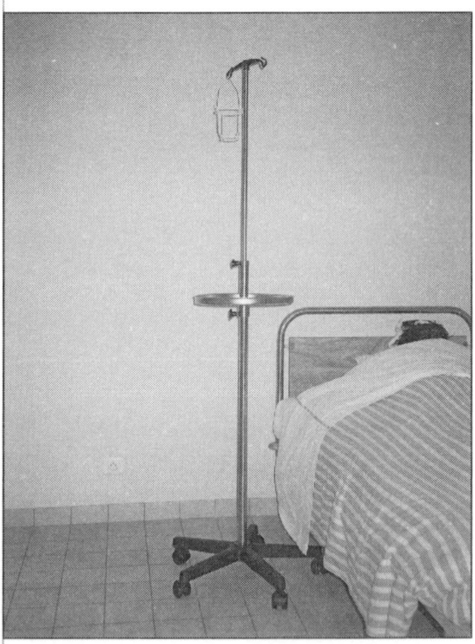

Pied à sérum.

Le pied à sérum peut être fixé au lit du patient ou en être séparé. Il peut être mobile ou stabilisé par une base lourde. Il doit être entretenu, sur le plan hygiénique, comme le mobilier de la chambre.

pie-mère, n. f. / *angl. : pia mater*
Méninge la plus interne, la plus proche des structures nerveuses ; elle est très vascularisée.

pigmentation, n. f. / *angl. : pigmentation*
Accumulation normale ou pathologique de pigments dans les tissus vivants et notamment dans la peau ; elle détermine la coloration de ces tissus.

pilosébacé, adj. / *angl. : pilosebaceous*
Qui concerne le poil et, à sa base, la glande sébacée.

pilosité, n. f. / *angl. : hairiness*
Ensemble des poils, leur distribution sur la peau.

pilule, n. f. / *angl. : pill*
Petite sphère contenant des principes médicamenteux actifs et destinée à être avalée. Par extension, contraceptif oral.

pilulier, n. m. / *angl. : pill-box*
Petite boîte dans laquelle sont contenus (et répartis en fonction des heures et des jours de prise) les médicaments à prendre per os.

pinces, n. f. pl. / *angl. : forceps, pliers*
Outil composé de deux branches articulées servant à saisir et/ou à serrer.

Il en existe de différents types et de différentes tailles selon l'usage que l'on en fait.

pinéal, adj. / *angl. : pineal*
Qui se rapporte à l'épiphyse.

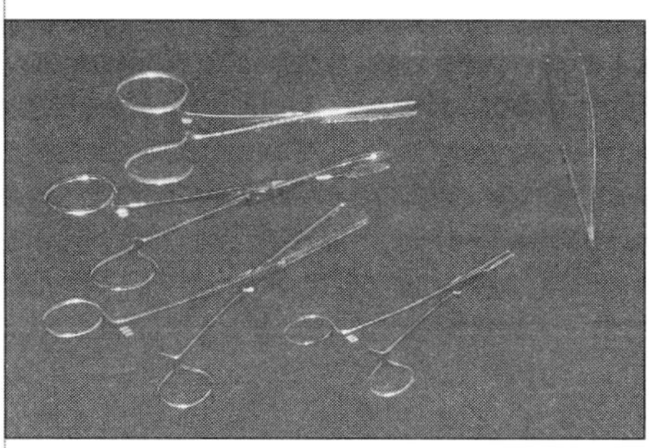

Pinces pour pansements.

pinocytose, n. f. / *angl. : pinocytosis*
Capture par une cellule de gouttelettes de liquide extracellulaire.

La cellule peut ainsi intérioriser ce liquide.

pipette, n. f. / *angl. : pipette*
Petit tube gradué servant en laboratoire à prélever de petites quantités de liquides.

piqûre, n. f. / *angl. : injection, prick, bite*
Effraction cutanée faite par un objet pointu ou le dard d'un insecte.

Ce terme désigne aussi la sensation produite par un produit urticant (qui provoque une démangeaison, *angl. : itching*) comme une piqûre d'ortie.

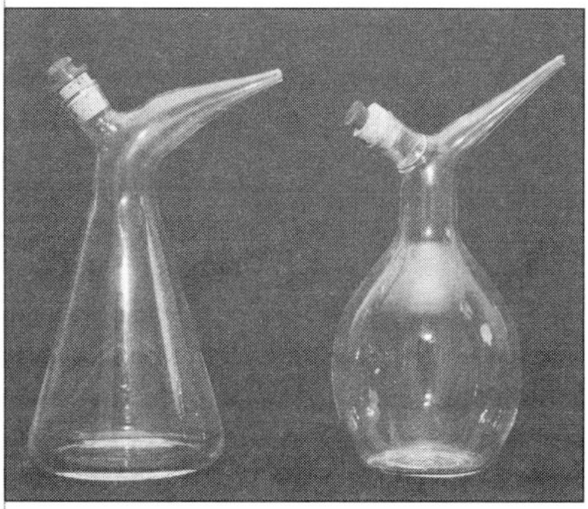

Pipettes.

La piqûre par aiguille septique est un accident du travai fréquent pour l'infirmière. Il l'expose au risque infectieux (septicémie, hépatite virale, HIV). C'est la raison d'être des collecteurs d'aiguilles.

pistolet, n. m. / *angl. : bed bottle*
Réceptacle des urines utilisé chez le patient alité (terme familier).
SYN. urinal

placebo, n. m. / *angl. : placebo*
Substance chimiquement et physiologiquement inerte, substituée à un médicament pour évaluer l'effet réel de ce médicament, en éliminant toute participation psychologique à cet effet.

Dans les études en simple aveugle, le malade ne sait pas s'il reçoit le médicament actif ou le placebo ; dans celles en double aveugle, ni le médecin ni le malade ne savent ce qui est administré.

placement, n. m. / *angl. : placing*
Action de mettre une personne amoindrie (personne âgée, handicapée) dans une institution spécialisée.

placement familial / *angl. : family placement*
Alternative à l'hospitalisation qui place une personne âgée, un handicapé physique ou mental dans un cadre familial auprès de personnes spécialement soutenues, formées et rémunérées, pour éviter à la personne un séjour en institution.

Ce mode d'accueil et d'hébergement est souvent utilisé en psychiatrie en substitut de l'hospitalisation, quand le retour à domicile ou dans la famille est impossible. La famille d'accueil bénéficie alors d'une prise en charge par la Sécurité sociale.

placenta, n. m. / *angl. : placenta*
Organe intermédiaire entre l'organisme du fœtus et celui de la mère.

Constitué d'une masse charnue et spongieuse très vascularisée, aboutissant au cordon ombilical, il assure les échanges en oxygène et en nutriments entre la mère et l'enfant pendant la grossesse.

L'évacuation du placenta à la fin de l'accouchement se nomme délivrance.

plaie, n. f. / *angl. : wound*
Rupture de la continuité des téguments qui nécessite des soins aseptiques.

plainte, n. f. / *angl. : moan, groan*
Expression d'une douleur physique ou morale ou d'un mécontentement.

Même si elle n'a pas de cause physiologique, elle ne doit pas être négligée par l'infirmière.

plan, n. m. / *angl. : plan*

1- Surface unie.

2- Ordre d'un discours, représentation, donc mise en évidence simplifiée, schématique d'un projet.

plan de clivage
Surface (tissu de soutien, tissu fibreux, aponévrose) séparant virtuellement les organes et que le chirurgien utilise lors de ses dissections.

plan de formation
Programme annuel ou pluriannuel d'un ensemble d'actions coordonnées de formation dont la mise en œuvre et la réalisation doivent permettre aux personnes et aux institutions concernées d'atteindre leurs objectifs.

Le plan de formation est élaboré à partir des besoins de formation tant de l'institution que des individus ; il est réalisé en concertation avec les différents acteurs de l'établissement et en fonction du projet d'établissement. Il doit préciser le public-cible, les principes directeurs de la formation envisagée, les objectifs, les contenus, une description du système, la durée et le rythme de la formation, le coût, l'évaluation de la formation, la planification des activités, les effets attendus et leurs modalités de mesure.

plan de soins infirmiers / *angl. : nursing scheme, nursing care plan*
Définition des objectifs de soins, puis du programme de réalisation (planification des soins) et d'évaluation de ces soins.

Le plan de soins infirmiers (individualisé) est un élément du dossier de soins infirmiers.

plan de soins-guide
Définition des objectifs de soins et proposition des actions et évaluations à envisager pour toutes les personnes présentant une affection similaire (groupe homogène de patients).

Ce guide permet de systématiser la prise en charge d'un groupe de personnes ; si les objectifs fixés par ce guide ne sont pas atteints, l'évaluation pourra renvoyer à un plan de soins individualisé.
SYN. protocole de soins

plan O.R.S.E.C. / *angl. : scheme of help*
Organisation départementale, régionale, voire plus étendue, sous la responsabilité d'un représentant de l'État (préfet).

Le plan O.R.S.E.C. permet de mettre à disposition des responsables, le matériel, le personnel et les procédures nécessaires pour répondre à une situation d'urgence, par exemple un attentat. C'est en particulier dans cette intention que les personnels de santé doivent être enregistrés dans les D.D.A.S.S. afin de faciliter leur réquisition.
ABRÉV. de plan d'organisation des secours

planification, n. f. / *angl. : planning*
Action d'organiser et de régler selon un plan le développement d'un projet.

planification des soins / *angl. : nursing care planning*
Partie de la démarche de soins qui fixe les objectifs et les délais, et permet de programmer les actes de soins et leur évaluation ; c'est un outil d'organisation du travail.

planning, n. m. / *angl. : planning*
Programme des opérations et des actions à réaliser dans une durée déterminée ou sa représentation graphique (mot d'origine anglo-saxonne).

Dans un service de soins, ce terme désigne la présentation sur un tableau de la répartition des personnes hospitalisées en fonction des chambres disponibles, présentation affichée soit dans la salle de soins soit dans le bureau des infirmières.

planning familial / *angl. : family planning*
Ensemble des moyens mis en œuvre pour la planification des naissances.

plante, n. f. / *angl. : sole*
Face inférieure du pied, très vascularisée, sur laquelle repose l'ensemble du corps debout.

La plante du pied est creusée des arches plantaires.

plaque neuromusculaire, n. f. / *angl. : motor end plate, myoneural jonction*
Lieu de jonction entre les fibres nerveuses motrices et les fibres musculaires.

Site de production de médiateurs chimiques (acétylcholine notamment), la plaque neuromotrice permet d'assurer le contrôle volontaire du mouvement.

plaquette, n. f. / *angl. : blood platelet*
Petit élément figuré du sang dépourvu de noyau et provenant des mégacaryocytes.

Les plaquettes jouent un rôle majeur dans la première étape de l'hémostase (tarissement des hémorragies). Leur nombre est normalement de 150 à 400 000/mm^3.
SYN. thrombocyte

plasma, n. m. / *angl. : plasma*
Partie liquide du sang dans laquelle baignent les cellules sanguines.

Il faut distinguer le plasma du sérum sanguin qui est le résidu liquide du sang après coagulation. Le sérum se compose du plasma débarrassé du fibrinogène.

plastie, n. f. / *angl. : plastic surgery*
Intervention chirurgicale destinée à réparer un organe ou à restaurer sa morphologie (c'est une intervention de chirurgie plastique ou réparatrice).

plateau, n. m. / *angl. : tray*
Support plat servant à poser et transporter des objets ou du matériel de soins.

Selon l'usage, il peut être stérile ou non.

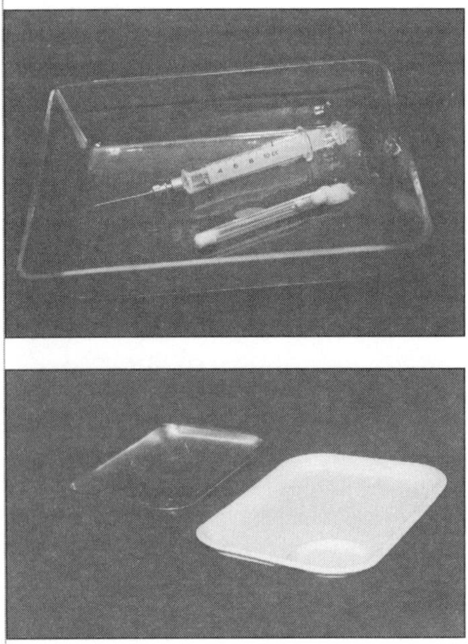

Plateaux.

plâtre, n. m. / *angl. : plaster*
Matériau à base de sulfate de calcium, réparti sur une bande lâche en toile et qui peut, après humidification et séchage, devenir dur et résistant, formant un appareil de contention qui immobilise un membre ou un segment de membre jusqu'à consolidation d'une fracture ou cicatrisation d'une luxation ou d'un arrachement ligamentaire.

Actuellement, il est remplacé par une résine aussi solide mais beaucoup moins lourde.

pleural, adj. / *angl. : pleural*
Qui concerne la plèvre.

pleurésie, n. f. / *angl. : pleuritis, pleural effusion*
Présence anormale de liquide entre les deux feuillets de la plèvre

plèvre, n. f. / *angl. : pleura*
Membrane séreuse enveloppant le poumon et tapissant la cage thoracique.

Constituée de deux feuillets (feuillet viscéral, interne, et feuillet pariétal, externe), elle forme une cavité virtuelle qui permet le glissement du poumon contre la paroi thoracique avec une résistance minime, ce qui facilite la respiration.

plexus, n. m. / *angl. : plexus*
Entrecroisement de fibres nerveuses ou de vaisseaux.

pluridisciplinaire, adj. / *angl. : multidisciplinary*
Qui concerne plusieurs disciplines ou domaines de recherche ou de travail, sur un sujet donné.

pluriglandulaire, adj. / *angl. : multiglandular*
Qui se rapporte à plusieurs glandes.

P.M.I., sig.
Abréviation de Protection maternelle et infantile.

pneumopathie, n. f. / *angl. : pneumopathy*
Affection pulmonaire, quel qu'en soit le type.

pneumothorax, n. m. / *angl. : pneumothorax*
Épanchement gazeux survenant entre les deux feuillets de la plèvre.

poche, n. f. / *angl. : pouch, sac, bag*
Sac permettant de rassembler un contenu.

poche des eaux / *angl. : amniotic sac, bag of waters*
Sac amniotique qui entoure le fœtus et le protège contre les chocs.

Poche à urines, n. m. / *angl. : urine bag*
Récipient souple en plastique, relié à un tuyau dont l'extrémité peut s'adapter hermétiquement à une sonde vésicale.

Sa contenance est en général de 1,5 litre ; il porte des graduations permettent d'évaluer le volume des urines (parfois, on interpose au niveau du tuyau un petit réservoir qui permet de mesurer à chaque heure le volume évacué).

La jonction poche-tuyau est en général munie d'un système anti-reflux qui empêche le contenu de la poche de remonter vers la vessie, et donc sa contamination bactérienne. Certaines poches portent un robinet d'évacuation qui permet de les vider et de les utiliser plusieurs jours.

Les urines constituent un excellent milieu de croissance bactérienne, d'où la nécessité de protéger d'une part le personnel par des gants à usage unique lors de la manipulation des poches, de respecter strictement les règles d'asepsie pour éviter la contamination des urines d'autre part.

poids, n. m. / *angl. : weight*
Mesure de la masse d'un objet, d'un corps.

poids (courbe de) / *angl. : weight curve*
Graphique chronologique reportant les résultats des pesées successives et qui permet de suivre l'évolution du poids corporel.

poids moléculaire / *angl. : molecular weight*
Mesure de la masse de l'ensemble des atomes d'un nombre de molécules égal au nombre d'Avogadro ($6{,}0248.10^{23}$).

poignet, n. m. / *angl. : wrist*
Partie du membre supérieur séparant l'avant-bras de la main.

Le poignet correspond aux os du carpe.
SYN. articulation radiocarpienne

poil, n. m. / *angl. : hair*
Production kératinisée en forme de fil du follicule pileux, structure annexe de la peau.

Dans les soins préopératoires, l'infirmière doit particulièrement veiller au nettoyage aseptique de la peau et des follicules pileux qui sont des réserves à microorganismes. On est parfois amené à raser une surface de peau pour diminuer ce risque.

point, n. m. / *angl. : stitch, point*
Portion de l'espace ou du temps déterminée très précisément et qui permet une localisation.

points d'appui / *angl. : pressure points*
Ce qui sert de support, de base à une personne ou un objet.

Ce sont des zones sensibles aux escarres chez les personnes immobilisées.

point de ponction
Site d'entrée dans l'organisme d'une aiguille ou d'un cathéter.

Cette zone est particulièrement exposée au risque infectieux.

poison, n. m. / *angl. : poison*
Substance qui détruit ou altère la vie dans une partie ou la totalité de l'organisme.

poitrine, n. f.

1- Partie du corps située sur la face antérieure du thorax entre le cou et l'abdomen (/ *angl. : chest*).

2- Zone anatomique assimilée au terme thorax et qui désigne également son contenu (angine de poitrine).

3- Seins de la femme (/ *angl. : breasts*).

poliomyélite, n. f. / *angl. : poliomyelitis*
Toute inflammation de la substance grise de la moelle épinière.
Ce terme est souvent utilisé pour désigner la poliomyélite antérieure aiguë à poliovirus (mais des atteintes de la corne antérieure de la moelle sont également possibles au cours du zona).

pollakiurie, n. f. / *angl. : pollakiuria*
Fréquence excessive de mictions peu abondantes.

pollution, n. f. / *angl. : pollution*
Dégradation du milieu de vie par un polluant.

polyarthrite, n. f. / *angl. : polyatrhritis*
Inflammation concomitante de plusieurs articulations.

polyclinique, n. f. / *angl. : polyclinic*
Établissement hospitalier privé regroupant plusieurs spécialités délivrant des soins à des malades hospitalisés ou non.

polydipsie, n. f. / *angl. : polydipsia*
Soif exagérée poussant le malade à boire excessivement.

polyglobulie, n. f. / *angl. : polyglobulia*
Augmentation de la masse totale de globules rouges dans l'organisme.
La polycythémie (/ *angl. : relative polycythemia*) est l'augmentation des globules rouges sur l'hémogramme.

polyhandicapé, n. m. / *angl. : multidisabled person*
Personne souffrant de déficiences multiples que ce soit sur le plan mental, moteur, physique, sensoriel ou social (définition issue de la loi n° 57-1223 du 23 novembre 1957 et de l'article L323-10 du Code du travail).

polyménorrhée, n. f. / *angl. : polymenorrhea*
Règles trop fréquentes.

polynucléaire, n. m. / *angl. : polynuclear*
Leucocyte possédant un noyau multilobé qui apparaît faussement multiple à l'examen au microscope.

polype, n. m. / *angl. : polyp*
Tumeur qui s'implante dans une cavité naturelle et se rattache à la paroi par un pédicule étroit.
Le polype est généralement bénin mais peut se cancériser.

polyphagie, n. f. / *angl. : polyphagia*
Consommation excessive d'aliments.

polypnée, n. f. / *angl. : polypnea*
Respiration rapide par diminution de la durée du cycle ventilatoire.

polyurie, n. f. / *angl. : polyuria*
Augmentation du volume des urines excrétées en 24 heures.

pommade, n. f. / *angl. : ointment, pomade*
Préparation pharmaceutique onctueuse, grasse, destinée à l'usage externe.

pomme d'Adam, n. f. / *angl. : Adam's apple*
Saillie plus ou moins importante et visible du cartilage thyroïde chez l'homme.

pommette, n. f. / *angl. : cheekbone*
Partie saillante plus ou moins arrondie de la joue placée sous l'angle externe de l'œil.

pompe, n. f. / *angl. : pump*
Appareil destiné à aspirer ou refouler des fluides.

pompe à insuline / *angl. : insulin pump*
Appareil implantable qui délivre des quantités d'insuline adaptées à chaque diabétique.

pompe à protons / *angl. : proton pump*
Mécanisme physiologique d'excrétion des ions hydrogène qui, dans l'estomac, s'associent au chlore pour former l'acide chlorhydrique.

pompe à sodium / *angl. : sodium pump*
Mécanisme de transfert de sodium à travers une membrane (par exemple dans le tubule distal du néphron), contre un gradient de concentration.

ponction, n. f. / *angl. : puncture*
Introduction d'un instrument pointu dans une cavité normale ou pathologique afin d'en extraire du liquide et éventuellement d'y introduire un médicament ou un produit de contraste radiologique.

ponction lombaire / *angl. : lumbar puncture*
Geste permettant de prélever du liquide céphalorachidien dans l'espace interméningé et éventuellement d'y injecter un produit de contraste radiologique ou des anesthésiques au cours de l'anesthésie péridurale.

ponction-biopsie
Geste permettant de prélever par un fin trocart un fragment de tissu en vue d'analyse.

pontage, n. m. / *angl. : by-pass*
Technique de revascularisation d'une artère, en aval d'un segment rétréci ou oblitéré.

poplité, adj. / *angl. : popliteal*
Relatif au creux situé à la face postérieure du genou.

population, n. f. / *angl. : population*

1- Ensemble de personnes habitant un espace géographique déterminé.

2- Ensemble d'individus qui peuvent être observés comme une unité, dans une étude statistique.

population à risque / *angl. : population at risk*
Notion épidémiologique utilisée en santé publique et qui désigne un groupe de personnes exposées à un risque sanitaire du fait de ses caractéristiques biologiques, socio-économiques, environnementales, ethniques ou de ses habitudes de vie.

population cible / *angl. : target population*
Ensemble de personnes à caractéristiques communes, connues et décrites, visées soit par une étude statistique, soit par une action éducative.

porteur sain, n. m. / *angl. : germ carrier*
Individu qui, sans être lui-même malade, porte des germes, et peut donc être le vecteur d'une maladie.

Cela peut être le fait des soignants qui peuvent alors infecter de nombreuses personnes en état de moindre résistance immunologique. Ce processus, impliqué dans les maladies nosocomiales, justifie des mesures de surveillance médicale particulièrement strictes et attentives du personnel soignant par le service de médecine préventive ou de médecine du travail.

position, n. f. / *angl. : position*
Manière dont une personne est posée, placée, installée.

position anatomique / *angl. : anatomic position*
Attitude de référence qui permet de décrire l'anatomie humaine : le corps se présente debout, bras le long du corps, paumes tournées en avant, pouces écartés du corps.

position de fonction / *angl. : function position*
Attitude donnée à une articulation immobilisée (plâtrée par exemple) pour en préserver un fonctionnement minimal en cas d'ankylose ultérieure.

position latérale de sécurité
Position dans laquelle on installe une personne inconsciente, blessée pour lui permettre de respirer correctement et surtout pour l'empêcher d'inhaler d'éventuels vomissements (syndrome de Mendelson).

posologie, n. f. / *angl. : dosage*

1- Quantité et fréquence d'administration des médicaments.

2- Étude du dosage et des modalités d'administration d'un médicament.

post-
Préfixe qui signifie après.

postcure, n. f. / *angl. : aftercare*
Période qui suit un traitement curatif et durant laquelle on assure la continuité des soins.

En psychiatrie, lorsqu'un patient est suffisamment stabilisé par son traitement psychotrope, on peut envisager un séjour en foyer de postcure.

postcure (foyer de)
Unité de soins dans laquelle le patient est soutenu afin de l'aider à se réinsérer dans la vie sociale.

Cette structure permet également le suivi des alcooliques ou des toxicomanes après une cure de désintoxication et en cours de réinsertion. Elle permet le retour à une certaine vie sociale de patients psychiatriques après stabilisation de leur traitement.

post-natal, adj. / *angl. : postnatal*
Relatif à la période qui suit la naissance.

postopératoire, adj. / *angl. : postoperative*
Qui a lieu après une intervention chirurgicale.

Cette période débute immédiatement après le réveil du patient, en salle d'opération, puis en salle de surveillance post-interventionnelle (salle de réveil) et finalement en chambre d'hospitalisation. Elle requiert l'attention soutenue de l'infirmière, la surveillance de l'ensemble des constantes vitales ainsi que des effets induits par l'intervention ou l'anesthésie.

post-partum, n. m. / *angl. : postpartum*
Période qui suit l'accouchement.

post-prandial, adj. / *angl. : post-prandial*
Relatif à la période qui suit la prise alimentaire.

postural, adj. / *angl. : postural*
Qui se rapporte à une position.

postural (drainage) / *angl. : posture position*
Mise en position déclive du patient, afin de faciliter l'évacuation des sécrétions respiratoires (en plaçant la tête plus bas que la cage thoracique).

posture, n. f. / *angl. : posture, attitude*
Manière de se tenir, de positionner son corps mais aussi, au sens psychologique, attitude et ce que celle-ci signifie.

potassium, n. m. / *angl. : potassium, kalium*
Métal alcalin de symbole chimique K.

Le potassium à l'état d'ion est surtout présent à l'intérieur des cellules. Le prélèvement veineux pour le dosage de la kaliémie (taux de potassium dans le sang) se fait sans garrot pour éviter que l'hémolyse ne libère du potassium dans la circulation (en dehors des cellules lésées) et ne fausse les résultats de la mesure. Les anomalies du métabolisme du potassium peuvent être particulièrement graves et nécessitent une surveillance toute particulière.

potence, n. f. / *angl. : gibbet*
Montant vertical posé sur une base solide et suffisamment lourde auquel est adjointe une traverse permettant de suspendre des flacons de perfusion au-dessus du niveau du corps.

La potence peut être adaptable au lit du patient ou en être séparée. Elle peut être mobile ou stabilisée par une base lourde.

Elle doit être entretenue, sur le plan hygiénique, comme le mobilier de la chambre.
Voir pied à sérum et perroquet

potentiel, n. m. / *angl. : potential*
Ensemble des capacités que possède en puissance un être vivant, un groupe humain, une nation.

potentiel hydrogène / *angl. : pH*
Voir pH

potentiel d'oxygénation / *angl. : oxygenation potential*
Capacité que possède l'organisme à s'oxygéner, donc les cellules à exercer normalement leurs fonctions métaboliques, physiques et structurelles.

potion, n. f. / *angl. : potion, draught*
Préparation médicamenteuse liquide, préparée par le pharmacien, destinée à être bue.

pou, n. m. / *angl. : louse*
Insecte parasite de l'homme (pou de tête, pou de corps, pou de pubis) occasionnant une pédiculose ou phtiriase dans les diverses zones pileuses du corps.

Les poux pondent des lentes qui adhèrent aux cheveux et aux poils.

pouce, n. m. / *angl. : thumb*
Premier doigt de la main, le plus externe, formé de deux phalanges et opposable aux autres doigts, permettant la préhension digitale.

poudre, n. f. / *angl. : powder*
Substance solide très finement broyée par un procédé mécanique.

pouls, n. m. / *angl. : pulse*
Battement périodique d'une artère perçu au doigt par la palpation d'une artère superficielle.

Le pouls correspond à l'onde de choc de la pression d'éjection systolique du ventricule gauche transmise par la colonne liquide.

Chez l'adulte, il est en moyenne de 60 à 80 pulsations par minute, mais il dépend de l'activité de la personne et des conditions extérieures, comme la température ambiante, le stress, etc. En pathologie, il peut augmenter dans de multiples circonstances, notamment les syndromes infectieux, les inflammations, etc.

poumon, n. m. / *angl. : lung*
Chacun des deux organes de la respiration, logés dans la cage thoracique, enveloppés par la plèvre et reliés à l'extérieur par les voies aériennes.

Les poumons sont subdivisés en lobes (3 à droite et 2 à gauche). L'unité fonctionnelle du poumon est l'alvéole.

pouponnière, n. f. / *angl. : baby nursery*
Établissement de santé ou médico-social recevant des enfants de moins de trois ans en séjour à temps plein.

pouvoir, n. m. / *angl. : power*
Autorité, puissance de droit ou de fait détenues sur quelqu'un ou quelque

chose. Moyen de pression, de contrainte, de contrôle, de sanction et d'obligation permettant de forcer l'obéissance de ceux sur lesquels on veut agir, dont on veut obtenir un certain comportement.

Le pouvoir peut se passer de légitimité et de finalité pour le groupe. Le pouvoir est une relation et non un attribut ; le problème devient confus quand il est associé à l'autorité, car ces deux notions sont antinomiques.

Les autres sources de pouvoir sont l'expertise, la maîtrise des relations à l'environnement, la maîtrise des communications internes, la connaissance des règles de fonctionnement de l'institution.

pouvoir pathogène / *angl. : pathogenic power*
Capacité d'un microorganisme à induire une infection plus ou moins virulente.

pratique, n. f. / *angl. : practice*

1- Expérience, habitude approfondie.

2- Fait d'exercer une activité concrète.

pratique infirmière / *angl. : nursing practice*
Manière d'administrer les soins infirmiers dans le respect des règles et des valeurs professionnelles.

précipité, n. m. / *angl. : precipitate*
Dépôt formé dans une suspension liquide, quand des substances insolubles prennent naissance dans ce liquide et se déposent au fond du récipient, sous l'effet de la pesanteur.

Certains médicaments peuvent être incompatibles entre eux et entraîner la formation d'un tel dépôt. La formation d'un précipité modifie la nature de la substance et donc les effets des produits mis en présence.

pré-
Préfixe qui signifie avant.

précordial, adj. / *angl. : precordial*
Qui se localise à la région antérieure du thorax, en avant du cœur.

précurseur, adj. / *angl. : precursory*
Qui annonce ou qui précède (signe précurseur par exemple).
SUBSTANTIF ASSOCIÉ prodrome

prédisposition, n. f. / *angl. : predisposition*
État physique ou mental particulier à un individu qui le rend plus apte à contracter telle ou telle maladie ; on parle alors de terrain.

préhension, n. f. / *angl. : prehension, gripping*
Action de prendre, de saisir matériellement.

préjudice, n. m. / *angl. : harm, damage*
Atteinte aux droits, aux intérêts d'autrui.

prélèvement, n. m. / *angl. : sampling*
Action de prendre une partie d'un tout, en général à des fins d'analyse ou afin de transmettre le fragment prélevé à une autre personne.

prématuré, adj. / *angl. : premature*
Qui survient trop précocement, avant le moment prévu.

L'accouchement prématuré est la naissance d'un enfant entre la date de viabilité (180e jour de grossesse) et le terme normal (36e semaine après la conception).

prématurité, n. f. / *angl. : prematurity*
État de ce qui est prématuré.

La prématurité de l'enfant a de nombreuses conséquences sur sa croissance : immaturité des différentes fonctions (respiratoire, neurologique, digestive, immunitaire) et des différents organes (poumons, foie), insuffisance des réserves (sucre, calcium, fer), hospitalisation longue, ainsi que la séparation d'avec les parents, ce qui perturbe les relations parents-enfant.

prémédication, n. f. / *angl. : premedication*
Administration sur prescription (article 6 du décret du 11 février 2002 relatif aux actes professionnels et à l'exercice de la profession d'infirmier), avant un acte chirurgical ou un examen douloureux, de produits médicamenteux destinés à atténuer l'angoisse, à diminuer les sécrétions salivaires ou bronchiques, à diminuer les réflexes neurovégétatifs (vomissements, toux) et à préparer l'action des produits anesthésiants.

Réelle préparation à l'intervention, la prémédication s'accompagne des soins et surveillances préopératoires classiques (dont le jeûne) et d'un accompagnement psychologique.

prémenstruel, adj. / *angl. : premenstrual*
Qui précède immédiatement les règles (par exemple, douleurs prémenstruelles).

prémolaire, n. f. / *angl. : premolar*
Dent à deux racines située entre les canines et les molaires.

préopératoire, adj. / *angl. : preoperative*
Qui a lieu avant une intervention chirurgicale.

préopératoire (préparation chirurgicale) ou préparation d'un patient en vue de l'intervention
Cette préparation comporte un volet psychologique et un volet physique.

Au niveau psychologique, la préparation débute par la prise de décision, en concertation avec le chirurgien.

Au niveau physique, la préparation commence par la rencontre avec le médecin anesthésiste qui, par un interrogatoire, un examen clinique et des examens complémentaires donne ou non son feu vert pour une anesthésie en fonction de l'état de santé de la personne. Une détermination du groupe sanguin est également faite dans l'éventualité d'une transfusion sanguine.

La veille de l'intervention, on prépare la peau du patient (protocole de douche antiseptique, éventuellement rasage), et on assure la vacuité du haut appareil digestif (au minimum mise au repos par un repas léger, puis jeûne de 8 heures minimum avant l'intervention).

Le matin même, une douche, une vidange vésicale, du linge propre, la vérification du jeûne précèdent la prise des constantes indispensables aux surveillances à venir et l'administration de la prémédication prescrite par le médecin anesthésiste.

Ces soins comprennent l'accompagnement de la personne en vue de diminuer son angoisse.

préparation magistrale, n. f. / *angl. : magistral preparation*
Composition médicamenteuse exécutée par le pharmacien sur prescription médicale précisant les différents composés et leurs doses.

prépuce, n. m. / *angl. : prepuce, foreskin*
Repli cutané recouvrant le gland et enlevé lors de la circoncision.
Voir phimosis

presbytie, n. f. / *angl. : presbyopia*
Défaut de la vision caractérisé par une difficulté à voir des objets rapprochés, dû à une diminution de l'accommodation liée à l'âge.

prescription, n. f. / *angl. : prescription*
Ordre formel et détaillé.

prescription médicale / *angl. : medical prescription*
Recommandation précise concernant le traitement à suivre, et qui peut être consignée sur une ordonnance ou dans le dossier de soins.
La prescription doit être écrite, datée, signée de la main du médecin et être nominative.

présence, n. f. / *angl. : presence*
Fait d'être proche ou d'accompagner une personne.

préservatif, adj. ou n. m. / *angl. : condom, sheath*
Qui protège, qui met à l'abri d'un mal.

préservatif masculin
Capuchon de caoutchouc ou de plastique souple qui s'adapte étroitement à la verge en érection afin d'empêcher le sperme de se répandre dans les voies génitales féminines mais aussi afin d'empêcher la transmission de germes entre les partenaires.
Pour être efficace et mettre à l'abri des maladies vénériennes chacun des deux partenaires, il doit être posé au moment de l'érection et être enlevé avant déturgescence complète et hors des voies féminines.
SYN. capote anglaise

pression, n. f. / *angl. : pressure*
Force qui agit sur une surface.

pression artérielle / *angl. : arterial blood pressure*
Force élastique exercée sur les parois de l'artère par le sang, générée par la force d'éjection du cœur.
La pression artérielle est mesurée à l'aide d'un tensiomètre. On repère la pression maximale ou pression systolique (chez l'adulte : 120 à 140 mmHg), la pression minimale ou pression diastolique (chez l'adulte : 70 à 90 mmHg), et on calcule la pression différentielle qui est la différence entre les deux précédentes.

pression intracrânienne / *angl. : intracranial pressure*
Pression qui règne à l'intérieur du crâne.
Le crâne étant inextensible, toute augmentation du volume cérébral (œdème, hémorragie par exemple) s'accompagne d'une augmentation de la pression intracrânienne.

pression intraoculaire / *angl. : intraocular pressure*
Pression régnant à l'intérieur du globe oculaire.

pression osmotique / *angl. : osmotic pressure*
Force exercée par deux liquides contenant des concentrations différentes de molécules dissoutes, de part et d'autre d'une membrane perméable au solvant mais imperméable à ces substances dissoutes.
La force tend à égaliser les concentrations des substances dissoutes.

pression oncotique
Pression osmotique exercée par les protéines au niveau des capillaires sanguins.

prévalence, n. f. / *angl. : prevalence*
Notion statistique épidémiologique qui quantifie la survenue d'un événement au regard d'une situation bien définie : elle recense le nombre de cas d'une maladie dans une population donnée, sans distinguer les nouveaux cas des anciens (incidence).

prévention, n. f. / *angl. : prevention*
Ensemble des mesures destinées à éviter la survenue d'un événement indésirable : en diminuant les risques en amont, on évite d'avoir à prendre des mesures curatives en aval.

prévention primaire / *angl. : primary prevention*
Ensemble des mesures destinées à éviter l'apparition d'une maladie.

La prévention primaire peut être individuelle (hygiène corporelle, alimentaire, physique, vaccination) et collective (élimination des déchets, eau potable, amélioration des conditions de travail).

prévention secondaire / *angl. : secondary prevention*
Ensemble des mesures visant à enrayer la propagation d'une maladie, à raccourcir son évolution, et donc à en réduire la prévalence.

prévention tertiaire / *angl. : tertiary prevention*
Ensemble des mesures destinées à diminuer les complications, les récidives, les séquelles d'une pathologie, les invalidités liées à une maladie et faciliter la réinsertion des personnes.

primigeste, n. f. / *angl. : primigravida*
Femme enceinte pour la première fois (sans fausses couches antérieures).

primipare, n. f. / *angl. : primipara*
Femme qui accouche pour la première fois d'un enfant vivant (des fausses couches antérieures sont possibles).

primo-infection, n. f. / *angl. : primary infection*
Envahissement de l'organisme par un microbe pour la première fois.

Terme souvent utilisé pour la tuberculose et l'herpès.

prise de température, n. f. / *angl. : temperature measurement*
Mesure de la température corporelle, habituellement biquotidienne en milieu hospitalier, à l'aide de thermomètres de divers types (rectal, axillaire, auriculaire, électronique, etc.).

Selon le site de mesure, il faut apporter des facteurs de correction pour approcher au mieux de la température corporelle réelle. C'est un acte infirmier du rôle propre (décret du 11 février 2002 relatif aux actes professionnels et à l'exercice de la profession d'infirmier), le plus souvent systématisé. La mesure est reportée sur la feuille de température, et l'étude de la courbe permet de détecter les épisodes d'hyper- ou d'hypothermie.

prix de journée, n. m.
Barème tarifaire calculé à partir d'une moyenne du coût (somme dépensée par l'établissement) par patient et par journée d'hospitalisation dans un service déterminé.

Ce coût inclut les soins coutumiers, l'hébergement, les soins médicaux et les examens complémentaires. Ce prix de journée varie d'un service à l'autre et d'un établissement à l'autre.

processus, n. m. / *angl. : process*

1- Saillie osseuse autrefois appelée apophyse (en anatomie).

2- Suite continue d'opérations visant à atteindre un but que l'on s'est fixé.

processus de soins
Ensemble d'actions décidées par les soignants pour parvenir à un objectif de santé précis et à une démarche de soins cohérente pour l'ensemble de l'équipe soignante.

proclive, adj.
Penchée en avant.

procubitus, n. m. / *angl. : ventral decubitus*
Décubitus ventral.

produit, n. m. / *angl. : product*
Substance.

produit de contraste / *angl. : contrast medium*
Initialement, produit opaque aux rayons X (produit iodé, sel de baryum…), utilisé

en radiologie pour mettre en évidence une zone qui n'arrête pas le rayonnement (cavités digestives, cavités urinaires...).

Actuellement, ce terme désigne également des produits de contraste d'autre nature, selon le type d'imagerie effectuée, comme l'échographie et l'I.R.M.

produit non médicamenteux
Mode de soin n'utilisant pas de médicament.

Dans le rôle propre de l'infirmière (décret du 11 février 2002 relatif aux actes professionnels et à l'exercice de la profession d'infirmier), il est spécifié qu'elle n'a recours qu'à des produits non médicamenteux, par exemple l'eau pour des aérosols ou des pansements, les pansements secs, la mobilisation et les changements de position dans la prévention des escarres, etc.

profession, n. f. / *angl. : profession*

1- Occupation qui permet d'obtenir des moyens d'existence, de faire carrière, mais aussi métier qui a un certain prestige social ou intellectuel.

2- Ensemble d'un corps professionnel.

profession infirmière / *angl. : nursing profession*
Fonction exercée par les infirmières possédant les titres et diplômes qui les habilitent et ensemble des infirmières.

Depuis 1978, la profession infirmière jouit d'une responsabilité propre, à côté d'un rôle d'auxiliaire médicale.

programmation neuro-linguistique, n. f.

Théorie selon laquelle l'homme dispose de programmes interchangeables, de scénarios et de modes de perception favoris (visuel, auditif, olfactif, gustatif, kinesthésique) ; ces programmes sont décodés par le mouvement des yeux et le choix des mots, ce qui donne lieu à diverses utilisations, scientifique ou relationnelle.

1- La P.N.L. est l'étude des relations entre les facteurs neurologiques des troubles du langage et leur expression linguistique.

2- Le plus souvent, la P.N.L. correspond à la mise en place d'une méthode utilisée en entretiens duels, en particulier en relation d'aide, utilisant le geste, la mimique, la communication non verbale, afin de véhiculer des sentiments inexprimés pour accompagner le client dans son expression.

ABRÉV. P.N.L.

projection, n. f. / *angl. : projection*

Image projetée.

En psychanalyse, selon Freud, mécanisme inconscient de défense du moi par lequel le sujet voit chez autrui des idées, des affects qui lui sont propres (mais dont il est inconscient), ce qui est une manière de nier son propre sentiment et d'en accuser autrui, une manière de se défendre contre ses propres émotions.

projet, n. m. / *angl. : project*

Ensemble de moyens humains, matériels et financiers mis en œuvre pour une durée déterminée afin d'atteindre un objectif précis, suivant un échéancier rigoureux. Il se fonde sur une planification et une programmation.

projet global / *angl. : global project*
Projet qui prend en compte la totalité de la personne, dans ses différentes dimensions.

projet de soins
Plan de soins élaboré par une équipe pluridisciplinaire, avec la collaboration du patient et éventuellement de sa famille.

projet thérapeutique / *angl. : therapeutic project*
Plan thérapeutique concerté, le plus souvent utilisé en psychiatrie, sous la responsabilité du médecin, et élaboré en accord

avec l'ensemble de l'équipe pluridisciplinaire et le patient. Son objectif est la réhabilitation du malade et son retour progressif à l'autonomie.

projet de vie / *angl. : life project*
Cadre de référence qui doit guider l'institution, le service, l'équipe, dans son travail d'accompagnement d'une personne, le plus souvent âgée ou handicapée ou en voie de réinsertion, en répondant à l'ensemble de ses besoins (pyramide de Maslow).

projet pédagogique / *angl. : educational project*
Ensemble d'objectifs de formation et d'apprentissage, de moyens prévus pour leur réalisation comme pour leur évaluation.

C'est un projet annuel ou pluriannuel élaboré et mis en œuvre par l'équipe enseignante dans son ensemble et destiné à un ensemble bien défini d'élèves ou d'étudiants. Il est parfois destiné aux patients quand le malade doit participer activement à la prise charge de sa maladie, comme dans le diabète.

Le projet pédagogique écrit est un contrat du centre de formation tant avec ses apprenants qu'avec les institutions de tutelle.

Chaque service de soins qui reçoit des étudiants en formation a souvent à compter avec le projet pédagogique de l'I.F.S.I., mais il peut aussi, en fonction des offres de formation qu'il peut faire et de ses ressources, proposer son propre projet pour le temps d'un stage dans le service.

prolapsus, n. m. / *angl. : prolapse*
Glissement pathologique d'un organe vers le bas.
SYN. ptose

promotion de la santé, n. f. / *angl. : health promotion*
Définie par l'OMS en 1984, la promotion de la santé est l'ensemble des soins de nature préventive ou éducative permettant de favoriser des comportements sains, une hygiène de vie dans une population.

La promotion de la santé est nécessairement un choix, une politique de santé. L'infirmière participe à ces actions (décret du 11 février 2002 relatif aux actes professionnels et à l'exercice de la profession d'infirmier).

pronation, n. f. / *angl. : pronation*
Mouvement spécifique de l'avant-bras qui porte la main de dehors en dedans (comme pour attraper un objet).

pronostic, n. m. / *angl. : prognosis*
Prévision, supposition sur ce qui doit arriver.

Probabilité de l'évolution d'une maladie avancée par les médecins pour un malade particulier.

prophylaxie, n. f. / *angl. : prophylaxis*
Ensemble des actions visant à prévenir l'apparition des maladies.

prostate, n. f. / *angl. : prostate*
Glande sexuelle masculine entourant la partie initiale de l'urètre et dont les sécrétions contribuent à former le liquide séminal.

prostitution, n. f. / *angl. : prostitution*
Acte par lequel une personne consent à des rapports sexuels contre rémunération.

Le commerce du sexe implique de nombreux partenaires et donc un risque important de transmission des maladies vénériennes, posant de réels problèmes de santé publique.

protection, n. f. / *angl. : protection*
1- Action de mettre à l'abri des dangers.

2- Garniture de tissu ou matériel à usage unique de type couches permettant d'absorber les urines et les selles des personnes incontinentes et dont l'usage est considéré comme dévalorisant par des personnes adultes, même lorsqu'elles sont incontinentes.

protection civile / *angl. : civil defence*
Organisation de l'aide aux populations en cas de sinistre.

protection judiciaire de la jeunesse / *angl. : youth judicial protection*
Institution dont le but est de protéger les mineurs en danger dans leur famille ou ayant commis une infraction.

La protection judiciaire de la jeunesse repose en France sur deux instances, administrative et judiciaire. L'instance administrative a un but de prévention et requiert l'accord des parents ; ce sont la P.M.I. (protection maternelle et infantile) et l'A.S.E. (aide sociale à l'enfance). L'instance judiciaire a un but de protection, après constat d'un risque de danger pour le jeune ; elle a un caractère contraignant. Ce sont l'assistance éducative et l'éducation surveillée.

La protection judiciaire de la jeunesse pose clairement le problème de la délinquance, de la responsabilité du mineur et de l'apprentissage à la responsabilité.

protection maternelle et infantile / *angl. : maternal and child health service*
Service public de surveillance des femmes enceintes et des enfants jusqu'à 6 ans, sur le plan médical, sanitaire et social.
ABRÉV. P.M.I.

protéine, n. f. / *angl. : protein*
Molécule organique de poids moléculaire élevé, composée d'un grand nombre d'acides aminés.

Les protéines sont un constituant fondamental de la matière vivante.

prothèse, n. f. / *angl. : prothesis*
Appareil remplaçant tout ou partie d'un organe ou d'un membre et tendant à rendre les mêmes services (par exemple prothèse dentaire, prothèse capillaire ou prothèse de jambe).

protide, n. m. / *angl. : protide*
Molécule plus ou moins grosse, composée d'acides aminés.

On subdivise les protides en peptides (les plus petites) et protéines (les plus grosses).

protocole, n. m. / *angl. : protocol*
Description précise des conditions et du déroulement d'une expérience ou d'un test.

protocole de soins / *angl. : nursing protocol*
Description des techniques et procédures à appliquer dans des situations de soins bien déterminées.

Le protocole guide l'exécution des soins et contribue à leur qualité. La mise en place d'un protocole de soins et sa mise en œuvre sont de la responsabilité des infirmières, tandis que le protocole médical est de la responsabilité du médecin (équivalent de la prescription, il doit être daté et signé du prescripteur).

protoxyde d'azote, n. m. / *angl. : nitrous oxide*
Gaz (de formule chimique N_2O) utilisé en anesthésie.

protozoaire, n. m. / *angl. : protozoan*
Animal unicellulaire et doué de mobilité pendant au moins une partie de son existence.

protrusion, n. f. / *angl. : protrusion*
Refoulement d'un organe vers l'avant.

proximal, adj. / *angl. : proximal*
Qui est placé au plus près de l'origine.

Le segment proximal du membre supérieur, par exemple, est le bras.

pseudopode, n. m. / *angl.: pseudopod*
Expansion cytoplasmique de forme et de taille variables permettant le déplacement de certains protozoaires.

Ce terme a été étendu aux expansions des cellules mobiles des êtres pluricellulaires.

prurit, n. m. / *angl.: pruritus*
Démangeaison cutanée de cause locale, générale ou régionale (atteinte des nerfs sensitifs).
ADJECTIF ASSOCIÉ prurigineux

psychanalyse, n. f. / *angl.: psychoanalysis*
Ensemble des théories et techniques élaborées par Freud vers la fin du XIXe siècle pour appréhender le traitement des névroses (atteindre par l'analyse les pulsions inconscientes, causes supposées du trouble).

Cette méthode s'est ensuite enrichie d'une théorie générale du psychisme et de la construction de la personnalité (dynamisme de l'inconscient, primat de l'enfance, mécanismes de défense du moi, déterminisme des phénomènes psychologiques conscients par l'inconscient).

psychiatrie, n. f. / *angl.: psychiatry*
Spécialité de la médecine consacrée aux maladies mentales, aux troubles de la vie psychique.

psychique, adj. / *angl.: psychic*
Qui concerne l'esprit, la pensée.

psychisme, n. m. / *angl.: psyche*
Ensemble des structures et processus mentaux d'un individu.

psychologie, n. f. / *angl.: psychology*
Étude de l'âme et de l'activité mentale initialement, la psychologie est maintenant également l'étude scientifique du comportement, conscient ou non, volontaire ou non, et des processus mentaux.

Progressivement devenue science des comportements et des conduites humaines, la psychologie rassemble plusieurs points de vue: neurobiologique, comportementaliste, cognitiviste, psychanalytique, phénoménologique, humaniste.

psychomoteur, adj. / *angl.: psychomotor*
Relatif aux effets moteurs de l'activité cérébrale.

psychosomatique, adj. / *angl.: psychosomatic*
Qualifie une maladie organique ou fonctionnelle en relation avec des difficultés psychiques, des problèmes existentiels, des facteurs émotionnels ou affectifs.

psychothérapie, n. f. / *angl.: psychotherapy*
Méthode de soin d'affections psychiques ou somatiques ne faisant appel qu'à des interventions psychologiques; elle peut être individuelle ou collective.

La psychothérapie porte sur trois pôles: le premier est la connaissance de soi (analyse transactionnelle, approche systémique), le deuxième la relation d'aide (gestalt-thérapie, analyse primale), et le troisième l'ici et maintenant, les décharges émotionnelles, la prise en compte de l'inconscient et de l'affect (d'inspiration psychanalytique).

ptose, n. f. / *angl.: ptosis*
Glissement d'un organe ou d'une partie d'organe vers le bas.

puberté, n. f. / *angl.: puberty*
Période de transformation biologique profonde, de développement des caractères sexuels secondaires (apparition de la pilosité pubienne et axillaire, croissance des

seins chez la fille, transformation de la voix), de maturation de la fonction de reproduction (apparition des menstruations chez la fille et premières éjaculations du garçon).

La puberté a lieu au début de l'adolescence, entre 12 et 15 ans, dans les pays occidentaux.

pubis, n. m. / *angl. : pubis*
Partie antérieure des os iliaques qui se joignent au niveau de la symphyse pubienne et zone cutanée qui la recouvre.

Cette zone correspond au triangle médian du bas-ventre, limité par les plis de l'aine, le pli inférieur de l'abdomen. Sa partie saillante, couverte de poils, se nomme le mont de Vénus.

puce, n. f. / *angl. : flea*
Insecte sauteur parasite qui se nourrit du sang des mammifères.

Sa morsure est très prurigineuse. La puce peut transmettre différentes maladies, notamment la peste.

pudeur, n. f. / *angl. : sense of decency*
Sentiment de gêne éprouvé par une personne qui est témoin d'actes intimes, de la nudité de l'autre et/ou d'actes sexuels ou par une personne qui se sait observée dans ces circonstances.

La pudeur se traduit par une attitude réservée à l'égard de tout ce qui touche à l'intimité et spécialement au sexe. (L'intimité est tout ce qui est intérieur, secret, en principe révélé seulement aux familiers les plus proches.)

Préserver la pudeur d'une personne dépendante nécessite, de la part du soignant, une attention et quelques précautions : faire si possible réaliser les soins du corps par un soignant du même sexe, fermer les portes, fenêtres et rideaux, frapper à la porte.

puéricultrice, n. f. / *angl. : pediatric nurse*
Infirmière spécialisée titulaire d'un diplôme d'état de puériculture.

Ce fut la première spécialisation infirmière mise en place dès 1947 pour développer des actions de protection maternelle et infantile (P.M.I.). L'infirmière puéricultrice travaille aussi bien en P.M.I. qu'en unité d'hospitalisation pédiatrique ou néonatale, ou encore en crèche.

puériculture, n. f. / *angl. : puericulture, child welfare*
Ensemble des soins de l'enfant dans sa famille et dans les différentes structures d'accueil.

La puériculture comprend les soins de maintenance (maternage puisque suppléance de la mère en son absence), soins curatifs, préventifs, éducatifs mais aussi encadrement de la mère et de ses substituts dans les structures médicosociales et éducatives. L'objectif de la puériculture est d'assurer une croissance harmonieuse de l'enfant ainsi que son épanouissement physique et psychique.

puerpéral, adj. / *angl. : puerperal*
Qui se réfère à la période séparant l'accouchement de la réapparition des premières règles.

pulmonaire, adj. / *angl. : pulmonary*
Relatif au poumon.

pulpe, n. f.
Partie charnue, molle d'un organe.

pulpe dentaire / *angl. : dental pulp*
Partie charnue et vascularisée à l'intérieur de la dent.

pulpe du doigt / *angl. : digital pulp, pad of finger*
Face interne de l'extrémité du doigt.

pulsatile, adj. / *angl. : pulsatile*
Qualifie le caractère battant d'une artère, d'une masse.

Un anévrisme artériel, par exemple, se manifeste par une tuméfaction pulsatile avec un souffle systolique à l'auscultation.

pulsation, n. f. / *angl. : pulse-beat, pulsation*
Battement perçu au niveau des artères et induit par la contraction du cœur.

pulsion, n. f. / *angl. : impulse, instinct*
Tendance permanente et inconsciente qui pousse une personne à accomplir une action visant à réduire une tension.

En psychanalyse, la pulsion est la représentation psychique des excitations venues du corps, le ça ; elle est caractérisée par sa source, son but, son objet, sa poussée. Freud parle de principe de plaisir, de pulsion de vie (érotique, libidinale) et de pulsion de mort (conduites d'échec, attitudes masochistes ou sadiques).

pulvérisation, n. f. / *angl. : pulverization, spray*
Action de réduire une substance solide en poudre fine ou projection d'un produit solide ou liquide (antiseptique par exemple) en fines particules, afin qu'elles se disséminent dans les recoins de la zone projetée.

punaise, n. f. / *angl. : bug*
Insecte parasite de l'homme, à corps aplati, et dégageant une odeur âcre et repoussante quand on l'écrase ; c'est un vecteur des rickettsioses.

pupille, n. f. / *angl. : pupil*
Orifice central de l'iris permettant le passage des rayons lumineux, donc la vision.

Sa taille est variable, et elle peut se dilater (mydriase) ou se contracter (myosis), sous l'effet de plusieurs facteurs : intensité lumineuse ambiante, prise de certains médicaments, affections neurologiques.

purgatif, n. m. / *angl. : cathartic*
Substance laxative d'action brutale, devant être réservée à des utilisations brèves, comme une préparation digestive avant une radioscopie ou une endoscopie colique.

purpura, n. m. / *angl. : purpura*
Piqueté rouge vif ou ecchymose de la peau ou des muqueuses, dû à une extravasation de sang au niveau des capillaires.

pus, n. m. / *angl. : pus*
Liquide pathologique, d'aspect louche, parfois jaunâtre ou verdâtre, souvent épais et contenant des bactéries et des leucocytes plus ou moins altérés, ainsi que des débris cellulaires.

pustule, n. f. / *angl. : pustule*
Soulèvement de l'épiderme contenant du pus.

putréfaction, n. f. / *angl. : putrefaction*
Décomposition des corps organiques par des microorganismes.

PUVAthérapie, n. f. / *angl. : PUVA-treatment*
Traitement associant la prise d'un médicament photosensibilisateur par voie locale ou générale, à une irradiation par des rayons ultraviolets de type A, et utilisé dans certaines affections dermatologiques, comme le psoriasis.

pylore, n. m. / *angl. : pylorus*
Orifice séparant l'estomac du duodénum. Il est entouré du sphincter pylorique.

pyramide, n. f. / *angl. : pyramid*
Polyèdre à faces triangulaires et à base polygonale.

pyramides de Malpighi
Formations rénales pyramidales triangulaires au nombre de 6 à 10 formant la médullaire rénale.

Le sommet de la pyramide de Malpighi, ou papille urinaire, fait saillie dans un petit calice où il déverse l'urine primitive.

Les pyramides de Malpighi forment la zone médullaire du rein et sont constituées de la juxtaposition des anses de Henle et des tubes collecteurs.

pyramide de Maslow
La théorie de Maslow (psychologue américain) organise les besoins individuels en cinq niveaux (besoins destinés à corriger les déficiences et besoins tendant à procurer du bien-être) ; il faut en général que les besoins du niveau inférieur soient satisfaits avant que l'individu ne cherche à satisfaire ceux du niveau suivant.

En bas de la pyramide se trouvent les besoins physiologiques (boire, manger, dormir), au niveau 2 les besoins de sécurité physique, économique et physiologique, au niveau 3 les besoins sociaux (appartenir à un groupe, s'informer et donner son avis), au niveau 4 les besoins d'indépendance et d'autonomie et au niveau 5 les besoins de réalisation de soi.

pyrexie, n. f. / *angl. : pyrexia, fever*
Élévation de la température corporelle au-dessus de 37,8 °C qui accompagne la plupart des syndromes infectieux locaux ou généraux.
SYN. fièvre, hyperthermie

pyurie, n. f. / *angl. : pyuria*
Émission d'urines contenant du pus.

quadriceps, n. m. / *angl. : quadriceps*
Muscle antérieur, fléchisseur de la cuisse (fémoral ou crural).

Ce muscle est particulièrement sensible à l'immobilisation : il diminue très vite de volume s'il n'est pas sollicité.

qualité, n. f. / *angl. : quality*
Caractéristique d'une chose bien faite.

qualité des soins / *angl. : quality of care*
Caractéristique des soins réalisés de manière à ce qu'ils soient bénéfiques pour le patient.

Afin d'effectuer des soins de qualité, la profession infirmière tente de créer des normes et de respecter des procédures qui entrent dans les critères nécessaires à l'obtention de l'accréditation.

En dehors de toute obligation légiférée, la qualité des soins doit être une volonté et une autoévaluation permanentes de chaque infirmière.

Les articles 10, 25 et suivants du décret du 16 février 1993 relatif aux règles professionnelles des infirmiers et infirmières reprennent certains critères faisant partie de la qualité des soins.

quarantaine, n. f. / *angl. : quarantine*
Durée de 40 jours (à l'origine) utilisée pour réduire une épidémie en isolant les malades et les personnes à risque.

La durée de la quarantaine est en fait adaptée à la vitesse de contamination de la maladie.

quart-monde, n. m.
Partie la plus défavorisée de la population des pays développés.

quatrième âge, n. m. / *angl. : senior citizens*
Terme utilisé pour désigner les personnes les plus âgées.

Le plus souvent, ces grands vieillards souffrent de maladies diverses et sont dépendants pour les actes de la vie courante ; ils nécessitent l'aide des personnels de santé et représentent les personnes âgées les plus souvent institutionnalisées.

questionnaire, n. m. / *angl. : questionnaire*
Série de questions méthodiquement posées.

queue de cheval, n. f. / *angl. : pony-tail*
Ensemble des nerfs rachidiens en dessous de l'extrémité basse de la moelle épinière.

La queue de cheval s'arrête au niveau du sacrum et du coccyx.

quinte, n. f. / *angl. : fit of coughing*
Accès de toux spasmodique et particulièrement fatigante (caractéristique de la coqueluche).

raccord, n. m. / *angl. : connector*
Élément assurant la continuité entre deux parties.
SYN. jonction

raccord en Y
Élément tubulaire à trois branches qui permet de raccorder deux tuyauteries d'arrivée ou d'évacuation de liquide sur la même ligne.

On utilise par exemple des raccords en Y pour injecter des produits intraveineux dans une veine où passe déjà une perfusion. La manipulation des robinets, des embouts et des bouchons doit respecter rigoureusement l'asepsie.

rachis, n. m. / *angl. : backbone, rachis*
Axe squelettique du dos formé par 34 vertèbres (7 cervicales, 12 thoraciques, 5 lombaires, 5 sacrées soudées, 5 coccygiennes soudées).

Le rachis présente des courbures physiologiques dans le plan antéro-postérieur : lordose cervicale, cyphose thoracique, lordose lombaire (elles peuvent être pathologiquement exagérées ou effacées), mais aucune courbure physiologique dans le plan frontal (une scoliose est toujours pathologique).
SYN. colonne vertébrale

rachitisme, n. m. / *angl. : rickets*
Maladie due à un trouble du métabolisme phosphocalcique pendant la période de croissance, par insuffisance de vitamine D et de soleil.

Le rachitisme entraîne des déformations du squelette et une atteinte de l'état général.

racisme, n. m. / *angl. : racism*
Hostilité violente à l'égard d'un groupe ethnique, religieux ou social.

Cette hostilité se fonde sur une théorie de la hiérarchie des races qui conclut à la dominance d'une race dite supérieure.

Les valeurs de base des infirmières (comme la loi hospitalière du 31 décembre 1970) privilégient au contraire l'égalité de tous face à la maladie et pour l'accès aux soins, et la tolérance envers tous les patients, quels que soient leur race, leur religion, leur âge ou leur sexe.

rad, n. m.
Unité de dose de radiations ionisantes.

Cette unité est remplacée dans le système international par le gray.

radiation, n. f. / *angl. : radiation, ionizing radiation*

1- Fait de rayer un nom, d'effacer une appartenance, et de ne plus reconnaître quelqu'un comme faisant partie d'un groupe (radiation de l'Ordre des médecins, par exemple).

2- Énergie émise et propagée sous forme d'ondes (sonores, lumineuses, hertziennes, électromagnétiques, etc.).

Phénomène électromagnétique, les premières radiations connues furent celles du radium, découvert par Pierre et Marie Curie.

Les personnes soumises à une trop forte irradiation peuvent être atteintes de leucémies, de dermatoses, etc., maladies dont souffrent également les personnels qui ne se protègent pas (manipulateurs de radiologie, par exemple).

On utilise les radiations pour pratiquer des examens diagnostiques : rayons X, scanners ; ou différents isotopes injectés pour réaliser des scintigraphies.

En thérapie, on se sert des rayonnements du cobalt, de l'iridium, de l'iode (et autres isotopes radioactifs) pour le traitement des cancers (radiothérapie pour les rayonnements à distance, curiethérapie pour les rayonnements in situ).

Voir radioprotection

radiculaire adj.
Qui se rapporte aux racines (des dents ou des nerfs).

radioactivité, n. f. / *angl. : radioactivity*
Propriété que possèdent certains corps d'émettre des rayonnements ionisants.

radiographie, n. f. / *angl. : X-rays, radiography*
Image d'un corps traversé par des rayons X sur un support sensible (pellicule photo).

C'est la technique de base de l'imagerie médicale innovée dans le premier quart du XXe siècle à partir des travaux de Marie Curie.

radiologie, n. f. / *angl. : radiology*
Partie de la physique étudiant les rayons X et les corps radioactifs.

Dans le monde de la santé, c'est la partie de la médecine qui étudie l'application des rayons X ou d'autres rayonnements à des fins diagnostiques ou thérapeutiques.

radiologie (service de)
Unité technique d'imagerie médicale qui réalise des radiographies.

radioprotection, n. f.
Ensemble des mesures destinées à protéger les individus (et en particulier leurs gonades) des rayonnements ionisants.

Pour les soignants et les différents personnels médicaux, cette protection implique la mise en place de mesures systématiques et permanentes (arrêt d'un curithron ou paravents plombés, tabliers de plomb, port d'un dosimètre, etc.) ; d'autre part, on organise spécifiquement l'architecture des services concernés (chambres aux parois plombées, etc.), et enfin, une surveillance médicale spécifique est assurée par la médecine du travail (numération sanguine biannuelle, par exemple).

radioscopie, n. f. / *angl. : radioscopy, X-ray examination*
Étude en direct sur un écran fluorescent, d'un corps traversé par des rayons X.

radius, n. m. / *angl. : radius*
Os latéral externe de l'avant-bras, placé en dehors du cubital (ulna).

Le radius est articulé avec l'humérus en haut et le carpe en bas.

raideur, n. f. / *angl. : rigidity, stiffness*
Caractéristique de ce qui est rigide (un objet, un corps, une articulation, un mouvement ou un comportement).

râle, n. m. / *angl. : rale, rattling*
Bruit anormal et rauque, produit par la respiration au travers des bronchioles rétrécies ou enflammées.

Le râle s'entend à l'auscultation ou à l'oreille (râle sibilant, râle bulleux, etc.).

C'est aussi le son produit par la respiration d'un mourant (râle d'agonie).

ramollissement cérébral, n. m. / *angl. : cerebral softening*
Infarcissement du tissu cérébral qui n'est plus irrigué (dégénérescence du tissu nerveux qui devient « mou »).

Le ramollissement cérébral a pour conséquence une hémiplégie controlatérale.

rasage, n. m. / *angl: shaving*
Opération qui permet d'enlever la barbe ou tout autre poil.

Le rasage de l'homme fait partie de sa toilette. La soignante qui est amenée à raser un patient doit se laisser guider par celui-ci et veiller à la qualité de ce soin de confort qui préserve la dignité du malade.

Le rasage peut être un des soins de la période préopératoire car les follicules pileux sont le site de bactéries. Ce rasage est alors réalisé avec un rasoir à usage unique; il doit enlever les poils dans la zone définie par le chirurgien et s'accompagner d'une antisepsie de la peau. Le rasage ne doit provoquer aucune lésion cutanée qui pourrait retarder l'intervention chirurgicale.

raser, v. / *angl. : to shave*
Couper les poils ou les cheveux au plus près de la peau.

rasoir, n. m. / *angl. : razor*
Instrument qui permet le rasage.

Globalement, il existe trois types de rasoirs: le rasoir électrique, le rasoir mécanique qui peut aussi être à usage unique, et le rasoir « coupe-chou » dont le rasage est très précis.

Avec ces deux derniers rasoirs, le rasage peut être fait après avoir enduit la peau avec du savon ou une crème de rasage (un rinçage puis un essuyage permettent de finir le soin).

rate, n. f. / *angl. : spleen*
Organe lymphoïde situé dans l'hypochondre gauche, sous le diaphragme.

La rate sert à l'élimination des globules rouges en fin de cycle.

ADJECTIF ASSOCIÉ splénique

ration alimentaire, n. f. / *angl. : food intake*
Portion journalière d'aliments nécessaires à l'organisme.

La ration alimentaire assure le fonctionnement de l'organisme et le renouvellement constant des tissus.

La ration doit être équilibrée en protides, en lipides (saturés et insaturés) et en glucides (lents et rapides) ; elle doit comprendre suffisamment d'eau (1,5 litre environ), des légumes et des fruits crus et cuits, de la cellulose pour stimuler le péristaltisme, et des sources de vitamines et d'oligoéléments que le corps ne synthétise pas.

rayons X / *angl. : X-rays*
Rayonnement électromagnétique invisible dont la longueur d'onde est située au-delà du violet de l'arc-en-ciel et de l'ultraviolet.

rayonnement, n. m. / *angl. : radiation*
Propagation de l'énergie sous forme d'ondes électromagnétiques, acoustiques, lumineuses, etc.

rayonnement infrarouge / *angl. : infrared rays*
Rayonnement électromagnétique invisible dont la longueur d'onde se situe au-delà du rouge de l'arc-en-ciel.

rayonnement ionisant / *angl. : ionizing radiation*
Rayonnement capable de transformer les molécules en ions, par exemple les rayons X ou les rayons γ (gamma).

rayonnement ultraviolet / *angl. : ultraviolet rays*
Rayonnement électromagnétique invisible dont la longueur d'onde se situe au-delà du violet de l'arc-en-ciel.

réactif, n. m. / *angl. : reagent*
Produit chimique capable de réagir avec certains produits en présentant toujours les mêmes effets, ce qui permet la reconnaissance des produits étudiés (par exemple, bandelettes de dextro ou bandelettes urinaires).

réaction, n. f. / *angl. : effect, reaction*
Réponse d'un système excitable à un stimulus.

réaction affective
Réponse spontanée d'un individu à un autre ou à une situation ; acception psychologique engageant l'affectivité d'une personne.

réaction chimique
Effet d'un corps sur un autre ou effet d'une situation sur le devenir d'une expérience.

réaction (cuti-)
Recherche d'une réaction immunologique à la tuberculine ou à un allergène (par scarification par exemple).

réactions indésirables / *angl. : side effect s, adverse reactions*
Effets non souhaités pouvant apparaître à la suite de la prise de produits médicamenteux.
SYN. réactions secondaires, effets secondaires

réadaptation, n. f. / *angl. : rehabilitation*
Ensemble de mesures visant à restaurer la capacité du patient à mener une vie autonome, et éventuellement une activité professionnelle.

réadaptation fonctionnelle
Ensemble de moyens visant à faire retrouver au patient la fonction d'un membre ou d'un organe : c'est le rôle le plus fréquent de la kinésithérapie.

réalisation et surveillance d'un pansement
Soin du rôle propre infirmier (article 5 du décret du 11 février 2002 relatif aux actes professionnels et à l'exercice de la profession d'infirmier) ; si l'infirmière utilise des antiseptiques ou des topiques, ce soin devient un acte du rôle sur prescription. Le pansement doit être stérile.

Au cours de ce soin, la surveillance de la plaie est capitale : inflammation, infection (rougeur, chaleur, œdème, douleur), hématome, vérifier également le processus de cicatrisation (les berges s'accolent et l'épiderme se reforme). Le médecin prescrira l'ablation des sutures en temps utile (entre 3 et 4 jours pour une suture du visage et 15 jours ou plus pour une suture de la paroi abdominale).

réanimation, n. f. / *angl. : reanimation, resuscitation*
Ensemble des mesures de soins intensifs permettant de rétablir les fonctions vitales d'un patient.

Service hospitalier assurant ces soins.

récepteur, n. m. / *angl. : receptor*
Organe ou molécule sensible aux variations d'une constante physiologique (pression, composition chimique, etc.) et capable d'induire un retour à la normale (régulation).

receveur universel / *angl. : universal recipient*
Individu appartenant au groupe AB, dont le sérum ne possède aucune agglutinine, et qui pourrait en théorie recevoir une transfusion d'un quelconque autre groupe sanguin.

rechute, n. f. / *angl. : relapse, recurrence*
Reprise morbide d'une maladie, succédant à une affection de même nature et qui paraissait guérie.
SYN. récidive

reclassement, n. m. / *angl. : redeployement*
Action de donner une activité professionnelle nouvelle à une personne (à la suite d'une maladie ou si elle souffre d'un handicap, par exemple).

reconnaissance, n. f. / *angl. : recognition*
Action de reconnaître quelque chose ou quelqu'un, de l'accepter, et de juger de ses qualités.

reconnaissance sociale / *angl. : social recognition*
Fait d'être reconnu par un groupe ou une communauté, et d'avoir une valeur aux yeux de la société.

La profession infirmière bénéficie très souvent de la gratitude de la population, mais elle souffre d'une reconnaissance sociale limitée liée à son passé : les infirmières en soins généraux étaient des religieuses dévouées qui donnaient gratuitement les soins ; cela n'a pas incité la société à rémunérer les soignantes au regard de leurs connaissances ou de leurs responsabilités. Ce handicap pèse sur le groupe professionnel et sur ses relations avec la société et le pouvoir civil.

recrudescence, n. f. / *angl. : recrudescence*
Augmentation du nombre de cas d'une maladie dans une région ; aggravation des signes d'une maladie après une accalmie.

rectum, n. m. / *angl. : rectum*
Portion terminale du côlon, après le côlon sigmoïde : le rectum véhicule les selles vers le canal anal.

recueil, n. m. / *angl. : collection*
Collecte de documents divers.

recueil de données / *angl. : data collection*
Collecte des informations concernant une personne soignée et permettant sa prise en charge.

Le recueil de données est réalisé grâce à des entretiens, à des observations et aux renseignements donnés par la personne et par son entourage. C'est la première étape de la démarche de soins qui permet de mettre en évidence les difficultés du patient et ses problèmes de santé, et d'orienter les conditions de réalisation des soins.

Le recueil de données appartient au rôle propre de l'infirmière (article 3 du décret du 11 février 2002 relatif aux actes professionnels et à l'exercice de la profession d'infirmier), même si le médecin réalise aussi une collecte de données lui permettant d'identifier la pathologie du patient. Il est en général réalisé à l'entrée du malade et consigné dans le dossier de soins ; il sera enrichi tout au long du séjour de la personne hospitalisée.

La méthodologie actuellement la plus répandue pour réaliser le recueil de données consiste en l'utilisation d'une grille issue des 14 besoins mis en évidence par Virginia Henderson.

recueil de données biologiques obtenues par les techniques à lecture instantanée
Collecte des informations données par un examen du sang, des urines ou autre sur une bandelette réactive.

Après observation des résultats du test, il est important que l'infirmière les note dans le support de transmission et signale rapidement au médecin les anomalies rencontrées.

réduction, n. f.

1- En chimie : réaction par laquelle un corps perd un atome d'oxygène.

2- En génétique, la réduction chromosomique fait passer la cellule de l'état diploïde (2N chromosomes) à l'état haploïde (N chromosomes) en début de méiose : en vue de la reproduction de l'espèce, les cellules qui donneront les gamètes (cellules reproductrices à N chromosomes) opèrent une division par 2 du nombre de chromosomes, ce qui, au moment de la fécondation, permet de former une nouvelle cellule diploïde, l'œuf possédant pour moitié l'héritage paternel et pour moitié l'héritage maternel.

3- En chirurgie : intervention qui a pour but de remettre en place un os fracturé ou une articulation luxée.

rééducation, n. f. / *angl. : reeducation*
Traitement visant à rétablir chez un patient l'usage normal d'un membre ou d'une fonction.

rééducation motrice
Traitement visant à rétablir l'usage normal des muscles et des articulations.
SYN. kinésithérapie

réfection du lit, n. f.
Action de refaire le lit du patient.

La réfection du lit est un soin de base et de confort qui appartient au rôle propre de l'infirmière (article 5 du décret du 11 février 2002 relatif aux actes professionnels et à l'exercice de la profession d'infirmier), même s'il peut être délégué à l'aide-soignante lorsqu'aucun problème de santé du patient ne le rend délicat.

Le patient passe beaucoup de temps dans son lit : il bouge, il transpire, il s'alimente. Le confort du patient passe par des draps frais, non froissés et sans miettes (plis et miettes augmentent le risque d'escarres).

réfection du lit en large
Manière de refaire le lit lorsque la position du patient sur le côté est difficile ou interdite : la décontamination du matelas et le change du drap se font par étapes, depuis la tête du lit vers le pied, en soulevant progressivement le corps.

Cet acte doit être réalisé par deux soignantes.

réfection du lit en long
Manière la plus classique de refaire le lit : le patient est dans le lit et il se tourne (éventuellement avec aide) pour permettre de refaire un côté du lit puis l'autre.

La sécurité du patient est assurée soit par une barrière de protection à laquelle il s'accroche, soit par une aide qui le maintient sur le côté, avec un oreiller sous la tempe ; le bras et la jambe situés le plus haut sont portés en avant pour équilibrer le corps.

réfection du lit vide
Manière la plus simple de refaire le lit : après avoir débordé et enlevé le linge, la soignante décontamine le matelas et utilise si besoin des draps propres.

Les draps sont bien tirés et bordés. Si le patient risque de se recoucher assez vite, les couvertures sont repliées en accordéon pour faciliter son retour au lit. Lorsqu'un matelas à eau garnit ce lit, il est indispensable de remonter les couvertures jusqu'à ce que le patient se recouche afin d'éviter un refroidissement de l'eau, préjudiciable à l'effet anti-escarres recherché.

réflexe, n. m. / *angl. : reflex*
Réaction motrice ou sécrétoire déclenchée par le système nerveux sans intervention de la volonté, en réponse à un stimulus (réflexes achiléen, cutané plantaire, cornéen, tendineux, rotulien, pupillaire, etc.).

réflexes archaïques
Témoins des fonctionnements au stade de la croissance fœtale, ils sont recherchés chez le nouveau-né pour apprécier sa maturation neurologique, et disparaissent progressivement.

reformulation, n. f. / *angl. : reformulation*
Technique introduite et recommandée par Carl Rogers concernant la conduite d'un entretien non directif et la conduite de réunions.

La reformulation consiste à renvoyer à celui qui parle sous une autre forme ce qu'il vient de dire, de traduire la même idée dans un autre langage afin que celui qui reformule et ceux qui écoutent puissent s'approprier ce qui est dit ou écrit, tandis que celui qui s'est exprimé peut savoir s'il a été compris.

régime, n. m. / *angl. : diet*
Administration raisonnée et méthodique de l'alimentation ; hygiène de l'alimentation.

Le médecin peut prescrire divers régimes (sans sel, sans graisse, sans hydrates de carbone, régime amaigrissant) selon la pathologie du patient.

La diététicienne établit avec le patient un programme équilibré respectant les prescriptions du médecin et les goûts du malade.

L'infirmière doit être attentive à la commande des repas et à leur administration ; elle doit surveiller ce que mange réellement le patient et doit lui apprendre l'intérêt et l'importance de ce régime.

règles, n. f. pl. / *angl. : menses*
Écoulements sanguins menstruels d'origine utérine chez la femme en période d'activité génitale (entre la puberté et la ménopause).

La présence des règles signifie qu'il n'y a pas eu fécondation. Le premier jour des règles est le premier jour du cycle menstruel. Les règles durent en général de 4 à 6 jours.
SYN. menstrues, menstruations

règles professionnelles, n. f. pl. / *angl. : professional rules and regulations*
Directives de conduite ; principes et devoirs d'une profession ; bases déontologiques de l'exercice de la profession.

En France, les règles professionnelles infirmières sont précisées par le décret du 13 février 1993 relatif aux règles professionnelles des infirmiers et infirmières.

Ces règles sont la mise en œuvre des valeurs véhiculées par les infirmières en ce qui concerne les relations avec les patients mais aussi avec les autres professionnels.

La prééminence et le respect de la personne soignée dans sa globalité, sa culture, ses croyances, ses valeurs, sa dignité, sa race, et dans sa particularité en sont les valeurs fondamentales.

réglementation, n. f.
Ensemble des règles et des prescriptions qui concernent un domaine particulier.

réglementation des substances vénéneuses / *angl. : drug control*
Prescription concernant les produits pharmaceutiques (listes I, II et III), et les médicaments qui sont prescrits par le médecin et délivrés par le pharmacien en fonction de procédures bien déterminées.

régulation, n. f. / *angl. : control*
Ensemble d'actions destinées à assurer le bon fonctionnement d'un système pour parvenir à un nouvel équilibre.

Tous les systèmes organiques ont un processus de régulation (production hormonale, pression artérielle, etc.).

Lors d'un entretien duel ou en réunion, la régulation des relations entre les différents partenaires est en général assurée par la reformulation afin de résumer, clarifier et recentrer les échanges.
SYN. rétrocontrôle, homéostasie

régulation des naissances / *angl. : birth control*
Maîtrise de la fécondité grâce à des méthodes contraceptives.

régurgitation, n. f. / *angl. : regurgitation*
Reflux des aliments de l'œsophage vers la bouche, sans effort de vomissement.

Les bébés régurgitent facilement (effet de trop-plein).

réhabilitation, n. f. / *angl. : rehabilitation*
Aide envers une personne ayant eu une maladie ou souffrant d'un handicap, visant à ce qu'elle retrouve une place décente dans la société.

C'est le travail de l'équipe pluridisciplinaire dans le cadre d'un projet de vie et de soins (article 2 du décret du 11 février 2002 relatif aux actes professionnels et à l'exercice de la profession d'infirmier), ou d'un projet thérapeutique auquel participe l'infirmière.

réhydratation, n. f. / *angl. : rehydratation*
Introduction thérapeutique d'eau dans l'organisme, que ce soit par voie entérale ou parentérale, dont le but est de pallier une insuffisance d'hydratation, ou d'éliminer le maximum de déchets (diurèse forcée des chimiothérapies anticancéreuses par exemple).

L'organisme est composé de 60 à 80 % d'eau qui est éliminée principalement par le rein. La déshydratation est particulièrement fréquente chez l'enfant très jeune dont les mécanismes d'excrétion sont immatures.

Chez la personne âgée, les processus sont différents : ses tissus comportent moins d'eau, et sa sensation de soif est diminuée. Il faut donc proposer fréquemment aux personnes âgées de se désaltérer (au minimum 1,5 litre par jour).

rein, n. m. / *angl. : kidney*
Organe situé en arrière de la cavité abdominale.

La fonction principale du rein est la sécrétion des urines et l'élimination des déchets organiques.

L'élément de base du rein est le néphron. Le sang arrive dans le glomérule où il est filtré, puis il circule le long du tube contourné proximal, de l'anse de Henlé et du tube contourné distal ; l'urine se constitue soit par excrétion de métabolites et d'ions, soit par réabsorption, ce qui lui permet d'être progressivement plus riche que le sang en déchets divers (urée, créatinine, etc.). L'urine est alors acheminée par les tubes collecteurs vers l'uretère et la vessie.

rein artificiel
Appareil permettant l'épuration extrarénale (hémodialyse) lorsqu'il y a insuffisance rénale.

réinfection, n. f. / *angl. : reinfection*
Pénétration dans l'organisme d'un micro-organisme qui avait provoqué précédemment la même infection.

réinsertion, n. f. / *angl.: community reintegration*
Processus d'aide et d'accompagnement de la personne dans son retour vers une vie personnelle, professionnelle et sociale, acceptable pour elle-même et pour la société.

relation, n. f. / *angl. : relationship*
Lien existant entre des choses ou des personnes.

relation (fonctions de)
Propriétés de l'organisme qui lui permettent d'établir des liens entre une personne et son environnement : motricité, sensibilité, etc.

relation d'aide ou relation de soutien / *angl. : supportive care*
Technique d'entretien utilisant l'empathie, la reformulation, les interventions verbales et non verbales, et visant à aider une personne à exprimer ses problèmes afin de trouver en elle-même les ressources nécessaires pour améliorer sa situation (articles 2 et 5 du décret du 11 février 2002 relatif aux actes professionnels et à l'exercice de la profession d'infirmier).

Cette relation peut s'établir lors d'entretiens avec le patient et lors de tout acte de soins ; elle est fondée sur le dialogue et l'écoute.

relation d'autorité / *angl. : authority relation*
Lien hiérarchique et décisionnel entre une personne et une autre, qui implique une relation de dépendance.

relation de dépendance / *angl. : dependance relations*
Lien qui s'instaure entre deux individus ou entre un individu et un groupe lorsque l'individu seul se trouve incapable de faire face à ses besoins, surtout psychosociaux.

Lors d'une maladie ou d'une hospitalisation, le malade entame un processus de régression pendant lequel les soignants doivent le soutenir, l'accompagner, réaliser pour lui des soins coutumiers, et surtout lui assurer un bien-être psychique.

relation éducative / *angl. : educational relations*
Relation pédagogique qui, au lieu de se réduire à une transmission de savoirs, engage les personnes concernées dans une relation qui fait grandir l'enfant ou l'apprenant.

relation enseignant-enseigné / *angl. : teacher-student relationship*
Relation pédagogique qui nécessite un engagement personnel de l'enseignant; l'étudiant est accepté sans jugement, tel qu'il est, avec son expérience et son autre mode de raisonnement.

Cette relation n'est pas une relation superficielle; elle a pour but l'aide et le soutien des apprenants dans leurs apprentissages (savoirs, savoir-faire, savoir-être et savoir-devenir).

relation d'équipe
Travail en bonne harmonie, respect des contraintes et des difficultés de toutes les personnes composant l'équipe, et prise en compte des capacités spécifiques de chacune.

La relation d'équipe nécessite une acceptation de l'autre tel qu'il est, sans a priori ni jugement de valeur.

relations sociales / *angl. : social relations*
Liens existant entre les personnes d'une famille, d'un groupe ou d'une communauté.

relation soignant-soigné / *angl. : nurse-patient relationship*
Lien existant entre deux personnes de statut différent, la personne soignée et le professionnel de santé.

Cette relation nécessite trois attitudes :
– un engagement personnel de l'infirmière, le malade étant accepté sans jugement de valeur, tel qu'il est, avec un autre mode de raisonnement, d'autres réactions et d'autres sentiments ;
– une objectivité, pour éviter une déformation de ce qui est vu et entendu ;
– un minimum de disponibilité.

La relation soignante n'est pas une relation de salon, elle a pour but l'aide et le soutien de la personne soignée jusqu'à son retour vers l'autonomie. Elle permet d'identifier les demandes de la personne et d'analyser les interactions.

relaxation, n. f. / *angl. : relaxation*
Relâchement d'un muscle ou d'un organisme ; détente psychique ; diminution ou suppression d'une tension.

Méthode de détente musculaire et psychique qui aboutit à la maîtrise des fonctions de l'organisme par des moyens psychologiques. Cette détente volontaire s'accompagne d'une sensation de repos associée à une diminution des tensions émotionnelles et des activités mentales ; elle permet de lutter contre le stress et l'anxiété. Elle prépare à un meilleur fonctionnement de la mémoire tant en phase d'accueil que de réactivation. La sophrologie en est un aboutissement.

relève, n. f. / *angl. : nursing reports*
Ensemble des transmissions orales ou écrites permettant à l'équipe soignante ou pluridisciplinaire de prodiguer des soins continus à un malade, et de préserver la cohérence du projet de soins (article 3 du décret du 11 février 2002 relatif aux actes professionnels et à l'exercice de la profession d'infirmier).

religion, n. f. / *angl. : religion*
Ensemble des actes rituels destinés à mettre l'âme humaine en relation avec Dieu ; foi, confiance absolue en quelqu'un ou quelque chose.

La religion est à l'origine d'une appartenance sociale. Elle peut se manifester sous forme de spiritualité, surtout face au vieillissement et à la mort; de nombreuses religions en effet ont des rites de soutien des mourants.

Cependant, un nombre croissant de personnes vivent sans référence ni appartenance religieuses, ce qui change les attentes mais non les besoins de ces personnes lorsqu'elles sont malades ou mourantes. Il est bon que les soignantes sachent comment répondre à ces besoins de spiritualité et à quel intervenant faire appel éventuellement.

remède, n. m. / *angl. : remedy*
Traitement, surtout médicamenteux.

rémission, n. f. / *angl. : remission*
Affaiblissement temporaire des signes d'une maladie.

rendez-vous, n. m. / *angl. : appointment*
Rencontre convenue et planifiée, par exemple d'un patient avec un médecin ou avec un service médico-technique.

L'infirmière a pour mission, en cours d'hospitalisation, d'organiser l'ensemble des rendez-vous du patient, suivant les prescriptions du médecin, selon la logique interne des différents actes et en fonction des possibilités du malade. En fin d'hospitalisation, l'infirmière réunit les rendez-vous et les remet au patient.

réniforme, n. m.
Bassin en forme de haricot (ou de rein), dont on se sert pour recueillir les rebuts des soins, les vomissements, etc.
SYN. haricot

renouvellement du matériel de pansement non médicamenteux
/ *angl. : redressing*
Soin du rôle propre (article 5 du décret du 11 février 2002 relatif aux actes professionnels et à l'exercice de la profession d'infirmier).

Au cours de ce soin, la surveillance de la plaie et de la cicatrisation est capitale.

rentabilité, n. f. / *angl. : profitability*
Caractère de ce qui produit un bénéfice.

Les soins infirmiers ne produisent aucun bénéfice commercial; ils ne peuvent produire qu'un soulagement ou un mieux-être, ce qui est capital pour la personne soignée même si cela est peu visible et peu reconnu. Cependant, il est important pour l'infirmière d'être attentive aux dépenses tant en matériel qu'en examens répétitifs ou en médicaments: le maître-mot est « ce qui est juste, et simplement cela ». En ce sens, l'utilisation des médicaments génériques est à prôner plutôt que celle des spécialités plus onéreuses. Cet effort peut aussi se traduire par la recherche de procédures mieux adaptées, en fonction de leur rapport de qualité, de temps, de matériel et d'économie.

repas, n. m. / *angl. : meal*
Nourriture; ensemble des mets et des boissons absorbés à des horaires en général bien déterminés.

Les repas d'une personne hospitalisée ou vivant en institution présentent des inconvénients: ils ne sont pas préparés sur place (l'odeur ne les précède donc pas) et sont fréquemment pris en solitaire, ce qui exclut la convivialité et la mise en appétit. D'autre part, les repas préparés pour les patients qui suivent un régime ne sont pas toujours bien acceptés.

Les soignants ont pour tâche d'essayer de pallier ces handicaps et de faire en sorte que ce temps de repas soit un temps de plaisir (il est bon de penser à éviter de mêler des médicaments aux aliments ou de faire prendre trop de médicaments pendant le repas).

repos, n. m. / *angl. : rest*
Action de se délasser ou de dormir, et de laisser le corps et l'esprit se détendre.

Le repos est un besoin fondamental de l'être humain, que chacun organise par jour, par semaine (repos hebdomadaire), par année (vacances).

repos strict au lit / *angl. : rest in bed*
Prescription médicale qui oblige une personne à rester dans son lit pendant toute la journée.

L'infirmière doit prendre en compte l'ensemble des besoins physiologiques et psycho-sociaux de tout patient devant respecter un repos strict (hygiène, repas, etc.) en même temps qu'elle doit prévenir les complications de décubitus.

repos compensateur

1- Terme utilisé en cardiologie : le rythme du cœur a été interrompu par une systole anormale, et les fibres myocardiques « récupèrent » ; une pause assez longue fait suite à l'extrasystole.

Les personnes qui souffrent d'extrasystoles ressentent la pause cardiaque mais ont du mal à décrire l'impression ressentie.

2- Terme utilisé en gestion des ressources humaines signifiant « repos donné à un salarié en compensation d'un temps de travail trop important » ; on parlera plus justement de repos compensatoire.

représentation, n. f. / *angl. : representation*
Acte intellectuel momentané qui permet à l'individu d'interpréter et de donner du sens à ce qu'il vit en utilisant ses connaissances et expériences antérieures, ses appartenances sociales et culturelles.

La représentation se réfère à des modèles implicites ou explicites pour décrire, expliquer, comprendre ou construire un savoir ; c'est l'organisation mentale de la pensée.

En psychanalyse, la représentation est une idée, un souvenir, une image ou une pensée pouvant être un acte conscient ou inconscient.

réseau, n. m. / *angl. : network*
Répartition des éléments d'une organisation en différents points ; circuit de distribution.

En informatique, le réseau est un ensemble d'ordinateurs et de terminaux en interconnexion qui échangent des données numériques : ce peut être le cas d'un S.I.H. (système d'information hospitalier). Le réseau peut représenter l'ensemble des possibilités matérielles de communication.

réseau de soins
Organisation permettant l'optimisation de la prise en charge d'un patient ou d'un groupe de patients par un regroupement extrahospitalier de professionnels sociaux et sanitaires, voire par des bénévoles, qui interviennent de manière coordonnée et complémentaire en vue de préserver le maintien à domicile de personnes peu valides, en particulier de personnes âgées ; on parle aussi du réseau ville-hôpital.

réseau santé social
Réseau informatique sécurisé mis à la disposition des professionnels de santé par l'État, qui leur permet de communiquer et d'échanger des données de manière simple, avec les établissements hospitaliers et avec les caisses de Sécurité sociale.

Lié au projet Sésam-Vitale, le réseau santé social exige une évolution des équipements informatiques de l'infirmier libéral.

ABRÉV. R.S.S.

résection, n. f. / *angl. : resection*
Intervention chirurgicale ayant pour but d'enlever une partie d'un organe, d'un nerf, d'un vaisseau, etc.

résidu vésical, n. m. / *angl. : residual urine*
Volume d'urines restant dans la vessie après une miction.

La mesure du résidu vésical par sondage (ou autosondage) donne une indication sur le bon fonctionnement neurologique de la vessie. Lorsque ce volume est trop important, la vessie est distendue de manière prolongée et inhabituelle : il se produit alors une fuite sphinctérienne.

résistance, n. f.
Fait d'opposer une force à une autre et de ne pas subir les effets d'une action.

résistance au changement
Attitude individuelle ou collective qui se manifeste dès que l'idée d'une transformation est évoquée, condamnant l'efficacité des mesures nouvelles.

Elle résulte d'une anticipation des risques encourus ; la coercition les cache mais ne les supprime pas. La diminution de la résistance au changement peut être obtenue par diverses négociations.

résistance aux antibiotiques / *angl. : antibiotic resistance*
Adaptation des bactéries aux traitements utilisés pour les détruire, tels les antibiotiques : le traitement n'a plus aucune efficacité.

Avant traitement, un antibiogramme permet de connaître la sensibilité de la bactérie aux antibiotiques.

Lorsqu'une bactérie est devenue résistante à un antibiotique, elle l'est à tous les produits de la même famille et parfois même à ceux d'autres familles (résistance croisée).

résolution de problème, n. f. / *angl. : problem solving*
Activité intellectuelle qui mobilise l'ensemble des facultés de l'individu (mémoire, perception, raisonnement, conceptualisation, langage, affectivité, motivation, confiance en soi, capacité à contrôler la situation).

Trois catégories d'activités interviennent :

– les activités qui permettent une représentation mentale du problème ;
– la production d'interférences qui permettent de relier les données initiales à la solution avec mobilisation des connaissances (raisonnement) ;
– les activités d'évaluation pour assurer la régulation de l'ensemble.

Ces trois catégories demandent des compétences très différentes, ce qui explique que certains étudiants aient des difficultés face à ce travail.

résonance magnétique nucléaire
/ *angl. : nuclear magnetic resonnance*
Méthode utilisée en imagerie médicale utilisant les capacités magnétiques des ions de l'eau contenus dans les tissus organiques pour explorer organes et fonctions.
ABRÉV. R.M.N.

respect, n. m. / *angl. : respect*
Sentiment qui porte à accorder de la considération à quelqu'un ou à quelque chose.

respect de la personne / *angl. : respect for somebody*
Valeur infirmière qui accorde inconditionnellement de la considération à tout patient, du simple fait qu'il est malade ou dans le besoin (décret du 13 février 1993 relatif aux règles professionnelles des infirmiers et infirmières).

responsabilité, n. f. / *angl. : liability, responsability*
Obligation morale ou juridique de répondre de ses actes et d'en assumer les conséquences, et de s'acquitter de ses devoirs envers ceux dont on a la charge.

En droit, on distingue la responsabilité civile (qui oblige à réparer pécuniairement le préjudice), la responsabilité pénale (qui peut entraîner une condamnation à une peine d'amende ou de prison), la responsabilité administrative (qui est régie selon les règles de la puissance publique), et la responsabilité disciplinaire (ou professionnelle, qui peut dépendre d'un conseil de l'Ordre).

En droit français, le fondement de la responsabilité est la notion de faute, mauvais usage de la liberté individuelle.

responsabilité civile de droit commun / *angl. : public liability*
Obligation pour un personnel de santé de répondre de toute faute dont il s'est rendu coupable soit à l'occasion de ses fonctions, soit dans le domaine privé (accident, vol, fugue, intoxication, dommages subis).

La responsabilité civile est constituée de trois éléments : une faute commise, un préjudice subi et un lien de causalité entre les deux ; elle est suivie de l'obligation de réparer les dommages causés.

responsabilité de l'infirmière / *angl. : nurse's responsability*
Obligation pour une infirmière de répondre de ses actes ainsi que de ceux qu'elle a confiés à une auxiliaire ou à un étudiant.

C'est une responsabilité juridique et morale liée au décret du 13 février 1993 relatif aux règles professionnelles des infirmiers et infirmières, et au décret du 11 février 2002 relatif aux actes professionnels et à l'exercice de la profession d'infirmier. Les obligations de l'infirmière sont la sécurité des personnes dont elle a la charge, leur surveillance et le signalement des fugues.

Cette responsabilité est différente s'il s'agit de personnes majeures (même âgées, malades ou handicapées) ou s'il s'agit de mineurs ou d'incapables majeurs (malades mentaux ou personnes placées sous protection juridique).

Il est fréquent de rencontrer une divergence de vue entre les aidants et les juristes : les aidants, immergés dans l'action, sont préoccupés par l'aspect technique des problèmes, tandis que les juristes sont tenus au respect des lois et à l'indemnisation des torts pour le professionnel.

responsabilité morale
Obligation liée à l'éthique et au respect de l'autre : elle peut s'appuyer sur les règles professionnelles, sur la notion de secret professionnel et celle de non-assistance à personne en danger.

Aux yeux du professionnel qui valorise les résultats de son travail et qui est conscient des aspects humains de ses actions, la responsabilité morale est plus importante que la responsabilité pénale.

responsabilité pénale
Obligation de répondre de ses actes face à la justice : cette obligation est liée à une faute (crime, délit ou contravention) qui tombe sous le coup de la loi, laquelle sanctionne la personne responsable.

Le Code pénal fixe les conditions pour être reconnu coupable et punissable. Les éléments constitutifs de l'infraction sont au nombre de trois : l'élément légal (interdiction), l'élément matériel (acte illicite) et l'élément moral (faute imputable à l'auteur de l'acte).

responsabilité (prendre une)
S'engager devant les autres ; se porter garant d'une action ou d'une situation pour la faire aboutir ; occuper une charge, un poste ou une situation qui entraîne des responsabilités.

ressources, n. f. pl. / *angl. : ressources*
Potentialités que possède une personne de pouvoir répondre à ses besoins ou qui existent dans son environnement humain, matériel, financier, familial et social ; ensemble des moyens qui peuvent être utilisés pour réaliser les objectifs de soins.

Les ressources d'une personne sont recensées dans le recueil de données ; elles vont permettre d'orienter les décisions de soins et, pour la personne soignée, de retrouver plus rapidement son autonomie.

restauration hospitalière, n. f. / *angl. : catering*
Action de fournir des repas aux personnes hospitalisées.

La restauration hospitalière doit tenir compte de toutes les contraintes de la restauration collective (hygiène des aliments et des procédures en particulier), mais aussi des goûts de chacun, des nécessités d'un milieu de soins (équilibre des repas, avec l'aide d'une diététicienne), voire des nécessités de régimes particuliers prescrits par les médecins, ce qui nécessite une bonne organisation.

La distribution des repas, l'aide et la surveillance sont assurées par les soignantes.

restriction hydrique, n. f. / *angl. : water restriction*
Action de réduire la consommation en eau d'une personne soignée.

C'est un acte sur prescription (article 6 du décret du 11 février 2002 relatif aux actes professionnels et à l'exercice de la profession d'infirmier). Cette prescription indique de manière précise la quantité d'eau et autres liquides que la personne a l'autorisation de boire en 24 heures.

Les malades concernés par la restriction hydrique peuvent être des personnes souffrant d'insuffisance rénale ou d'insuffisance cardiaque (risque d'œdème pulmonaire).

Pour une utilisation raisonnée et planifiée du volume d'eau à absorber, il est nécessaire de mesurer une certaine quantité d'eau chaque matin et d'aider le patient à ne pas dépasser cette dose ; de plus, à chaque prise d'un autre liquide, il faut retirer du volume d'eau restant une quantité égale à celle qui vient d'être absorbée.

Pour respecter cette prescription, la participation du patient est indispensable : l'infirmière doit lui fournir toutes les explications nécessaires.

résumé standardisé de sortie
Conclusion médicale standardisée d'une hospitalisation, qui permet les statistiques hospitalières habituellement traitées par le D.I.M. (département d'information médicale).
ABRÉV. R.S.S.

rétention, n. f. / *angl. : retention*
Accumulation d'un produit dans le conduit destiné à son évacuation ou le réservoir habituel.

rétention de l'information / *angl. : data retention*
Action de garder pour soi une information dans le but de s'assurer une supériorité ou un pouvoir sur ceux qui ont besoin de cette information.

rétention d'urines / *angl. : urine retention*
Accumulation des urines dans la vessie : les reins fonctionnent mais non les sphincters vésicaux.

La vessie est un réservoir peu extensible, et le patient a rapidement des douleurs pelviennes. Il faut diminuer la pression intravésicale.

réticulum endoplasmique, n. m.
Réseau de fibres de même constitution que la membrane cellulaire, organisées en un vaste ensemble de cavités aplaties qui s'enfoncent dans le cytoplasme jusqu'au noyau cellulaire.

Le réticulum endoplasmique élabore (avec l'appareil de Golgi) les sécrétions de la cellule où se produisent les déchets : il concentre, modifie et transporte les protéines produites par les ribosomes, puis les dirige vers l'appareil de Golgi.

rétine, n. f. / *angl. : retina*
Membrane de l'œil provenant de l'élargissement du nerf optique et constituant l'organe de réception des sensations visuelles par l'intermédiaire des cellules à cônes et à bâtonnets.

retour de couches, n. f. / *angl. : resumption of menses*
Terme ancien désignant les premières règles qui apparaissent après un accouchement (4 à 6 semaines).

Cet événement est retardé par l'allaitement, mais l'ovulation peut se produire en l'absence de règles, avec pour corollaire une éventuelle grossesse.

retraite, n. f. / *angl. : retirement*
Reconnaissance d'un droit social au repos.

La retraite est l'arrêt définitif du travail rémunéré après une période de vie professionnelle ; elle est prise à des âges variables en fonction du métier, de l'entreprise et des charges de famille. La retraite est aussi pour les employeurs un moyen de gestion des flux de main-d'œuvre, bien qu'il ne faille pas confondre plans sociaux et droit à la retraite. L'assurance sociale assure aux retraités une prestation mensuelle ou trimestrielle.

La retraite est pour la plupart des personnes une rupture liée à la perte des rôles professionnels et à la réduction de la mobilité ; elle est associée à des sentiments d'isolement, d'inutilité, de désocialisation et d'exclusion, bien que les personnes âgées soient les garantes d'un patrimoine culturel, professionnel et d'une expérience de vie. Cela implique de veiller à l'insertion et à la reconnaissance sociale des personnes à la retraite et à la préparation à cette cessation d'activité professionnelle.

retraite (liquider sa)
Faire valoir ses droits auprès de l'ensemble des organismes auprès desquels on a cotisé pour obtenir une pension correspondante.

retraite (système de)
Mécanisme d'assurance sociale organisant une entraide entre les différentes générations et professions.

rétrocontrôle, n. m. / *angl. : retroaction, feedback*
Régulation des causes par les effets ; phénomène en boucle assurant la régulation des sécrétions endocriniennes.
SYN. feedback, rétroaction

réunion, n. f. / *angl. : assembly, conference*
Rassemblement de personnes qui se retrouvent dans un but déterminé.

réunion soignant-soigné
Réunion d'échanges entre l'équipe soignante et les patients d'une unité de soins, au cours de laquelle sont traités les problèmes de la vie quotidienne dans cette collectivité.

réunion de synthèse
Terme utilisé surtout en psychiatrie pour désigner une réunion de l'équipe soignante ou de l'équipe pluridisciplinaire afin de discuter de la situation d'un ou de plusieurs patients, et de déterminer ensemble un projet de soins ou un projet thérapeutique.

La réunion de synthèse permet aussi de faire le bilan d'une prise en charge décidée précédemment. Le projet est écrit sur le dossier du patient et équivaut à un accord de l'ensemble de l'équipe et à son engagement à le mettre en œuvre.

rêve, n. m. / *angl. : dream*
Suite de phénomènes psychiques se produisant pendant le sommeil (phase de sommeil paradoxal), et qui échappe à la volonté.

réveil, n. m. / *angl. : waking*

1- Passage de l'état de sommeil, naturel ou non (coma, anesthésie) à l'état de veille.

Les soignantes doivent porter attention au repos des patients : elles auront à cœur de ne pas les réveiller brusquement ou précocement.

2- Pendule capable de sonner à une heure déterminée pour réveiller une personne : à l'hôpital, il est utile pour les patients de se repérer dans le temps à l'aide d'un réveil, objet habituel sur les tables de nuit.

revenu d'insertion minimum, n. m.

Rémunération en dessous de laquelle aucune personne ne peut être payée.

Cette rémunération est assurée par les organismes sociaux aux personnes de plus de 25 ans qui n'ont pas de travail.

ABRÉV. R.M.I.

révolte, n. f. / *angl. : revolt, rebellion*

Refus violent de l'autorité.

La révolte est en général une action collective de personnes qui refusent la règle sociale, mais ce peut aussi être une action individuelle d'hostilité ou de rébellion devant une autorité, une contrainte.

révulsif adj. / *angl. : revulsive*

Qui est capable de provoquer un afflux de sang localisé (moyen thérapeutique très ancien).

SYN. vésicatoire

rhumatisme, n. m. / *angl. : rheumatism*

Ensemble des affections aiguës ou chroniques, localisées au niveau des articulations, et ayant pour points communs la douleur et l'inflammation.

De façon familière, ce terme désigne l'ensemble des pathologies rhumatologiques.

rhume, n. m. / *angl. : coryza, cold*

Hypersécrétion des muqueuses des voies aériennes supérieures, liée à une inflammation souvent causée par un virus, parfois par une allergie (rhume des foins).

SYN. coryza

rhume de hanche de l'enfant

Synovite aiguë transitoire de la hanche provoquée par un virus.

ribosome, n. m.

Particule présente dans le cytoplasme cellulaire sur la face externe du réticulum endoplasmique.

La fonction du ribosome est la synthèse des polypeptides.

ridelles, n. f. pl. / *angl. : side panels*

Matériel de sécurité qui, attaché sur les côtés du lit, empêche le patient agité de tomber.

SYN. barrières de protection, barres de lit, bas-flanc

risque, n. m. / *angl. : risk*

Danger éventuel plus ou moins prévisible, ou statistiquement prévisible.

risque infectieux / *angl. : risk of infection*

Éventualité de l'apparition d'une infection, liée à tout acte d'examen, de soin ou de traitement.

Connaissant l'existence du risque, l'infirmière utilise des procédures de travail permettant de diminuer ce risque (asepsie).

rite, n. m. / *angl. : rite, ritual*

Manifestation collective qui ponctue la vie quotidienne d'un groupe ou les événements de la vie.

Un rite n'est pas spontané, mais il est régi par une règle non officielle, différente selon la culture, la religion, etc.

rite d'endormissement / *angl. : sleep ritual*

Protocole personnel et sécurisant d'entrée dans le sommeil qu'il peut être bon de retrouver en hospitalisation : la luminosité, les rideaux ou les volets fermés, la position du corps, la place de l'oreiller, la manière de poser le drap ou même, chez les petits, la musique ou l'histoire lue et l'objet familier qui les suit en toutes circonstances.

rite d'initiation ou rite de passage / *angl. : rite of passage*
Organisation de la vie sociale qui célèbre symboliquement les transitions et les grandes étapes de la vie (passage de l'enfance au monde adulte, par exemple).

Les rites de passage sont une initiation ; ils contribuent à la continuité et à l'harmonie (fiançailles, mariage, remise de diplômes, etc.).

Dans certaines sociétés traditionnelles (en Afrique par exemple), les rites de passage comportent des scarifications qui laissent des cicatrices sur le corps.

Dans les sociétés modernes, les rites de passage ont perdu de leur importance par l'affaiblissement de la notion d'âge et la déconnexion des seuils d'accès à la maturité.

rite funéraire / *angl. : funeral ritual*
Rite d'une importance évidente puisque la disparition d'une personne change la composition du groupe social.

Le rite funéraire a pour objet de préparer puis de réparer l'absence ; les soignants sont particulièrement concernés, la plupart des décès ayant lieu à l'hôpital. Il est indispensable de se renseigner auprès de la famille de la personne disparue ou de son entourage sur les gestes à faire ou à ne pas faire pour respecter les désirs et le bien-être de chacun.

rivalité, n. f. / *angl. : rivalry*
Situation dans laquelle des personnes se disputent un objet quel qu'il soit (physique ou spirituel).

R.M.I., sig.
Abrév. de revenu minimum d'insertion

R.M.N., sig.
Abrév. de résonance magnétique nucléaire

rocher, n. m. / *angl. : petrous bone*
Os pétreux, partie compacte de l'os temporal.

rôle, n. m. / *angl. : role*
Fonction exercée par l'individu dans un groupe ou une collectivité : ensemble organisé de conduites relatives à la position d'un individu dans une situation relationnelle.

Le rôle est l'actualisation du statut d'une personne. Tout individu joue plusieurs rôles dans sa vie en fonction de ses différents statuts. Tout rôle comporte des droits et des devoirs, et l'ensemble des rôles s'entrecroise.

Le rôle implique une manière personnelle de percevoir une situation, de se situer par rapport aux autres et d'intervenir. Chacun a ses rôles préférés, ses scénarios. Le rôle est lié à la perception que le sujet a de la place qui lui est dévolue ou qu'il conquiert dans l'ensemble social.

rôle infirmier
Rôle professionnel de l'infirmière, marqué par son ancienne image, alors que l'infirmière et son travail évoluent.

Les rôles professionnels d'une infirmière sont plus ou moins techniques, en fonction de la spécialité où elle exerce : réanimation, pédiatrie, long séjour, domicile, etc. L'infirmière fonctionne dans au moins deux registres : celui du rôle propre infirmier et celui du rôle sur prescription, décrits dans le décret du 11 février 2002 relatif aux actes professionnels et à l'exercice de la profession d'infirmier.

rôle propre (infirmier) / *angl. : specific role of the nurse*
Responsabilité spécifique de l'infirmière.

Introduit par la loi du 31 mai 1978, le rôle propre concerne surtout la démarche de soins et l'ensemble des soins d'hygiène et de confort dont l'infirmière prend la décision en fonction de son analyse de la situation (articles 3 à 5 du décret du 11 février 2002 relatif aux actes professionnels et à l'exercice de la profession d'infirmier).

rôle sur prescription / *angl. : paramedical role*
Exercice de l'infirmière sur prescription du médecin pour des prélèvements, injections, perfusions, pansements, etc.

Dans ce cas, l'infirmière se trouve sous la responsabilité du médecin (articles 6 et suivants du décret du 11 février 2002 relatif aux actes professionnels et à l'exercice de la profession d'infirmier) : il s'agit d'une responsabilité partagée. En effet si le médecin est responsable de la prescription sur le plan qualitatif et quantitatif, l'infirmière est responsable de la mise en œuvre de cette prescription, notamment de la technique utilisée.

ronflement, n. m. / *angl. : snoring*
Respiration sonore pendant le sommeil, liée aux vibrations du voile du palais.

rotule, n. f. / *angl. : kneecap*
Os surnuméraire situé dans le tendon du quadriceps crural, devant l'articulation du genou (et qui lui donne son arrondi).
SYN. patella

R.S.S., sig.
ABRÉV. de résumé standardisé de sortie, et de réseau santé-social

ruban adhésif, n. m. / *angl. : adhesive tape*
Rouleau de tissu ou de plastique de différentes largeurs et enduits de colle (certaines colles sont hypoallergiques).

Le ruban adhésif sert par exemple pour maintenir une compresse. Attention : il n'est pas à sa place dans une poche de l'infirmière où il se contamine, ni dans un tiroir de chariot à pansement où il s'enduit de poussières.

rythme, n. m. / *angl. : rythm*
Répétition périodique et régulière d'un événement, d'un bruit, etc.

Les sécrétions hormonales sont rythmées : la cortisone a un pic quotidien à 8 heures du matin (au soleil), et le cycle menstruel féminin a un rythme lunaire (tous les 28 jours).

L'activité des produits médicamenteux est également sensible aux rythmes (rythme nycthéméral en particulier), tant pour leur efficacité que vis-à-vis de leurs effets indésirables (biopharmacologie).

S

saccharose, n. m. / *angl. : saccharose*
Sucre alimentaire composé d'un assemblage de deux molécules de sucres simples, une molécule de glucose et une de fructose ; il provient de la betterave sucrière, de la canne à sucre, de l'érable, etc., et peut être consommé sous forme plus ou moins purifiée.

C'est le principal sucre dit « rapide » qui ne doit pas être consommé en excès et doit être proscrit du régime du diabétique. Toutefois le diabétique doit toujours pouvoir accéder immédiatement à des sucres rapides (bonbons, morceaux de sucre), pour traiter une éventuelle hypoglycémie.

Le saccharose est un composant classique de la pâtisserie et de la confiserie. Il engendre caries dentaires et troubles du métabolisme (hypoglycémies réactionnelles par exemple). Il peut cependant, par son apport énergétique quasi immédiat, répondre aux besoins consécutifs à un effort prolongé ou violent.

sacrum, n. m. / *angl. : sacrum*
Os triangulaire composé de cinq vertèbres soudées, situé en bas du rachis entre la 5e vertèbre lombaire et le coccyx.

Il forme avec les deux os iliaques la ceinture pelvienne où s'appuient les membres inférieurs.

sage-femme, n. f. / *angl. : midwife*
Professionnelle de santé, souvent de sexe féminin et héritière des antiques matrones. L'exercice de la profession de sage-femme est régi par un diplôme d'État.

Que ce soit en établissement de soins ou à domicile, les sages-femmes assurent non seulement les accouchements (par voie basse) mais aussi la surveillance et le suivi de la grossesse, la préparation à l'accouchement et la surveillance du post-partum et de l'enfant après l'accouchement.

De profession médicale à compétence limitée, les sages-femmes ont droit de prescription pour tout ce qui concerne leur exercice.

sagesse (dent de), n. f. / *angl. : wisdom tooth*
Grosse molaire située au fond de la mâchoire.

Souvent cariée avant sa pousse, fréquemment à l'origine de crises douloureuses chez les jeunes adultes, elle tend à disparaître ou à pousser dans l'os au fur et à mesure de l'évolution de l'espèce humaine. Quand elle est gênante, elle est le plus souvent enlevée chirurgicalement.

sagittal, adj. / *angl. : sagittal*
Se dit du plan vertical orienté d'avant en arrière, qui avec le plan frontal (avant-arrière) et le plan horizontal (haut-bas) sert de référence pour une description anatomique (droite-gauche et interne-externe [ou médial-latéral]).

saignée, n. f.

1- Anatomiquement creux situé au pli du coude, à la jonction du bras et de l'avant-bras, là où les grosses veines bien visibles permettent un accès rapide et efficace au réseau veineux. Autrefois, ces mêmes veines permettaient la saignée (évacuation d'une certaine quantité de sang, souvent abusive et raillée par exemple dans les comédies de Molière).

2- Évacuation rapide d'une quantité mesurée de sang *(angl. : blood-letting, phlebotomy)*.

Ce soin est prescrit (article 6 du décret du 11 février 2002 relatif aux actes professionnels et à l'exercice de la profession d'infirmier) lorsque la personne présente une hypertension artérielle paroxystique dangereuse. Il doit être réalisé avec les précautions d'asepsie pour le patient et en suivant les règles de protection du personnel communes à toutes les ponctions sanguines.

saignement, n. m. / *angl. : bleeding*
Écoulement sanguin.
SYN. hémorragie

saignement occulte / *angl. : covert bleeding*
Saignement caché, invisible à l'examen clinique.

sain, adj. / *angl. : healthy*
En bonne santé, bien portant, qui évolue normalement (par exemple, une plaie saine ne s'infecte pas et cicatrise).

sale, adj. / *angl. : dirty*
Malpropre ; souillé ; ce terme est souvent employé en milieu de soin pour indiquer que toutes les conditions de nettoyage et d'hygiène n'ont pas été respectées (linge, instruments, pansements).

Il signifie donc également qu'une contamination, une infection est possible ou certaine (une plaie sale est inflammatoire, infectée ou purulente).

sale (circuit)
Terme désignant la manière hygiénique, non contaminante, de transporter du matériel ou du linge ou de la vaisselle sales ou contaminés ou des poubelles jusqu'à leurs destinations (lingerie, service de stérilisation, incinérateur), sans risque de croiser du matériel propre ou stérile, du linge propre ou stérile, donc sans risque de les contaminer : le facteur clé de ces circuits est qu'aucun point du circuit ne soit utilisé pour le circuit propre, qu'aucun support ne serve aux deux circuits, etc.

salivation, n. f. / *angl. : salivation*
Sécrétion de la salive.

salive, n. f. / *angl. : saliva*
Liquide sécrété par les glandes salivaires annexes de la bouche.

La salive est incolore, insipide, destinée à humecter les aliments et, grâce à une enzyme appelée ptyaline (ou amylase salivaire), elle permet de débuter la digestion des glucides lents. La sécrétion de salive est stimulée par la faim, l'action ou le désir de manger.

Dans certaines circonstances, comme en postopératoire, chez le sujet porteur d'une sonde gastrique ou en cas de traitement par atropine ou radiothérapie, la personne ne peut ou ne doit pas s'alimenter par la bouche ; la salive n'est alors plus sécrétée et la bouche est sèche, prédisposée aux infections : leur prévention repose sur des bains de bouche.

salle, n. f. / *angl. : room, ward*

1- Local, ensemble de pièces dont la disposition, la sectorisation, les aménagements ont un objectif commun.

2- Pièce unique aménagée dans un but précis.

salle d'attente / *angl. : waiting room*
Pièce qui permet de patienter jusqu'à un rendez-vous.

salle de bains / *angl. : bathroom*
Pièce aménagée pour se laver.

salle de détente / *angl. : common room*
Pièce destinée au repos (prendre un café ou autre).

salle de réunion / *angl. : meeting room*
Pièce de taille suffisante et aménagée de façon à ce que plusieurs personnes puissent se réunir.

salles d'accouchement / *angl. : delivery room*
Pièces où sont effectués les accouchements, l'attente des paturientes et les premiers soins aux nouveaux-nés.

salles d'opérations / *angl. : operating room*
Pièces où sont effectuées les interventions chirurgicales, l'induction anesthésique, le réveil, le nettoyage et le stockage des matériels nécessaires.

salles de radiologie / *angl. : X-ray-room*
Pièces où sont réalisés les examens d'imagerie médicale.

salles de réveil / *angl. : recovery room*
Pièces qui accueillent les personnes opérées après l'intervention jusqu'au réveil de l'anesthésie.
SYN. salle de surveillance post-interventionnelle.

salles de soins / *angl. : dressing station*
Pièces où sont réalisés ou simplement préparés les soins des patients.

salles de travail / *angl. : labor room*
Pièces où se déroule le travail avant un accouchement.

sang, n. m. / *angl. : blood*
Liquide organique contenu dans les vaisseaux sanguins. Le sang est composé du plasma et des cellules sanguines ou éléments figurés du sang (globules blancs et rouges et plaquettes).

Sa composition est normalement fixe mais elle peut être perturbée par de nombreuses affections. Elle est déterminée en laboratoire après prélèvement (hémogramme, ionogramme, dosages hormonaux, etc.). Ses modifications peuvent orienter vers une pathologie (par exemple, diminution du taux des globules rouges dans l'anémie ou augmentation de la glycémie dans le diabète) ou vers des états physiologiques particuliers (grossesse, ménopause, etc.).

santé, n. f. / *angl. : health*
« État de complet bien-être physique, mental et social », selon la définition de l'O.M.S.

La santé n'est pas que l'absence de maladie mais elle permet à l'individu de s'adapter à sa propre évolution et à son environnement. La santé est une qualité de vie comportant une dimension sociale, mentale, morale et affective (conseil de l'Europe, 1988).

Le droit à la santé pour tous est un objectif prioritaire de l'O.M.S.

santé communautaire / *angl. : community health*
Démarche de réflexion collective d'un groupe sur sa propre santé et les facteurs de risque qui l'influencent (dans un but de prise en charge).

santé (éducation pour la) / *angl. : health education*
Ensemble des actions de formation, d'information, de partage de savoirs, qui permet à chacun de prendre conscience de ses habitudes de vie et des risques qu'il prend, de son environnement et des risques qu'il implique.

santé mentale / *angl. : mental health*
État d'équilibre psychique satisfaisant pour la personne elle-même et pour son entourage.

santé (professions de) / *angl. : health profession*
Ensemble de professions qui gravitent autour de la santé et de la maladie. On dis-

tingue les professions médicales (médecins, chirurgiens, dentistes, sages-femmes), soumises comme les pharmaciens à un ordre professionnel, et les professions paramédicales (infirmières, opticiens-lunetiers, masseurs-kinésithérapeutes, orthophonistes, orthoptistes, audioprothésistes, pédicures-podologues, diététiciennes, etc.), soumis à des règles professionnelles et le plus souvent, pour une part au moins de leur activité, à une prescription médicale.

santé publique / *angl. : public health*
Démarche qui vise à améliorer l'état de santé des populations à partir de données épidémiologiques, par la prévention, l'éducation, la planification des systèmes de soins et l'évaluation des techniques et des pratiques.

La santé publique s'appuie sur de nombreuses sciences (épidémiologie, pathologie, clinique, sociologie, biologie, statistique, démographie, économie, gestion) et sur la politique de santé.

santé scolaire / *angl. : school health*
Service public de surveillance médicale, sanitaire et sociale des enfants scolarisés en école primaire jusqu'à la sortie du lycée.

saphène, adj. / *angl. : saphenous*
Étymologiquement : évident. Les veines saphènes sont des veines superficielles des membres inférieurs (celles qui peuvent devenir variqueuses).

saphène externe
Veine qui court sur la face externe de la jambe vers la veine poplitée où elle rejoint le réseau veineux profond dans le creux poplité, en arrière du genou.
SYN. petite veine saphène

saphène interne
Veine qui court sur la face antéro-interne de la jambe et de la cuisse en haut de laquelle elle forme une crosse pour se jeter dans la veine fémorale.
SYN. grande veine saphène

saprophyte, adj. / *angl. : saprophyte*
Qualifie un microbe se développant aux dépens des matières mortes et non dans un organisme vivant. Il peut donc vivre sur la peau ou dans le corps sans devenir pathogène.

C'est une notion majeure en hygiène, surtout en hygiène hospitalière, car les organismes saprophytes non seulement ne sont pas pathogènes, mais leur présence contribue à entraver le développement des germes pathogènes.

savoir, n. m. / *angl. : knowledge*
Ensemble des connaissances (en langage courant), mais ce peut être aussi une science, un ensemble de compétences, des contenus objectivés, communicables par des publications, un ensemble d'informations, la connaissance permettant à un sujet de comprendre le monde et d'agir sur lui, une croyance…

En fait, il s'agit de tout ce que le sujet a acquis, construit, élaboré par l'étude ou l'expérience.

Le savoir d'un sujet lui confère des composantes identitaires enrichies et validées par l'action, par l'expérience. On le distingue généralement des savoir-faire et des savoir-être qui s'apparentent respectivement à des procédures et à des comportements.

savoir infirmier / *angl. : nursing knowledge*
Ensemble de connaissances théoriques, pratiques et comportementales, accumulé par les infirmières à partir de leur expérience, donc aussi en fonction des valeurs professionnelles et des facteurs socioculturels du moment, et de connaissances scientifiques fondamentales, comme par exemple l'anatomie, la physiologie ou la psychologie.

Pendant des siècles, le savoir soignant a été tu, ignoré par les soignantes, dans la mesure où seuls les clercs pouvaient édicter et rédiger les soins. Depuis juste un siècle, les écoles d'infirmières ont été ouvertes sur l'extérieur et des périodiques destinés aux infirmières ont été publiés, mais ils n'ont pas pour autant ouvert d'emblée la porte à des écrits infirmiers. La profession, jusqu'à cette dernière décennie, était le plus souvent enseignée par la pratique et la « tradition orale », et les écrits professionnels sont restés très rares en France avant les années 1970 (ailleurs, ils ont été plus nombreux avant cette date, dans les pays anglo-saxons par exemple).

Depuis une dizaine d'années, le sentiment de devoir écrire ce que l'on sait, afin de le confronter avec les collègues (et éventuellement avec des professionnels autres, parfois même extérieurs au monde de la santé), s'est développé et exprimé. Ce mouvement a été le point de départ de toute la reconnaissance sociale de la profession. Il reste à l'amplifier et à le diversifier.

Voir aussi écrit infirmier

savon, n. m. / *angl. : soap*

Sel d'acide gras qui présente des propriétés émulsifiantes, moussantes, détergentes, propriétés pour lesquelles il est utilisé dans les différents lavages (sur le plan de la chimie).

Il est également antiseptique, mais le savon humide peut parfois aussi être un milieu de culture pour certains microbes ; pour éviter ce risque infectieux, on utilise des porte-savon éliminant l'eau ou du savon liquide en conteneurs doseurs.

S.C., sig.

ABRÉV. de sous-cutané

scalène, adj. / *angl. : scalene*

Inégal, oblique.

scalènes (muscles)

Muscles obliques qui s'étalent dans la région antérolatérale du cou depuis les vertèbres cervicales jusqu'aux premières côtes.

scalpel, n. m. / *angl. : scalpel*

Petit couteau très affûté utilisé pour les dissections de cadavres.

Voir bistouri

scanner, n. m. / *angl. : CT scan*

Appareil radiographique couplé à un ordinateur permettant de numériser des images. En milieu médical, le scanner désigne communément la méthode d'imagerie utilisant des rayons X et permettant de reconstituer des coupes du corps humain à tous les niveaux, avec une très bonne définition.

SYN. scanographe, tomodensitomètre

scaphoïde, n. m. / *angl. : scaphoid*

En forme de barque.

En anatomie, ce terme désigne deux os, le scaphoïde du carpe et le scaphoïde du tarse ou os naviculaire.

scapulohuméral, adj. / *angl. : scapulohumeral*

Qui concerne à la fois l'épaule et l'humérus

schéma, n. m. / *angl. : diagram, plan*

Figure destinée à représenter simplement un phénomène, une réalité, une structure anatomique, etc.

schéma de communication / *angl. : communication pattern*

Passage d'une information codée depuis un émetteur vers un récepteur qui la décode ; un feedback ou correction en boucle vient rectifier les erreurs de transmission.

Dans l'interaction entre deux personnes, ces boucles sont permanentes et simultanées. La communication n'est alors pas seulement verbale mais fait intervenir également plusieurs autres facteurs :

attitudes, postures, voix, ton, gestes, mimiques, vêtements, etc. La communication dépend des attentes réciproques des interlocuteurs ; selon leurs statuts et leurs rôles, leurs motivations et leurs besoins se répondent.

schéma corporel / *angl. : body image, schema*
Image que chacun a de son propre corps et de son agencement dans l'espace.

Le schéma corporel s'élabore progressivement avec le développement de l'être humain et accumule les vécus depuis la naissance jusqu'à la mort.

science, n. f. / *angl. : science*
Corps de connaissances, de savoirs concernant un objet déterminé et reconnu et une méthode spécifique et rigoureuse pour aborder ces savoirs.

La science s'appuie sur des faits acquis, des données liées à l'observation et sur une homogénéité de ces faits par catégories ; de plus, le but de la science est désintéressé, celle-ci ne visant qu'à élargir les connaissances, avec une méthodologie objective et rigoureuse qui doit pouvoir être décrite.

sciences humaines / *angl. : social sciences*
Ensemble de sciences qui étudient l'être humain dans sa diversité et dans ses relations (psychologie, sociologie, ethnologie, histoire, philosophie, etc.).

Les sciences humaines étant l'ensemble des connaissances entourant la communauté humaine, leurs méthodes de recherche peuvent être statistiques ou s'adresser aussi directement aux sujets (entretien, questionnaire, observation, etc.).

sciences infirmières / *angl. : nursing sciences*
Ensemble du savoir nécessaire à l'exercice infirmier et de la méthodologie (démarche de soins) qui lui est utile.

scintigraphie, n. f. / *angl. : scintigraphy*
Repérage par rayons γ (gamma) d'un organe (morphologie et fonctionnement).

Cet organe peut être mis en évidence par l'absorption ou l'injection d'isotopes radioactifs neutres qui tendent à s'y fixer préférentiellement, les marqueurs. Le marqueur est donc différent pour chaque organe-cible ; il se fixe sur ce tissu et on peut donc en mesurer la diffusion, la fixation et la répartition. Cet examen, non invasif, indolore et pouvant être répété facilement, est du domaine de l'imagerie médicale. Il utilise des radiations ionisantes (radioactivité), mais en très faibles quantités, non nocives pour le malade.

scopie, n. f. / *angl. : fluoroscopy*
Expression familière désignant une radioscopie

scrotum, n. m. / *angl. : scrotum*
Enveloppe cutanée des testicules. Organe appendu au périné.
SYN. bourses

seau, n. m. / *angl. : pail*
Récipient muni d'une anse et éventuellement d'un couvercle, servant à transporter des liquides ou d'autres matières ; il peut être en plastique ou en métal ou en tout autre matériau.

seau hygiénique / *angl. : slop pail*
Le seau est dit hygiénique lorsqu'il participe aux soins d'hygiène (recueil des urines et des selles) ; actuellement, il est utilisé sur les chaises percées et permet le transport des matières jusqu'aux toilettes. Il doit être soigneusement décontaminé.

sébacé adj. / *angl. : sebaceous*
Qui concerne le sébum, glandes sébacées par exemple.

sébum, n. m. / *angl. : sebum*
Sécrétion cutanée grasse et onctueuse des glandes sébacées, permettant de lubrifier la peau.

La séborrhée ou hyperséborrhée est la sécrétion excessive de sébum, par exemple par le cuir chevelu ou lors des « poussées d'acné ».

secourisme, n. m. / *angl. : first aid*
Méthode de secours d'urgence de première intention permettant de prendre rapidement en charge des blessés ou des accidentés avant l'arrivée des services d'urgence spécialisés (pompiers, SAMU, etc.) ou en attente du transport vers des unités médicalisées.

L'apprentissage de ces techniques est sanctionné par un brevet de secourisme.

secouriste, n. m. / *angl. : first-aid worker, paramedic*
Personne titulaire d'un brevet de secourisme et apte à prodiguer des soins d'urgence de première intention.

secret, n. m. / *angl. : secret*
Ensemble d'informations qui ne doivent pas être révélées par leur détenteur.

secret professionnel / *angl. : professional secrecy*
Ensemble d'informations obtenues au cours de l'activité professionnelle et que le détenteur ne doit pas révéler (article n° 9 du Code civil, respect de la vie privée), à l'exception de quelques personnes qui nécessitent cette information pour leur exercice professionnel (l'article n° 226-13 du Code pénal réprime la violation du secret professionnel).

Secret et discrétion professionnels sont liés et dépendent de la mission (définie par la jurisprudence) assignée au professionnel. Les fonctionnaires des trois fonctions publiques (d'État, territoriale, hospitalière) sont soumis au secret professionnel pour tous les faits, informations ou documents dont ils ont connaissance du fait ou à l'occasion de leur exercice professionnel. Le secret professionnel prévaut aussi pour les assistantes sociales et les élèves des écoles y préparant, les personnes chargées de la surveillance dans les établissements de personnes âgées, d'adultes infirmes, indigents valides, de personnes accueillies pour réadaptation sociale. Les infirmières et les élèves des écoles y préparant entrent dans cette catégorie.

On peut différencier la discrétion qui est une question d'éthique et de déontologie personnelle, et le secret qui est opposable en justice.

Un juge a le pouvoir de lever le secret professionnel quand les faits consistent en des sévices infligés à des personnes incapables de se protéger (mineurs de moins de 15 ans, ou toute personne amoindrie physiquement ou psychiquement; l'âge est perçu par la loi comme présomption de faiblesse), et quand médecin et patient portent à la connaissance du procureur de la République des sévices sexuels de toute nature. La primauté de la notion de secret professionnel est alors nuancée par celle de non-assistance à personne en danger.

sécrétion, n. f. / *angl. : secretion*
Phénomène physiologique par lequel de nombreux tissus, notamment les glandes, produisent une substance organique spécifique; par extension, ce terme désigne aussi le produit lui-même.

Les liquides sécrétés, ou sécrétions, sont plus ou moins fluides et sont répartis dans l'organisme soit par un canal excréteur (glande exocrine) soit directement dans le sang ou la lymphe (glande endocrine).

secte, n. f. / *angl. : sect*
Groupe organisé de personnes ayant la même doctrine, les mêmes rites…, le

même mode de vie, souvent sous la tutelle d'une personne ayant le pouvoir absolu.

Le principal risque de la secte est d'avilir ses membres, lesquels peuvent être amenés à prendre des habitudes ou des décisions nuisibles à leur santé physique ou morale, que ce soit pour eux-mêmes ou pour leurs enfants. Ces pratiques, et surtout leurs conséquences sur l'équilibre physique et psychique des adeptes, interpellent les professionnels de santé (alimentation déséquilibrée, horaires de sommeil insuffisants, interdiction de certains soins ou vaccinations, surveillance de la santé aléatoire, scolarisation en milieu fermé, tentatives de suicides ou suicides collectifs, etc.).

section d'éducation spécialisée
Structure de scolarisation destinée aux enfants handicapés moteurs, sensoriels, sociaux…
ABRÉV. S.E.S.

sécurité, n. f. / *angl. : security, safety*
État d'esprit confiant et tranquille, sentiment d'être à l'abri du danger.

La sécurité se définit relativement à l'appréhension et à la prévention des risques.

sécurité (règles de) / *angl. : safety rules*
Ensemble des précautions individuelles et collectives, écrites ou non, légiférées ou non, auxquelles chacun se réfère pour vivre et travailler sans porter atteinte à sa santé.

Sécurité sociale / *angl. : social security, national health insurance*
Institution (Caisse d'assurance maladie) qui existe en France depuis 1945, gérée par les partenaires sociaux, elle vise à garantir les travailleurs et leurs familles contre les risques liés à la maladie, aux accidents, au vieillissement; elle couvre également les dépenses de maternité et assure une stabilité des revenus familiaux.

sédimentation, n. f. / *angl. : sedimentation*
Formation d'un sédiment, d'un dépôt au fond d'un liquide laissé au repos; par exemple, les globules rouges du sang se déposent dans un tube, laissant surnager le plasma.

sédimentation (vitesse de) / *angl. : erythrocyte sedimentation rate*
Mesure de la hauteur du dépôt des globules rouges du sang dans un tube calibré, à des temps bien déterminés.

La vitesse de sédimentation est accélérée dans toutes les inflammations, infectieuses ou non, chroniques ou aiguës.

sein, n. m. / *angl. : breast*
Organe globuleux double situé à la partie antéro-supérieure du thorax. Il se développe à la puberté chez la femme et contient la glande mammaire.

séjour, n. m. / *angl. : stay*
Temps passé dans un lieu, une institution, par exemple long séjour, moyen séjour, court séjour hospitalier.

long séjour / *angl. : long-stay*
Mode d'hospitalisation de longue durée en service médicalisé.

La prise en charge comporte d'une part l'hébergement (à charge du résident ou de sa famille), d'autre part des soins (pris en compte par un forfait de la Sécurité sociale compte tenu du coût de ces soins).

moyen séjour / *angl. : mean stay*
Mode d'hospitalisation en service médicalisé pour une période de convalescence ou de rééducation de 3 semaines renouvelables, période prise en charge par la Sécurité sociale après accord.

sel, n. m. / *angl. : salt*
Nom donné couramment au sel de table (chlorure de sodium).

Si l'alimentation gagne en goût à être assaisonnée entre autres par le sel, globalement, l'alimentation de l'homme moderne est trop salée, ce qui entraîne de nombreuses pathologies, dont l'hypertension artérielle puisque le sel retient l'eau dans l'organisme ce qui surcharge le cœur. Au cours de ces affections, on recourt souvent à un régime hyposodé (peu de sel), voire à un régime sans sel.

sélection, n. f. / *angl. : selection*
Action de choisir, de trier : un concours d'entrée permet une sélection des candidats.

sélection de germes résistants / *angl. : microorganism resistance*
Apparition de germes (bactéries, virus, champignons et parasites) résistants à des médicaments auxquels ils étaient auparavant sensibles.

Cette sélection est souvent due à un usage inconsidéré des antibiotiques.

sélection naturelle / *angl. : natural selection*
Théorie de Darwin (milieu du XIXe siècle) selon laquelle les espèces se perfectionnent de génération en génération par l'élimination des plus faibles.

selle turcique, n. f. / *angl. : sella turcica*
Gouttière osseuse située à la face supérieure du sphénoïde, os de la base du crâne.

Elle contient l'hypophyse reliée par la tige pituitaire à l'hypothalamus, localisé à la partie antéro-inférieure du cerveau (plancher du 3e ventricule) et qui la contrôle.

selles, n. f. pl. / *angl. : feces, excrements, stools*
Déchets de l'alimentation et débris cellulaires provenant du tube digestif et rejetées par les voies digestives inférieures (rectum puis anus).

Elles sont très riches en bactéries. Elles sont plus ou moins solides, parfois liquides (diarrhée) ou au contraire très dures (constipation voire fécalome).

Les selles entrent dans le groupe plus général des excreta. Leur évacuation est appelée défécation ou exonération.

Ce qui a trait aux selles est dit scatologique ou stercoral, mais cela correspond aussi à la racine copro (la coproculture par exemple est l'examen bactériologique des selles).

Les premières selles d'un nouveau-né s'appellent le méconium.
SYN. matières fécales, fèces, excréments

semainier, n. m. / *angl. : drug diary*
Petite boîte dans laquelle sont contenus (et répartis en fonction des heures et des jours de prise) les médicaments *per os* pour la semaine.

séminal adj. / *angl. : seminal*
Relatif au sperme.

séminale (vésicule) / *angl. : vesicula seminalis*
Réservoir de sperme situé en arrière et au-dessus de la prostate.

sénile, adj. / *angl. : senile*
Propre à la vieillesse.

sens, n. m. / *angl. : sense, meaning*

1- Système récepteur de sensations visuelles, auditives, gustatives, olfactives ou tactiles (les cinq sens traditionnels). Ces perceptions recueillent les stimulus provenant du milieu extérieur. Leur intégrité permet à l'individu de recevoir et d'analyser des informations.

2- Signification : ensemble d'idées qui, en s'assemblant, deviennent intelligibles, s'expliquent entre elles ; c'est ainsi que la démarche de soins est différente du recueil de données car les informations sont intégrées de manière cohérente, ce qui donne un sens à l'ensemble.

sensibilisation, n. f. / *angl. : sensitization*
Administration d'un antigène afin de provoquer une réaction immunologique, dans le but d'obtenir une réaction plus rapide et plus intense lors des contacts ultérieurs avec cet antigène.

La sensibilisation est à la base des vaccinations, mais elle peut aussi avoir des conséquences néfastes (allergies, intolérance...).

Phénomène de plus grande réceptivité, action de rendre un organisme ou un être capable de réagir, c'est un phénomène immunitaire (allergie, intolérance...).

sensibilité, n. f. / *angl. : sensibility*

1- Capacité de percevoir des stimulations et d'en informer le cerveau. Les voies nerveuses de la sensibilité sont les fibres afférentes.

2- Caractéristique d'un individu capable de sentiments.
SYN. affectivité.

3- Valeur informative d'un symptôme ou d'un examen complémentaire pour porter le diagnostic d'une maladie. Quand un test très sensible est positif, la probabilité que le sujet souffre de la maladie recherchée est très élevée.

sentiment, n. m. / *angl. : feeling*

1- Aspect intuitif, subjectif, non réfléchi de la pensée, que l'infirmière ne doit pas négliger dans son recueil de données.

2- État, affect complexe, ce qui est ressenti par une personne. On compte quatre sentiments principaux : la joie, la colère, la tristesse, la peur.

séparation, n. f. / *angl. : separation*
Action de séparer.

La séparation est une étape difficile de la vie, quel qu'en soit le type (éloignement, divorce, décès...), l'objet (vie, amputation, parent, enfant, conjoint, ami...) ou l'âge où elle se produit. Elle est suivie inévitablement d'une période de deuil. L'infirmière qui a la charge de cette personne l'accompagne dans cette démarche.

septique, adj. / *angl. : septic*
Qui se rapporte à une contamination microbienne et, par extension, qui est infecté (pansement septique, bloc septique).

séquelles, n. f. pl. / *angl. : sequelae*
Complication durable voire définitive d'une maladie, d'un accident, etc.

séreuse, n. f. / *angl. : serous membrane*
Membrane fine recouvrant l'intérieur des cavités organiques (thorax – plèvre, abdomen – péritoine, cœur – péricarde, articulation – synoviale, etc.).
SYN. membrane séreuse

séreux, adj. / *angl. : serous*
Se rapporte à une membrane séreuse.

série, n. f. / *angl. : succession*
Suite déterminée et limitée d'objets de même nature formant un ensemble.

Ainsi, les lignées sanguines sont-elles appelées séries : série lymphocytaire (de la cellule souche dans la moelle au lymphocyte dans le sang), série monocytaire (de la cellule souche dans la moelle au monocyte dans le sang)...

seringue, n. f. / *angl. : syringe*
Petite pompe actuellement en plastique, et autrefois en verre voire en métal, formée d'un corps de pompe et d'un piston.

Graduée (en unités diverses, mL ou UI par exemple) et de taille variée, la seringue est utilisée quand elle est stérilisée, permettant d'injecter ou de prélever une substance dans les tissus ou les vaisseaux

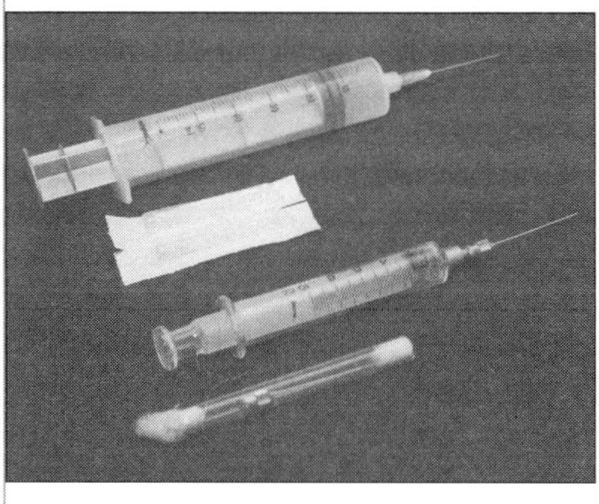

Seringues.

de l'organisme (injections diverses, prélèvements, ponctions, alimentation entérale, lavage de vessie...).

seringue électrique
Appareil permettant d'administrer en continu et à des débits très précis des médicaments dans de petits volumes liquidiens. Le piston du poussoir est mû par un moteur électrique.
SYN. pousse-seringue

sérodiagnostic
Voir séroréaction

séronégatif, adj. / *angl. : seronegative*
Dont la réaction sérologique est négative.
Ce terme est surtout utilisé pour désigner le statut sérologique vis-à-vis du V.I.H.

séropositif, adj. / *angl. : seropositive*
Dont la réaction sérologique est positive.
Ce terme est surtout utilisé pour désigner le statut sérologique vis-à-vis du V.I.H.

séroréaction, n. f. / *angl. : serodiagnosis*
Diagnostic des maladies par réaction sérique d'agglutination des microbes ou virus par des anticorps.
SYN. sérodiagnostic

sérothérapie, n. f. / *angl. : serotherapy*
Emploi thérapeutique d'anticorps administrés sous forme de sérum en injection pour traiter une maladie ou surtout l'empêcher d'apparaître, alors que le malade n'a pas encore synthétisé ses propres anticorps.

sérum, n. m. / *angl. : serum*

1- Liquide jaunâtre transsudé par le caillot sanguin. C'est du plasma sans la fibrine.
SYN. sérum sanguin

2- Solution injectable thérapeutique contenant des anticorps (normalement contenus dans le plasma).

sérum physiologique / *angl. : isotonic solution*
Solution isotonique (de même concentration que celle du plasma sanguin) de chlorure de sodium utilisé pour préparer une injection, réaliser un soin ou hydrater un malade.

serveur, n. m. / *angl. : server*
Ordinateur constituant le centre d'un réseau informatique et sur lequel sont connectés les ordinateurs d'autres utilisateurs. Ainsi peuvent se constituer de grandes bases de données consultables par tous les utilisateurs connectés à ce réseau.

service, n. m.

1- Ensemble de devoirs, d'obligations envers les patients (terme résultant de l'histoire des soins donnés par charité chrétienne). Même si l'infirmière n'est plus une religieuse, motivée uniquement par les principes religieux de la charité, elle conserve cette motivation altruiste : elle se met au service des personnes, à leur disposition (pendant son temps de travail).

2- Activités qui découlent de ces devoirs et obligations.

3- Unité de soins dans les établissements hospitaliers *(angl. : ward)*.

4- Ensemble des moyens humains et matériels organisés dans un établissement de santé, au service des usagers et des malades (terme introduit dans la législation par la loi du 31 juillet 1991).

service public / *angl. : civil service*
Inscrit dans la loi hospitalière (31 décembre 1970), il nécessite une organisation pour l'accueil, le soin et l'hébergement de tous les blessés, malades, femmes enceintes, indigents...

service de réanimation / *angl. : intensive care unit*
Unité de prise en charge des malades lourds, ayant de gros risques vitaux.

service de soins / *angl. : care unit*
Unités de fonctionnement d'un établissement d'hospitalisation se répartissant en différentes spécialités : cardiologie, orthopédie, pédiatrie...

service de soins ou service de soins infirmiers / *angl. : nursing service*
Organisation comportant des moyens humains et matériels au service de la prestation de soins infirmiers. Ce service est dirigé par un directeur du service infirmier, secondé par une ou plusieurs infirmières générales membres de l'équipe de direction. Il regroupe les surveillantes chefs, les surveillantes, les infirmières, les infirmières spécialisées, les aides-soignantes, les aides médicopsychologiques et les auxiliaires de puériculture. Ce terme de service infirmier est utilisé dans la loi du 31 juillet 1991 portant réforme hospitalière art. 714-26 du Code de la santé publique.

service de soins infirmiers (directeur du)
Poste de cadre infirmier (infirmière générale) qui anime le service de soins infirmiers et appartient à l'équipe de direction de l'établissement.
ABRÉV. D.S.S.I.

service de soins infirmiers (commission du)
Commission qui réunit, autour du directeur du service de soins infirmiers, des représentants des différents groupes de soignants dans le but de gérer au mieux les soins, la qualité des soins dans l'établissement, d'exprimer le projet de soins infirmiers et d'identifier les moyens indispensables à sa mise en œuvre, par exemple formation continue. Un de ses représentants participe aux différentes instances (C.M.E., C.A.).
ABRÉV. C.S.S.I.

service d'urgences / *angl. : emergency ward*
Unité d'accueil des situations imprévues, accidents ou maladies.

serviette, n. f.
Pièce de linge utilisée pour s'essuyer ou éviter de se salir.

serviette hygiénique ou périodique / *angl. : pad, sanitary towel*
Pièce de linge utilisée pour absorber les écoulements des règles, actuellement le plus souvent à usage unique.

S.E.S., sig.
ABRÉV. de section d'éducation spécialisée

set à pansements, n. m. / *angl. : dressing mat*
Sorte de napperon, en papier en général, dans lequel a été stérilisé, puis sur lequel a été disposé, le matériel nécessaire à la confection ou au renouvellement d'un pansement (pinces et compresses ou boulettes, et éventuellement ciseaux, cupule...).

sévices, n. m. pl. / *angl. : maltreatment*
Mauvais traitements infligés à une personne qui est placée sous tutelle de la personne maltraitante.

Qu'il s'agisse d'enfants, d'handicapés ou de personnes âgées, les facteurs de risque sont augmentés avec la diminution ou l'absence d'autonomie, l'isolement ou l'éloignement, la pauvreté, la richesse, l'affaiblissement physique, le handicap, la détérioration mentale...

Les aidants naturels (parents, famille) ou les professionnels sont en position de force auprès de la personne amoindrie et s'approprient (consciemment ou non) des droits sur cette personne.

On distingue les sévices physiques, les sévices moraux, les sévices sexuels.

Les conséquences en sont multiples : dégradations physiques et psychologiques, agitation psychosociale et issue parfois judiciaire.

L'approche doit ici être impérativement pluridisciplinaire ; elle comportera information et aide aux victimes. Éventuellement, un signalement peut être envisagé auprès des services de police, de gendarmerie ou du procureur de la République, afin que des mesures de protection soient mises en place. Diverses associations (ALMA pour les personnes âgées par exemple) se sont spécialisées dans l'écoute et l'aide psychologique des personnes, soit directement, soit par téléphone (par exemple le 119 pour les enfants).

sévices moraux
Mauvais traitements passant par le discours, violent, injurieux, menaces, injures, chantages, abus, en fait tout ce qui peut enlever à la personne son pouvoir de décision en ce qui la concerne (séquestration, privation de liberté, exploitation, spoliation, captation...).

sévices physiques
Mauvais traitements concernant le corps de la personne maltraitée, coups, blessures, maltraitances corporelles, absence de soins d'hygiène, oubli de la personne sur les toilettes, privation, etc., mais surtout augmentation des doses des médicaments, en particulier des neuroleptiques chez les personnes âgées, des somnifères et des calmants chez les enfants.

Il s'y ajoute souvent un recours excessif au système de soins par des examens, des interventions...

sévices sexuels / *angl. : child abuse*
Actes sexuels chez des mineurs ou des personnes non consentantes (attouchements, voyeurisme, etc.), mais aussi actes rituels comme les excisions par exemple.

sevrage, n. m. / *angl. : weaning*
Suppression progressive d'une substance, d'un médicament, d'une drogue ou d'un appareillage jusque-là considérés comme indispensables ; son but est de soustraire la personne à une certaine dépendance.

1- Sevrer un bébé est le priver du sein maternel, du lait maternel ou du lait en général, le faisant passer à une alimentation diversifiée.

2- Pour un toxicomane, le sevrage est l'interruption de la consommation de produits toxiques (drogue, alcool, tabac...), qui peut passer par une cure de désintoxication.

3- Quand on souhaite qu'une personne ventilée jusque-là artificiellement respire par ses propres moyens, on parle là encore de sevrage. Lorsque cette personne devient dépendante et ne peut plus être « débranchée », on évoque le diagnostic infirmier d'intolérance au sevrage de la ventilation assistée.

sexe, n. m. / *angl. : sex*
Ensemble des éléments anatomiques (et donc, pour le grand public, les organes génitaux externes) et fonctionnels (pour le grand public l'usage de la sexualité) dif-

férenciant hommes et femmes et leur conférant un rôle spécifique dans la reproduction de l'espèce.

Par extension, ce terme se réfère à l'ensemble des hommes ou l'ensemble des femmes (personnes de même sexe).

sexualité, n. f. / *angl. : sexuality*
Ensemble des comportements sexuels, des modes de satisfaction de l'instinct sexuel, voire ensemble de ce qui apporte du plaisir (libido, pulsion de vie, etc.). L'être humain construit sa personnalité affective, sexuelle, sociale, son identité, sur sa structuration libidinale.

La sexualité est souvent assimilée à des relations sexuelles de l'adulte jeune dans un contexte où l'intimité est préservée, ce que l'on pourrait appeler génitalité. Cependant, à chaque moment de la vie, à chaque situation de vie correspondent des modes différents de satisfaction de la sexualité, au travers de l'identité sexuée de chacun, des pratiques culturelles ou des relations sociales telles que la séduction, la courtoisie, la tendresse par exemple.

Il est important de noter le rôle que joue la physiologie dans les relations sexuelles et notamment la physiologie du vieillissement de la femme (diminution des sécrétions hormonales, modifications morphologiques, modification du schéma corporel, troubles de l'identité féminine, deuil de la fécondité, manque de confiance en soi en vue de la séduction du partenaire, modification de la disponibilité sexuelle…). La physiologie masculine a quant à elle moins d'importance (pour l'homme, les évolutions sont plus tardives et très progressives). Ces modifications physiologiques vont perturber les relations du couple vieillissant. Les conventions sociales leur imposent une distanciation qui sera exacerbée par le deuil, le veuvage, la solitude, etc. Cela explique pourquoi on peut retrouver des expressions détournées, régressives, de la sexualité, dans la boulimie par exemple.

Il peut aussi être important de poser le problème de la sexualité des personnes âgées ou des handicapés en institution. L'entrée en institution est toujours assortie du problème du règlement intérieur. Dans ce cadre, quelle est la part qui reste à la singularité de chacun et quelle est la normalité sociale ? Chacun construit ses représentations en fonction de ses expériences, donc en général au travers du filtre de la sexualité d'un adulte jeune et autonome. Les soignants se doivent d'ouvrir ces représentations et, dans le respect de l'autonomie des personnes, de laisser à chaque personne soignée la possibilité de vivre et de s'exprimer, selon sa capacité d'autonomie.

sigmoïde adj. / *angl. : sigmoid*
En forme de S.

sigmoïde (côlon)
Côlon terminal, 4e segment du côlon non adhérent.

sigmoïdes aortiques (valvules) ou sigmoïdes pulmonaires (valvules)
Valvules situées à la jonction des ventricules et des gros troncs artériels.

sigmoïdite n. f. / *angl. : sigmoiditis*
Inflammation du côlon sigmoïde.

signe, n. m. / *angl. : sign, symptom*
Manifestation (d'une maladie) ; élément ou caractère reconnaissable.

signes biologiques / *angl. : biological signs*
Manifestations observables sur des examens de laboratoire, au niveau du sang, des liquides corporels, des sites de prélèvements, etc.

signes cliniques (ou physiques) / *angl. : physical signs*
Manifestations observables à l'examen clinique du malade.

signes fonctionnels / *angl. : symptoms*
Symptômes ; signes qui sont perçus par le malade.

signes généraux / *angl. : constitutional symptoms*
Manifestations concernant l'ensemble de l'organisme (fièvre, amaigrissement par exemple).

signes objectifs / *angl. : objective signs*
Manifestations observables par le personnel soignant (œdème, déformation, tachycardie…) quelles que soient les conditions de l'examen.

signes paracliniques
Manifestations observables sur des examens complémentaires, biologiques ou d'imagerie, mais non à l'examen clinique.

signes subjectifs / *angl. : subjective signs*
Manifestations perçues et décrites exclusivement par le malade (notamment douleur ou angoisse).

S.I.H., sig.
ABRÉV. de système d'information hospitalière

sinapisme, n. m. / *angl. : sinapism, mustard plaster*
Cataplasme chaud à la farine de moutarde (révulsive), que l'on appliquait autrefois sur le thorax pour provoquer une révulsion, c'est-à-dire une réaction inflammatoire, visant la libération des voies aériennes supérieures, voire des champs pulmonaires (décongestion).

Cette technique ancienne était plutôt utilisée à domicile.

sinus, n. m. / *angl. : sinus*
Formation anatomique creuse dont l'entrée est plus étroite que la cavité proprement dite : formation osseuse, cavité aérienne d'un os de la face en communication avec les cavités nasales (sinus maxillaire par exemple), formation vasculaire dilatée (veineuse, artérielle ou lymphatique, sinus caverneux, sinus carotidien, etc.).

sinusite, n. f. / *angl. : sinusitis*
Inflammation aiguë ou chronique d'un sinus.

Ce terme est réservé aux sinus de la face.

sirop, n. m. / *angl. : syrup*
Préparation pharmaceutique aqueuse sucrée servant de support à un produit médicamenteux.

site, n. m. / *angl. : site*
Lieu.

site d'injection
Lieu de pénétration dans l'organisme d'une aiguille ou d'un cathéter. Cette zone, particulièrement exposée aux contaminations bactériennes, doit être manipulée en prenant de strictes précautions d'asepsie.
SYN. point de ponction

site Internet
Terme informatique désignant un espace Internet (International network ou réseau international) dans lequel quiconque (société, particulier…) peut présenter des données qu'il souhaite voir divulguer dans le réseau Internet.

Chaque site est reconnu par une adresse qui lui est propre et comporte en général une boîte de dialogue (dans laquelle une personne connectée peut laisser des messages).

socialisation, n. f. / *angl. : socialization*
Processus par lequel les individus deviennent des êtres sociaux, c'est-à-dire s'intègrent dans la société humaine.

C'est par la socialisation que la société transmet sa culture aux plus jeunes (éducation) et adapte l'individu aux conventions et règles qui régissent un groupement humain. La socialisation participe au développement de la dimension sociale de l'être.

sociologie, n. f. / *angl. : sociology*
Science du groupe des sciences humaines qui traite des faits sociaux (l'échec scolaire, le suicide, le racisme, la vie des groupes, les institutions, les mœurs, la régulation sociale…).

sodium, n. m. / *angl. : sodium, natrium*
Métal dont le symbole est Na et qui prédomine à l'état d'ion dans les liquides extracellulaires.

Sa concentration dans les différents liquides de l'organisme est étroitement régulée (rôle des sécrétions hormonales et des reins notamment).

On dose la natrémie (concentration de sodium dans le plasma) au cours du ionogramme sanguin qui est effectué sur un échantillon de sang. Le sodium intervient dans les mouvements d'eau dans les différents compartiments liquidiens de l'organisme et dans les phénomènes de polarisation des membranes cellulaires.

Le sel de table contient principalement du sodium et du chlore; le sel contenu dans les aliments non salés suffit à couvrir les besoins de l'organisme, quand le fonctionnement rénal est normal.
SYN. natrium (rarement usité)

soif, n. f. / *angl. : thirst*
Sensation provoquée par le besoin en eau.

La soif se manifeste par un besoin impérieux de boire et par une sécheresse de la bouche. Elle permet normalement un contrôle suffisant de l'hydratation, sauf chez la personne dépendante (nourrisson, personne grabataire) où il faut l'intervention d'un tiers. Chez le sujet âgé, la sensation de soif est souvent émoussée, et la personne doit s'astreindre à boire au moins 1,5 L d'eau par jour, voire plus par temps chaud. Dans tous ces cas, le risque de déshydratation est majoré, par apports hydriques insuffisants.

soignant, n. m. / *angl. : care giver*
Professionnel de santé qui dispense des soins; ce peut être des infirmières (éventuellement spécialisées), des aides-soignantes ou des auxiliaires de puériculture (équipe de soins / *angl. : nursing staff*).

Leurs rôles, leurs formations, leurs diplômes et leurs responsabilités sont différents: l'infirmière procède à l'analyse de la situation et décide des soins du rôle propre à proposer au patient; ces soins sont ensuite réalisés par elle-même ou par les aides-soignantes. Les soins prescrits sont réalisés par l'infirmière.

soignant, adj.
Qui dispense des soins.

soignant (personnel) / *angl. : nursing staff*
Ensemble des professionnels de santé qui dispense des soins (infirmières et infirmières spécialisées, aides-soignantes, auxiliaires de puériculture).
SYN. équipe de soins

soigné, n. m. ou adj. / *angl. : patient*
Personne qui présente un ou plusieurs problèmes de santé pour lesquels elle a recours aux institutions ou aux professionnels de santé.

On a proposé ce terme depuis une vingtaine d'années, de préférence aux appellations de malade ou de patient, au regard de l'approche humaniste des soins infirmiers qui prend en considération l'individu dans sa globalité, son histoire, son environnement, ses besoins et non exclusivement au travers de sa maladie. En pratique cependant, les termes de patient ou de malade restent les plus utilisés.

soigner, v. / *angl. : to take care*

1- Apporter de l'application à quelque chose, effectuer un travail soigné.

2- S'occuper du bien-être et du contentement de quelqu'un, du bon état de quelque chose.

3- Mettre en œuvre des gestes thérapeutiques ou administrer des traitements dans le but de guérir ou soulager une maladie ou de restaurer des fonctions vitales, relationnelles ou psychiques altérées. Suivant les cas, on parle de soins préventifs, curatifs, palliatifs ou de réadaptation : le terme de soins est défini en totalité par le décret du 11 février 2002 relatif aux actes professionnels et à l'exercice de la profession d'infirmier.

Soigner, pour l'infirmière, fait référence à une conception de l'homme, à des valeurs. Soigner, c'est comprendre de l'intérieur (empathie) ce qui se passe pour la personne, cet « être unique qui nous est confié », découvrir et expliquer les mécanismes de ses conduites et de ses réactions. C'est prendre en compte ce processus évolutif propre à chaque individu qui s'appelle la vie ; c'est préserver cette vie et la faire grandir au travers de tous les événements qui la traversent. C'est permettre à la personne de se prendre en compte elle-même, en toute occasion, dès que cela lui est possible. « Un soin prodigué par un infirmier... n'est pas caractérisé par la tâche qui en est le support mais bien par le sens qui lui est donné », il « respecte profondément la pudeur, la dignité de ce patient » (W. Hesbeen, *La réadaptation, du concept au soin*).

Soigner n'est pas « traiter » une maladie, puisque soigner s'adresse à la personne dans une acception holistique. Pour soigner, l'infirmière met en œuvre son savoir-faire devant une personne malade mais cela ne peut se faire qu'au travers des filtres que sont les valeurs véhiculées par les professionnels, tant dans la conception que dans l'exécution des tâches : autonomie et responsabilité, service aux usagers, compétence et conscience professionnelle.

L'infirmière réfléchit au soin afin qu'il réponde bien aux besoins de la personne (c'est la démarche de soins) ; ensuite, elle évalue le soin dans une démarche-qualité.

Le partage entre tous les soignants de procédures de soins concernant des situations bien précisées et décrites pour une équipe ou pour un établissement, puis l'écriture de ces consensus, donnent lieu à des protocoles de soins qui serviront de référence à l'ensemble des soignants concernés, dans les situations prévues dans le cadre de ces protocoles.

soin, n. m. / *angl. : care, attention*

1- Acte de soigner.

2- Attention prêtée à ce que l'on fait pour obtenir le meilleur résultat possible. Prendre soin de quelqu'un, c'est s'occuper de son bien-être, avec prévenance.

soins (auto-)
Soins assurés par la personne elle-même.

soins d'accompagnement aux mourants ou aux personnes en fin de vie / *angl. : care of the dying patient*
Prise en charge globale de la personne soignée face à sa mort, à un stade où les soins curatifs sont devenus inutiles et que seul compte le soulagement (« ce que l'on peut faire quand il n'y a plus rien à faire »), dans le respect de la dignité, des désirs, des réactions de la personne mais aussi de son entourage (rôle propre). On retrouve toutes les dimensions du soin dans les soins aux personnes en fin de vie, notamment relationnels.

soins ambulatoires / *angl. : ambulatoty care*
Soins mais aussi examens ou interventions effectués en hôpital, en consultation, en dispensaire, quand la personne peut se déplacer.

soins de bouche avec application de produit non médicamenteux
Soins visant à garder l'humidité de la bouche, à lutter contre les infections locales et à éviter les mauvaises haleines (conservant l'agrément des relations avec les autres) (article 3 du décret du 15 mars 1993 relatif aux actes professionnels et à l'exercice de la profession d'infirmier).

soins curatifs / *angl. : curative care*
Soins destinés à guérir, à réparer les blessures, à traiter les maladies et qui sont donc administrés sous prescription médicale (articles 3 à 8 du décret du 11 février 2002 relatif aux actes professionnels et à l'exercice de la profession d'infirmier).
SYN. soins de réparation

soins à domicile / *angl. : in-home care, home care*
Soins réalisés au domicile du patient, avec la participation éventuelle de son entourage.

Tout soin réalisé à domicile nécessite une prescription médicale (même les soins du rôle propre). Il faut différencier les soins à domicile du maintien à domicile des personnes âgées ou des handicapés qui ne nécessitent pas d'aide technique mais des besoins d'aide à la vie courante importants.

soins éducatifs / *angl. : health education*
Apport d'information, de conseil et d'assistance à un groupe ou à une personne, visant à améliorer la santé en modifiant les comportements individuels (décret du 11 février 2002 relatif aux actes professionnels et à l'exercice de la profession d'infirmier).

soins d'escarres
Soins destinés à prévenir ou à traiter des escarres, en sachant ici que la prévention est incomparablement plus simple et plus efficace que la guérison.

La prévention comprend la mobilisation des personnes, les changements de position, des soins d'hygiène de la personne et de ses draps pour éviter toute macération, ainsi que le recours à des matelas anti-escarres, des « peaux de mouton » et autres coussins protecteurs (décret du 11 février 2002 relatif aux actes professionnels et à l'exercice de la profession d'infirmier).

soins globaux / *angl. : global care*
Soins apportés à une personne en tenant compte de sa globalité (approche globale ou holistique).

La démarche de soins tient compte du positionnement de la personne dans son environnement. L'organisation du travail doit alors porter également sur les soins à un groupe de patients par une infirmière et une aide-soignante.
SYN. soins personnalisés ou individualisés

soins d'hygiène et de propreté
Soins destinés à assurer la propreté du corps de la personne (bain de lit, aide à la toilette, pédiluve, capiluve, lit-douche...), son bien-être et un environnement sain et agréable.

Ces soins peuvent être dispensés par un soignant (infirmier ou aide-soignant) ou être exécutés par la personne elle-même. Ils visent à préserver l'état cutané, éviter les infections et à favoriser le bien-être de l'individu.

Les soins réalisés par les soignants doivent d'abord être expliqués au patient, préserver sa pudeur et respecter son intimité (décret du 11 février 2002 relatif aux actes professionnels et à l'exercice de la profession d'infirmier).
SYN. soins d'hygiène et de confort, soins de confort, soins d'hygiène corporelle

soins infirmiers / *angl. : care, nursing*
Ensemble coordonné, logique, de gestes qui doivent être accomplis avec dextérité, précision et efficacité mais aussi aide, suppléance, encouragement, accompagnement. Le soin infirmier est « soutenir la

compétence de la personne à vivre », mobiliser tout ce qu'elle porte de vie.

En fait, les soins répondent à une démarche scientifique, avec d'abord compréhension de données (observées par le soignant et signalées par le patient), puis raisonnement et décision d'action, mais cette démarche est au service de l'humain. Ces liens (réversibles) entre la théorie et la pratique sont inhérents aux soins.

Le soin met en œuvre des savoir-faire spécifiques dans une situation donnée de soins à l'usage d'un patient particulier; il fait appel à des connaissances scientifiques et humaines.

Ses buts sont multiples: protéger, maintenir, restaurer, promouvoir la santé, évaluer le degré de dépendance de la personne, prévenir et évaluer la souffrance et la détresse, les soulager, favoriser le maintien et la réinsertion de la personne soignée dans son milieu familial et social. Le soin est défini par le décret du 11 février 2002 relatif aux actes professionnels et à l'exercice de la profession d'infirmier qui ajoute une mission d'auxiliaire médical: exercer une surveillance clinique du patient, recueillir les informations pour faciliter le diagnostic médical et appliquer les prescriptions du médecin.

Les soins sont définis selon cinq dimensions (décret du 11 février 2002 relatif aux actes professionnels et à l'exercice de la profession d'infirmier) : soins de maintenance, soins préventifs, soins éducatifs, soins curatifs, soins de réhabilitation, et ils sont de nature différente (soins techniques, soins relationnels…).

soins infirmiers en équipe / *angl. : team nursing*

Soins assurés en continu, dans un établissement de soins, par l'ensemble de l'équipe soignante qui se donne les moyens de cette continuité (transmissions).

soins intensifs / *angl. : intensive care*

Soins effectués auprès d'une personne souffrant de pathologies lourdes (intervention, infarctus du myocarde par exemple). Ils sont à rapprocher des soins de réanimation.

soins de maintenance

Soins visant à compenser partiellement ou totalement une diminution de l'autonomie, à maintenir les fonctions vitales en respectant les habitudes, les coutumes, les croyances et les valeurs de la personne (décret du 11 février 2002 relatif aux actes professionnels et à l'exercice de la profession d'infirmier).

Ils comprennent entre autres les soins d'hygiène et de propreté, les soins d'escarres, les soins de bouche avec application de produit non médicamenteux, les soins et la surveillance de l'élimination urinaire et intestinale.

SYN. soins coutumiers, soins courants, soins habituels, soins de suppléance, soins fondamentaux ou soins de base ou soins d'entretien et de continuité de la vie

soins palliatifs / *angl. : palliative care*

Terme qui date des dernières 30 à 50 années, et qui est apparu avec les progrès techniques de la médecine et avec l'idée que la mort est plus souvent institutionnalisée. Face à des malades qui ne rentraient pas dans le schéma de l'amélioration de l'état de santé, dans les objectifs vers la guérison, il a fallu recourir aux principes humanistes des soins remplaçant le rôle historique de la religion dans l'aide à mourir. Cicely Saunders (médecin à St Christopher's Hospital dans la banlieue de Londres), en Grande-Bretagne, a travaillé en 1967 à la mise en place de l'accompagnement, à la définition de protocoles antalgiques, à l'identification des besoins de la personne et à la réponse à ces besoins, tandis que Elisabeth Kübbler-Ross (psychiatre d'origine suisse exerçant à Chicago) a formalisé une description des étapes du mourir en 1969.

En France, une première circulaire concernant les soins palliatifs est parue en 1986 et la première unité de soins palliatifs s'est ouverte en 1987.

La Société française d'accompagnement et de soins palliatifs définit les soins palliatifs comme des soins actifs dans une approche globale de la personne souffrant d'une maladie potentiellement mortelle en phase terminale. Les soins palliatifs doivent couvrir les douleurs physiques, la souffrance psychologique, sociale et spirituelle. Ils sont donc nécessairement multidisciplinaires, et s'adressent au malade, à sa famille, à sa communauté. Ils peuvent être effectués au domicile ou en institution.

Le malade est un vivant, la mort, un processus normal. L'objectif est de procurer la meilleure qualité de vie possible à la personne, dans le respect de ses désirs.

Priorité est donnée au traitement de la douleur car celle-ci interdit toute relation et induit les demandes d'euthanasie... Il ne faut pas pour autant négliger les soins d'hygiène et de confort (nursing), l'accompagnement, les soins relationnels, ni omettre la dimension spirituelle, que le patient soit croyant ou non.

La famille participe à cet accompagnement et s'engage dans un processus de deuil. Chaque membre du groupe a son propre cheminement vers le deuil et nécessite aussi aide et accompagnement.

La création d'unités mobiles et d'institutions de soins palliatifs et la formation du personnel et des bénévoles, tant dans ces unités que dans tout autre service hospitalier (diplôme universitaire, stages...) créent un réseau qui devrait s'étoffer progressivement.

soins pré- et post-opératoires, soins cutanés préopératoires

Soins qui permettent de préparer physiquement et psychologiquement une personne à son intervention, puis de surveiller son réveil et de l'accompagner vers son retour à la santé et à l'autonomie. Dans ces soins, l'hygiène, mais aussi l'asepsie sont fondamentales. Ils nécessitent de la part de l'infirmière une bonne dextérité (décret du 11 février 2002 relatif aux actes professionnels et à l'exercice de la profession d'infirmier).

soins de prévention / *angl. : preventive care*

Soins visant à diminuer l'incidence et la prévalence des maladies, par des interventions effectuées avant que ne se déclare la maladie (vaccinations, hygiène de vie). On peut y intégrer les soins de santé communautaire. (décret du 11 février 2002 relatif aux actes professionnels et à l'exercice de la profession d'infirmier).

SYN. soins préventifs

soins de réadaptation / *angl. : rehabilitative care*

Soins visant à favoriser la réinsertion sociale, familiale, professionnelle et à prévenir les séquelles et les complications (prévention tertiaire).

soins de relation / *angl. : supportive care*

Soins ayant pour but l'aide et le soutien à la personne, dans tous les cas où cela peut s'avérer utile (rôle propre de l'infirmière décret du 11 février 2002 relatif aux actes professionnels et à l'exercice de la profession d'infirmier).

SYN. soins relationnels

soins de santé communautaire / *angl. : community health care*

Soins préventifs ou éducatifs prodigués dans la communauté par des professionnels de santé et des personnes appartenant à la communauté, après analyse de la situation par les acteurs eux-mêmes. Ils visent l'éducation pour la santé, la prévention, la promotion pour une alimentation saine équilibrée, une eau saine, la protection maternelle et infantile, les vaccinations, le contrôle des endémies, le traitement des maladies, le développement des médicaments essentiels. Les coûts sont assumés par la communauté en auto-responsabilité et les soins réalisés principalement par des soignants de la communauté.

soins de santé primaire / *angl.: primary health care*
Soins visant l'éducation, la prévention, la promotion pour la santé, dans les mêmes domaines que les soins de santé communautaire (formalisés par l'O.M.S. à Alma-Ata en 1978).

soins sectorisés
Organisation de travail qui privilégie les soins à un groupe de patients par une infirmière et une aide-soignante. Ces soignants assurent les soins de la personne si possible en un seul temps, afin de ne pas la déranger plus que nécessaire.

soins en série
Modalité de soins dans laquelle les gestes sont effectués à la suite (série de prélèvements, série d'injections, série de pansements, série de prises de tension, série de toilettes ou série de lits…).

Le soignant effectue le même soin en passant d'un malade à un autre, ce qui entrave les relations suivies entre soignant et soigné. Cette modalité de soins est parfois incontournable, en raison par exemple de contraintes organisationnelles (heure d'arrivée de l'ensemble des prélèvements sanguins au laboratoire par exemple).

soins et surveillance de l'élimination urinaire / intestinale
Soins visant à préserver hygiène et confort pour la personne, que ce soit pour lutter contre l'incontinence et ses conséquences désagréables ou pour rendre le plus confortable possible ces actes physiologiques chez une personne alitée (décret du 11 février 2002 relatif aux actes professionnels et à l'exercice de la profession d'infirmier).

sol, n. m. / *angl.: sol*
Solution colloïdale, c'est-à-dire qui ressemble à de la colle, gélatineuse (terme peu usité).

solitude, n. f. / *angl.: loneliness*
Vécu subjectif d'isolement en référence aux conditions de vie de la personne, mais ce sentiment ne recouvre pas la notion objective d'isolement. La solitude est l'expression d'un manque, d'une souffrance. Elle est étroitement liée à la capacité de chacun à vivre seul.

Vieillissement n'est pas corollaire de solitude, malgré leurs fréquentes intrications. L'élément déterminant est alors l'interruption de la vie de famille (veuvage fréquent) mais cette solitude dépend aussi de l'état de santé et des ressources financières. La solitude est souvent plus mal ressentie par les femmes âgées (plus nombreuses), dont la vie a plus fréquemment été tournée vers les autres.

L'approche soignante se devra d'être pluridisciplinaire (sociale, physiologique et psychologique).

solubilité, n. f. / *angl.: solubility*
Aptitude de certaines substances à se dissoudre quand on les mélange à un solvant.

On oppose les substances liposolubles (solubles dans les graisses et non dans l'eau) et les substances hydrosolubles (solubles dans l'eau et non dans les graisses). Les solutions injectables strictement liposolubles ne doivent jamais être injectées par voie intravasculaire car elles ne se mélangent pas à l'eau et peuvent provoquer des embolies.

soluté, n. m. / *angl.: solute*
Corps dissous (en chimie).

En pharmacie, le soluté est le solide que l'on dissout dans un liquide appelé solvant pour obtenir une solution. Un soluté isotonique aura la même concentration du corps dissous que le plasma sanguin, un soluté hypertonique une concentration plus importante et un soluté hypotonique une concentration moindre.

solution, n. f. / *angl. : solution*

1- Ensemble d'actes qui permettent de sortir de la situation-problème, opération mentale de substitution d'un ensemble complexe par un objet analysable. La première composante de la solution est la manière dont est posé le problème.

2- Liquide formé de la dissolution d'un solide dans un liquide solvant (en chimie et en pharmacie).

solution de Dakin
Préparation d'hypochlorite de sodium (eau de Javel) et de permanganate de potassium aux propriétés antiseptiques.

solution désinfectante / *angl. : disinfectant solution*
Solution contenant un antiseptique (substance chimique qui détruit les microbes).

solution salée / *angl. : saline solution*
Solution constituée de différents sels (de sodium, de potassium, etc.).

Le sérum physiologique (appellation abusive car il n'a rien de physiologique) est une solution salée de 9 g/L de chlorure de sodium, isotonique au plasma.

solvant, n. m. / *angl. : solvent*
Liquide dans lequel un autre produit peut être dissous.

soma, n. m. / *angl. : soma*
Corps, à l'exception du germen ou tissu génital, par opposition à la psyché qui est l'esprit.

sommeil, n. m. / *angl. : sleep*
État physiologique et périodique pendant lequel la personne suspend sa vigilance et les fonctions somatiques se ralentissent, à l'exception du stade de sommeil paradoxal, période du sommeil caractérisée par une activité cérébrale intense et où le sujet rêve.

Le sommeil est séparé en deux phases, une première phase de sommeil lent (elle-même comportant quatre degrés de profondeur croissante) et une phase de sommeil rapide, le sommeil paradoxal. Ces cycles se répètent toutes les deux heures environ.

Les premiers mois de vie, le nourrisson dort environ 20 heures par jour, et l'adulte en moyenne 6 à 8 heures. Les adolescents que la puberté et les obligations scolaires fatiguent dorment souvent insuffisamment. Les personnes âgées dorment peu, s'endorment difficilement et leur sommeil est superficiel, fragile ; il apparaît rapidement un déficit en sommeil lent et profond (plus précoce et plus marqué chez l'homme), pouvant obliger le patient à faire des siestes, voire à consommer des psychotropes. De plus, à la retraite, la cessation d'activité professionnelle émousserait la sensibilité aux synchronisateurs sociaux (rythmes sociaux).

sommeil (cure de) / *angl. : continuous sleep therapy, sleep treatment*
Méthode thérapeutique utilisée en psychiatrie (mais moins actuellement) qui utilise le sommeil provoqué par des médicaments pour déconnecter les difficultés à vivre.

La cure de sommeil est surtout utilisée dans les états anxieux ou passionnels réactionnels à un deuil ou un abandon.

sommeil artificiel / *angl. : artificial coma*
Coma provoqué par des médicaments permettant de passer le cap initial aigu grave d'une maladie ou d'un traumatisme ou de supporter une respiration artificielle ou des douleurs importantes.

somnifère, n. m. / *angl. : sleeping pill*
Produit médicamenteux provoquant le sommeil.
SYN. hypnotique

sonde, n. f. / *angl. : tube, catheter*
Instrument rigide ou flexible, cylindrique, destiné à explorer ou à drainer des cavités naturelles ou pathologiques, des conduits, etc.

sonde d'aspiration / *angl. : sucking tube*
Tube relié au vide et permettant d'aspirer les sécrétions trachéobronchiques.

sonde cannelée / *angl. : grooved director*
Sonde pleine permettant d'explorer une cavité, un conduit, de guider une mèche dans cette cavité.

sonde gastrique / *angl. : gastric tube*
Tube introduit dans l'estomac permettant soit d'aspirer le contenu gastrique, soit d'administrer des solutions nutritives ou des médicaments.

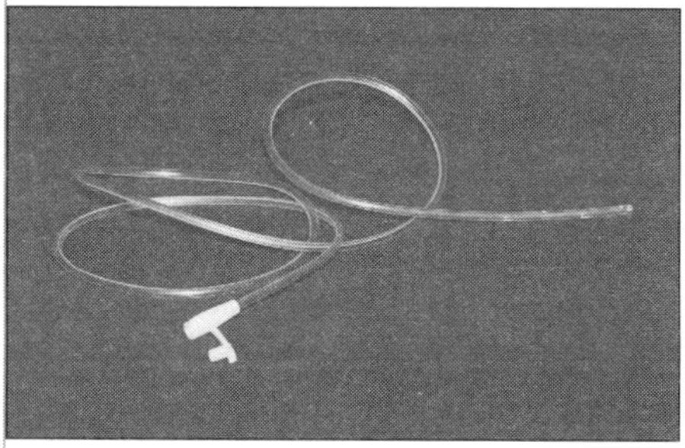

Sonde gastrique.

sonde à oxygène / *angl. : tube for oxygen*
Sonde permettant d'amener l'oxygène dans les voies respiratoires hautes.

sonde rectale / *angl. : rectal catheter*
Tube permettant l'écoulement des matières et des gaz lors d'un lavement.

sonde vésicale / *angl. : urinary catheter*
Sonde introduite dans la vessie par l'urètre et permettant un écoulement des urines vers l'extérieur sans intervention de la volonté ni du réflexe mictionnel.

sonnette, n. f. / *angl. : bell*
Signal sonore et visuel déclenché par le malade et destiné à prévenir les soignants pour qu'ils interviennent dans les délais les plus brefs.

Chaque chambre, chaque lit, chaque cabinet de toilette, chaque pièce où peut se trouver un patient doivent être équipés d'une sonnette pour faire face aux situations d'urgence. Le bruit attire l'attention, le signal lumineux précise la pièce d'où vient l'appel et un tableau lumineux répercute cette information dans les locaux de soins.

Lors de l'installation et de l'accueil de la personne dans un service, le soignant lui en présente le fonctionnement, en vérifie l'état de marche et l'incite à s'en servir autant que nécessaire. Pour un patient alité ou peu mobile, le soignant vérifie à chaque passage que la sonnette est à sa portée.

La fonction de réassurance jouée par la sonnette a parfois l'effet inverse chez les patients très anxieux ou qui ne se sentent vraiment pas bien et les appels peuvent se multiplier sans que les soignants en perçoivent l'intérêt ou l'urgence. Avant d'envisager une utilisation abusive par la personne soignée, il faut savoir quelle est la situation de santé de cette personne ; ce qui peut s'avérer difficile chez les personnes démentes ou très désorientées.

sophrologie, n. f. / *angl. : sophrology*
Ensemble de pratiques psychosomatiques dérivées de la relaxation, du yoga, de la suggestion, de la visualisation positive… visant à dominer les sensations douloureuses et les malaises psychiques afin d'atteindre un développement plus harmonieux de la personnalité.

La sophrologie est utilisable tant par les personnes soignées que par les soignants ;

son utilisation thérapeutique peut, par exemple, diminuer le stress.

soporifique, adj. / *angl. : sleep-inducing*
Substance qui provoque le sommeil.
SYN. hypnotique

sortie, n. f. / *angl. : discharge*
Acte administratif qui permet au patient de quitter l'établissement après autorisation médicale.
C'est le moment où les questions financières se règlent, où les rendez-vous sont précisés, où les ultimes conseils et prescriptions sont apportés : l'infirmière veille à ce que tout soit conforme.

souffrance, n. f. / *angl. : suffering*
Perception (physique ou morale) anormale et pénible.
SYN. douleur

souffrir, v. / *angl. : to suffer*
Éprouver des souffrances, des douleurs.

souiller, v. / *angl. : to soil*
Mettre en contact avec un élément sale, impur, contaminé.
SYN. salir, contaminer

soulager, v. / *angl. : to relieve*
Alléger un fardeau, le rendre moins pénible, par exemple apaiser une douleur, une angoisse.

soulager (se)
Éliminer, uriner ou déféquer mais aussi éliminer les tensions psychiques, exprimer son mal-vécu.

soulève-malade, n. m. / *angl. : patient lifter*
Appareil muni de larges sangles entrecroisées qui permet de déplacer en toute sécurité un patient non mobilisable du lit au fauteuil ou dans la baignoire.
La force motrice pour soulever le malade est assurée par des pompes, tandis que les roulettes permettent de déposer le patient en un point précis. Cet appareil économise les efforts dorsaux des soignantes et diminue l'incidence des lombalgies.

sourcil, n. m. / *angl. : eyebrow*
Saillie osseuse surplombant les yeux et recouverte de peau garnie de poils.

sourd, adj. / *angl. : deaf*
Qui perçoit mal voire pas du tout les sons, les bruits, les paroles.

sous-cutané, adj. / *angl. : subcutaneous*
Qui se situe sous la peau. Les injections sous-cutanées doivent préserver les vaisseaux sous-jacents, d'où l'importance de former le pli cutané et de piquer parallèlement à lui lorsqu'on les réalise.
ABRÉV. S.C.

sparadrap, n. m. / *angl. : adhesive plaster*
Tissu recouvert d'un emplâtre qui devient collant lorsqu'il se ramollit à la température du corps.
Il sert à fixer pansements, tubes et sondes. Il peut être de différents matériaux et existe en différentes largeurs : il peut également être hypoallergique pour les personnes sensibles.
Notons que le rouleau de sparadrap doit rester très propre et ne doit donc pas être laissé dans une poche ou un tiroir ouvert à tous.
SYN. ruban adhésif

spasme, n. m. / *angl. : spasm*
Contraction musculaire involontaire, en général douloureuse.

spécifique, adj. / *angl. : specific*
Caractéristique, propre à une catégorie de choses ou à une espèce.

spéculum, n. m. / *angl. : speculum*
Instrument destiné à maintenir l'ouverture d'une cavité naturelle.

Il existe des spéculums de différentes tailles et pour les différents orifices : nez, oreille, vagin… Ils sont stérilisés après chaque utilisation.

spermatozoïde, n. m. / *angl. : spermatozoom*
Gamète mâle mature, produit par le testicule et apte à féconder l'ovule.

sperme, n. m. / *angl. : sperm, semen*
Liquide visqueux blanchâtre sécrété par les testicules et la prostate, et contenant les spermatozoïdes.
SYN. semence

spermicide, adj. / *angl. : spermicidal*
Qui tue les spermatozoïdes (c'est donc un moyen de contraception, mais toutefois inefficace quand il est utilisé seul).

sphygmomanomètre, n. m. / *angl. : sphygmomanometer*
Appareil composé d'un brassard gonflable relié à un manomètre permettant de mesurer la pression artérielle.
SYN. tensiomètre

sphincter, n. m. / *angl. : sphincter*
Muscle annulaire qui, par sa contraction, peut oblitérer un conduit.

sphincter anal
Sphincter situé sur la marge anale, à l'extrémité distale du tube digestif.

sphincter d'Oddi
Sphincter situé dans les voies biliaires, à la sortie de l'ampoule de Vater.

sphincter urinaire
Sphincter situé sur l'urètre, à la sortie de la vessie.

spica, n. m.
Bandage croisé, appliqué à la racine d'un membre et entourant l'épaule ou l'aine opposée, afin de le maintenir en place.

spinal, adj. / *angl. : spinal*
Relatif au rachis ou à la moelle épinière.
SYN. médullaire, rachidien

splanchnique, adj. / *angl. : splanchnic*
Qui a rapport aux viscères.

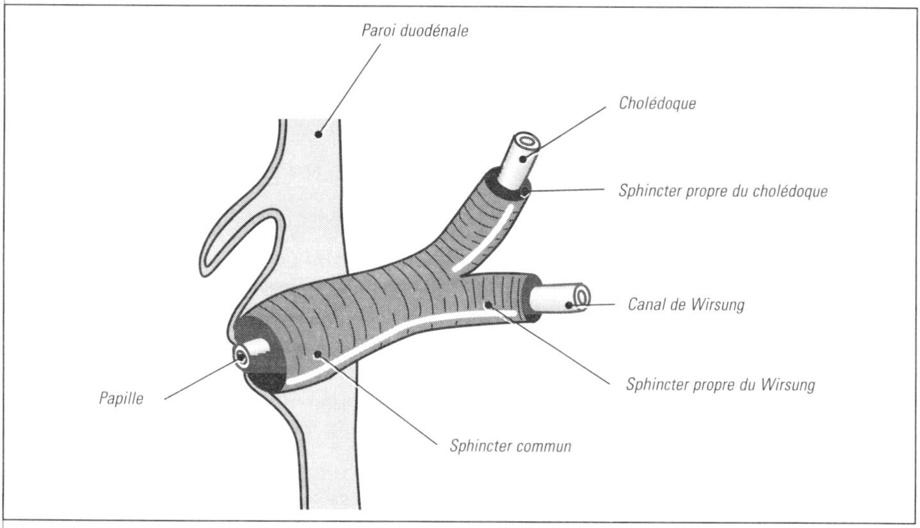

Sphincter d'Oddi.

splénique, adj. / *angl. : splenic*
Relatif à la rate.

spray, n. m. / *angl. : spray*
Pulvérisateur qui disperse un liquide en un fin brouillard. (Terme anglo-saxon signifiant gouttelettes, embruns.)
SYN. pulvérisateur, nébulisateur

squame, n. m. / *angl. : scale*
Lamelle épidermique qui se détache de la surface de la peau.

squelette, n. m. / *angl. : skeleton*
Ensemble des structures osseuses du corps reliées entre elles par des articulations plus ou moins mobiles. Les os sont au nombre de 208.

stade, n. m. / *angl. : stage*
Période de développement d'une personne (stades du développement de l'embryon) ou d'un phénomène, maladie par exemple (le stade reflète alors son extension ou son degré de gravité, stade terminal par exemple).

stade de développement
Succession de transformations biologiques, cognitives, affectives, décrites par les médecins, les psychologues et les pédagogues.

J. Piaget a par exemple décrit le développement cognitif en se fondant sur la méthode clinique :

– tout d'abord, stade sensori-moteur de 0 à 18 mois, pendant lequel l'enfant utilise ses capacités motrices pour résoudre les problèmes ;

– ensuite, stade pré-opératoire de 18 mois à 7-8 ans, où l'enfant, pour faire ses apprentissages, utilise des symboles ; il parle et fait « comme si », développe ses fonctions symboliques et s'initie au monde ;

– puis, stade des opérations concrètes de 7 à 12 ans ; l'enfant opère sur des objets manipulables ou imaginables, il comprend les fonctionnements et relations ;

– enfin, stade des opérations formelles après 12 ans ; l'enfant devient capable de raisonner par hypothèses. C'est le stade de l'abstraction.

Pour S. Freud et les psychanalystes, le développement est centré sur le principe de plaisir :

– au stade oral, le bébé prend son plaisir par la zone buccale ; il porte à sa bouche, suce, tète, goûte ou, à l'inverse, crache, vomit (à partir de 6 mois) ;

– avec la maturation de la fonction motrice, l'enfant part en exploration (environ 1 à 2 ans) et apprend le contrôle de ses sphincters : c'est le stade anal. L'objet « d'amour » de l'enfant est la selle et l'acte de défécation ou de rétention en est le corollaire ;

– de 3 à 6 ans, l'enfant entre dans la société. C'est la fin de la continuité relationnelle avec sa mère mais le début de la curiosité, des « pourquoi ». La mort, la conception, la naissance, la différenciation sexuelle sont des sujets importants et répétitifs. C'est le stade phallique qui s'associe rapidement à la peur de la castration puis au complexe d'Œdipe, ou triangulation relationnelle (amour pour le parent du sexe opposé et hostilité pour celui du même sexe) ;

– ensuite, l'enfant est prêt à devenir adulte. Il entre dans la période de latence dont il ne sortira que pour faire face à l'adolescence.

stage, n. m. / *angl. : training, field experience*
Étape de l'apprentissage professionnel où l'étudiant est mis en situation réelle ; le stage permet d'assimiler les connaissances théoriques et d'acquérir des comportements professionnels. En formation infirmière, le stage correspond à la moitié du temps de formation.

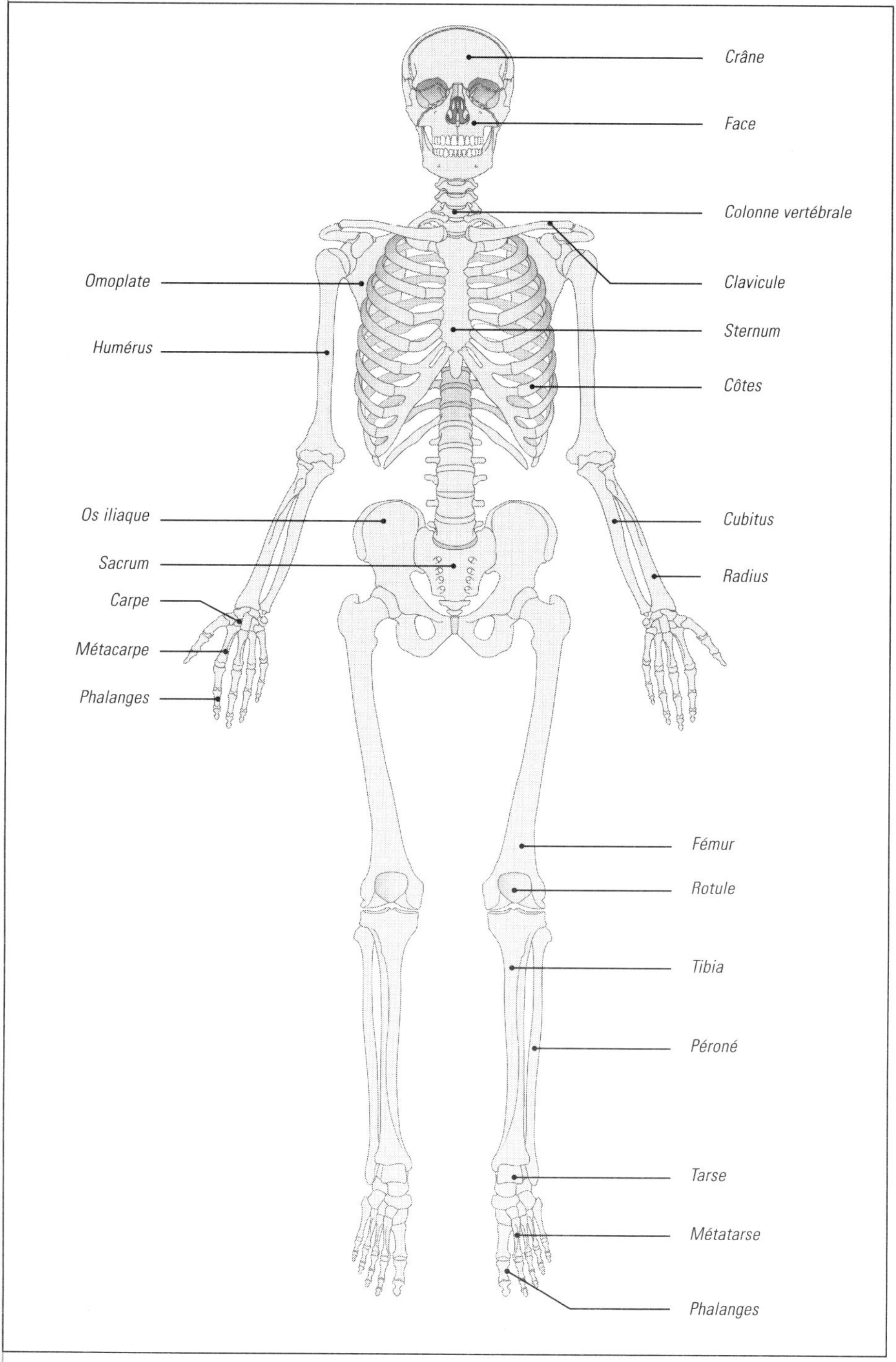

Squelette de l'homme.

stagiaire, n. m. / *angl. : trainee, student nurse*
Personne suivant un stage, c'est-à-dire en cours de formation sur le terrain professionnel pendant son apprentissage professionnel.

stase, n. f. / *angl. : stasis*
Arrêt ou ralentissement de l'écoulement d'un liquide.

station, n. f. / *angl. : posture*

1- Fait de se tenir dans une position : station assise, station debout.
« Station debout pénible » : terme signifiant que la personne supporte mal la position debout (par exemple dans les transports) ; c'est le cas de certains blessés, opérés, handicapés, des personnes âgées, femmes enceintes, etc.
SYN. attitude, posture

2- Lieu où l'on s'arrête.

stations thermales ou balnéaires ou climatiques
Lieux de séjour, de soins, ainsi que les installations et établissements qui permettent ces soins.

Les effets thérapeutiques sont liés aux eaux et aux sources avec leurs spécificités, aux bains, à l'eau de mer et à leurs dérivés, au climat et à ses particularités. Les patients peuvent s'y rendre volontairement ou sur prescription médicale (remboursement forfaitaire des frais par la Sécurité sociale).

statut, n. m. / *angl. : status*
Place qu'occupe un individu dans un système, à un moment donné.

Toute personne a simultanément différents rôles et différents statuts.

statut de la personne hospitalisée
Quand elle est hospitalisée, la personne se dépouille de la plupart de ses autres statuts, se déshabille, attend des médecins et des soignants la guérison, le mieux-être. Elle attend, donc elle régresse ; elle a besoin de réconfort, alors que sa maladie la renvoie à un stade plus infantile « quand maman était là pour me consoler ». Son autonomie est habituellement perturbée.

À l'inverse, quelques personnes entrent difficilement dans le statut de malade, en fonction ou de leur personnalité ou de leur statut professionnel (enseignants, médecins, soignants...) et sont souvent beaucoup plus demandeuses que les autres. Les médecins et soignants, qui les accueillent et les accompagnent, doivent réajuster leurs comportements, ce qui n'est pas toujours bien vécu dans les services.

sténose, n. f. / *angl. : stenosis*
Rétrécissement d'un conduit.

stérile, adj. / *angl. : sterile*

1- État d'un être vivant privé de la possibilité de se reproduire.

2- État d'une surface ou d'un objet totalement exempt de germes, ceux-ci ayant été éliminés par des moyens physiques ou chimiques.
SYN. aseptique

stérilet, n. m. / *angl. : intrauterine contraceptive device*
Moyen de contraception qui, placé dans l'utérus, empêche la nidation de l'œuf dan la paroi utérine, soit en agissant comme un corps étranger, soit en diffusant des substances chimiques (progestérone) qui entrent dans sa composition. Il est posé par le médecin pour une période définie (2 à 5 ans selon le modèle), en passant par le col utérin, ce qui explique la réticence de certains médecins à les utiliser chez de jeunes femmes nullipares

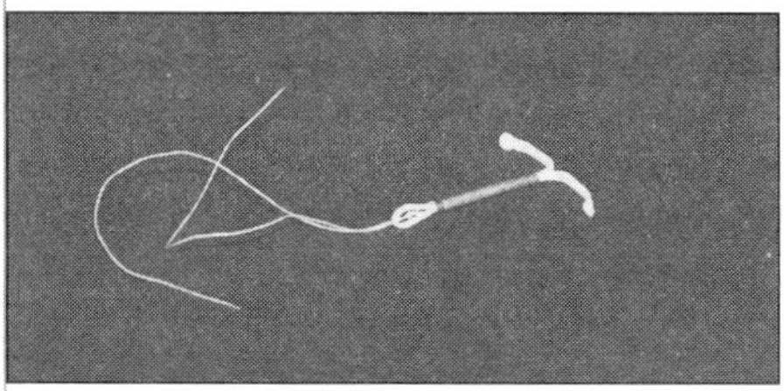

Stérilet.

(avant toute grossesse). Efficace à 99,5 %, il ne nécessite aucune autre manipulation; il est toujours prêt. La présence de ce corps étranger augmente les risques d'infection locale, d'infection rétrograde, donc de grossesse extra-utérine et d'hémorragies. Les stérilets n'agissent qu'au niveau de l'utérus et ne diminuent donc pas le risque de grossesse extra-utérine.
SYN. dispositif intra-utérin, D.I.U.

stérilisation, n. f. / *angl. : sterilization*

1- Acte visant à faire disparaître la capacité de reproduction d'un être vivant, quelle qu'en soit la nature.

2- Destruction de la totalité des germes pouvant contaminer un objet, par des moyens physiques (chauffage, ébullition, flambage…) ou chimiques (antiseptiques, par exemple).

stérilisation (service de)
Service hospitalier médico-technique dont l'objectif est d'assurer la stérilisation des objets et des linges servant aux soins ou aux interventions.

stériliser, v. / *angl. : to sterilize*

1- Action de priver un être vivant de la possibilité de se reproduire.

2- Détruire la totalité des germes présents à la surface d'un objet par des moyens physiques ou chimiques.
SYN. aseptiser, désinfecter

sternum, n. m. / *angl. : sternum*
Os plat situé à la face antérieure du thorax et articulé avec les cartilages costaux. Il se compose de haut en bas de trois parties : le manubrium, le corps, l'appendice xiphoïde.

stéroïde ou stéroïdien, adj. ou n. m. / *angl. : steroid*
Substance chimique comportant un noyau stérol, comme le cholestérol.

D'autres stéroïdes de l'organisme sont des hormones, les hormones sexuelles, les glucocorticoïdes et les minéralocorticoïdes produits par la glande surrénale.

stéthoscope, n. m. / *angl. : stethoscope*
Appareil imaginé par le docteur Laennec destiné à l'auscultation ; en particulier, il permet d'entendre des sons relativement faibles à distance, au travers de la peau de la personne examinée (bruits du cœur et de la respiration).

C'est à l'aide du stéthoscope que l'infirmière mesure la pression artérielle en écoutant le flux sanguin dans l'artère, ce qui lui permet de repérer le premier bruit (pression maximale) et le dernier bruit (pression minimale) ; il permet aussi de s'assurer de la perméabilité d'un vaisseau plus ou moins bouché (surveillance des suites opératoires des artériopathies) ou de celle d'un vaisseau implanté à des fins

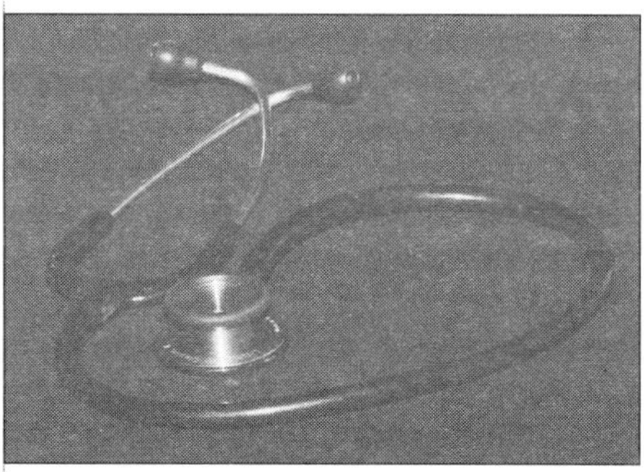

Stéthoscope.

thérapeutiques (par exemple les shunts artérioveineux nécessaires aux épurations rénales extracorporelles).

Il existait également un modèle spécifique (stéthoscope obstétrical) permettant d'écouter les bruits du cœur du fœtus au travers des tissus maternels, mais il est maintenant supplanté par les monitorages obstétricaux.

stilligoutte, n. m.
Petit réservoir consistant en une portion évasée d'une tubulure à perfusion permettant de compter les gouttes sur le niveau liquide (et donc d'évaluer le débit).

stimulus, n. m. / *angl. : stimulus*
Tout élément, toute cause de sensation ou de perception, auquel un individu peut réagir.

Le stimulus peut déclencher une réponse nerveuse, musculaire, humorale…

strabisme, n. m. / *angl. : strabismus*
Défaut de convergence des axes visuels des deux yeux par strabisme d'un seul œil ou des deux. Il peut être divergent (les regards s'écartent) ou convergent (les regards se croisent).

structure, n. f. / *angl. : structure*
Ensemble organisé d'éléments interdépendants dont les relations obéissent à des lois connues, ou mode d'agencement d'un ensemble constitué en un tout.

La structure est donc une forme d'organisation d'un groupe institutionnel sur laquelle repose son fonctionnement, ses activités, sa hiérarchie, son programme…

structure de santé / *angl. : health structure*
Organisation, ensemble de ressources matérielles et institutionnelles mises en place pour atteindre les objectifs d'une politique de santé. La structure de santé peut avoir une finalité préventive, éducative, de soins, d'enseignement, de recherche…

structure de soins / *angl. : care structure*
Organisation ou ensemble de ressources permettant de prodiguer des soins aux patients, tant en hospitalier qu'en extrahospitalier, en fonction des spécialités.

Elle répond à une politique de soins et doit assurer le fonctionnement du système de soins.

stupéfiant, n. m. / *angl. : narcotic*
Médicament ou drogue à action sédative, analgésique, narcotique et euphorisante susceptible de créer une accoutumance ou une toxicomanie.

L'achat, la vente, la détention et la prescription de stupéfiants sont réglementés (législation des stupéfiants ou législation des substances vénéneuses) ; ils sont inscrits au tableau B (liste II). Ce sont l'opium, la morphine et certains de ses dérivés, la cocaïne, le cannabis…

subconscient, n. m. / *angl. : subconscious*
Ensemble des phénomènes psychiques dont la personne n'est pas consciente ; ce terme s'utilise pour désigner un phénomène inconscient qui intervient dans les processus mentaux actifs (S. Freud). Freud a proposé de le remplacer par le terme inconscient.

subjectif, adj. / *angl. : subjective*
Qui a rapport au sujet, qui a un retentissement, un sens affectif propre au sujet, sans qu'interviennent aucune objectivité ni aucune logique.

sublingual, adj. / *angl. : sublingual*
Qui se situe sous la langue.

Terme souvent utilisé pour désigner une voie d'administration de médicaments qui sont gardés sous la langue où ils se dissolvent et diffusent dans le sang (médicaments sublinguaux).

subnormal, adj. / *angl. : subormal*
Presque normal.

substrat, n. m. / *angl. : substrate*
Substance sur laquelle agit une enzyme.

suc, n. m. / *angl. : juice*
Liquide organique riche en enzymes digestives (mais composé aussi d'eau, de sels minéraux, éventuellement de mucus d'acide chlorhydrique, de bicarbonates, selon son lieu de sécrétion).

On distingue le suc gastrique, le suc intestinal, le suc pancréatique, etc. Le suc salivaire est la salive.

succédané, n. m. / *angl. : substitute*
Qui a les mêmes propriétés ou caractéristiques qu'un autre produit et peut se substituer à lui.

La saccharine par exemple est un succédané du sucre.

sucer, v. / *angl. : to suck*
Aspirer au moyen des lèvres un liquide contenu dans un récipient (biberon, bouteille...).

Sucer est la première activité orale du bébé et c'est son mode privilégié d'approche du monde pendant la première année (sucer son pouce, porter tout objet à sa bouche...). Cette activité peut toutefois persister soit sous une forme directe, soit sous une forme transposée pendant plusieurs années (sucer son pouce, transporter son objet transitionnel, puis ultérieurement fumer, par exemple).

sucre, n. m. / *angl. : sugar*
Produit alimentaire de saveur douce, soluble dans l'eau, issu industriellement de la canne à sucre ou de la betterave sucrière.

Le sucre de table est le saccharose, composé de fructose et de glucose. Les confitures ou les bonbons en sont très riches.

Il existe d'autres types de sucres : le dextrine maltose est un sucre facilement digéré par l'enfant, même prématuré ; le lactose est le sucre du lait de vache, souvent de digestion difficile chez l'enfant, d'autant plus que l'intestin est immature, ce qui explique les intolérances au lactose secondaires aux pathologies intestinales (gastro-entérite par exemple) ; le fructose est le sucre des fruits. Le glucose est un sucre simple et facilement assimilable qu'on peut administrer par voie intraveineuse (solution glucosée isotonique à 5 % ou hypertonique à 10, 15, 30 %), sur prescription, selon les besoins du patient.

Il faut distinguer les sucres rapides (cités ci-dessus) et les sucres lents issus des féculents (pâtes, pain, farines, pommes de terre, riz, etc.), afin d'équilibrer la ration alimentaire : l'organisme n'a que rarement besoin de sucres rapides (seulement en cas d'effort physique violent) mais en revanche un besoin régulier de sucres lents pour leur apport énergétique.

sucrette, n. f. / *angl. : artificial sweetener*
Petite pastille d'un édulcorant de synthèse utilisé en substitution du sucre.

sudation, n. f. / *angl. : sweating*
Transpiration, sécrétion de sueur par les glandes sudoripares, qu'elle soit physiologique (chaleur, effort) ou pathologique (fièvre, hypoglycémie).

suer, v. / *angl. : to sweat*
Produire beaucoup de sueur, par exemple à l'occasion d'un effort physique.

La sueur, produite par les glandes sudoripares, a une odeur forte qui peut devenir désagréable. De plus, l'accumulation de

sueur sur la peau est un facteur de risque de macération, d'infections et d'érosions cutanées. Ces désagréments peuvent être prévenus par une hygiène rigoureuse (bien essuyer la peau et notamment le fond des plis cutanés par tamponnement après lavage et rinçage doux).
Syn. transpirer

sueur, n. f. / *angl. : sweat*
Liquide aqueux à l'odeur particulière sécrété par les glandes sudoripares annexes de la peau.

test à la sueur
Dosage du chlore présent dans la sueur. C'est un test diagnostique de la mucoviscidose, maladie dans laquelle le taux de chlore est élevé (la sueur est concentrée).

suffocation, n. f. / *angl. : suffocation*
Asphyxie due à un obstacle sur les voies respiratoires supérieures ou à une compression des parois thoraciques ou abdominales.

suggestion, n. f. / *angl. : suggestion*
Introduction, par une tierce personne, d'une idée, d'une image, d'un projet ou d'une croyance dans la psyché, sans que le sujet reconnaisse qu'il est sous influence.

suicide, n. m. / *angl. : suicide*
Action de provoquer sa propre mort, acte volontaire et conscient de se donner la mort avec issue mortelle.

Les décès par suicide sont plus nombreux que les décès par accident de la circulation, avec pourtant des chiffres vraisemblablement sous-évalués.

Chez les jeunes de 15-24 ans, le suicide est la deuxième cause de décès.

Les facteurs de risque en sont nombreux : histoire familiale émaillée de suicides, pauvreté des liens affectifs et sociaux, isolement, niveau socio-économique bas, situation professionnelle difficile, chômage, retraite, maladie chronique, psychologique ou psychiatrique, alcool, drogue, parfois violences subies...

Le suicide est souvent un sujet tabou, notamment chez les personnes âgées. Il traduit toujours une grande souffrance de la personne, une incapacité à faire face à ses difficultés, à ses problèmes. Dans 30 % des cas, les suicides sont le fait de personnes de plus de 65 ans chez lesquelles ils réussissent souvent, surtout chez les hommes où ils s'effectuent souvent de manière violente (trois quarts des cas). Ils ont plusieurs causes : cessation de l'activité professionnelle, isolement, diminution des ressources et statut de personne non productive, refus d'une dégradation physique ou psychique, et perte du conjoint (surtout si la relation était très fusionnelle). On note également une répartition géographique préférentielle des suicides, dans certaines régions ou pays, vraisemblablement en raison des conditions de vie sociale.

Il faut enfin citer les suicides passifs par refus d'alimentation ou d'hydratation liés à la dépression sous-jacente.

La meilleure prévention du suicide semble être d'éviter de disloquer les liens sociaux, de lutter contre l'isolement, de maintenir un cadre de vie attrayant, d'améliorer les conditions d'accueil dans les institutions en privilégiant l'écoute et les relations.

tentative de suicide
Suicide non abouti faisant craindre d'autres tentatives. Elle a la même signification que le suicide réussi.

suinter, v. / *angl. : to ooze*
Produire un liquide qui s'écoule très lentement ; par exemple, du sérum suinte d'une plaie inflammatoire.

suites de couches, n. f. pl. / *angl. : post-partum*
Conséquences des couches (de l'accouchement).

Ce terme regroupe l'état de la femme qui vient d'accoucher, ainsi que les soins et surveillances qu'elle nécessite.
SYN. post-partum

suivi, n. m. / *angl. : follow-up*

1- Continuité des soins, de la surveillance ou du projet de soins (dans le contexte de la prise en charge des patients).

2- Continuité des enseignements ou de la relation pédagogique, du soutien pédagogique des étudiants, ou de la continuité du projet pédagogique (dans le contexte de la formation).
SYN. accompagnement

sujet, n. m. / *angl. : subject*
Être humain.
CONTRAIRE objet

supination, n. f. / *angl. : supination*
Mouvement spécifique de l'avant-bras qui fait tourner la main de dedans en dehors (en position pour supplier).
CONTRAIRE pronation

suppositoire, n. m. / *angl. : suppository*
Préparation pharmaceutique plus ou moins solide à introduire dans l'anus où elle fond en libérant le principe actif.

suppuration, n. f. / *angl. : suppuration*
Production et écoulement de pus.

suppuré, adj. / *angl. : suppurating*
Qui suppure, dont le pus s'écoule.

suralimentation, n. f. / *angl. : overfeeding*
Ingestion d'une quantité excessive d'aliments, supérieure à la ration utile, compte tenu des dépenses de l'organisme.

surcharge, n. f. / *angl. : overload*
Charge ajoutée à la charge ordinaire, surplus, excès, par exemple surcharge du foie en glycogène.

surcharge pondérale
Désigne le plus souvent une obésité, à apprécier en fonction de la taille du sujet et de ses origines.

surchaussures, n. f. pl. / *angl. : overshoes*
Matériel à usage unique, jetable, en général non tissé ; sorte de poche élastique que l'on place par-dessus les chaussures des soignants, des médecins, des visiteurs, dans les pièces nécessitant des précautions particulières (salles d'opérations, de réveil, services accueillant des personnes immunodéficientes comme les nouveau-nés, les prématurés, les personnes traitées par chimiothérapie lourde, etc.) ou les chambres, réalisant un isolement contre les germes.

Les surchaussures se portent souvent dans les mêmes circonstances que la casaque, le bonnet, le masque.

surdité, n. f. / *angl. : deafness*
Baisse ou abolition de l'ouïe. La surdité peut être centrale, par lésion des centres nerveux, de perception, par lésion du nerf auditif, ou de transmission, par lésion de l'oreille moyenne (à la suite d'otites par exemple).

surdosage, n. m. / *angl. : overdosage*
Dosage excessif.

Terme en général utilisé pour les médicaments. Le surdosage peut être dû à une erreur de posologie, ou de modalité d'administration, que ce soit du fait du patient (désorientation, amnésie) ou du soignant ; parfois, le surdosage est volontaire et constitue alors une réelle tentative de suicide.

surgélation, n. f. / *angl. : deep freezing*
Méthode de conservation par congélation très rapide à très basse température, suivie d'une conservation au froid (congélateur) évitant ainsi la dessiccation (assèchement).

La surgélation est utilisée pour les aliments mais aussi pour la conservation du sperme ou des embryons par exemple.

surinfection, n. f. / *angl. : superinfection*
Infection par un germe différent, survenant chez un sujet souffrant auparavant d'une autre infection.

surmenage, n. m. / *angl. : overwork, overstress*
Décompensation due au maintien d'une activité au-delà de la fatigue ; familièrement, on dit que la personne a dépassé ses limites.

Surmoi, n. m. / *angl. : superego*
Instance de l'appareil psychique décrite par S. Freud. En psychanalyse, ce terme désigne la partie inconsciente de la personnalité qui agit sur le Moi comme moyen de défense contre les pulsions et qui inspire culpabilité, autopunition.

Le Surmoi se constitue pendant l'enfance, par identification de l'enfant au parent, intériorisation des exigences et interdits parentaux et sociaux (le parent représente l'autorité) ; il a le rôle d'un juge vis-à-vis du Moi.

surrénale, n. f. / *angl. : adrenal gland*
Glande située au pôle supérieur du rein ; elle comporte en périphérie la corticosurrénale, elle-même divisée en trois couches (de la périphérie vers l'intérieur : la zone glomérulée, la zone fasciculée, puis la zone réticulée).

La corticosurrénale sécrète les minéralocorticoïdes, les glucocorticoïdes et les androgènes (hormones mâles). Au centre, la surrénale comporte la médullosurrénale qui sécrète des catécholamines (adrénaline et noradrénaline), hormones du stress.

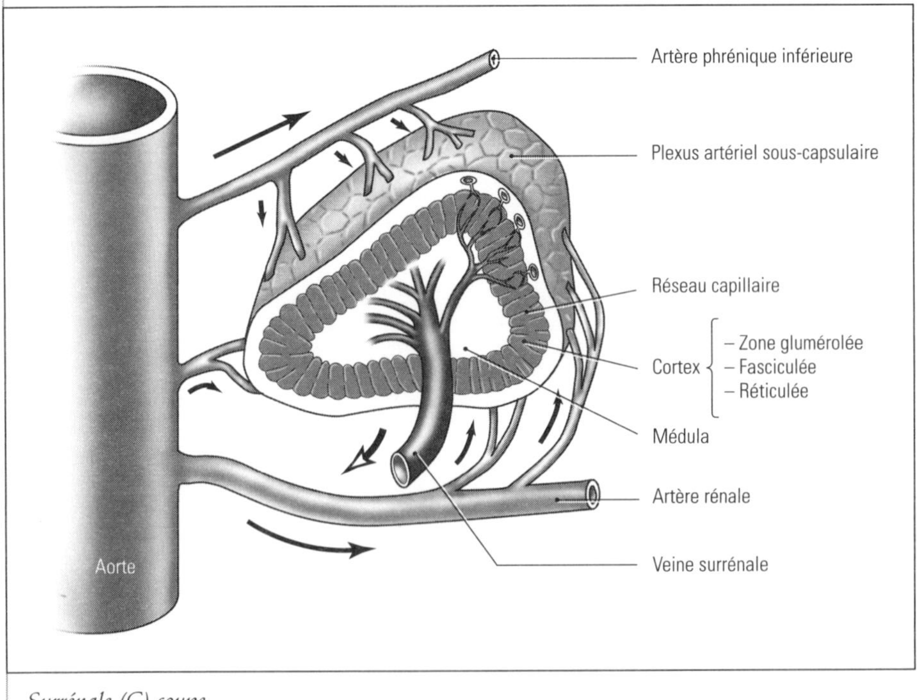

Surrénale (G) coupe.

surveillance, n. f. / *angl. : supervision, monitoring*
Actions visant à évaluer l'efficacité des soins dispensés ou l'évolution de l'état de santé de la personne soignée.

surveillance de l'hygiène et de l'équilibre alimentaire
Soin du rôle propre infirmier (décret du 11 février 2002 relatif aux actes professionnels et à l'exercice de la profession d'infirmier) ; elle consiste, quel que soit l'âge du patient ou son état de santé, à veiller à ce que la nourriture qu'il absorbe soit satisfaisante en quantité (ni trop ni trop peu) et en qualité (hygiène et équilibre des constituants). En fait, ce soin va au-delà de la simple surveillance, puisqu'il nécessite parfois l'aide à la personne ou parfois l'organisation d'une convivialité, d'un attrait, d'un appétit que le patient ne retrouve pas. Il peut être nécessaire de garder trace de ces repas et d'assurer les transmissions (feuille d'ingesta).

surveillance du poids
Soin du rôle propre de l'infirmière (décret du 11 février 2002 relatif aux actes professionnels et à l'exercice de la profession d'infirmier). Le poids est un indice de l'état de santé de la personne et de son évolution. La pesée doit être réalisée régulièrement (par exemple chaque lundi à 8 heures du matin), dans les mêmes conditions (vêtements, repas, élimination), sur la même balance (bien tarée, avec vérification du zéro). Le poids est noté et son évolution représentée par une courbe. Il sert aussi parfois de référence dans le calcul des doses médicamenteuses à administrer (ou à prescrire pour le médecin).

surveillance des mensurations
Soin du rôle propre de l'infirmière (décret du 11 février 2002 relatif aux actes professionnels et à l'exercice de la profession d'infirmier). La principale mensuration est la taille de la personne; combinée avec le poids (ce qui permet de déterminer la surface corporelle), elle sert à calculer la dose d'une médication.

Chez l'enfant, on est parfois amené à mesurer le périmètre crânien ou le périmètre thoracique, chez la femme enceinte, le périmètre ombilical ou chez certains patients, le tour de l'abdomen ou le tour d'un membre. Ces mensurations sont autant d'indices reflétant l'état de santé de la personne et son évolution. Elles doivent être effectuées régulièrement et notées, et peuvent être représentées par des courbes.

surveillante, n. f. / *angl. : head nurse, ward sister*
Cadre infirmier chargé de la gestion des soins et du fonctionnement d'une unité de soins, de l'animation et de l'encadrement des membres de l'équipe de soins en fonction du projet de soins infirmiers établi, de la formation et de l'évaluation des stagiaires accueillis dans le service. Ce terme est remplacé par celui de cadre et de cadre supérieur pour ce qui concerne les surveillantes générales.

suspension, n. f. / *angl. : suspension*

1- Liquide contenant de fines particules solides (en chimie et en pharmacie).

Une suspension peut être buvable ou injectable. Dans ce dernier cas, elle ne doit en aucun cas être injectée dans le système vasculaire et donnera lieu soit à une I.M. soit à une S.C.

2- Action complémentaire de la traction ; elle permet, en soulevant le segment du corps, d'éviter l'œdème, les escarres...

suspensoir, n. m. / *angl. : support*
Bandage destiné à soutenir le scrotum (les bourses).

suture, n. f. / *angl. : suture*

1- Réunion des deux berges d'une plaie, d'un nerf, d'un vaisseau, d'un tendon par des fils ou des agrafes.

Il existe différents types de sutures: couture à fils séparés ou continus, surjet, fil en U ou en feston, bourdonnet…

2- Articulation immobile ou union de deux os par des fibres, des cartilages ou de l'os.

suture crânienne / *angl. : suture*
Ligne de réunion de deux os de la voûte crânienne, réalisant une articulation immobile qui s'ossifie au cours de la vie (fontanelles de l'enfant) : la boîte crânienne est inextensible quand les fontanelles sont fermées.

sympathique adj. / *angl. : sympathetic*
Relatif au système nerveux végétatif sympathique *(angl. : sympathetic nervous system)*

symphyse, n. f. / *angl. : symphysis*

1- Articulation peu mobile.

2- Adhérence anormale de deux feuillets de séreuse ou de muqueuse.

symphyse pubienne
Articulation située en avant du bassin, entre les deux os iliaques.

symptôme, n. m. / *angl. : symptom*
Caractère ressenti par le patient ou observable par le patient et le soignant.

Il constitue un des critères du diagnostic d'une maladie. Il diffère du signe qui, lui, est un caractère observé uniquement par le soignant.

synapse, n. f. / *angl. : synapse*
Connexion de deux neurones.

La synapse est le lieu de libération et de transport des neurotransmetteurs qui permettent la transmission de l'influx nerveux d'un neurone à un autre, d'un neurone à un effecteur, comme des fibres musculaires, ou d'une cellule sensorielle à un neurone.

synarthrose, n. f. / *angl. : synarthrosis*
Articulation immobile, union de deux os par des fibres, des cartilages ou de l'os.

syncope, n. f. / *angl. : faiting fit, syncope*
Perte brutale de connaissance, brève et complète, souvent accompagnée d'une modification du rythme cardiaque et parfois d'une suspension de la respiration.

syndrome, n. m. / *angl. : syndrome*
Groupe de symptômes et/ou de signes présentant une unité de sens. Le syndrome est caractéristique d'une maladie ou d'un état.

syndrome de glissement
Expression qui désigne l'état d'une personne malade qui ne lutte plus pour guérir, « qui se laisse glisser » ; elle ne prend plus d'intérêt à ses traitements, à ses soins, même les plus quotidiens, ni à ses relations. Elle reste prostrée, ne mange plus, etc. Cet état peut évoluer vers le décès.

Ce syndrome survient surtout chez la personne âgée brutalement transportée dans un milieu inconnu ou après une anesthésie.

synoviale, n. f. / *angl. : synovial membrane*
Membrane séreuse tapissant l'intérieur d'une articulation et assurant son glissement.

synovie, n. f. / *angl. : synovia*
Liquide lubrifiant contenu dans la synoviale.
SYN. liquide synovial

système, n. m. / *angl. : system*
Ensemble d'éléments interdépendants de manière logique et organisés en fonction d'un but cohérent.

système A.B.O. / *angl. : ABO system*
Ensemble de groupes sanguins.
Il faut impérativement connaître le groupe sanguin d'une personne lorsqu'on envisage une transfusion sanguine, par exemple avant ou pendant une intervention chirurgicale.

système cardionecteur / *angl. : conducting system of the heart, cardionector system*
Ensemble du réseau assurant la propagation et la régulation de la contraction du cœur (faisceau de His, réseau de Purkinje, nœud sinusal, nœud atrio-ventriculaire) ; le système cardionecteur assure la commande automatique du muscle cardiaque.

système HLA / *angl. : HLA system*
Ensemble des groupes tissulaires organisés selon des critères sérologiques et génétiques. Chaque groupe est déterminé par le type d'antigènes présents à la surface des cellules.
La connaissance du groupe tissulaire d'une personne est fondamentale quand on envisage une greffe d'organe (à l'exception des greffes de cornée qui ne comportent pas de risque de rejet immunitaire).

système d'information / *angl. : data system*
Ensemble des structures qui permettent de collecter des données, de les analyser et de les stocker, opérations facilitées par l'utilisation de réseaux informatiques.

système d'information hospitalière
Réseau informatique inter-services (services de soins, secrétariats médicaux, services administratifs, laboratoires et centres d'imagerie…) permettant d'alléger les archives sur papier et d'éviter les doublons.
ABRÉV. S.I.H.

système nerveux / *angl. : nervous system*
Ensemble des structures neuronales qui assurent la réception des messages transmis par les voies de la sensibilité et envoient les réponses motrices, volontairement ou automatiquement.
Le système nerveux se compose du système nerveux central (cerveau et moelle), du système nerveux périphérique (nerfs somatiques sensitifs et moteurs), du système nerveux autonome ou végétatif (système nerveux sympathique et système nerveux parasympathique). Ce dernier assure le fonctionnement des viscères et le contrôle des grandes fonctions comme la respiration, la circulation, la digestion, l'excrétion…

système pileux / *angl. : hair*
Ensemble des poils et cheveux répartis sur la totalité du corps.

système réticulo-endothélial / *angl. : reticulo-endothelial system*
Ensemble des cellules impliquées dans la défense de l'organisme et qui assurent la phagocytose (digestion des corps étrangers, des bactéries, des cellules mortes, etc.).

système de santé / *angl. : health system*
Ensemble des structures (et des personnes qui y travaillent) veillant sur la santé de la population d'un pays.

système sécurisé
Réseau informatique dont les accès sont contrôlés par des mots de passe et qui ne peut être utilisé par des personnes non autorisées.

systole, n. f. / *angl. : systole*
Contraction du muscle cardiaque.
La systole auriculaire précède légèrement la systole ventriculaire. La période de repos entre deux systoles successives est la diastole.

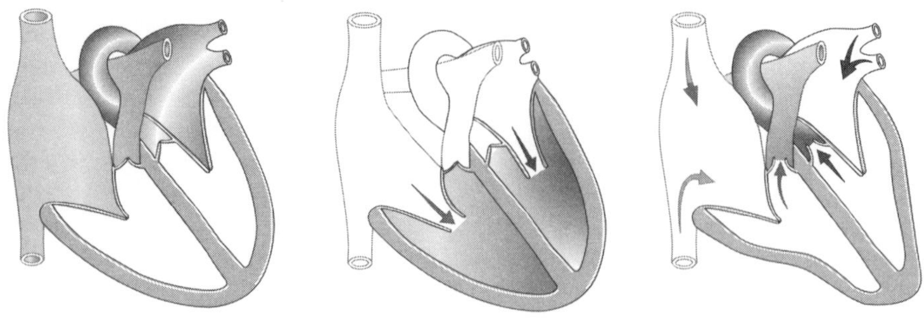

La révolution cardiaque.

tabagisme, n. m.
Intoxication aiguë ou chronique engendrée par le tabac.

tabagisme passif / *angl. : passive smoking*
Intoxication d'un non-fumeur par inhalation des fumées de tabac présentes dans son environnement.

table, n. f. / *angl. : table*
Surface plane sur laquelle un repas peut être dressé.

table adaptable / *angl. : adaptable table*
Table qui peut se glisser au-dessus du lit ou devant un fauteuil, à des hauteurs et inclinaisons variables.

Comme pour la table de nuit, les surfaces de ce meuble doivent être soigneusement nettoyées et peuvent éventuellement, après décontamination, permettre de poser le matériel de soin.

table de nuit ou **table de chevet** / *angl. : night table, bedside table*
Meuble comprenant un tiroir et un placard, et qui permet de ranger les objets personnels du patient près de son lit.

Les surfaces de cette table doivent être soigneusement nettoyées plusieurs fois par jour et peuvent éventuellement, après décontamination, permettre de poser le matériel nécessaire aux soins.

table osseuse
Surface plane et très solide d'un os plat.

tableau, n. m.
Liste sur laquelle sont inscrites les substances vénéneuses employées en thérapeutique et dont l'achat, la détention, la vente et l'emploi sont réglementés (législation de la pharmacie).

tablette, n. f. / *angl. : tablet*
Préparation médicamenteuse en général faiblement dosée, solide, sucrée, destinée à être sucée.
SYN. pastille, glossette

tâche, n. f. / *angl. : task*
Unité élémentaire de travail, séquence d'activité formant un ensemble identifiable.

tâche infirmière / *angl. : nursing task*
Unité de travail de l'infirmière ; travail précis dévolu à une infirmière dans un temps déterminé.

La tâche infirmière peut être un soin direct (quelle que soit sa nature), un soin indirect (préparations, rangements, transmissions) ou un travail au bénéfice de l'organisation du service ou de l'équipe (vérifier un chariot d'urgences, actualiser un protocole, etc.). Ces tâches sont parfois déléguées aux aides-soignantes en fonction de leurs compétences, ce qui allège la charge de travail de l'infirmière, mais ne diminue en rien sa responsabilité professionnelle : l'infirmière est en effet responsable des tâches qu'elle délègue aux personnels auxiliaires et aux étudiants.

tachycardie, n. f. / *angl. : tachycardia*
Accélération des mouvements du cœur.
CONTRAIRE bradycardie

talc, n. m. / *angl. : talcum powder*
Silicate de magnésium hydraté, présenté sous forme d'une poudre très fine qui a une propriété asséchante.

talon, n. m. / *angl. : heel*
Extrémité postérieure et arrondie du pied formée par la saillie du calcanéum.

tambour, n. m. / *angl. : drum*
Cylindre à couvercle muni de petites ouvertures pouvant être fermées (après stérilisation).

Le tambour servait autrefois à entreposer puis à stériliser les objets en tissu, les compresses, les casaques, etc.

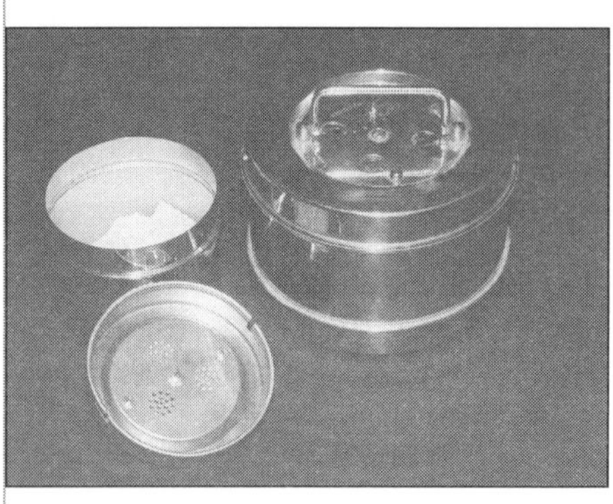

Tambours.

tampon, n. m.
Tissu roulé en boule, éventuellement stérilisé et servant à éponger des écoulements ou à nettoyer une plaie.

tamponnement, n. m. / *angl. : packing, swabbing*

1- Moyen d'hémostase d'une plaie ou d'une blessure par introduction de tampons serrés.

2- Méthode permettant de nettoyer une plaie sans frotter, et qui respecte l'épidermisation.

tarse, n. m. / *angl. : tarsus, tarsal plate*

1- Ensemble des sept os qui constituent le squelette postérieur du pied et forment la voûte plantaire : en arrière, l'astragale (ou talus) enserré dans la pince tibio-péronière (malléoles) surplombant le calcanéum, et en avant, l'os cuboïde en dehors et l'os naviculaire en dedans faisant face aux trois os cunéiformes.

2- Cartilage des paupières.

taux, n. m. / *angl. : rate*
Expression mathématique de la variation relative de deux grandeurs à un moment précis (par exemple, rapport entre la masse d'une substance et le volume dans lequel elle est contenue).

taux de morbidité / *angl. : morbidity rate*
Rapport entre le nombre de cas de maladie observés pendant une unité de temps (l'année) et l'effectif global de la population pendant la même période.

taux de mortalité / *angl. : mortality rate*
Rapport entre le nombre de décès observés pendant une unité de temps (l'année) et l'effectif global de la population pendant la même période.

technique, n. f. / *angl. : procedure*
Ensemble des procédés méthodiquement mis en œuvre pour obtenir un résultat ou un acte déterminé.

technique de soins / *angl. : nursing procedure, nursing technology*
Ensemble de procédures utilisées dans la prestation de soins infirmiers, quelle que soit la dimension du soin.

téguments, n. m. pl. / *angl. : teguments*
Tissus de recouvrement.
SYN. peau

teint, n. m. / *angl. : complexion*
Aspect particulier, couleur ou nuance du visage (rosé, pâle, etc.).

teint gris / *angl. : grey complexion*
Aspect d'un malade cyanosé et pâle, ce qui correspond à une détresse respiratoire.

teinture, n. f. / *angl. : tincture*
Médicament formé par la dissolution des principes actifs d'une ou de plusieurs substances (iode, arnica) dans un liquide : teinture alcoolique ou teinture aqueuse.

tempe, n. f. / *angl. : temple*
Région latérale de la tête, entre le coin de l'œil et le haut de l'oreille.

température, n. f. / *angl. : temperature*
Degré de chaleur.

Les mécanismes de régulation de la température corporelle lui permettent d'être constante (37 °C) même lorsque les conditions extérieures se modifient (homéothermie). La température corporelle peut aussi, par des mécanismes pathologiques, se trouver au-dessous de la normale (hypothermie) ou au-dessus de la normale (hyperthermie).

La surveillance de la température est un acte le plus souvent biquotidien en milieu hospitalier. Elle se fait à l'aide d'un thermomètre anal et à mercure (à éviter à cause des risques de pollution), buccal, auriculaire ou électronique. Elle peut aussi être réalisée en permanence par une sonde thermique reliée à un moniteur.

temporal, n. m. ou adj. / *angl. : temporal, temporal bone*

1- Qui est relatif à la tempe.

2- Os pair et symétrique qui forme la partie latérale et inférieure du crâne : il comprend l'écaille, le rocher et la mastoïde.

temporalité, n. f. / *angl. : temporality*
Temps vécu, caractère de ce qui est inséré dans le vécu.

temps, n. m. / *angl. : time*
Dimension de la vie dans sa chronologie et dans sa durée : cette dimension comprend un avant, un après et un présent.

Le temps est la somme des événements et des différentes époques de la vie ; il se fractionne en moments divers dont la signification varie selon l'âge, la culture et l'époque.

tendon, n. m. / *angl. : tendon, sinew*
Cordon fibreux et blanchâtre constitué de tissu conjonctif par lequel le muscle s'insère sur un os.

tendon d'Achille / *angl. : Achilles tendon*
Insertion sur le calcanéum des muscles jumeaux du mollet.

tensioactif, adj. / *angl. : tensioactive*
Qualifie un produit qui peut augmenter l'étalement ou le mouillage d'un liquide en abaissant sa tension superficielle.

Cette notion appartient à la physique des liquides.

tensiomètre, n. m. / *angl. : sphygmomanometer*
Appareil composé d'un brassard gonflable et d'un manomètre, qui est destiné à mesurer la pression artérielle ; il en existe

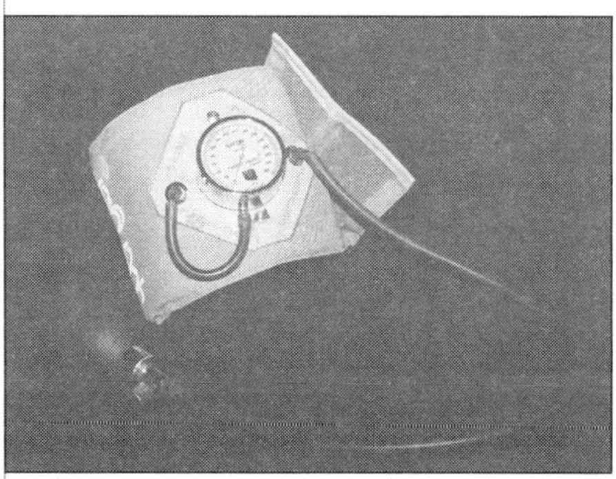

Tensiomètre.

différents modèles, en particulier correspondant au périmètre du bras sur lequel l'appareil doit être installé.
SYN. sphygmomanomètre

tension, n. f. / *angl. : tension, pressure*
Force qui agit sur une unité de surface. Synonyme impropre de pression.

tension psychologique
État de la conscience qui rassemble ses forces et son tonus vers l'action, par opposition à la détente, à la crispation, à un état d'insatisfaction et de conflit latent (en soi, entre deux individus ou dans un groupe).
La tension psychologique amène à une décharge par comblement du manque.

terme, n. m. / *angl. : end*
Échéance ; limite fixée dans le temps.

terme de la grossesse
Date de l'accouchement survenant 9 mois après la conception, soit 42 semaines après les dernières règles (point de référence pour se repérer dans le temps).

terminal, n. m. ou adj. / *angl. : terminal*

1- Ensemble formé d'un écran et d'un clavier, positionné au bout d'un système informatique, parfois très éloigné de l'unité centrale ou serveur.

2- Qui indique la fin d'un processus (par exemple, phase terminale d'une maladie).

terrorisme, n. m. / *angl. : terrorism*
Ensemble des actes de violence commis envers un pays.
Les victimes du terrorisme sont atteintes dans leur corps, mais aussi psychologiquement : c'est pourquoi on trouve dans les cellules antiterroristes des psychologues et des psychiatres dont l'objectif est de prendre en compte cet aspect particulier, aux côtés des réanimateurs et des chirurgiens qui prennent en charge les problèmes somatiques dus à cette violence.

testicule, n. m. / *angl. : testicle, testis*
Glande située dans le scrotum, appendue au plancher pelvien, et de la forme d'une boule.
Organe très sensible (tout particulièrement agressé par la pratique du cyclisme) ; c'est une glande génitale masculine à fonction endocrine (testostérone) et exocrine (spermatozoïdes ou gamètes mâles).
La production d'hormones et de gamètes débute à la puberté et diminue avec l'âge, mais ne s'arrête pas réellement ; en revanche, diverses pathologies empêchent la production d'hormones et de gamètes (orchite due aux oreillons, etc.), ainsi que l'ectopie testiculaire (absence de migration du testicule qui s'effectue normalement pendant la petite enfance).

tête, n. f. / *angl. : head*

1- Extrémité supérieure du corps, reliée au tronc par le cou ; elle comprend la face et le crâne.

2- Partie renflée à l'extrémité d'un organe (os, pancréas, etc.).

tétine, n. f. / *angl. : nipple, teat*
Objet en caoutchouc ou en silicone, percé de trous et ajusté à l'extrémité d'un biberon, qui permet à l'enfant de téter le lait.
Compte tenu des caractéristiques du lait et de celles du caoutchouc, pour éviter le développement de *Candida albicans* (champignon à l'origine de mycoses tel le muguet), les tétines doivent être lavées avec un écouvillon adapté, puis soigneusement stérilisées.
Par extension, on appelle aussi tétine l'objet en caoutchouc ou en silicone qui peut être posé sur le bout du sein pour que l'enfant puisse téter lorsque la mère ne

possède pas de « bout de sein » : il répond aux mêmes nécessités de nettoyage et de stérilisation que la tétine d'un biberon.

Une tétine est l'objet transitionnel de nombreux enfants.

thalamus, n. m. / *angl. : thalamus*
Noyau du diencéphale situé sur la paroi latérale du 3e ventricule; il assure le relais des voies sensorielles sensitives vers le cortex.

thalassothérapie, n. f. / *angl. : thalassatherapy*
Emploi thérapeutique de l'eau de mer, des algues et du climat marin.

théine, n. f. / *angl. : theine*
Alcaloïde extrait du thé ou du café; il a des propriétés stimulantes et antimigraineuses.

théorie, n. f. / *angl. : theory*
Ensemble de concepts, de définitions ou de propositions en relation les uns avec les autres, et qui propose une vue systémique d'un phénomène.

La théorie possède une cohérence et une logique interne; elle est autosuffisante et vérifiable; enfin, elle doit être compréhensible.

On distingue trois types de théories : les théories paradigmatiques proposent une vision globale de la situation à partir d'exemples; les théories phénoménologiques décrivent et expliquent les phénomènes connus; les théories opératoires tendent à dégager un mécanisme élémentaire pour expliquer un ensemble de faits et prévoir des faits nouveaux.

théorie de soins / *angl. : nursing theory*
Construction intellectuelle qui permet de comprendre la situation des patients et d'orienter les soins.

Depuis les années 1950, aux États-Unis principalement (pays où le doctorat en soins infirmiers existe depuis 1908), différentes théories de soins ont été proposées qui reposent chacune sur trois concepts fondamentaux : l'homme et son autonomie, la santé et le soin; chacune propose un mode de prise en charge du patient. Si ces théories ont une méthodologie identique, elles se différencient par le lieu où elles trouvent leur application : service d'orthopédie, établissement pour personnes âgées, etc.

thérapeute, n. m. ou n. f. / *angl. : therapist*
Professionnel de santé qui met en œuvre une thérapeutique quelle qu'elle soit.

thérapeutique, n. f. ou adj. / *angl. : therapeutics, therapeutic*

1- Branche de la médecine qui propose des moyens propres à guérir et à soulager.

2- Qui se rapporte à une prescription médicale visant à traiter une maladie.

thérapeutique (activité) / *angl. : therapeutic activities*
Ensemble d'activités proposées (le plus souvent en psychiatrie) à un patient dans le cadre du projet thérapeutique dont l'objectif est de traiter les problèmes pathologiques de la personne.

Les activités thérapeutiques sont prescrites par le médecin en fonction de leurs vertus curatives. Les activités sont thérapeutiques :

– si elles ont un cadre défini (matériel ou temporel) ;

– si les soignants sont formés à cet outil de médiation, s'ils sont fiables et s'ils pratiquent l'écoute active.

Les activités thérapeutiques comportent des temps individuels et des temps collectifs; elles doivent être évaluées à intervalles réguliers avec le patient et par l'équipe pluridisciplinaire, à chaque séance pour chaque participant (évaluation notée dans le dossier de soins), et à un rythme précis.

Le plus souvent réalisées en groupe, les activités thérapeutiques ont une fonction de relation; elles mobilisent les capacités intellectuelles, affectives et psychomotrices du patient, et modifient son état psychique.

Bien que leurs objectifs soient identiques, il faut différencier l'activité thérapeutique de l'atelier thérapeutique dont le but est la réinsertion vers le monde professionnel.

thérapie, n. f. / *angl. : therapy*
Traitement médical.

thermalisme, n. m. / *angl. : hydrotherapy, water cures*
Usage thérapeutique des eaux de source ayant des propriétés et une composition particulière.

Ce terme s'applique à toute l'organisation, l'aménagement et l'exploitation des sources thermales.

thermes, n. m. pl. / *angl. : thermal baths*
Établissement consacré à l'usage thérapeutique des eaux de source.

thermo-analgésie, n. f. / *angl. : thermoanalgesia*
Abolition de la sensibilité normale grâce à la chaleur, permettant une intervention sur une partie du corps ou pouvant traiter certaines douleurs.

thermogenèse, n. f. / *angl. : thermogenesis*
Développement continu et régulier de la chaleur chez les êtres vivants.

La thermogenèse est le résultat de la combustion cellulaire, c'est-à-dire du métabolisme des nutriments dans les cellules.

thermomètre, n. m. / *angl. : clinical thermometer*
Instrument destiné à mesurer la température corporelle.

Anciennement, il s'agissait d'un thermomètre à mercure dont le réservoir était introduit dans l'anus pendant 3 minutes (ou sous l'aisselle, en ajoutant alors 0,5 °C). Les dangers du mercure sur l'environnement font actuellement choisir d'autres méthodes, particulièrement le thermomètre électronique.

Les lésions anales induites par la prise de température rectale ont conduit à utiliser de préférence un thermomètre auriculaire (un embout à usage unique assure l'asepsie).

thorax, n. m. / *angl. : thorax*
Partie supérieure du tronc, limitée par le diaphragme en bas (qui le sépare de l'abdomen), le rachis en arrière, le sternum en avant, et les côtes latéralement.

Le thorax abrite le cœur et les poumons séparés par le médiastin. Il supporte la ceinture scapulaire et les membres supérieurs.

thrombocyte, n. m. / *angl. : platelet*
Élément figuré du sang jouant un rôle important dans la coagulation.
SYN. plaquette

thrombo-embolique, adj.
Se dit du processus pathologique de formation de caillots ou thrombus à l'intérieur des veines (à l'origine des phlébites).

Les caillots peuvent se détacher et se fixer dans une artère pulmonaire provoquant ainsi une embolie pulmonaire.

thymus, n. m. / *angl. : thymus*
Organe lymphoïde en forme de pyramide, et dont l'existence est transitoire; rétrosternal, il est situé dans le médiastin antérieur.

Présent pendant toute l'enfance, le thymus s'atrophie dès l'âge de 2 ans et disparaît après la puberté. Il possède une fonction primordiale sur la différenciation lymphocytaire (lymphocytes T ou thymodépendants).

thyroïde, adj. / *angl. : thyroïd*
Qui est « en forme de bouclier ».

thyroïde (cartilage)
Tissu cartilagineux surplombant le cartilage cricoïde.

Le cartilage thyroïde fait partie du squelette du larynx, et il est visible chez l'homme : c'est la pomme d'Adam.

thyroïde (glande)
Glande endocrine située au tiers antéro-inférieur du cou, devant la trachée.

La glande thyroïde sécrète la thyroxine qui agit sur le métabolisme cellulaire et l'oxydation des cellules, et la calcitonine qui agit sur le métabolisme du calcium.

tibia, n. m. / *angl. : tibia, shin*
Os de la jambe, situé à côté du péroné, articulé avec le fémur en haut et avec l'astragale en bas ; son extrémité inférieure renflée forme la malléole.

tic, n. m. / *angl. : tic, twitch*
Mouvement récurrent et conscient, provenant d'une contraction involontaire d'un ou de plusieurs muscles.

ticket modérateur, n. m.
Part des soins (environ 30 %) qui n'est pas prise en charge par la Caisse d'assurance maladie (Sécurité sociale), et que le patient doit payer.

Lorsque le patient adhère à une mutuelle, celle-ci prend en charge cette dépense de santé.

Certaines situations bénéficient d'une exonération du ticket modérateur et sont prises en charge à 100 % : les accidents du travail, les accidents et maladies professionnelles, la grossesse et l'accouchement, les soins périnatals, les affections de longue durée (A.L.D. selon la liste établie), les interventions chirurgicales cotées K > 50, les hospitalisations de plus de 30 jours à partir du 31e jour.

Le ticket modérateur doit être différencié du forfait journalier (plus ou moins 11,45 euros par jour) qui correspond aux frais hôteliers et qui n'est pas toujours pris en charge par les mutuelles.

tiers-monde, n. m. / *angl. : third world*
Ensemble des pays en voie de développement ; pays dont le niveau de vie est très bas.

tiers-payant, n. m.
Procédé qui permet au bénéficiaire d'un acte médical ou paramédical, ou d'un achat de médicament donnant droit à remboursement, de ne payer au prestataire que ce qui reste à charge du client : ce prestataire est directement défrayé par la Sécurité sociale, voire par la mutuelle.

timbre, n. m. / *angl. : tone, patch*

1- Qualité d'un son.

2- Mode d'administration percutanée d'un produit grâce à une pastille adhésive ou *patch*.

3- Éclatement des sentiments refoulés de façon excessive et à un moment inopportun (en analyse transactionnelle).

tisane, n. f. / *angl. : herb tea*
Infusion ou décoction chaude ou froide d'une substance végétale, médicamenteuse ou non.

tissu, n. m. / *angl. : tissue*
Ensemble de cellules identiques et agrégées ayant une fonction commune (tissu conjonctif, tissu cutané, tissu nodal, etc.).

toilette, n. f. / *angl. : wash, washing*
Ensemble des soins de propreté du corps.

La toilette complète du patient alité se nomme aussi bain de lit.

La toilette nécessite de l'organisation, de la douceur, une certaine rapidité pour éviter la fatigue ou un refroidissement, et le respect de la pudeur du malade.

Rôle propre de l'infirmière (article 5 du décret du 11 février 2002 relatif aux actes professionnels et à l'exercice de la profession d'infirmier), la toilette est souvent déléguée par les infirmières aux aides-soignantes au profit de soins sur prescription. La toilette est cependant un moment important où l'on peut observer et écouter le malade, pour mieux le comprendre et mieux répondre à ses besoins.

En chirurgie, ce terme est utilisé lorsque le chirurgien nettoie avec du sérum stérile le lit opératoire avant de refermer la plaie.

▸ **toilette intime**
Soins d'hygiène de la zone génitale et périnéale.

Elle nécessite des précautions particulières d'hygiène puisque les risques de macération sont importants, mais surtout le respect de la pudeur du patient : chez la femme, nettoyer soigneusement chaque pli d'avant en arrière, bien rincer et sécher ; chez l'homme, après un nettoyage du pourtour et de la verge, décalotter le gland (découvrir le prépuce), puis le recalotter.
SYN. toilette génitale

tolérance, n. f. / *angl. : tolerance*
Attitude qui consiste à admettre chez autrui une manière différente de penser ou d'agir.

La tolérance est une des valeurs humanistes de référence de l'infirmière (décret du 13 février 1993 relatif aux règles professionnelles des infirmiers et infirmières).

▸ **tolérance à la déviance**
Acceptation de normes, de valeurs ou de comportements non conformes aux standards habituels.

▸ **tolérance à la frustration**
Capacité de résistance à l'insatisfaction.

▸ **tolérance à un médicament**
Capacité de l'organisme à supporter un traitement médicamenteux.

tonicité, n. f. / *angl. : tonicity, tone*
État de tension permanente et involontaire des tissus vivants, surtout les muscles.

Caractéristique de ce qui est stimulant sur le plan physique ou psychologique.

tonus, n. m. / *angl. : tone*
État permanent d'activité des muscles ou des centres nerveux.

topique, n. m. / *angl. : topical or local remedy*
Médicament à action locale (ce peut être par exemple une pommade).

torture, n. f. / *angl. : torture*
Ensemble des actes de violence physique ou psychologique commis par une personne ou un groupe à l'égard d'une personne ou de plusieurs.

Les victimes de torture sont atteintes dans leur corps, mais également psychologiquement, ce qui nécessite une aide particulière. C'est pourquoi on trouve, aux côtés des médecins qui prennent en compte les problèmes somatiques liés à ces actes, des psychologues et des psychiatres dont l'objectif est de prendre en charge le « vécu » de la torture.

toucher, n. m. / *angl. : touch, examination*

1- Un des cinq sens, celui qui est véhiculé par la sensibilité cutanée.

2- Mode d'investigation par un médecin d'une cavité naturelle, à l'aide d'un doigt ganté (par exemple, toucher rectal ou toucher vaginal).

toucher-massage
Technique de soins réalisant un massage doux de type effleurement dont la fonction peut être antalgique, décontractante ou rassurante.

Le toucher-massage permet d'accepter un soin agressif et d'en limiter les inconvénients.

Les soignants peuvent recevoir une formation complémentaire dans ce domaine.

toux, n. f. / *angl. : cough*
Expiration brusque, saccadée et bruyante, le plus souvent due au rétrécissement de la glotte à la suite d'une irritation des voies respiratoires.

On décrit différentes sortes de toux : rauque, grasse ou sèche.

toux grasse / *angl. : loose cough*
Toux qui s'accompagne d'une production de sécrétions.
SYN. toux productive

toxémie, n. f. / *angl. : toxemia, blood poisoning*
Accumulation excessive de toxines ou de poisons (provenant du métabolisme) dans le sang.

toxémie gravidique / *angl. : toxemia of pregnancy*
Néphropathie se produisant au cours de la grossesse, avec hypertension artérielle dangereuse, voire mortelle pour la mère et pour l'enfant au moment de l'accouchement.

toxicité, n. f. / *angl. : toxicity*
Propriété d'une substance capable de tuer un être vivant ou d'avoir des effets néfastes sur l'organisme.

toxicologie, n. f. / *angl. : toxicology*
Science qui étudie les poisons, leurs effets, la manière de les détecter, et les remèdes pour contrecarrer les troubles qu'ils occasionnent.

toxicomanie, n. f. / *angl. : drug addiction*
État d'intoxication chronique ou périodique engendré par la consommation répétée d'une drogue naturelle ou synthétique, caractérisé par le besoin ou le désir invincible de consommer ou de se procurer le toxique par tous les moyens, par une tendance à augmenter les doses (tolérance), par une dépendance d'ordre psychique et généralement physique à l'égard d'une drogue, par des effets nuisibles pour l'individu et la société (définition de l'O.M.S., 1957).

La toxicomanie est un phénomène complexe impliquant un choix de vie centré sur la prise d'une drogue, ce qui provoque des répercussions fâcheuses sur la vie scolaire, professionnelle, sociale, familiale, domestique, juridique, etc., d'un toxicomane.

On distingue les drogues légales (tabac, alcool) des drogues illégales, les drogues naturelles (pavot, cannabis…) et les drogues synthétiques (héroïne, cocaïne, crack, hallucinogènes…), les drogues dures et les drogues douces, et les produits dont l'usage est détourné (colle, solvants, psychotropes, etc.).

Selon le produit consommé, les effets sur la santé varient mais existent toujours : dégradation de l'état général, hépatites virales B et C, sida et mort par overdose, etc.

toxique, n. m.
Poison.

trachée, n. f. / *angl. : windpipe*
Conduit fibro-cartilagineux de l'arbre respiratoire, intermédiaire entre le larynx et les bronches.

traction, n. f. / *angl. : traction*
Mouvement consistant à tirer.

En orthopédie, la traction exercée sur un membre, par exemple, permet de réduire une fracture et de maintenir le membre dans sa continuité. La traction peut être collée chez l'enfant, ou s'effectuer par l'intermédiaire de broches posées par le chirurgien. La surveillance à effectuer est celle de toute immobilisation (article 5 du décret du 11 février 2002 relatif aux actes professionnels et à l'exercice de la profession d'infirmier). Les orifices des broches nécessitent des soins aseptiques.

tractus, n. m. / *angl. : tract, system*
Faisceau de fibres nerveuses, musculaires ou conjonctives.

Ce terme peut être employé pour désigner un ensemble d'organes ayant la même fonction (par exemple le tractus digestif).

traitement, n. m. / *angl. : treatment*
Ensemble de prescriptions destinées à combattre une maladie.

Un traitement peut être médicamenteux ou physique, il peut comporter un régime alimentaire ou rétablir une hygiène de vie ; il peut ou non nécessiter l'intervention d'un professionnel de santé.

tranchées, n. f. pl. / *angl. : after-pains*
Vives douleurs à type de contractions ou de coliques, siégeant dans l'utérus après l'accouchement et facilitant l'expulsion des caillots et un éventuel reste de placenta.

Les tranchées peuvent être calmées par des antalgiques ou par acupuncture.

transfert, n. m. / *angl. : transfert, transference*

1- Déplacement d'un lieu à un autre.

2- Acte par lequel un patient reporte sur son médecin les sentiments éprouvés auparavant pour une autre personne : le transfert est l'instrument spécifique de l'analyse ; l'analyste le perçoit et l'interprète.

Ce concept a été élargi en un concept bifocal de transfert/contre-transfert qui prend en compte l'ensemble des phénomènes psychiques conscients et inconscients, présents entre les deux personnes en situation d'analyse.

transfert de connaissances
Activité mentale inconsciente par laquelle un savoir appris dans un domaine est utilisé dans un autre (psychologie de l'apprentissage).

Le transfert de connaissances est le phénomène le plus mal connu des processus d'apprentissage : c'est l'application d'une solution connue à une situation que l'on n'a jamais rencontrée ; il repose sur une aptitude à la généralisation et sur une capacité à l'abstraction.

En psychopédagogie, le transfert joue un rôle important dans la socialisation et dans les acquisitions intellectuelles de l'enfant, lesquelles dépendent de l'investissement sur la personne du maître.

transfusion sanguine, n. f. / *angl. : blood transfusion*
Injection intraveineuse lente de sang ou de dérivés sanguins sur prescription médicale en présence d'un médecin proche pouvant intervenir à tout moment (décret du 11 février 2002 relatif aux actes professionnels et à l'exercice de la profession d'infirmier).

La transfusion doit respecter, outre les conditions d'asepsie habituelles, le groupe et le Rhésus du patient (et les autres sous-groupes pour un sang phénotypé).

La transfusion de bras à bras a disparu afin de mieux contrôler la qualité du sang transfusé. L'autotransfusion est un économiseur de sang puisque le sang du patient (prélevé antérieurement et conservé, ou recueilli pendant l'hémorragie chirurgicale et filtré) lui est réinjecté.

La manipulation du sang par les soignants nécessite des mesures de protection : prévention des accidents de contamination par le sang, le développement des maladies virales ayant été le révélateur de nombreuses pathologies (sida, hépatites B et C, etc.).

transit, n. m.
Passage, et densité de ce passage.

transit intestinal / *angl. : intestinal transit*
Passage des aliments dans le tube digestif.

Il est conditionné par la richesse en eau et en fibres du bol alimentaire, et il est facilité par l'activité physique.

transmissions, n. f. pl. / *angl. : nursing reports*
Relations orales ou écrites permettant à l'équipe soignante ou pluridisciplinaire de prodiguer des soins continus au patient et de préserver la cohérence du projet de soins.

Les transmissions synthétisent l'ensemble des observations ou des renseignements utiles, les problèmes relevés (transmissions ciblées), les diagnostics infirmiers, ainsi que les éléments d'évaluation des objectifs de soins : article 3 du décret du 11 février 2002 relatif aux actes professionnels et à l'exercice de la profession d'infirmier.

transmissions ciblées
Transmissions écrites qui mettent en évidence les problèmes du jour, avec les données, les actions mises en œuvre et les évaluations successives.

Les transmissions ciblées représentent la mise en pratique au quotidien de la démarche de soins.

transmissions écrites / *angl. : nursing notes*
Documents médico-légaux qui peuvent être saisis par la justice.

Les transmissions écrites dans le dossier de soins doivent être fiables, complètes et objectives ; elles doivent mettre en évidence, outre les éléments relevant de la chronologie, les noms, fonctions et signatures des professionnels qui écrivent.

Elles sont archivées après le départ du patient.

transmissions orales
Moyens de passation des informations et moments de discussion en équipe pour définir les objectifs de soins concernant une personne soignée, ainsi que les éléments d'organisation utiles au fonctionnement du service.

Le terme synonyme de « relève » est plus ancien mais illustre bien la fonction de continuité des soins de ces transmissions au moment du changement d'équipe.

transpiration, n. f. / *angl. : sweat*
Sécrétion de sueur par les glandes sudoripares, annexes de la peau.

La transpiration a une fonction régulatrice de la température intérieure de l'organisme (homéothermie) ; elle permet aussi d'excréter certains déchets (chlore) ou certains résidus de médicaments.

transport, n. m. / *angl. : transport*
Manière de déplacer des personnes ou des biens.

transports (mal des)
Malaise généralisé avec nausées, vomissements, sueurs, pâleur et lipothymie, provoqué chez un passager par le mouvement du véhicule qui le transporte.

transsudat, n. m.
Liquide organique qui suinte d'une zone non inflammatoire.

trauma, n. m. / *angl. : trauma*
Blessure psychique.

traumatisme, n. m. / *angl. : traumatism*
Lésion induite par une action violente sur l'organisme.
Accident ou incident ayant un impact émotionnel intense chez une personne.

traumatologie, n. f. / *angl. : traumatology*
Partie de la médecine ou de la chirurgie consacrée à l'étude des blessures, en particulier des lésions de l'appareil locomoteur (os, articulations, etc.).

travail, n. m. / *angl. : work, labor*

1- Série de tâches ou d'obligations assignées à un individu pour atteindre des objectifs préalablement définis.

2- Ensemble des phénomènes douloureux accompagnant l'effacement du col utérin et l'expulsion du fœtus lors de l'accouchement.

travail (accident du) / *angl. : industrial injury*
Accident occasionné par le travail, ou qui survient sur le trajet entre le domicile et le travail.

travail (arrêt de) / *angl. : sick leave*
Maladie ou accident qui empêche le salarié, sur avis médical, de se rendre à son travail.

travail d'équipe / *angl. : team work*
Condition de travail la plus fréquente dans le monde infirmier, qu'il s'agisse d'une équipe de soins, d'une équipe pluridisciplinaire, d'une équipe de secteur, etc.
Le travail est alors discuté, organisé, réalisé et évalué par différentes personnes dont les compétences sont complémentaires.
L'équipe peut être une aide pour ses membres lorsque surviennent des difficultés dues à certaines situations (par exemple malades en fin de vie).

travail de fin d'études
Travail d'intérêt professionnel, individuel ou collectif, utilisant les méthodes de recherche en sciences humaines; il est présenté en fin d'études et soutenu devant un jury.
ABRÉV. T.F.E.
SYN. mémoire, travail écrit

travail de nuit / *angl. : night work*
Travail effectué entre 22 heures et 6 heures; le travail de nuit des femmes a été longtemps interdit en France, sauf pour les infirmières et aides-soignantes.

travail posté / *angl. : shift-work*
Travail dont les horaires sont répartis entre plusieurs équipes afin qu'il puisse se poursuivre sans interruption.

travail à temps partiel / *angl. : part-time work*
Travail qui n'occupe qu'une partie de la possibilité de temps de travail du salarié.

travaux dirigés
Activités de formation pratiquées en groupe restreint, qui permettent à l'étudiant d'appliquer et de développer ses connaissances sous le contrôle ou avec l'aide d'un enseignant.

travaux pratiques / *angl. : practical work*
Exercices d'application des techniques de soins en situation simulée en vue de leur apprentissage sous la conduite d'une infirmière enseignante ou d'une soignante.
Ils ont lieu en petits groupes dans lesquels les participants ont un rôle actif.

tremblement, n. m. / *angl. : trembling, tremor*
Agitation involontaire du corps se manifestant par petites oscillations rapides qui ne gênent pas les mouvements volontaires.
Le tremblement peut être lié au froid, à la peur, à la fièvre, etc.
SYN. trémulation

triangle de Scarpa, n. m. / *angl. : femoral triangle*
Région anatomique de la face antérieure de la cuisse, limitée par le ligament inguinal en haut, par le muscle moyen adducteur en dedans, et par le muscle couturier en dehors (muscles de la face antéro-interne de la cuisse).

Le triangle de Scarpa est traversé par les vaisseaux et nerfs fémoraux. Il peut être le siège de hernies inguinales ou d'adénopathies.

triceps, n. m. / *angl. : triceps*
Muscle qui a trois chefs.

Le muscle triceps brachial est le principal extenseur du bras.

tricuspide, adj. / *angl. : tricuspid*
Qui a trois valves.

La valvule tricuspide est le passage entre l'oreillette droite et le ventricule droit.

trocart, n. m. / *angl. : trocar*
Tige métallique pointue coulissant à l'intérieur d'une canule creuse et permettant de faire une ponction.

Les règles d'asepsie et les précautions d'élimination sont les mêmes que pour toutes les aiguilles.

trochanter, n. m.
Apophyse de l'extrémité supérieure du fémur.

Le grand trochanter est le lieu d'insertion des muscles moyen fessier et petit fessier, et le petit trochanter est le lieu d'insertion du muscle psoas. C'est un massif osseux solide : les fractures du col du fémur se situent juste au-dessus de ce massif trochantérien où l'os est le plus fragile.

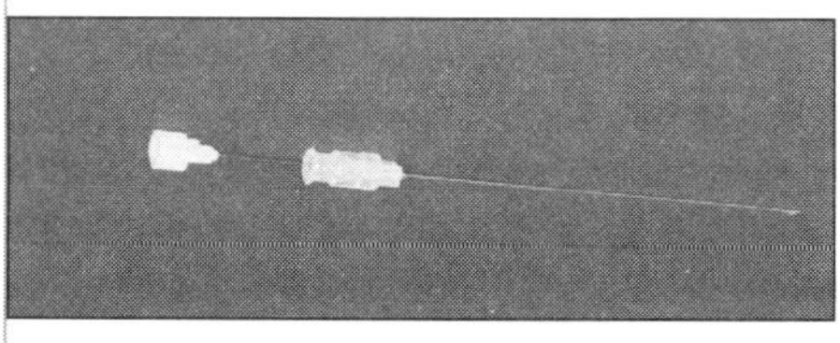

Trocart.

troisième âge / *angl. : third age*
Période de la vie qui suit l'âge mûr ; c'est approximativement l'âge de la retraite.

On estime que le troisième âge s'étend de 60 ans à 75 ans. Cette période est caractérisée par une relative disponibilité. Si les fonctions physiques sont légèrement amoindries, elles restent gérables, et les fonctions intellectuelles sont parfaites. C'est le moment de la vie choisi par beaucoup de personnes pour réaliser des activités qu'elles n'avaient pas eu le temps de pratiquer lors de leur vie « active » : conférences, voyages, activités de bénévolat ou artistiques, etc.

trompe, n. f. / *angl. : tube*
Conduit tubulaire évasé à l'une de ses extrémités.

trompe d'Eustache / *angl. : eustachian tube*
Conduit reliant le nasopharynx à l'oreille moyenne.
SYN. trompe auditive

trompe de Fallope, n. m. / *angl. : uterine tube*
Tube qui prolonge la corne utérine et se dirige vers l'ovaire qu'il coiffe de son pavillon.
SYN. trompe utérine

tronc, n. m. / *angl. : trunk*

1- Partie centrale du corps, qui comprend le thorax, l'abdomen et le bassin.

Sur le thorax s'attachent les quatre membres et le cou.

2- Portion initiale d'un vaisseau ou d'un nerf, avant leurs ramifications.

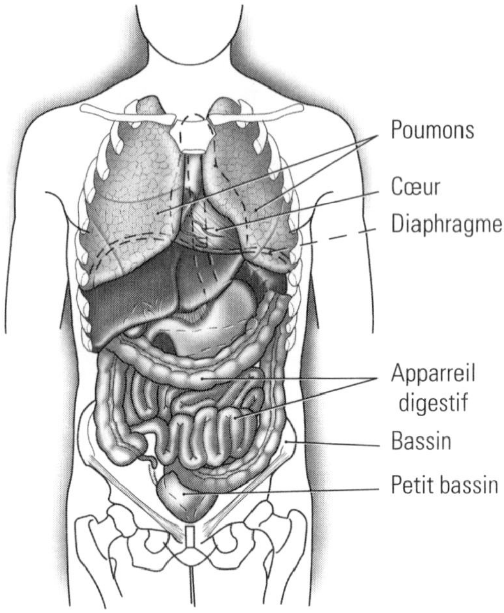

Coupe du tronc.

tronc cœliaque
Artère très courte issue de l'aorte abdominale : elle donne naissance à l'artère coronaire stomatique, à l'artère hépatique et à l'artère mésentérique supérieure.

tropisme, n. m. / *angl. : tropism*
Influence attractive, exercée par certaines substances sur d'autres.
Ce terme est à différencier de « topique » qui est un médicament à usage local.
SYN. taxie, tactisme

tubérosité, n. f.
Saillie volumineuse et arrondie d'un organe ou d'un os.

tubulaire, n. m. ou adj. / *angl. : tubular*
Qui a la forme d'un tube (par exemple, le jersey tubulaire s'enfile sur le membre avant la pose d'un plâtre).

tubule, n. m.
Petit tube (par exemple tubule rénal).

tubulure, n. f. / *angl. : pipe*
Conduit permettant les échanges gazeux ou liquides (perfusion, drain, etc.).

tulle, n. m. / *angl. : tulle*
Tissu léger fait de mailles lâches, utilisé pour faire des compresses avant l'utilisation du non-tissé.

tulle gras
Tissu imprégné d'une substance permettant d'éviter l'adhérence des plaies et des tissus brûlés.

tuméfaction, n. f. / *angl. : swelling*
Augmentation de volume d'une partie du corps, liée à un œdème, à une inflammation, à un hématome, etc.

tutelle, n. f. / *angl. : guardianship*
Régime de protection prévu par la loi pour une personne majeure atteinte d'une altération physique ou mentale médicalement reconnue et qui l'empêche de gérer ses biens.

La tutelle est prononcée par le juge des tutelles après expertise médicale (loi du 3 janvier 1968 relative à la protection des incapables majeurs) : la personne malade est représentée par son tuteur dans les actes de la vie civile.

tuteur, n. m. / *angl. : guardian, tutor*

1- Personne adulte désignée par le juge des tutelles pour prendre en charge les intérêts d'une personne mineure ou adulte sous tutelle.

Le tuteur a la charge, conformément à la loi, de prendre soin de la personne sous tutelle et de ses biens ; il est reconnu pour ses compétences.

2- Personne qui assure le suivi d'un stagiaire pendant sa période de formation en entreprise et qui exerce, en plus de son exercice professionnel, une fonction de facilitateur et de conseil auprès de cet apprenti.

Le tuteur a pour mission de faire acquérir des connaissances professionnelles convenues et selon une progression déterminée, en collaboration avec le centre de formation. Il est la référence du stagiaire dans l'entreprise. Il est choisi pour sa maîtrise professionnelle, sa motivation et ses capacités relationnelles et pédagogiques.

Dans l'enseignement supérieur, le tuteur est la personne responsable d'une unité de recherche ; il a un statut dans l'institution et connaît bien les problèmes des étudiants.

tutorat, n. m. / *angl. : guidance*
Apprentissage individualisé avec un professionnel compétent, centré sur le transfert des connaissances de ce professionnel vers un stagiaire.

Le tutorat à dominante pédagogique ou psychopédagogique comporte différentes tâches : suivi de l'élève pour faciliter son organisation de travail, gestion des conflits de la communauté, orientation vers des spécialistes, régulation d'un groupe d'élèves, aide à l'articulation des temps scolaires et extrascolaires, liaison entre le projet de l'élève et le projet de l'établissement.

Pour cela, le tuteur doit faire comprendre à l'élève les liens existant entre les différentes activités ; il doit guider l'élève dans le choix de ses activités, prendre en compte le vécu de l'élève, l'aider à reconnaître ses motivations, et à mieux évaluer son propre travail. Le tutorat est un nouveau mode de communication (différent du soutien) entre les adultes et les élèves.

tympan, n. m. / *angl. : eardrum*
Membrane fibreuse translucide qui sépare le conduit de l'oreille externe et l'oreille moyenne.

Le tympan transmet les vibrations sonores à la chaîne des osselets. Lors d'une otite moyenne, le tympan est bombé, et dysfonctionnel. Il peut subir des paracentèses.

tympan (caisse du)
Cavité de l'oreille moyenne située en arrière du nasopharynx auquel elle est reliée par la trompe d'Eustache

La caisse du tympan contient les osselets ; elle est le siège des otites moyennes.

type, n. m. / *angl. : type*
Modèle des caractéristiques des personnes ou des choses.

Quand certaines caractéristiques sont communes à un grand nombre de personnes, le type représente l'ensemble de ces caractères particuliers et permet la classification de ce groupe d'individus.

U

U.I.V., sig. / *angl. : I.V.U.*
ABRÉV. de urographie intraveineuse

ulcère, n. m. / *angl. : ulcer*
Perte de substance de la peau ou des muqueuses.

Les ulcères sont souvent longs à cicatriser.

ulcère de la cornée / *angl. : corneal ulcer*
Érosion de la cornée habituellement liée à un assèchement par insuffisance de production des larmes.

ulcère gastroduodénal / *angl. : peptic ulcer*
Érosion de la muqueuse gastrique ou duodénale (en général localisée au bulbe duodénal) due à une altération de la couche muqueuse protectrice de l'estomac.

Cette altération est elle-même due soit à une hypersécrétion d'acide gastrique (hyperchlorydrie), soit à une anomalie de la couche de mucus recouvrant l'estomac et le duodénum. Elle se manifeste par des douleurs épigastriques survenant 1 à 3 heures après les repas et calmées par l'alimentation.

ulcère de jambe / *angl. : ulcer cruris*
Perte de substance localisée au niveau des jambes, habituellement d'origine vasculaire (insuffisance veineuse ou artérielle).

ulna, n. m. / *angl. : ulna*
Os interne de l'avant-bras.

Il forme le squelette de l'avant-bras avec le radius qui se localise à son bord externe.
DÉNOMINATION ANCIENNE cubitus

unilatéral, adj. / *angl. : unilateral*
Qui ne concerne qu'un côté.

unité, n. f. / *angl. : unit*

1- Caractéristique de ce qui est unique, qui ne peut être divisé, qui a sa cohérence interne.

2- Grandeur de référence des mesures physiques (longueur, poids, force, etc.) acceptée par convention.

unité centrale / *angl. : central processing unit, C.P.U.*
Partie d'un ordinateur contenant les mémoires et les cartes électroniques de commande.

Elle s'oppose aux « périphériques » qui sont des structures externes permettant de piloter l'ordinateur (clavier, souris) ou des appareils eux-mêmes pilotés par l'ordinateur (imprimante, scanner, etc.).

unité de soins / *angl. : care unit*
Service hospitalier ayant sa cohérence propre. Service spécialisé d'un établissement hospitalier, telle l'unité de soins intensifs, de cardiologie, d'orthopédie, de pédiatrie, etc.

unité de soins intensifs / *angl. : intensive care unit*
Service hospitalier qui accueille des malades souffrant d'affections graves après un accident, une intervention ou une maladie organique, en vue de les réanimer, de les surveiller attentivement, le tout avec des moyens lourds tant en matériel qu'en personnel.
ABRÉV. U.S.I.

université, n. f. / *angl. : university*
Établissement d'enseignement supérieur constitué par un groupe d'unités de formation et de recherche, d'instituts, de centres et de laboratoires dans des domaines extrêmement variables.

université du troisième âge / *angl. : university for mature students*
Organisation à l'intérieur du système universitaire de cycles de conférences, d'activités diverses, de débats culturels, d'enseignements pour les personnes retraitées.
SYN. université tous âges

uretère, n. m. / *angl. : ureter*
Conduit excréteur du rein qui conduit l'urine du bassinet rénal à la vessie.

urètre, n. m. / *angl. : urethra*
Conduit excréteur de la vessie qui conduit l'urine depuis celle-ci vers l'extérieur au niveau du méat urinaire. Il est droit et très court chez la femme, ce qui explique les risques infectieux urinaires plus fréquents. Il traverse en longueur la verge (et la prostate) chez l'homme et livre passage au produit des glandes séminales, le sperme.

L'abouchement de l'urètre est en contact avec l'extérieur, et donc contaminé par des germes, ce qui explique que l'on jette le premier jet urinaire au cours des E.C.B.U. (examen cytobactériologique des urines).

urgence, n. f. / *angl. : emergency*
Pathologie devant être prise en charge sans retard, tout délai pouvant engager le pronostic vital ou laisser des séquelles fonctionnelles.

urgences, n. f. pl.
Service hospitalier où sont accueillies les personnes présentant une pathologie devant être prise en charge en urgence.

urinal, n. m. / *angl. : urinal glass*
Contenant, réceptacle, réservoir, le plus souvent actuellement en plastique, autrefois en verre ou en faïence, permettant à une personne alitée d'uriner de manière autonome.

Sa forme est différente s'il s'agit d'un modèle pour homme (cylindre allongé) ou pour femme (ouverture ovoïde). Il est d'utilisation strictement individuelle et doit être décontaminé tous les jours.
SYN. pistolet (populaire)

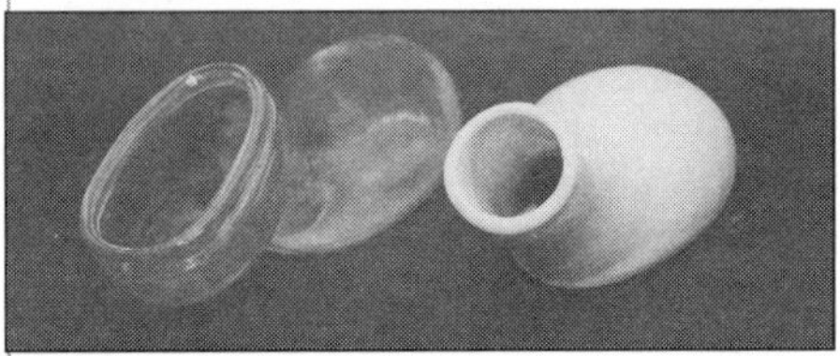

Urinaux anciens : à gauche, urinal pour femme en verre ; à droite, urinal pour homme en grès.

urine, n. f. / *angl. : urine*
Liquide sécrété par les reins et chargé de déchets organiques, stocké dans la vessie et éliminé lors du relâchement des sphincters vésicaux et urétraux. L'urine est en général légèrement colorée, odorante et limpide.

urographie intraveineuse, n. f. / *angl. : intraveinous urography*
Examen radiologique de l'appareil urinaire consistant à injecter par voie intraveineuse un produit de contraste (substance opaque aux rayons X) éliminé dans les urines, et à prendre des radiographies à des temps donnés après l'injection (0, 2, 5, 10 minutes et après miction).

Cet examen des voies urinaires permet de visualiser toute l'anatomie de l'arbre urinaire, d'évaluer le fonctionnement rénal et de mettre en évidence toute anomalie (tumeur, lithiase, compression...).
ABRÉV. U.I.V.

usage unique / *angl. : single-purpose, single-use, disposable*

Objet généralement à usage médical et ne pouvant être utilisé qu'une fois. Ces objets (seringues, aiguilles pour injections, draps, vêtements de salle d'opération, gants, etc.), après usage, sont éliminés dans des containers spécifiques.

Leur intérêt est de minimiser le risque de transmission de maladies infectieuses quand le matériel ne peut être parfaitement stérilisé ou quand le malade est très fragile (immunodéprimé).

usager, n. m. / *angl. : user, client*
Personne qui utilise un service (public). Ce terme est parfois utilisé pour désigner le patient, le malade ou le client d'une structure de santé ou de soins.

Ce terme illustre bien le fait que les patients, en tant qu'usagers, ont des droits et non seulement des devoirs. L'un de ces droits est d'être pris en charge dans les meilleures conditions possibles, qu'elles soient matérielles, techniques (connaissances scientifiques et techniques) ou humaines (pas de discrimination).

Les usagers sont représentés dans les conseils d'administration des établissements hospitaliers par les élus locaux.

U.S.I., sig. / *angl. : I.C.U.*
ABRÉV. de unité de soins intensifs

utérus, n. m. / *angl. : uterus, womb*
Organe de l'appareil génital féminin situé dans la cavité pelvienne. Il reçoit les trompes utérines qui amènent l'ovule ou l'œuf à destination et se termine en bas par le col utérin qui s'avance dans le vagin.

L'utérus est sensible aux changements hormonaux du cycle menstruel (sa muqueuse, l'endomètre, se prépare chaque mois à la nidation et les règles sont le témoin de l'absence de fécondation).

S'il y a fécondation, l'utérus reçoit l'œuf fécondé et l'accueille pendant le temps de gestation dans les replis de la muqueuse. Sa musculature puissante assure par ses contractions les efforts nécessaires à l'accouchement.

Bien que ce soit un organe interne, ses manifestations cycliques depuis la puberté jusqu'à la ménopause lui confèrent dans l'esprit de la femme le statut d'organe de la féminité. Il est le siège de la grossesse, activité féminine spécifique; l'arrêt de son fonctionnement à la ménopause peut être vécu comme une fin de sa féminité par la femme et l'ablation de l'utérus est une amputation souvent difficile à vivre.
SYN. matrice (désuet)

utérus gravide / *angl. : gravid womb*
Utérus d'une femme enceinte, portant donc l'embryon, puis le fœtus.

vaccin, n. m. / *angl. : vaccine*
Préparation à base de virus vivants atténués (grippe, rougeole...), de bactéries non pathogènes (B.C.G. par exemple) ou d'antigènes spécifiques d'une maladie qui, introduits dans l'organisme, stimulent les mécanismes de la défense immunitaire et permettent à l'organisme de lutter contre les maladies infectieuses ; ces mécanismes demandent de 10 à 21 jours, après contact initial avec l'antigène (bactérie ou virus naturels). La réponse immunitaire est beaucoup plus rapide et plus intense quand l'organisme a été au préalable au contact de ces antigènes (capacité de « mémoire » du système immunitaire), d'où l'intérêt de la vaccination.

Les vaccins procurent une immunisation active, c'est-à-dire que les défenses sont assurées par l'organisme même du sujet. On ne peut les administrer au cours de maladies infectieuses déclarées où l'on utilise alors parfois une immunisation dite « passive » (administration directe d'anticorps produits par d'autres organismes ou sérothérapie).

vaccination, n. f. / *angl. : vaccination*
Action de vacciner.

La vaccination utilise une injection initiale complétée par des rappels à intervalles prévus, avec éventuellement des contrôles de l'immunité (tuberculose par exemple).

Beaucoup de maladies infectieuses peuvent être prévenues par la vaccination et ne se déclarent alors pas : vaccin anti-amaril (fièvre jaune), antibrucellose (brucellose ou mélitococcie), anticoquelucheux (coqueluche), antidiphtérique (diphtérie), antigrippal (grippe), antihæmophilus, anti-hépatite A ou B, antiméningococcique, antimorbilleux (rougeole), anti-ourlien (oreillons), antipneumococcique, antipoliomyélitique, antirabique (rage, le premier dans l'histoire, celui qu'expérimenta Pasteur), antirubéoleux, antitétanique, antituberculeux (tuberculose), antityphoïdique, antiparatyphoïdique A et B, antivaricelleux, antivariolique (qui a semble-t-il permis d'éradiquer entièrement la maladie). Certains vaccins couvrent plusieurs maladies pour en faciliter l'administration (D.T.T.-polio, tétracoq, etc.).

Certaines personnes contestent le recours systématique aux vaccins en leur attribuant la diminution de niveau des défenses immunitaires de la population. La vaccination demande des précautions particulières chez le sujet immunodéprimé et doit être évitée chez le sujet souffrant d'une maladie aiguë.

Voir calendrier des vaccinations.

vaccinostyle, n. m. / *angl. : vaccinostyle*
Petite « plume » métallique pointue et à bords tranchants qui servait à inoculer un vaccin ou à injecter sous la peau les antigènes des tests allergologiques.

vaccinothérapie, n. f. / *angl. : vaccinotherapy*
Utilisation d'un vaccin dans un but thérapeutique (pour traiter la maladie qu'il prévient ou une autre).

vacuité, n. f. / *angl. : vacuity, vacuousness*
État de ce qui est vide.

Ce terme est utilisé autant dans son sens physique, matériel que dans le sens psychologique : sentiment de vacuité, d'absence de valeur.

vacuole, n. f. / *angl. : vacuole*
Petite cavité interne du cytoplasme de la cellule.

vagin, n. m. / *angl. : vagina*
Organe génital féminin reliant les organes génitaux internes et la vulve. C'est un conduit membraneux très élastique destiné à la copulation et par lequel le fœtus est expulsé au cours de l'accouchement par voie basse.

Pendant l'enfance, le vagin est partiellement fermé en bas par l'hymen, petite membrane fine détruite par le premier rapport sexuel ou le premier tampon menstruel. Il tend à s'atrophier chez la femme âgée

De par sa position et la composition chimique de son mucus de surface, le vagin recèle de nombreux germes saprophytes qui se développent dans une atmosphère qui favorise la macération. Ces germes ont un rôle protecteur vis-à-vis des infections par des bactéries pathogènes. Des détersions trop intenses, par certains gels-douche par exemple ou la modification du statut hormonal induit par la prise de pilule contraceptive peuvent favoriser les infections vaginales. En présence d'une infection vaginale avérée, il faut éviter les douches vaginales et le port du stérilet est risqué, car les micro-organismes peuvent alors migrer vers l'utérus et les trompes.

vairon, adj. / *angl. : wall-eyed, of different colours*

1- Se dit d'un œil dont l'iris est entouré de blanc.

2- Se dit des yeux ayant des iris de couleurs différentes.

vaisseau, n. m. / *angl. : vessel, vas*
Conduit destiné à transporter le sang (vaisseaux sanguins) ou la lymphe (vaisseaux lymphatiques).

vaisseaux lymphatiques / *angl. : lymphatic vessels*
La circulation lymphatique n'est qu'une circulation de retour : les vaisseaux ramènent la lymphe de la périphérie vers le cœur par des conduits de plus en plus gros. Le canal thoracique qui collecte la lymphe de la moitié inférieure du corps traverse le thorax pour se jeter dans la veine sous-clavière gauche.

vaisseaux sanguins / *angl. : blood vessels*
Artères, veines et capillaires.

Les artères quittent le cœur vers la périphérie ou les poumons, et les veines ramènent le sang de ces territoires au cœur.

Au fur et à mesure qu'ils s'éloignent du cœur, les vaisseaux se ramifient en branches et le calibre de chaque vaisseau individuel diminue. Les artères se ramifient en artérioles, puis en capillaires (vaisseaux capillaires) au niveau desquels se font les échanges nutritifs et liquidiens entre le sang et les tissus (c'est également à travers les capillaires que les médicaments gagnent leur site d'action dans les tissus). Le sang retourne vers le cœur par les veinules, puis les veines (circulation de retour) qui se rassemblent progressivement.

Chaque organe possède son réseau vasculaire : cœur (vaisseaux coronaires), poumon (à côté de la circulation fonctionnelle pulmonaire existe la circulation nutritive bronchique), rein (dans le rein, deux systèmes successifs de capillaires permettent l'épuration rénale), appareil digestif (la circulation digestive se distingue par un double système capillaire, les capillaires intestinaux rejoignant la veine porte

qui se résout de nouveau en un système capillaire hépatique). Les milieux transparents de l'œil (cornée, cristallin, humeur aqueuse et vitré) ne sont pas vascularisés et leur nutrition se fait par diffusion à partir des capillaires avoisinants.
Voir circulation

valeur, n. f. / *angl. : value, worth*
Ce qui est vrai, beau, bon, bien, selon le jugement personnel; ce qui est essentiel pour l'être humain à ses propres yeux.
Les valeurs sont liées aux croyances, à l'idéologie, à la philosophie.
L'ensemble des valeurs organisées, hiérarchisées, forment le cadre de référence.
L'infirmière se réfère à un ensemble de valeurs dites valeurs humanistes qui mettent au plus haut de cette hiérarchie, l'homme et ses besoins, ses désirs, sa vie.

validation, n. f. / *angl. : authentication*
Processus qui permet d'homologuer la valeur de quelque chose.

validation des acquis
Reconnaissance par une autorité compétente des acquisitions d'une personne accumulées au cours de son cursus professionnel, social, ou autre. Cette autorité atteste que sont acquises certaines compétences, habiletés ou aptitudes requises pour le programme demandé ou la profession souhaitée et délivre alors à la personne une équivalence avec un cursus scolaire ou intellectuel plus classique, en vue d'une formation qui est précisée.

validité, n. f. / *angl. : validity*
Conformité avec la réalité.
Ce terme est utilisé pour savoir si un test ou une épreuve reflètent bien la réalité.

valvule cardiaque, n. f. / *angl. : heart valve*
Ensemble de replis membraneux du cœur et des vaisseaux formés de plusieurs valves cardiaques. Les valvules cardiaques, en n'autorisant le flux sanguin que dans un seul sens, permettent la circulation sanguine.

vascularisation, n. f. / *angl. : vascularization*
Ensemble des vaisseaux d'un organe ou d'un ensemble d'organes.
De leur développement dépend l'oxygénation des tissus concernés, donc leur fonction et leur survie.

vaseline, n. f. / *angl. : vaseline, petroleum jelly*
Graisse incolore, onctueuse qui sert de base à la confection de nombreuses pommades mais peut aussi être utilisée seule pour assouplir la peau ou dissoudre les croûtes.
Liquéfiée, elle donne une huile (huile de vaseline) qui sert de lubrifiant (par exemple pour poser une sonde).

vecteur, n. m. / *angl. : vector*
Hôte intermédiaire qui permet au parasite de se développer et transmet la maladie.
SYN. véhicule

vécu, n. m. / *angl. : real-life experience*
Ensemble des expériences concrètes accumulées par une personne et constituant son patrimoine personnel, exclusif et sur lequel s'appuient les décisions ultérieures.

végétalisme, n. m. / *angl. : veganism*
Doctrine nutritionnelle limitant la consommation alimentaire exclusivement à des produits d'origine végétale à l'exclusion de tout dérivé animal.
Les carences alimentaires sont très fréquentes chez les adeptes du végétalisme.

végétarisme, n. m. / *angl. : vegetarianism*
Doctrine nutritionnelle excluant la consommation de chair animale mais non celle de dérivés tels que le lait, les œufs, le miel.
Bien conduit, ce mode alimentaire peut être équilibré.

véhicule, n. m. / *angl. : vehicle*

1- Animal qui transmet une maladie.

2- Substance liquide dans laquelle un médicament dissous pourra être absorbé.

veine, n. f. / *angl. : vein*
Vaisseau qui ramène le sang de la périphérie vers le cœur.

L'étude des veines est la phlébologie, leur inflammation la phlébite et leur incision, que ce soit pour certains gestes thérapeutiques ou lors de tentatives de suicide, la phlébotomie.

veine azygos / *angl. : azygos vein*
Veine située à droite du rachis thoracique, et qui constitue une anastomose entre les deux systèmes caves.

veine basilique / *angl. : basilic vein*
Veine du pli du coude dans laquelle s'effectuent les prélèvements sanguins.

veine porte / *angl. : portal vein*
Veine qui draine les capillaires de l'intestin et gagne le foie où elle donne naissance à un deuxième réseau capillaire hépatique, ce qui permet le métabolisme des aliments par le foie.

veines caves / *angl. : venae cavae*
Veines les plus grosses qui aboutissent dans l'oreillette droite, drainant la totalité de la circulation de retour.

La veine cave inférieure, ou VCI, draine la moitié inférieure du corps et la veine cave supérieure, ou VCS, draine la moitié supérieure du corps.

veines pulmonaires / *angl. : pulmonary veins*
Veines drainant le sang des poumons après son oxygénation pour le conduire à l'oreillette gauche.

veines saphènes / *angl. : saphenous veins*
Veines des membres inférieurs bien connues pour être le siège des varices.

veinule, n. f. / *angl. : venule*
Veine de petit calibre, intermédiaire entre les capillaires et les veines.

vénéneux, adj. / *angl. : toxic, venenous*
Qui contient un poison, en général d'origine végétale.

vénérien, adj. / *angl. : venereal*
Qui se rapporte ou est provoqué par l'acte sexuel (maladie vénérienne par exemple).
SYN. sexuellement transmissible

venin, n. m. / *angl. : venom, poison*
Produit toxique pour l'homme ou pour d'autres organismes vivants ; il est sécrété par certains animaux (serpents, araignées…) ou par certaines plantes.

Seul un sérum antivenimeux peut le combattre, même s'il peut exister une immunisation active chez certains professionnels exposés (éleveurs de serpents par exemple).

ventouse, n. f. / *angl. : cupping-glass*
Petite cloche de verre autrefois utilisée en particulier dans les pathologies de type congestion pulmonaire.

Après avoir raréfié l'air contenu dans la ventouse par brûlage, on appliquait la ventouse sur la peau, en général du dos. En provoquant une révulsion, c'est-à-dire une action inflammatoire, voire une phlyctène (tout comme les produits vésicants, les vésicatoires), on pensait appeler les défenses de l'organisme vers l'organe malade, ici l'appareil pulmonaire et, dans

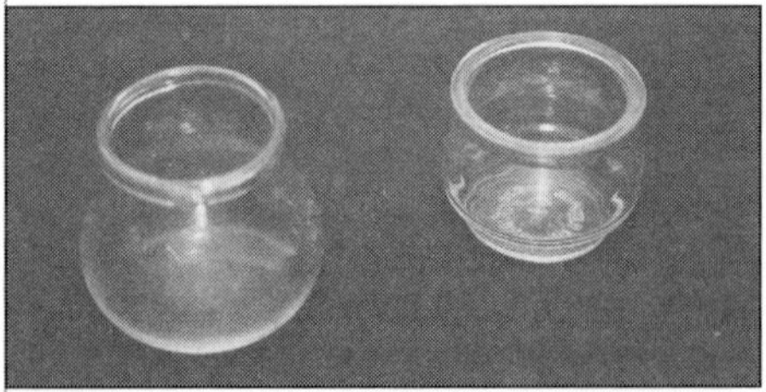

Ventouses.

le même temps, par appel du sang vers la surface, de décongestionner cet organe.

ventre, n. m. / *angl. : belly*
Synonyme familier d'abdomen.

ventricule, n. m. / *angl. : ventricle*
Cavité.

ventricules cardiaques (ventricule gauche et ventricule droit)
Cavités cardiaques aux parois musculaires en communication d'une part avec les oreillettes, d'autre part avec l'aorte pour le ventricule gauche, et l'artère pulmonaire pour le ventricule droit.

ventricules cérébraux (ventricules latéraux, ventricule moyen et quatrième ventricule)
Cavités situées au sein du cerveau et assurant la circulation du liquide céphalo-rachidien.

ver, n. m. / *angl. : worm*
Parasite au corps allongé, cylindrique ou aplati.

Les vers appartiennent à plusieurs familles (helminthes, ascarides, ankylostomes...). Ils pondent des oeufs qui peuvent souiller la nourriture ou l'eau, ce qui explique que beaucoup d'entre eux comportent une phase intestinale dans leur cycle de vie.

ver solitaire ou tænia / *angl. : tapeworm*
Ver unique qui colonise le tube digestif de l'homme. Celui-ci se contamine en absorbant de la viande de porc mal cuite. Le ver adulte émet des anneaux qui ressemblent à des morceaux de nouille et que l'on retrouve dans les selles.

verge, n. f. / *angl. : penis*
Organe génital externe de l'homme traversé par l'urètre.
SYN. pénis, phallus

vergetures, n. f. pl. / *angl. : vergetures, striae atrophicae*
Cicatrices molles du tissu sous-cutané qui se forment sur la peau lors d'une distension exagérée (par exemple, pendant la grossesse).

Elles sont dues à une atrophie des fibres élastiques. Disgracieuses, elles ne se résorbent jamais (elles sont définitives).

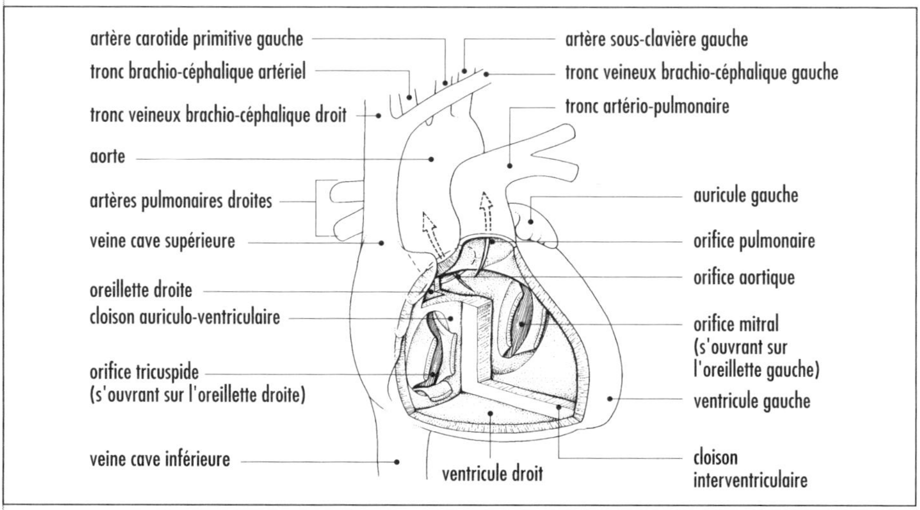

Cœur : ventricule. Cloison interventriculaire. Orifices auriculo-ventriculaires.

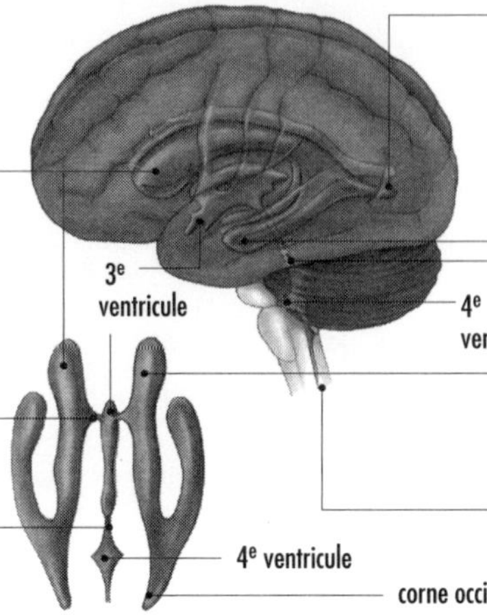

Ventricules du cerveau.

vermine, n. f. / *angl. : vermin*
Terme populaire désignant l'ensemble des insectes parasites.

verres correcteurs, n. m. pl. / *angl. : glasses, optical lens*
Lentilles (convexes, concaves, prismatiques...) en verre ou en matière minérale auxquelles l'opticien, sur prescription du médecin ophtalmologiste, donne une forme déterminée pour assurer la correction des défauts de vision (myopie, hypermétropie, astigmatisme, presbytie).

vertèbre, n. f. / *angl. : vertebra*
Os constituant le rachis (ou colonne vertébrale).

On compte sept vertèbres cervicales *(angl. : cervical vertebrae)*, 12 vertèbres dorsales *(angl. : dorsal vertebrae)*, cinq vertèbres lombaires *(angl. : lumbar vertebrae)*, puis le sacrum *(angl. : sacral vertebrae)* et le coccyx *(angl. : coccyx)*.

La vertèbre est centrée sur un orifice (qui laisse passer la moelle épinière) et est constituée du corps en avant et d'un arc postérieur, lui-même composé de deux lames, deux pédicules et cinq apophyses (deux transverses, deux articulaires, une épineuse) modelant en leur centre le canal vertébral. Les vertèbres sont empilées les unes sur les autres et sont séparées par des disques intervertébraux. Entre les arcs postérieurs s'échappent les nerfs rachidiens.

Lorsque les disques intervertébraux sont usés ou déplacés, les nerfs rachidiens sont pincés et des syndromes douloureux apparaissent tels que la sciatique et les lombalgies. Certaines professions sont plus particulièrement exposées à ces affections, comme les soignants, d'où la nécessité d'une prévention par la formation à la manutention des malades.

vésicatoire, n. m. / *angl. : vesicatory*
Toxique utilisé comme révulsif, qui provoque la formation de vésicules sur la peau.

vésicule, n. f.

1- Organe en forme de sac telles la vésicule biliaire *(angl. : gall bladder)* ou les vésicules séminales.

2- Petite lésion de la peau soulevant l'épiderme et contenant une sérosité transparente (éruption de l'herpès ou du zona par exemple) *(angl. : vesicle, blister)*.

vespéral, adj.
Qui a lieu le soir

vessie, n. f. / *angl. : bladder*
Réservoir dans lequel s'accumule l'urine entre deux mictions.

La vessie se vide lors de la miction par un contrôle à la fois réflexe et volontaire, sous l'effet de la contraction du muscle détrusor de la vessie et d'un relâchement des sphincters vésicaux et urétraux. Située dans le pelvis (petit bassin), elle est peu protégée par le pubis (os antérieur du bassin) lorsqu'elle est pleine, ce qui explique la fréquence des ruptures vésicales au cours de certains accidents.

vessie de glace
Réservoir hermétique que l'on remplit en général de glace pilée pour refroidir une partie du corps (cheville, tête...), ce qui a un effet anti-inflammatoire et antalgique.

Actuellement, elle est souvent remplacée par un pack froid.

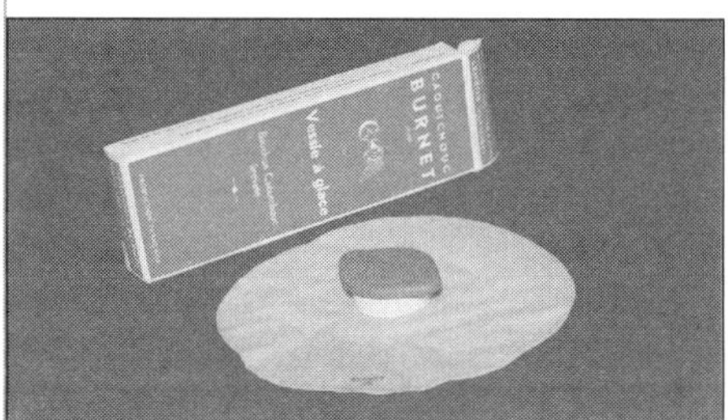

Vessie à glace.

vestibule, n. m. / *angl. : vestibule*
Espace donnant accès à une cavité (par exemple, vestibule osseux et vestibule membraneux de l'oreille interne, vestibule du vagin).

viabilité, n. f. / *angl. : viability, survival potential*
Terme définissant initialement une maturation fœtale suffisante, en particulier pulmonaire, pour permettre la survie du fœtus (vers 6 mois environ).

Par extension, ce terme est maintenant utilisé pour définir la capacité de survie des greffons lors des transplantations ou de certains tissus au cours de phénomènes ischémiques (on parle par exemple de viabilité du myocarde après un infarctus myocardique).

viable, adj. / *angl. : viable*
Qui est apte à vivre.

Terme utilisé en obstétrique pour désigner l'état de maturation suffisant pour permettre à un fœtus né avant terme de vivre.

vibrations pharyngolaryngées, n. f. pl. / *angl. : resonance*
Mouvements des cordes vocales permettant la production de sons.

Le larynx est l'organe de la phonation.

vibrations vocales, n. f. pl. / *angl. : tactile fremitus*
Frémissement perçu par la main posée à plat sur le thorax d'un sujet qui émet des sons.

Il correspond à la transmission des vibrations des cordes vocales.

vie, n. f. / *angl. : life*
Propriété essentielle des êtres vivants de leur naissance à leur mort.

Elle présente plusieurs aspects : vie quotidienne, vie de travail, vie affective, vie sociale, vie psychique, etc.

vieillissement, n. m. / *angl. : ageing*
Processus physiologique, psychologique, social, que subit normalement tout organisme vivant dans la dernière période de sa vie.

Il se manifeste par une diminution de la fonction de chaque organe et des grandes fonctions corporelles, selon des rythmes propres à chaque personne. C'est un processus dynamique qui intègre les notions de vie et de temporalité, et donc la problématique de la mort et le repli narcissique.

vieillissement de la population / *angl. : ageing of the population*
Notion statistique qui permet d'apprécier l'évolution de l'âge moyen des membres d'une population.

vigilance, n. f. / *angl. : watchfulness*

1- Fonction cérébrale qui assure l'état d'éveil (de la personne et de son cortex cérébral), sa conscience et sa capacité de réagir. Elle disparaît pendant le sommeil mais aussi au cours du coma.

2- Capacité d'adaptation du système nerveux à de nouvelles situations.

viol, n. m. / *angl. : rape, violation*
Acte sexuel avec pénétration associant violence, contrainte ou surprise contre la volonté de la personne qui le subit ; en d'autres termes, du point de vue légal (code pénal), tout acte sexuel sans consentement.

Les séquelles psychologiques d'un viol sont beaucoup plus durables encore que les lésions physiques, et parfois même définitives.

Par extension, ce terme est aussi utilisé pour toute contrainte ou violence, surtout psychique, exercée sur une personne, en faisant fi de ses sentiments, de ses opinions, de ses désirs, de ses volontés.

violence, n. f. / *angl. : violence, force, cruelty*
Terme désignant les brutalités physiques subies par une personne maltraitée mais aussi l'action brutale qui contraint une personne à faire usage de la force ou de l'intimidation, que ce soit une force physique ou une contrainte morale.

virulence, n. f. / *angl. : virulence*
Aptitude des virus, et par extension de tout agent pathogène, à se développer, à coloniser un organisme et à y provoquer des altérations.

virus, n. m. / *angl. : virus*
Agent pathogène de petite taille qui ne peut se multiplier que sur des tissus vivants qu'il parasite.

Chaque virus ne contient qu'une infime parcelle d'acide nucléique (ADN ou ARN) entourée d'une capsule protectrice. Il en existe de nombreux types : virus de la rage, de la poliomyélite, de l'herpès, du zona, du sida, de l'hépatite, de la fièvre jaune, etc. Il existe maintenant des médicaments antiviraux, mais le mieux reste la prévention des infections par la vaccination, qui n'est malheureusement pas disponible pour toutes les maladies virales.

vis, n. f. / *angl. : screw*
Matériel à tige filetée qui permet de maintenir ensemble deux pièces : en chirurgie orthopédique, les vis permettent de maintenir deux pièces osseuses après une fracture.

vis-plaque, n. f.
Appareillage chirurgical composé d'une plaque métallique et d'une ou plusieurs vis permettant l'ostéosynthèse (réduction et contention) d'une fracture.

viscère, n. m. / *angl. : viscera, internal organ*
Tout organe situé à l'intérieur du corps : intestins, cœur, poumons, rein, utérus, encéphale, etc.

vision, n. f. / *angl. : sight*

1- Action de voir, perception de la réalité extérieure par l'œil.
CONTRAIRE cécité

2- Terme parfois utilisé pour désigner une hallucination visuelle.

visite, n. f.
Déplacement de l'équipe hospitalière au chevet de chacune des personnes hospi-

talisées dans son service, pour éventuellement examiner chacun et parfois adapter les prescriptions.

visite à domicile / *angl. : house call*
Déplacement du médecin au domicile du malade pour y effectuer tout type de soins, en médecine de ville.

vissage, n. m. / *angl. : screwing in*
Opération chirurgicale consistant à immobiliser ensemble différents segments osseux fracturés par action conjointe de plusieurs vis.

voie, n. f. / *angl. : way, tract, ducts*
Chemin, passage
En anatomie, terme désignant les conduits qui « laissent passer »: voies biliaires *(angl. : hepatic ducts)*, voies urinaires *(angl. : urinary tract)*, voies génitales *(angl. : genital tract)*, voies digestives *(angl. : digestive tract)*, etc., et aussi voies acoustiques.

voie d'abord / *angl. : access, approach)*
Effraction volontaire de l'organisme.
Effraction du tissu veineux ou artériel en vue d'y introduire un cathéter (article 6 du décret du 11 février 2002 relatif aux actes professionnels et à l'exercice de la profession d'infirmier) afin d'effectuer des prélèvements ou des injections ou des perfusions.
Effraction des tissus cutanés, musculaires, etc. : terme employé en chirurgie pour désigner la manière d'atteindre l'organe à opérer.

voie d'administration
Manière d'administrer un médicament (article 6 du décret du 11 février 2002 relatif aux actes professionnels et à l'exercice de la profession d'infirmier).

voie entérale
Administration d'un agent par voie digestive (notamment à l'aide d'une sonde).

voie locale
Administration d'un produit actif sur le lieu même de son action (peau, conjonctives, muqueuse nasale...).

voie orale
Administration médicamenteuse par la bouche, donc avec digestion.
SYN. *per os*

voie parentérale
Administration d'un agent dans l'organisme par l'intermédiaire d'une injection.

voie rectale
Administration d'un agent dans le rectum dont la muqueuse absorbe rapidement (20 minutes) le principe actif.

voie vaginale

1- Administration d'un agent dans le vagin. Surtout utilisée pour obtenir une action locale (antimycosiques par exemple).

2- En obstétrique, manière d'évacuer l'enfant hors du corps maternel : voie basse ou voies naturelles d'une part ou voie haute par césarienne d'autre part. Voie basse : l'enfant est extrait par le vagin (les voies naturelles) ; voie haute : l'enfant est extrait au travers de la paroi abdominale (césarienne), voies naturelles : les mains du chirurgien, les matériels d'examen passent sans effraction par les cavités naturelles.

voix, n. f. / *angl. : voice*
Son produit par les vibrations des cordes vocales, par la phonation.

vomissement, n. m. / *angl. : vomiting*
Acte par lequel l'estomac se vide activement (avec effort musculaire) de son contenu par la bouche.
Ce terme doit être différencié des régurgitations (phénomène de trop-plein sans effort musculaire) ou des crachats (les excreta sont différents).

vomitif, adj. / *angl. : emetic, vomitory*
Qui provoque le vomissement
Le jus d'orange et le café au lait sont des liquides émétisants.
SYN. émétisant

voûte, n. f. / *angl. : arch*
Zone cintrée au-dessus du vide, par exemple voûte palatine (palais) ou voûte plantaire (sous le pied).

vue, n. f. / *angl. : sight*
Action de voir, perception de la réalité extérieure par l'œil.
SYN. vision

vulve, n. f. / *angl. : vulva*
Orifice externe des voies génitales féminines. Elle comprend de l'extérieur vers l'intérieur les grandes lèvres, les petites lèvres et le vestibule du vagin. Elle accueille le méat urinaire et est proche du sphincter anal.

Cette zone est très sensible à la macération, à l'irritation, voire à l'infection (infection classique ou maladie sexuellement transmissible) ; les soins vulvaires doivent donc être particulièrement attentifs chez les personnes alitées et seront réalisés avec une protection du personnel.

X

xiphoïde, adj. / *angl. : xiphoid*
En forme de glaive.

L'appendice xiphoïde est l'extrémité inférieure du sternum.

Y

yoga, n. m. / *angl. : yoga*
Discipline traditionnelle indienne basée sur des exercices de postures et de respiration.

Dans cette culture, le yoga a pour objectif de libérer l'âme tandis que, dans les pays occidentaux, il est utilisé pour trouver le calme et la paix intérieure et, par ce biais, diminuer la tension et le stress.

Z

zézaiement, n. m. / *angl. : lisping*
Défaut d'élocution dû au placement de la langue à proximité étroite des incisives. La personne atteinte de ce défaut est souvent objet de moqueries de la part de ceux qui l'écoutent. Certains proposent une rééducation, mais la preuve de son efficacité reste à établir.

Mise en page : STDI
Achevé d'imprimer en novembre 2002
sur les presses de l'imprimerie Normandie Roto s.a.s.
Dépôt légal : novembre 2002
N° impression : 022581

Imprimé en France